O LIVRO DE YOGA E SAÚDE PARA A MULHER

O LIVRO DE

Yoga e Saúde para a Mulher

Um Manual de Bem-Estar para a Vida Inteira

Linda Sparrowe

COM SEQÜÊNCIAS DE YOGA DE

Patricia Walden

TRADUÇÃO DE
Carlos Augusto Leuba Salum
Ana Lucia Franco

PREFÁCIO DE
Judith Hanson Lasater, Ph.D., P.T.

FOTOS DE
David Martinez

EDITORA PENSAMENTO — São Paulo

Título do original: *The Woman's Book of Yoga and Health.*

O primeiro número à esquerda indica a edição, ou reedição, desta obra. A primeira dezena à direita indica o ano em que esta edição, ou reedição, foi publicada.

Edição	Ano
1-2-3-4-5-6-7-8-9-10-11	03-04-05-06-07-08-09-10-11

Direitos de tradução para o Brasil
adquiridos com exclusividade pela
EDITORA PENSAMENTO-CULTRIX LTDA.
Rua Dr. Mário Vicente, 368 — 04270-000 — São Paulo, SP
Fone: 6166-9000 — Fax: 6166-9008
E-mail: pensamento@cultrix.com.br
http://www.pensamento-cultrix.com.br
que se reserva a propriedade literária desta tradução.

Impresso em nossas oficinas gráficas.

Sumário

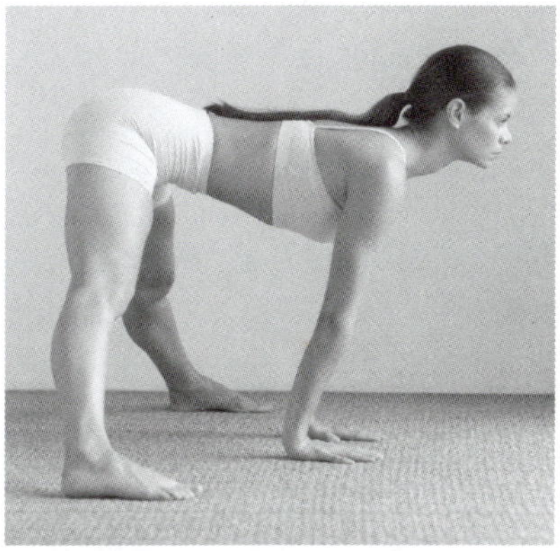

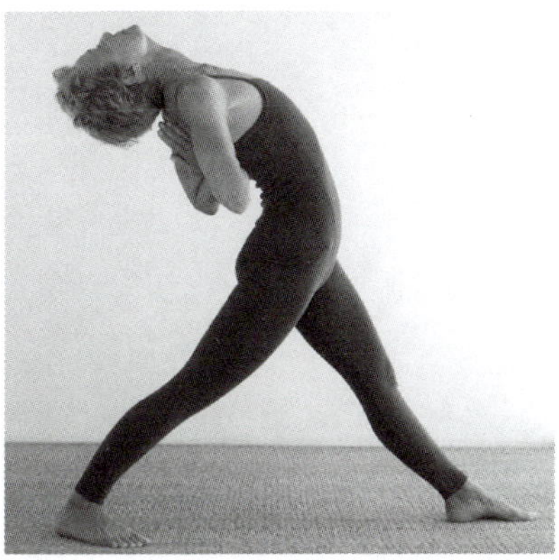

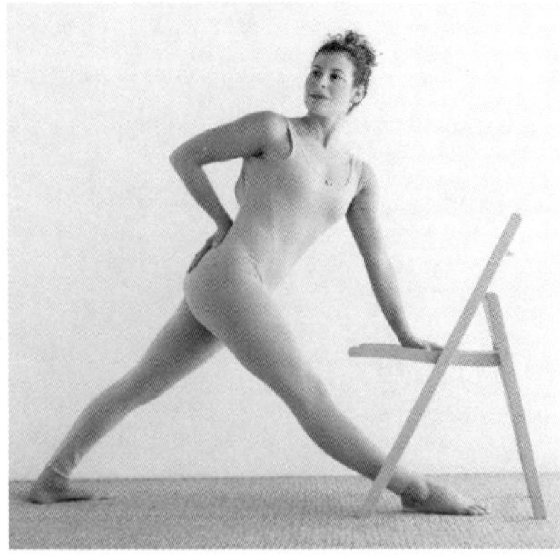

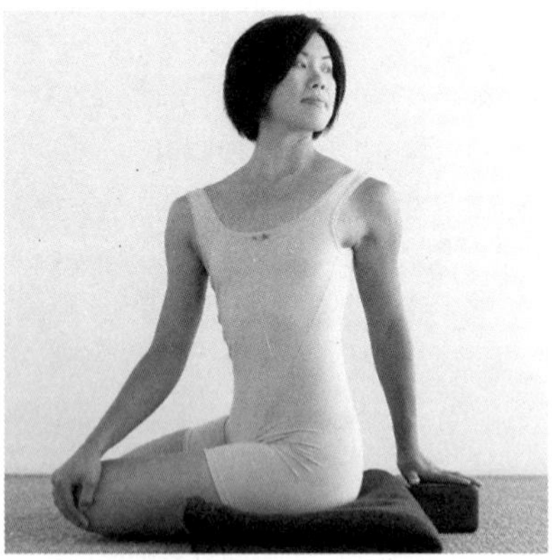

Prefácio

Hoje, mais do que nunca, é vital incluir, na vida diária, práticas que promovam a saúde e o crescimento espiritual. A situação do meio ambiente, os estresses criados pela escassez de recursos ante a demanda cada vez maior de uma população que cresce sem parar, e a instabilidade política, são sinais do estado crítico que enfrentamos. Se quisermos um mundo em que valha a pena viver, um mundo que valha a pena deixar para as gerações futuras, temos que assumir a nossa parcela de responsabilidade, criando bem-estar em nossa própria vida e apoiando quem escolhe uma vida mais saudável. Em outras palavras, para transformar o mundo, temos que antes nos transformar.

Minha jornada pessoal com a yoga começou com um problema de saúde: aos vinte e poucos anos, eu tinha artrite. Relutando em tomar a batelada diária de comprimidos que me fora receitada, resolvi experimentar as aulas de yoga que eram dadas no lugar onde eu trabalhava. Os resultados foram transformadores. Com uma modificação sensata na dieta e a prática diária de yoga, em dois meses os sintomas desapareceram. É desnecessário dizer que a minha dedicação à prática da yoga foi firmada pelo fato de não sentir mais dor. Mas percebi também que me sentia mais viva, mais aberta em todos os níveis. Resumindo, eu estava mais saudável, física e espiritualmente. Eu sinto que, embora a yoga não cure todos os sintomas, sua prática regular nos reconduz a nós mesmas, ao poder e à compaixão que há dentro de nós e, com isso, favorece a saúde mental e emocional.

De fato, pesquisas cada vez mais numerosas no campo da saúde e do bem-estar indicam que a yoga, as técnicas de respiração e a meditação têm um efeito significativo de redução do *stress.* Mas, embora sejam muitos os livros que tratam dos benefícios físicos, emocionais e espirituais da yoga, poucos se concentraram nas necessidades específicas da mulher. Essa omissão foi corrigida com a publicação de *O Livro de Yoga e Saúde para a Mulher: Um Manual de Bem-Estar para a Vida Inteira.*

Como mulheres modernas, enfrentamos o *stress* cada vez maior do trabalho e das responsabilidades familiares, vivendo numa sociedade de soluções rápidas, refeições rápidas e rápidos momentos de intimidade familiar. Corremos mais e trabalhamos mais para cuidar dos que nos cercam e para conseguir riscar as tarefas da nossa lista. Mas em muitas de nós persiste uma falta profunda. Queremos consolo e conforto. Queremos ser livres — não livres *da* vida que temos, mas livres *nessa* mesma vida.

A yoga pode nos ajudar a encontrar essa liberdade, não apenas com relação às nossas dores, mas também com relação aos medos, à agitação e à sensação de isolamento. A yoga traz uma sensação de conexão — com nós mesmas e com a comunidade das mulheres. Quando, a cada dia, pisamos na esteira, temos a certeza de que outras mulheres estão fazendo a mesma coisa. A prática se torna, então, um exercício pessoal e universal. Relembrando nosso eu profundo nas posturas, reafirmamos nossa conexão com a alma de todas as mulheres, que lutam para sobreviver, para florescer, para dar à luz e para ensinar suas filhas a viver com o coração aberto e a mente clara.

Quando nos flexionamos e alongamos na aula de yoga, treinamos o corpo para ser flexível e aprendemos também a ser mais adaptáveis. A adaptabilidade é a maior força que as mulheres têm na vida — quando somos subitamente lançadas da infância para a maturidade por meio do mistério da menstruação, quando vivemos o milagre da gravidez e do parto, e quando nos transformamos inevitavelmente outra vez, no outro estágio da vida, marcado pelo fim da menstruação. Ao longo do caminho, temos que ser flexíveis e adaptáveis à medida que assumimos esses novos papéis e vemos nosso corpo se transformar. *O Livro de Yoga e Saúde para a Mulher* apresenta práticas de yoga que celebram essas mudanças e que nos ajudam, especificamente, a compreender e a fazer as pazes com as dificuldades que vão surgindo à medida que passamos pelos estágios da vida.

Eu recomendo que você pegue este livro e comece a praticar. Não deixe que suas dúvidas a desviem. Escolha ao menos uma das posturas sugeridas pelas autoras e pratique-a todo dia. Se você dispõe de tempo só para uma postura, sugiro que escolha a Postura do Cadáver (Savasana), a postura do relaxamento profundo. Os norte-americanos estão se privando de horas de sono e, nesse ponto, quem mais sofre são as mulheres. Logo cedo estamos às voltas com o bebê, com o café da manhã, com a pressão para chegar na hora no emprego. Ficamos acordadas até tarde para pagar as contas, dobrar as roupas lavadas e vegetar na frente da TV, procurando descansar alguns minutos das exigências que nos impõem os nossos padrões de perfeição. Em vez disso, pratique a Postura do Cadáver: reabasteça seu corpo não fazendo absolutamente nada durante quinze minutos todos os dias. Mesmo que você não tenha tempo agora para praticar outras posturas, esta é indispensável.

Logo logo você vai abrir o livro e acrescentar outras práticas. Você vai descobrir que as autoras, Linda Sparrowe e Patricia Walden, lhe oferecem um banquete completo de yoga, que inclui, por exemplo, posturas para a gravidez e para a menopausa, assim como posturas para estimular o sistema imunológico, para aliviar dores de cabeça, para diminuir a depressão e para atenuar a dor nas costas. As fotos são feitas com arte e o texto é instrutivo. Mas a chave é você. Sem a sua plena participação, este vai ser mais um livro na prateleira. Só você pode trazer essas práticas à vida e elas vão ajudá-la desde o momento em que você começar a praticar.

Eu a desafio a se perguntar: "O que eu quero agora na minha vida?" Talvez você não possa modificar as circunstâncias da vida: a mãe doente, o dinheiro que sempre falta, o filho adolescente e mal-humorado. Mas tem o poder necessário para transformar o que sente com relação a essas dificuldades. Você pode entrar em contato com esse poder e escolher seus sentimentos usando as técnicas deste livro.

Linda, Patricia e eu somos exatamente como você. Somos mulheres que lutam com o corpo e com a vida. Enfrentamos os problemas dos relacionamentos que não dão certo e os desafios daqueles que dão. Em meio a tudo isso, descobrimos que a prática regular da respiração e das posturas da yoga, com momentos de reflexão silenciosa, se tornou a base da nossa vida. Nós desejamos que a sua prática cuide de você como a nossa cuida de nós e que, com a maior freqüência possível, você venha se juntar a nós na esteira para uma prática que vai libertá-la para a saúde, para a energia e para uma ligação total e profunda com você mesma e com todos os outros seres.

Que possamos viver, como a lótus, à vontade na água lamacenta.

— Judith Hanson Lasater, Ph.D., P.T.

Introdução

Hoje em dia, a yoga está em toda a parte, em clubes, centros recreativos e academias especializadas, em vários pontos do país. Os médicos a recomendam como tratamento para a dor nas costas, como exercício pré-natal e para aliviar o *stress* — e ela faz maravilhas. Mas a yoga é muito mais do que um remédio: é uma companhia para a vida inteira. Ela se originou de uma tradição antiga, que vem do fundo do coração da Índia, e só recentemente se tornou conhecida como uma forma de tornar mais saudável o modo de vida ocidental. A yoga que conhecemos — as posturas que aprendemos para aliviar a TPM, para acalmar os nervos ou trazer mais flexibilidade às articulações não tão jovens — era, no início, uma forma de ensinar os homens a se sentar corretamente durante a meditação, que foi se transformando em um método para purificar e fortalecer o corpo para os rigores de tal prática.

À medida que se tornava uma combinação altamente desenvolvida de práticas de meditação e posturas físicas (algumas escolas acreditam que há apenas 84 posturas, outras ensinam mais de 200 e outras mais de 900), a yoga atraía cada vez mais as mulheres. Infelizmente, a ênfase na destreza física e na disciplina rigorosa, características do universo masculino, continuou a predominar. Nos anos 70 e 80, como muitas podem comprovar, a yoga se transformou num veículo para atingir a iluminação — ou para conquistar um corpo firme e resistente —, não sendo vista como método de cura.

Então, como é que a yoga se transformou numa parceira na cura para as mulheres? Felizmente, as mulheres sabem como evidenciar os aspectos femininos dos receptáculos de suas paixões, e a yoga não foi exceção. Patricia explicou belamente esse ponto numa palestra que fizemos juntas numa conferência chamada Mulheres e Yoga (Kripalu, maio de 2000): "À medida que aderiam à prática da yoga, em número cada vez maior, as mulheres sentiram a necessidade de ter uma prática de yoga exclusivamente sua. Criaram assim uma disciplina que leva as mulheres a encontrar a própria verdade, a descobrir as necessidades do próprio corpo e da própria mente. Essas yogues trabalharam no sentido de criar uma disciplina que nos ajude a abandonar as mensagens inadequadas e destrutivas da sociedade a respeito do corpo perfeito e da mulher ideal (rechonchuda, sem barriga, submissa), e que permita que nos tornemos fortes e poderosas, seguras em nossa feminilidade, graça e individualidade."

Essas mulheres ocidentais — Angela Farmer, Felicity Green, Dona Holleman, Judith Hanson Lasater, Patricia Walden — receberam orientação de uma mestra indiana, a dra. Geeta Iyengar, que também sentiu a necessidade das mulheres terem o próprio tipo de yoga. Geeta, filha de B. K. S. Iyengar, um dos pais da yoga americana, revolucionou a prática da yoga entre as mulheres ao enfatizar duas coisas. Primeira, ela introduziu posturas revigorantes e criou versões modificadas das posturas clássicas, incluindo em geral algum tipo de apoio, para trazer calma e clareza para vidas agitadas. Em segundo lugar, idealizou novas maneiras de fazer as posturas e colocou-as em seqüências que permitem às mulheres respeitar seus ciclos, praticar de acordo com as necessidades do momento e colher os benefícios de saúde associados à maior integração e equilíbrio que vão conquistar. Essas seqüências ajudam as mulheres a atravessar os vários estágios da vida com graça e discernimento.

Essa feminização da yoga deu a homens e mulheres uma oportunidade de entrar em contato consigo mesmos em níveis muito profundos. Mas Patricia e eu acreditamos que ela criou uma coisa ainda mais especial para as mulheres: o veículo para atravessar e respeitar cada estágio da vida — dos primeiros anos da adolescência e da vida adulta à época agitada da criação dos filhos e do crescimento na carreira; das mudanças da menopausa à sabedoria da idade mais avançada. Ela nos mostra a conexão permanente entre nossos ciclos e os ciclos do universo; ela nos permite silenciar a conversa externa, os deves e não deves da vida, para ouvir o som de nossa própria voz e responder a ele.

Eu escrevi este livro para mostrar às mulheres que a yoga pode se transformar numa companhia para a vida inteira, que lhes dá apoio em todos os estágios da vida; para provar a elas que nunca é tarde demais para começar a praticar. E pedi a Patricia para me ajudar. Nos Estados Unidos, o nome dela é sinônimo de yoga, uma disciplina que ela abraçou com paixão há mais de 25 anos. Seu rosto agracia vídeos de yoga que estão entre os mais importantes do mundo, sendo os mais memoráveis os da série didática do *Yoga Journal*. Ela treina professores de yoga, conduz *workshops*, dá aulas em todo o mundo e supervisiona a atividade de sua própria academia de yoga, perto de Boston, mantendo ainda sua dedicada prática espiritual e física. Ela é verdadeiramente devotada a seus professores — B. K. S. Iyengar, a filha Geeta e o filho Prashant — e considera Geeta e a professora Dona Holleman as influências femininas mais importantes de sua vida.

As seqüências que Patricia reuniu nestas páginas vêm do método Iyengar de yoga. Mesmo que você esteja começando agora a sua prática, é provável que já tenha ouvido falar desse método, o tipo de yoga mais disseminado no Ocidente. Seus professores priorizam o alinhamento preciso e usam acessórios que ajudam as menos flexíveis ou menos peritas a aproveitar ao máximo as posturas. Milhares de mulheres que fizeram os *workshops* de Patricia sentiram os benefícios dessa prática na menstruação, na depressão, na menopausa e na pós-menopausa. Além de criar quase todas as seqüências encontradas nestas páginas, Patricia contribuiu com sua sabedoria, com seu bom humor e com suas dicas, que aparecem em todos os capítulos.

Como Patricia, eu conheci a yoga no início dos anos setenta, quando ia em busca da iluminação, mas meu caminho seguiu um curso diferente. Na escola, eu me dediquei ao estudo dos Vedas, as antigas escrituras da Índia, à filosofia da yoga e à linguagem sânscrita. Eu já tinha desenvolvido uma prática regular de meditação e uma prática semanal de yoga na época em que fui trabalhar como editora do *Yoga Journal*, em 1992. Além de continuar ligada ao *Yoga Journal* como colaboradora, eu me tornei proprietária e diretora editorial do *The Herb Quarterly*, a mais antiga publicação dedicada ao poder de cura das plantas. Ao longo do caminho, tive a sorte de aprender com maravilhosos conhecedores de ervas, do Oriente e do Ocidente, o que me permite, há mais de vinte anos, tratar minha família e a mim mesma com remédios naturais.

Patricia e eu criamos este livro para ensinar mulheres de todas as idades a cuidar de si mesmas — no sentido físico, emocional e espiritual. Organizamos as informações em torno de quatro estágios da vida da mulher: a hora do despertar (adolescência até os trinta anos); o tempo da plenitude (dos trinta aos cinqüenta anos); a hora da verdade (dos cinqüenta aos sessenta e cinco); e a sabedoria do coração (da pós-menopausa em diante). Em cada estágio, ressaltamos o que há a comemorar e depois analisamos como administrar os fatos mais difíceis que todas nós enfrentamos.

Por exemplo: a adolescência é uma época difícil para a menina que navega pelas águas agitadas da puberdade, cheias de imperativos sociais e pressões dos colegas, enquanto ela luta para encontrar a própria voz, mas é também uma época maravilhosa de descoberta de si mesma, de experimentação e de construção de relacionamentos. Depois dos trinta até cinqüenta anos, a mulher luta para definir seu lugar no mundo, estabelece relacionamentos a longo prazo e concebe filhos ou novas idéias; ela se sente viva, em movimento, repleta de possibilidades diante da vida que está construindo para si mesma. Os anos da meia-idade podem ser uma época confusa de hormônios tempestuosos, energias sexuais minadas e imagem corporal precária, mas trazem também à mulher mais tempo para descobrir o que ela realmente quer, mais energia para se manifestar contra a injustiça, mais oportunidades para revelar a própria verdade. A mulher mais velha pode temer a osteoporose e as doenças cardíacas, mas está pronta e disposta a celebrar a vida como fazia em criança; ela combina a espiritualidade e a natureza intuitiva da pré-adolescência com a sabedoria e o poder que vêm de uma vida inteira de experiência.

Uma prática de yoga constante tem muito a lhe oferecer, seja qual for o estágio de vida em que você se encontra. Fisicamente, ela vai ajudá-la a aumentar a força, a flexibilidade e o equilíbrio e a tratar problemas específicos, como TPM, dor nas costas, calores ou má digestão. A yoga pode também trazer um elemento espiritual e emocional à sua vida. Ela exige que você se concentre exclusivamente no momento presente, o que ajuda a clarear a mente e traz uma sensação de paz. Patricia diz às suas alunas que a prática diária melhora o humor, dá uma injeção de energia e proporciona o tempo necessário para a contemplação, permitindo escolhas atentas e cuidadosas.

Por mais que pratique yoga, você não vai prevenir ou curar seus problemas de saúde se não fizer outras mudanças no estilo de vida. Se você começar a praticar yoga mas continuar a comer mal, a dormir pouco e a ter relacionamentos estressantes (na vida pessoal ou profissional), é provável que continue a ficar doente. Então, espalhamos generosamente pelo livro conselhos sobre dieta, remédios de ervas, técnicas de meditação e outras formas de cuidar de si mesma. Lembre-se, no entanto, de falar com seu médico ou profissional de cura holística (de preferência alguém que conheça a yoga) antes de embarcar em qualquer programa de saúde ou exercícios.

É provável que você não leve muito tempo para descobrir traços em comum nas situações que todas nós enfrentamos enquanto mulheres. Por exemplo: a má postura causa outros problemas além da dor na base das costas. E você vai descobrir também que tudo o que fazemos afeta a saúde de nosso sistema reprodutor.

Patricia e eu acreditamos que as mulheres se beneficiam ouvindo histórias umas das outras tanto quanto se beneficiam com pesquisas, livros e conselhos de especialistas. Por isso, incluímos histórias colhidas da nossa experiência e da de inúmeras mulheres que conhecemos em cursos, *workshops* e conferências. Para isso, elaboramos até um questionário, pedindo a muitas mulheres que descrevessem como a yoga as ajudou fisicamente, emocionalmente ou espiritualmente (ou os três). Muitas nos escreveram para contar histórias pessoais incríveis ou para oferecer palavras de estímulo. Em deferência às que pediram para que não usássemos seus verdadeiros nomes, usamos pseudônimos para quase todas. Para proteger ainda mais seu anonimato, muitos dos exemplos são, na verdade, compilações de várias histórias.

Embora grande parte das informações deste livro seja de natureza terapêutica, Patricia e eu pedimos que você resista à tentação de usá-lo como um remédio para o que a incomoda. Queremos, é claro, que você colha os benefícios físicos que a yoga tem a oferecer — do alongamento e tonificação dos músculos ao equilíbrio do sistema imunológico. Queremos até que você compartilhe o que aprendeu com os homens da sua vida. Afinal, eles podem se beneficiar da atenção que a yoga traz à dor nas costas, à falta de ânimo ou ao sistema imunológico. Mas, o que é mais importante, queremos que a yoga se torne sua parceira pela vida afora — que ela a apóie quando está tudo bem, que a anime quando você está deprimida, que a ajude quando está doente. A yoga pode ensiná-la a amar a si mesma de dentro para fora; ela a faz lembrar, todas as vezes que pisa na esteira, que você já é perfeita do jeito que é. Queremos que você use as lições que aprender na esteira em outros aspectos de sua vida. Veja a sua prática de yoga como um espelho da alma, como um barômetro para avaliar seus sentimentos, como uma receita de ação saudável. Não podemos garantir que a yoga vai curar todas as suas doenças físicas, mentais e espirituais, mas, se você se comprometer a praticar com regularidade, garantimos que a yoga vai mudar a sua vida.

Como Usar Este Livro

USO DAS SEQÜÊNCIAS

Para que você mantenha o equilíbrio ao longo das alegrias e dificuldades de cada estágio da vida, Patricia montou o que chamamos de Seqüência Básica da Mulher. Essas 26 posturas realizam todas as possibilidades de movimento do corpo. Elas vão ajudá-la a equilibrar o sistema nervoso e o sistema endócrino; vão renovar o sangue dos seus órgãos, enchendo-os de sangue recém-oxigenado; vão lhe trazer uma sensação de calma, força e concentração. Além disso, vão tonificar a sua barriga sem deixar, no entanto, que você esqueça de relaxá-la porque — digam o que disserem as revistas de moda — uma barriga dura e comprimida só serve para impedir a circulação.

Quem está se sentindo bem e em forma pode usar a Seqüência Básica da Mulher como rotina diária de yoga ou alterná-la com a Seqüência Energizante da Mulher. Mas, se você estiver menstruada, grávida ou com algum dos problemas de saúde discutidos ao longo do livro, modifique sua prática com as posturas e seqüências sugeridas no capítulo dedicado à sua condição.

Embora o livro esteja dividido conforme os estágios da vida, não se limite aos capítulos concernentes ao seu estágio. Muitas mulheres de trinta ou quarenta anos sofrem de TPM e cólicas todos os meses ou enfrentam distúrbios alimentares. Adolescentes e mulheres jovens podem ter dor de cabeça ou dor nas costas. E mulheres de todas as idades precisam, de vez em quando, estimular o sistema imunológico. Dê uma olhada em todos os capítulos para descobrir o que se aplica a você.

Na medida em que for lendo, você vai descobrir que, além de sugerir posturas e seqüências para cada caso, nós antecipamos seus efeitos. Assim, você vai saber por que escolhemos aquela determinada postura, o que vai ajudá-la a criar a própria rotina, caso ache que algumas das posturas que escolhemos tomam muito tempo ou são difíceis demais. Por exemplo: sabendo que a ação de abrir o peito alivia a depressão muito arraigada e que as flexões para a frente tendem a exacerbá-la, você tem a escolha, por exemplo, de fazer uma série de leves flexões para trás e pular as posturas que envolvem flexões para a frente. Se você está grávida, é importante saber que, no seu caso, a prioridade da prática é criar espaço para o bebê. Assim, você vai escolher suas posturas tendo em mente esse princípio.

PARA COMEÇAR

Para começar a prática de yoga, a melhor maneira é estar "aberta, vazia e descalça". Ou seja: venha de mente aberta, estômago vazio e pés descalços. De mente aberta, você pode ouvir o que o corpo tem a ensinar — com clareza e sem julgamentos. A yoga a desafia a aceitar aquilo que é, neste momento, enquanto se entrega à mudança que, com o tempo, inevitavelmente acontece. Espere pelo menos duas a três horas depois de uma refeição mais pesada e uma ou duas depois de uma mais leve antes de praticar: o estômago vazio evita que você sobrecarregue seus órgãos. Sem os sapatos e as meias, você sente a esteira ou o chão e não escorrega durante as posturas em pé. Seus pés vão gostar muito de participar ativamente da prática. Mas é bom ter um par de meias à mão para aquecer os pés durante a Postura do Cadáver (Savasana).

ARRANJE TEMPO

Se puder, disponha-se a praticar pelo menos um pouquinho todos os dias. Algumas mulheres acham mais fácil escolher um determinado horário e se ater a ele; outras têm que praticar quando dá. É melhor praticar alguns minutos por dia do que acumular e fazer uma rotina de duas horas uma vez por semana. Se o tempo for realmente escasso, comece com três práticas completas por semana, com minissessões intermediárias.

CRIE UM ESPAÇO

Escolha um local em que você não seja interrompida e fique livre de distrações. O espaço tem que ser suficiente para você alongar em todas as direções e é bom ter uma parede vazia para apoio. Se não houver uma parede vazia, use a porta fechada. Algumas mulheres gostam de praticar ouvindo música instrumental suave, outras preferem o conforto do silêncio. Em geral, é mais fácil ouvir o corpo e o ritmo da respiração quando se evita qualquer distração. Use roupas confortáveis que não apertem nem incomodem. Os colantes ou roupas próprias para yoga são ótimos, mas short e camiseta ou um moleton levinho funcionam muito bem.

O QUE VOCÊ VAI PRECISAR

Você vai observar, nas fotos e descrições das posturas, que usamos acessórios para modificar algumas delas. Embora dê para improvisar com coisas que há pela casa (uma almofada de sofá bem firme, por exemplo, em vez da almofada apropriada), é bem melhor se programar para ter os acessórios corretos.

Antes de começar, tenha à mão tudo o que é preciso. Desenrole a esteira antiderrapante e arrume os acessórios ao alcance da mão, mas fora da esteira.

Esteira Antiderrapante

Invista numa esteira antiderrapante de boa qualidade. Eu prefiro as mais grossas. Embora dê para praticar yoga no carpete, com uma esteira antiderrapante não há perigo de você escorregar quando estiver numa postura em ângulo aberto, como a Postura do Triângulo Estendido. Além disso, a esteira proporciona um amortecimento melhor para você se sentar ou se reclinar.

Cobertores

Você vai precisar de cobertores para apoiar as costas e o pescoço em posturas supinas, para apoiar a cabeça e o pescoço nas inversões ou para elevar as nádegas e manter a coluna reta nas posturas sentadas. Os cobertores de yoga são feitos com finos fios de lã ou algodão, mas qualquer cobertor firme e sem saliências serve. Dois ou três cobertores dobrados podem fazer as vezes de uma almofada.

Almofadas

Há almofadas para yoga de vários tamanhos e formatos. Elas oferecem o apoio necessário para você alongar e relaxar em posturas revigorantes. Você vai precisar de duas almofadas oblongas, bem firmes, de preferência com capa removível de algodão.

Cintos

Sentada ou reclinada, você vai usar os cintos para alongar os tendões das pernas e, no caso de posturas revigorantes, para não forçar os músculos. Dá para usar um cinto de roupão ou uma gravata, mas um cinto com fivela, próprio para yoga, é melhor.

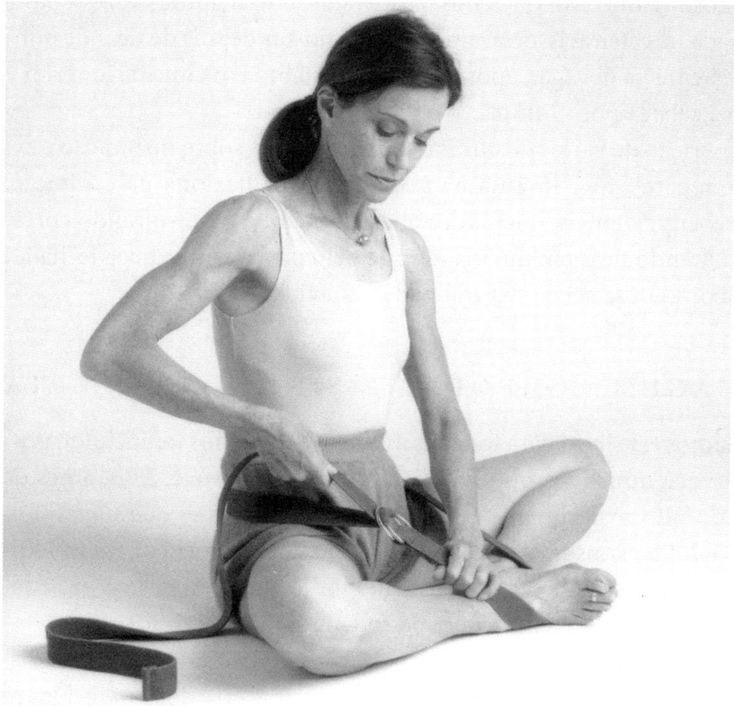

Passe a ponta do cinto pela fivela e, como se ele fosse um laço bem frouxo, passe-o pela cabeça e desça com ele até o sacro (abaixo da cintura). Passe-o sob os pés de maneira que fique esticado sobre os tornozelos e se apóie na parte de cima das coxas. Então, prenda bem a fivela.

Blocos

Você vai usar os blocos de inúmeras maneiras: para se equilibrar melhor, para apoiar as mãos ou a cabeça quando não der para alcançar o chão, ou como base para sentar, de maneira que possa alongar a coluna. Nas lojas de yoga, você encontra blocos de madeira ou de isopor, que são mais leves.

Cadeira

Certas posturas com torção, flexões para trás e inversões modificadas — como Parada de Ombros (Sarvangasana) e Postura do Meio Arado (Ardha Halasana) — exigem uma cadeira. É preferível que a cadeira seja uma dessas de metal, dobrável e com o encosto vazado, para que você possa passar as pernas por ele e ainda ter algo em que se apoiar. Uma cadeira de cozinha, dessas de madeira, também funciona, desde que seja bem firme, para agüentar o seu peso e não escorregar. Use a cadeira sobre a esteira antiderrapante.

Almofadas para os Olhos e Pesos de Areia

As almofadas ou bolsas para os olhos bloqueiam as distrações externas, permitindo que você relaxe melhor. Você pode escolher entre bolsas de várias cores, com perfume ou sem. Os pesos de areia (em geral com 5 quilos) servem para pressionar áreas específicas do corpo.

ENTRAR E SAIR DA POSTURA

Entrar e sair de uma postura de yoga é tão importante quanto o tempo que se fica nela. Sua primeira preocupação deve ser a segurança e o conforto. Ao entrar ou sair de uma postura, movimente-se devagar, com os olhos abertos. Faça as posturas em pé — a maioria das quais começa com a Postura da Montanha (Tadasana) — primeiro de um lado, faça pressão com as pernas para levantar e troque de lado lentamente antes de voltar à posição inicial. Em posturas em pé ou sentada, levante sempre devagar das flexões para a frente, até ficar totalmente ereta. Só então levante a cabeça. Para sair das posturas reclinadas, role antes para um lado, respire uma vez ou duas, ainda de lado, e depois erga o corpo com cuidado, usando as mãos como apoio. Depois da Parada de Cabeça (Sirsasana), é bom descansar na Postura da Criança (Adho Mukha Virasana), respirando algumas vezes com a testa apoiada na esteira. Isso vai ajudá-la a se ajustar depois de ficar de ponta-cabeça. Sente-se devagar, apoiando cada vértebra em cima da anterior e erguendo a cabeça por último.

A descrição de várias posturas inclui instruções sobre inspiração e expiração: em geral, você levanta na inspiração e se flexiona na expiração. Não se preocupe demais, querendo saber se está ou não respirando corretamente. Quando ficar em dúvida, respire pelo nariz (com a boca fechada) com o máximo possível de naturalidade e suavidade.

LINGUAGEM CORPORAL E SINAIS DE ALERTA

Como criamos este livro para todas as mulheres, podemos ter incluído posturas que você nunca fez ou que sejam difíceis para você. Mas, antes de deixá-las de lado, experimente as modificações e variações que sugerimos. Você vai ver que os casos em que uma postura deve ser evitada ou modificada por razões de saúde ou aptidão estão indicados com uma cruz ao lado do nome da postura e uma nota de rodapé sob a descrição.

Não faça mais do que o seu corpo é capaz. Você vai aprender a distinguir entre dor e intensidade, mas a regra principal é: se doer, pare! Quando se sentir exausta, descanse por alguns momentos ou modifique a postura. Sua respiração é um barômetro confiável. Quando você trabalha além de sua zona de conforto, a respiração fica difícil, errática ou muito rasa. Neste caso, descanse um pouco, modifique a postura, troque-a por outra ou pule-a de vez.

Lembre-se: não desanime. O fato de não conseguir fazer uma determinada postura em um determinado dia não significa que ela está fora do seu alcance para sempre. Mesmo que você se exercite regularmente, seu corpo pode não estar acostumado a fazer certos movimentos. Seja paciente e ouça o que o corpo e a respiração lhe dizem. Você não pratica para ser perfeita, mas para se sentir melhor.

CORPO RECHONCHUDO — DICAS

Não é preciso ter um determinado tipo de corpo para praticar a yoga e colher seus benefícios. Se você é gordinha, siga as dicas de Genia Pauli Haddon para praticantes de corpo rechonchudo:

- Posturas sentadas com flexão para a frente. Mantenha os joelhos um pouco mais afastados do que dizem as instruções para que possa acomodar os seios e a barriga confortavelmente quando flexionar o corpo. Apóie a testa sobre um cobertor dobrado se não conseguir alcançar o chão.
- Posturas sentadas com torção. Se necessário, afaste mais os joelhos para acomodar a barriga.
- Inversões. Evite posturas como a Parada de Cabeça (Sirsasana), Parada de Ombros (Sarvangasana) ou Postura do Arado (Halasana) porque você pode machucar a coluna se perder o equilíbrio. Antes, desenvolva o equilíbrio com a Postura da Montanha (Tadasana) e outras posturas em pé, que você pode fazer com as costas apoiadas na parede até ter bastante prática. Use acessórios sempre que for preciso compensar a dureza das articulações ou o volume da barriga. Você pode também substituir a Parada de Cabeça (Sirsasana) pela Postura do Cachorro Olhando para Baixo (Adho Mukha Svanasana) e a Parada de Ombros (Sarvangasana) pela Postura com as Pernas Levantadas contra a Parede (Viparita Karani) para obter parte dos benefícios.

AULA BÁSICA DE ANATOMIA

Ao ler o livro e seguir as instruções para as posturas, você vai se deparar com vários nomes, que talvez não conheça, de ossos, músculos e outras partes do corpo. Em geral, as fotos ilustram os termos em discussão. Ilustrações detalhadas de certas partes do corpo, como o sistema endócrino, o sistema reprodutor e a coluna, são encontradas nos capítulos dedicados a essas áreas.

O ESQUELETO

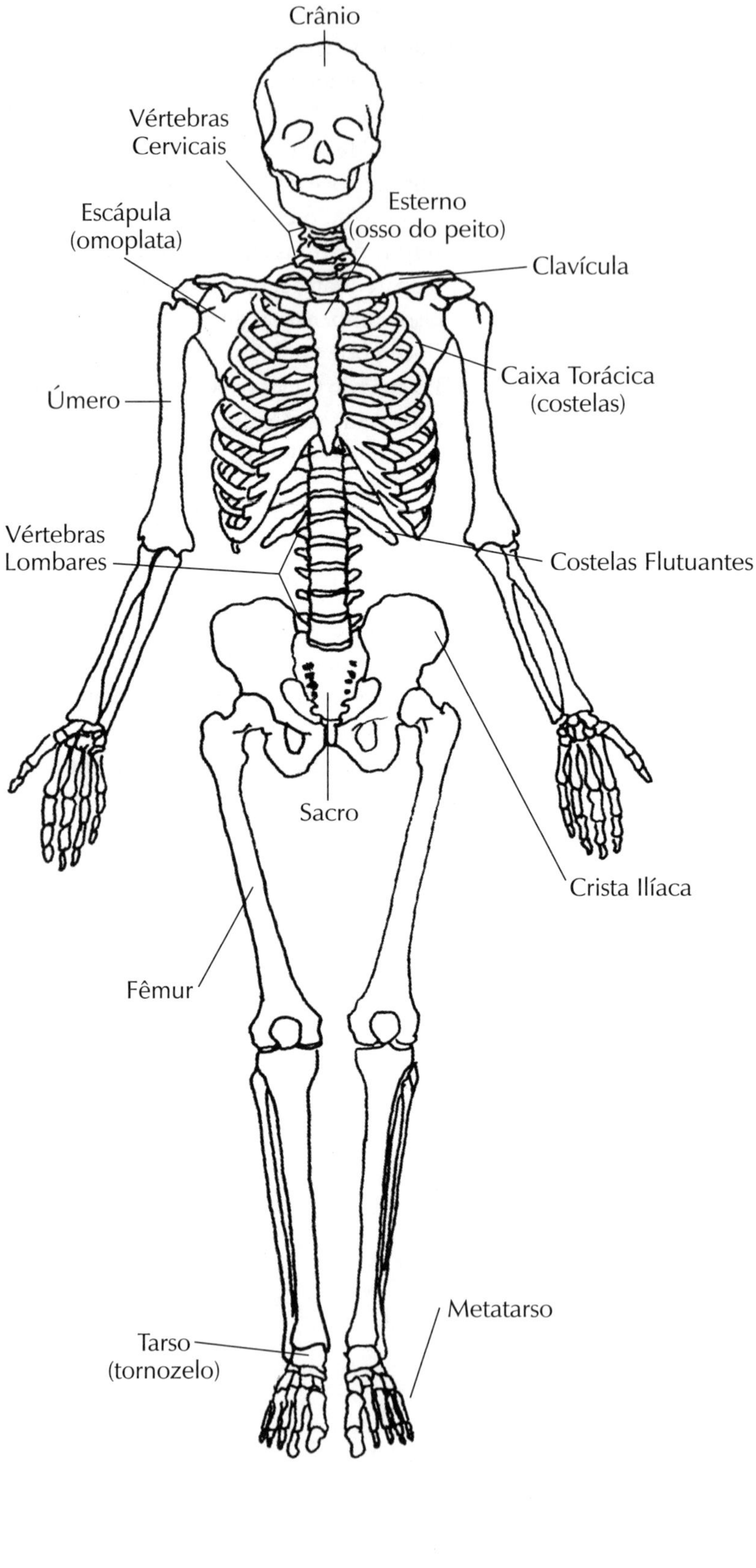
Crânio
Vértebras Cervicais
Esterno (osso do peito)
Escápula (omoplata)
Clavícula
Caixa Torácica (costelas)
Úmero
Vértebras Lombares
Costelas Flutuantes
Sacro
Crista Ilíaca
Fêmur
Metatarso
Tarso (tornozelo)

MÚSCULOS E OUTRAS PARTES DO CORPO QUE VOCÊ PRECISA CONHECER

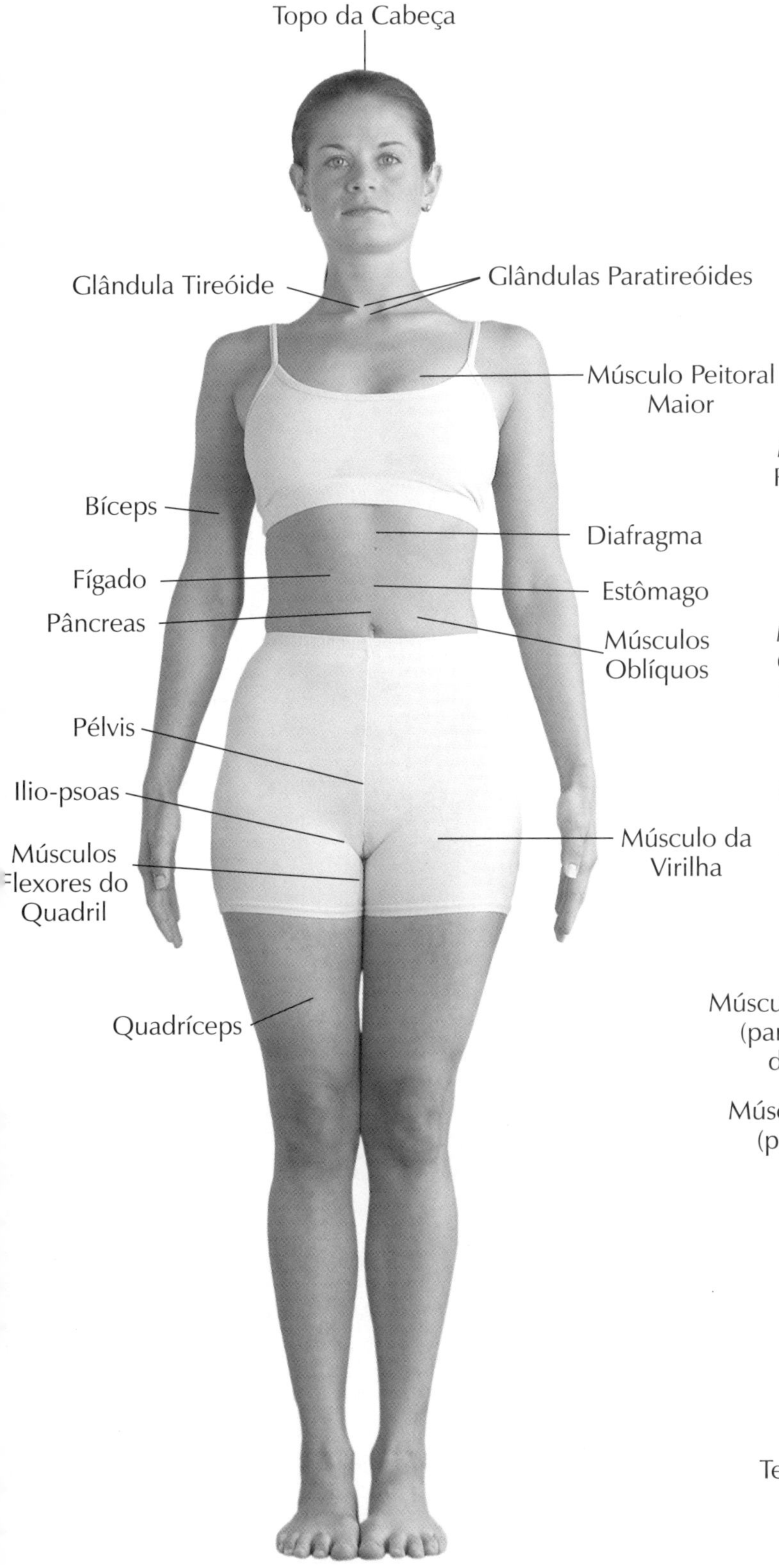

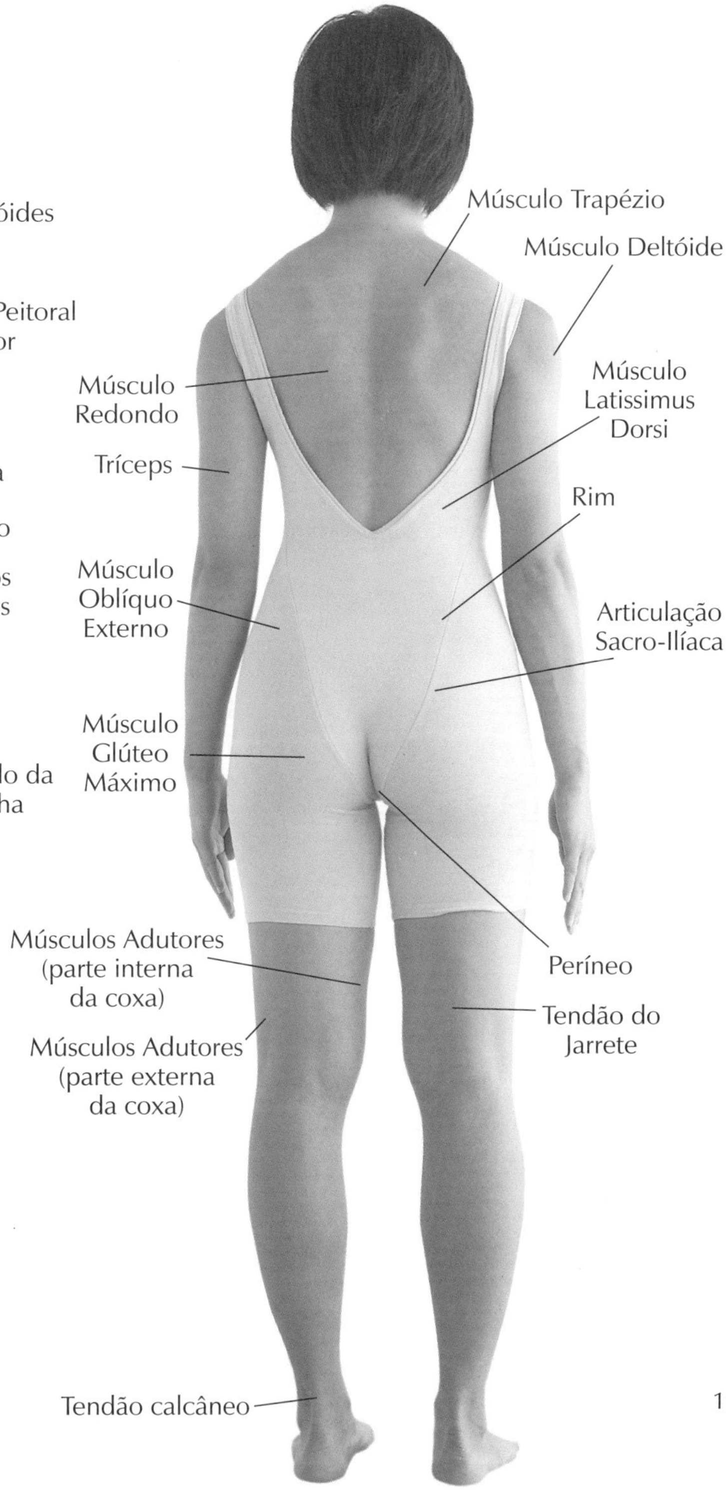

PARTE UM

Seqüências Básicas de Yoga

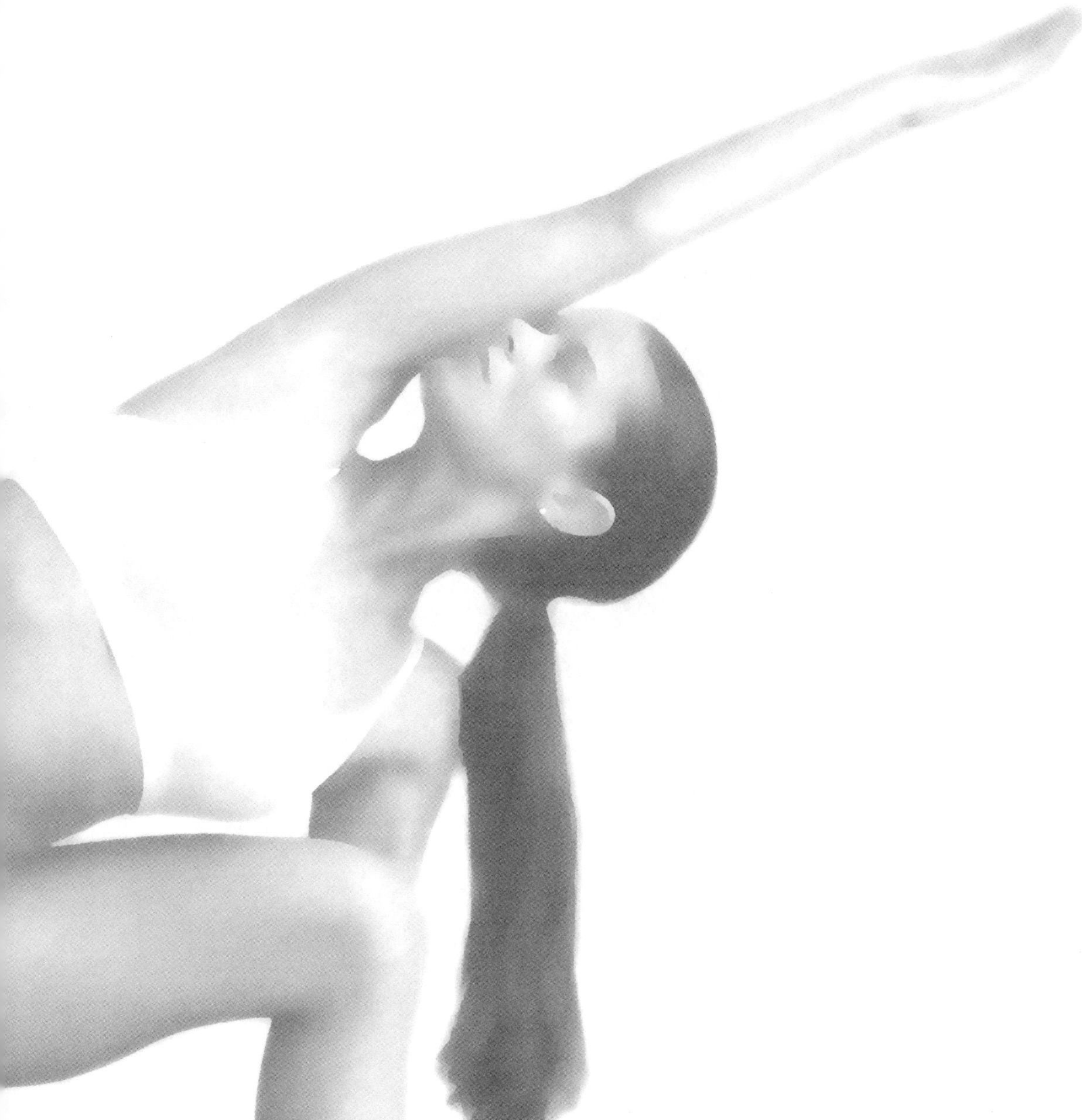

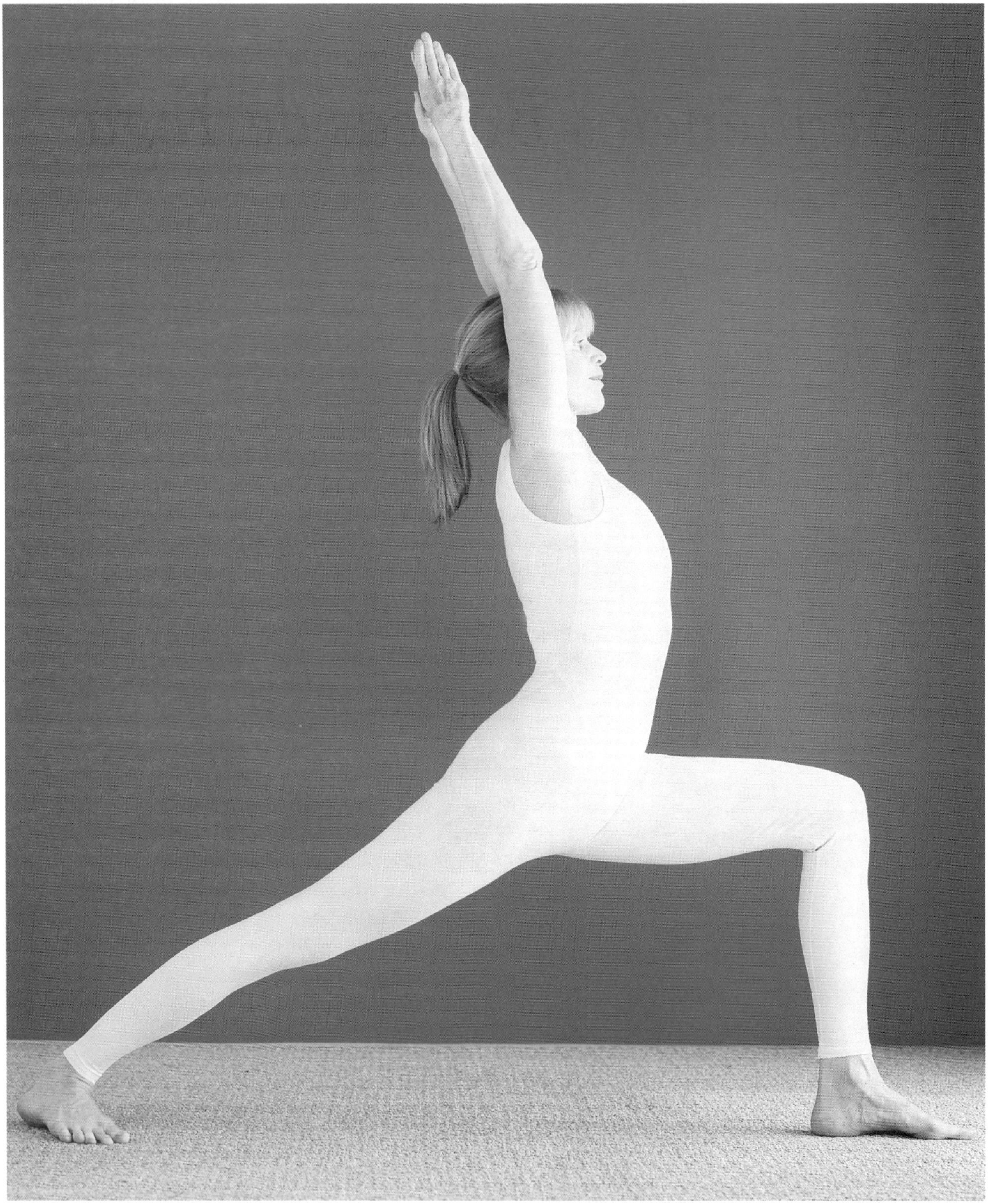

Postura do Guerreiro I (Virabhadrasana I)

Capítulo 1 *A Seqüência Básica da Mulher*

por Patricia Walden

AS POSTURAS

1. Postura em Ângulo Fechado (Baddha Konasana)
2. Postura Sentada em Ângulo Aberto I (Upavistha Konasana I)
3. Postura da Montanha (Tadasana)
4. Postura da Montanha com Braços Acima da Cabeça (Urdhva Hastasana em Tadasana)
5. Postura do Triângulo Estendido (Utthita Trikonasana)
6. Postura do Guerreiro II (Virabhadrasana II)
7. Postura Estendida em Ângulo Lateral (Utthita Parsvakonasana)
8. Postura da Meia-Lua (Ardha Chandrasana)
9. Postura em Pé com Flexão para a Frente (Uttanasana)
10. Postura do Guerreiro I (Virabhadrasana I)
11. Postura em Giro e em Triângulo (Parivrtta Trikonasana)
12. Postura com Intenso Alongamento Lateral (Parsvottanasana)
13. Postura em Pé com Flexão para a Frente em Ângulo Aberto (Prasarita Padottanasana)
14. Postura do Herói com Braços em Cara-de-Vaca (Virasana com Braços em Gomukhasana)
15. Postura Sentada com Torção Simples (Bharadvajasana)
16. Postura com Torção da Coluna (Marichyasana III)
17. Postura com a Cabeça no Joelho (Janu Sirsasana)
18. Postura Sentada com Flexão para a Frente (Paschimottanasana)
19. Postura do Cachorro Olhando para Baixo (Adho Mukha Svanasana)
20. Parada de Cabeça (Sirsasana)
21. Postura da Criança (Adho Mukha Virasana)
22. Parada de Ombros (Sarvangasana)
23. Postura do Arado (Halasana)
24. Postura da Ponte (Setu Bandha Sarvangasana)
25. Postura com as Pernas Levantadas contra a Parede (Viparita Karani) e Ciclo
26. Postura do Cadáver (Savasana)

EU IDEALIZEI A SEQÜÊNCIA BÁSICA DA MULHER PARA QUE SEU CORPO REAlize todas as suas possibilidades de movimento — usando flexões para a frente e para trás, inversões e torções.† As duas primeiras posturas beneficiam especialmente as mulheres mais velhas, as mais jovens podem pulá-las e começar pela Postura da Montanha (Tadasana). Para um bom resultado, faça esta seqüência pelo menos três vezes por semana.

À medida que for praticando, procure distinguir entre desconforto muscular e dor. As novatas podem ficar doloridas por um dia ou dois. Mas, se você continuar dolorida — ou se tiver alguma dor — vá mais devagar, faça as modificações sugeridas ou procure a orientação de um professor de yoga experiente.

Esta seqüência, preventiva por natureza, foi idealizada para melhorar os sistemas endócrino, nervoso, digestivo e reprodutor, tornando-a mais forte e mais saudável. Mas lembre-se: para ser consistente, a prática de yoga tem que ser tanto interna quanto externa. Um corpo equilibrado e saudável permite que o coração e a mente se abram mais prontamente para as possibilidades alegres da vida. A yoga é um veículo que vai levá-la a experimentar níveis cada vez mais profundos de consciência de si mesma.

†CUIDADO Não faça flexões para trás sem apoio se tiver problemas no coração ou outra doença séria, ou se estiver menstruada ou grávida. Evite as inversões se você estiver menstruada ou com dor de cabeça. Se você tiver problemas no joelho, nas costas ou no pescoço, busque a ajuda de um professor experiente.

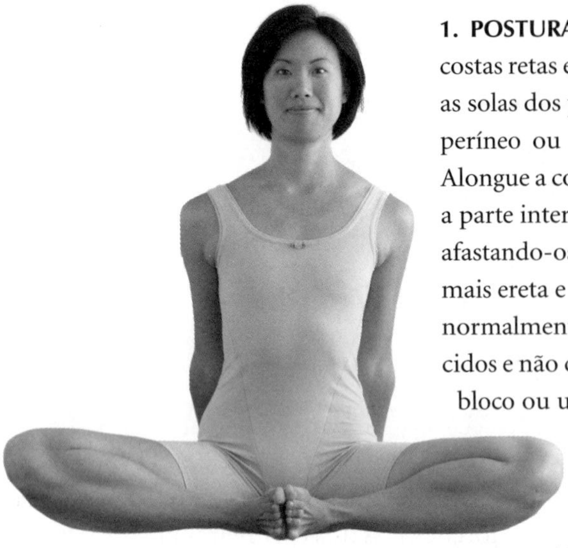

1. POSTURA EM ÂNGULO FECHADO (Baddha Konasana) Sente-se com as costas retas e o abdômen levantado. Flexione as pernas, afaste os joelhos e junte as solas dos pés. Segure os pés e leve os calcanhares para dentro, em direção ao períneo ou osso púbico. As bordas externas dos pés devem ficar no chão. Alongue a coluna para cima, conduzindo a ação com o topo da cabeça. Alongue a parte interna das coxas, da virilha aos joelhos, abaixe gentilmente os joelhos, afastando-os ao máximo. Ponha as mãos no chão atrás de você para ficar ainda mais ereta e erga o abdômen. Fique nesta posição por 30 segundos, respirando normalmente. (Se você estiver menstruada ou se estiver com os quadris enrijecidos e não conseguir alongar a coluna, sente-se encostada na parede, sobre um bloco ou um cobertor dobrado, com uns 10 centímetros de altura). Para sair da postura, relaxe os braços e leve os joelhos para cima, um por vez. Alongue as pernas à sua frente.

EFEITOS Esta é uma postura maravilhosa para mulheres de todas as idades. Ela tonifica os rins, fortalece a bexiga e o útero e alivia perturbações menstruais, como cólicas, sangramento intenso, peso no abdômen, TPM ou sintomas do climatério.

2. POSTURA EM ÂNGULO ABERTO I (Upavistha Konasana I) Sente-se no centro da esteira antiderrapante e afaste as pernas estendidas; flexione os pés. Ajuste a parte carnuda das nádegas, levando-a para trás e para os lados. (Se você achar difícil ficar ereta nesta posição, sente-se em dois ou mais cobertores dobrados ou em um bloco apoiado na parede.) Ponha as mãos no chão atrás de você, leve o abdômen e as costelas flutuantes para cima, em direção ao peito, e as escápulas para trás. Sente-se ereta, fazendo pressão para baixo através das pernas e alongue-se para cima, através da coluna. Fique nesta posição de 30 a 60 segundos. Para sair, relaxe os braços e solte as pernas.

EFEITOS Esta postura melhora a circulação na área pélvica e em torno dela, estimula os ovários e ajuda a erguer e tonificar o útero.

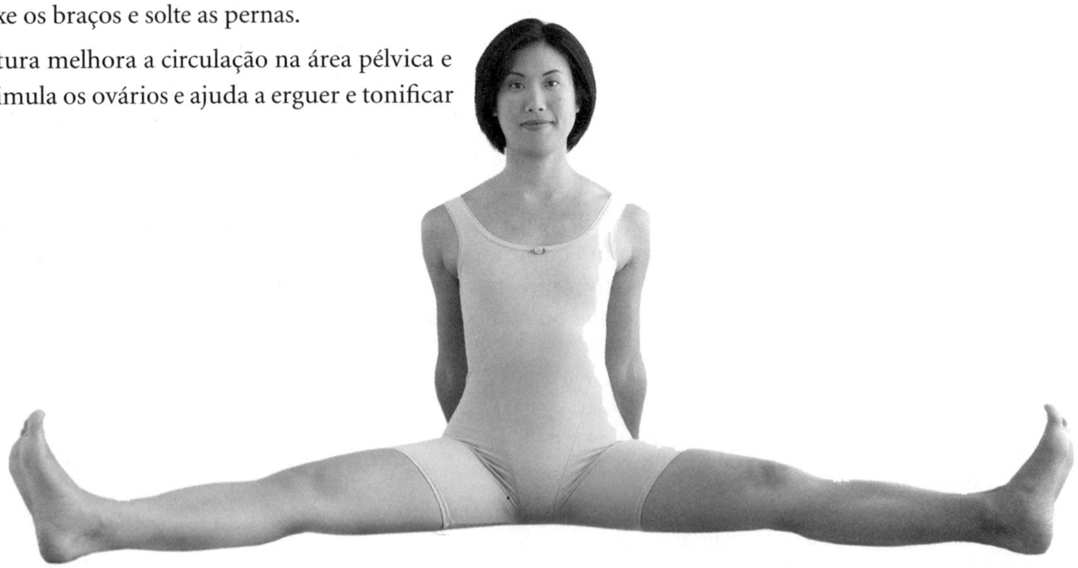

3. POSTURA DA MONTANHA (Tadasana) Fique em pé, ereta, as pernas juntas (com os dedões se tocando, se for confortável). Distribua o peso por igual entre as solas dos pés e os calcanhares. Estique os joelhos puxando os quadríceps (músculo da parte da frente das coxas) para cima. Erga o esterno (osso do peito) e abra o peito, levando os ombros para trás e as escápulas para dentro. Erga o abdômen e leve o cóccix para dentro, sem empurrar as coxas para a frente. Estenda os braços para baixo com as palmas das mãos voltadas para as coxas e os dedos juntos. Mantenha os ombros afastados das orelhas. É normal ter uma curvatura na área lombar (base das costas). Fique nesta postura de 20 a 30 segundos — ou mais — respirando normalmente, com o rosto, pescoço e garganta relaxados.

EFEITOS Esta postura fortalece e tonifica o corpo inteiro, mantém a mente alerta e ajuda a criar equilíbrio. Ficar nesta postura (principalmente encostada na parede) é uma forma maravilhosa de perceber e corrigir problemas de postura.

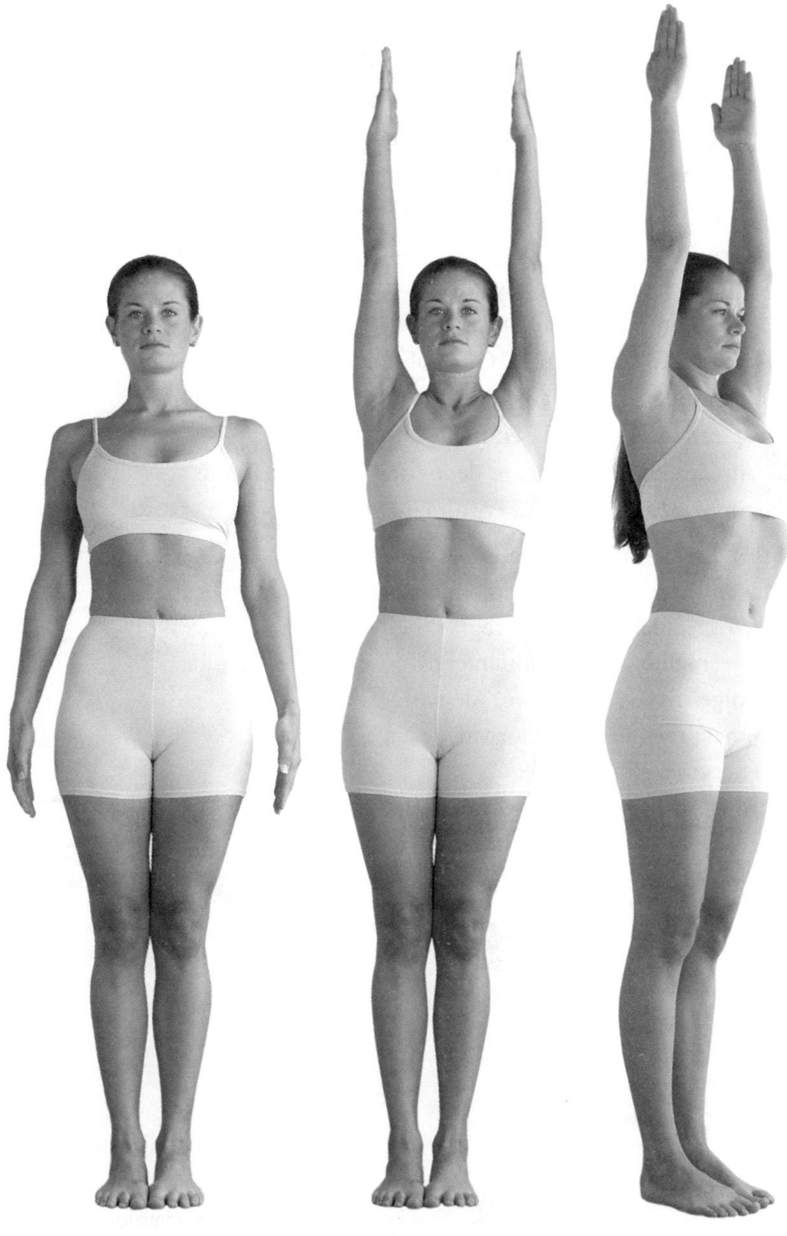

4. POSTURA DA MONTANHA COM BRAÇOS ACIMA DA CABEÇA (Urdhva Hastasana em Tadasana) Fique na Postura da Montanha (Tadasana). Vire as palmas das mãos para dentro e, lentamente, erga os braços para os lados e acima da cabeça, mantendo os ombros baixos e distantes das orelhas. Erga o peito e leve as escápulas bem para dentro das costas. Respire normalmente e fique nesta postura de 15 a 20 segundos. Para sair, solte os braços dos lados do corpo.

EFEITOS Esta postura desperta o corpo inteiro, tonifica os braços, as pernas, os pés e os tornozelos. Ajuda também a aliviar a rigidez dos ombros, dos braços e das costas, e favorece a circulação no corpo inteiro.

5. POSTURA DO TRIÂNGULO ESTENDIDO (Utthita Trikonasana) Fique na Postura da Montanha (Tadasana). Afaste bem os pés, que devem ficar mais ou menos cerca de um metro um do outro; gire o pé esquerdo 90 graus para fora e o direito levemente para dentro. (Ponha um bloco junto à borda externa do pé esquerdo, para usar depois se precisar.) Alongue os braços para os lados, puxe o corpo para cima através do quadríceps e erga o abdômen e o peito. Expirando e com as costas retas, estenda o tronco para a esquerda e leve a mão esquerda até o chão ou até o bloco. Pressionando a mão no chão ou no bloco, alongue-se para cima, através do braço direito, sentindo o alongamento cruzar o peito. Leve as escápulas para dentro, gire o peito em direção ao teto e olhe para a frente ou para cima, em direção à mão direita. Gire o abdômen para a direita. Respirando normalmente, mantenha a postura de 20 a 30 segundos. Inspirando, levante-se e endireite o torso. Repita a postura do lado direito, depois vire os dedos dos pés para a frente e aproxime os pés, voltando à Postura da Montanha.

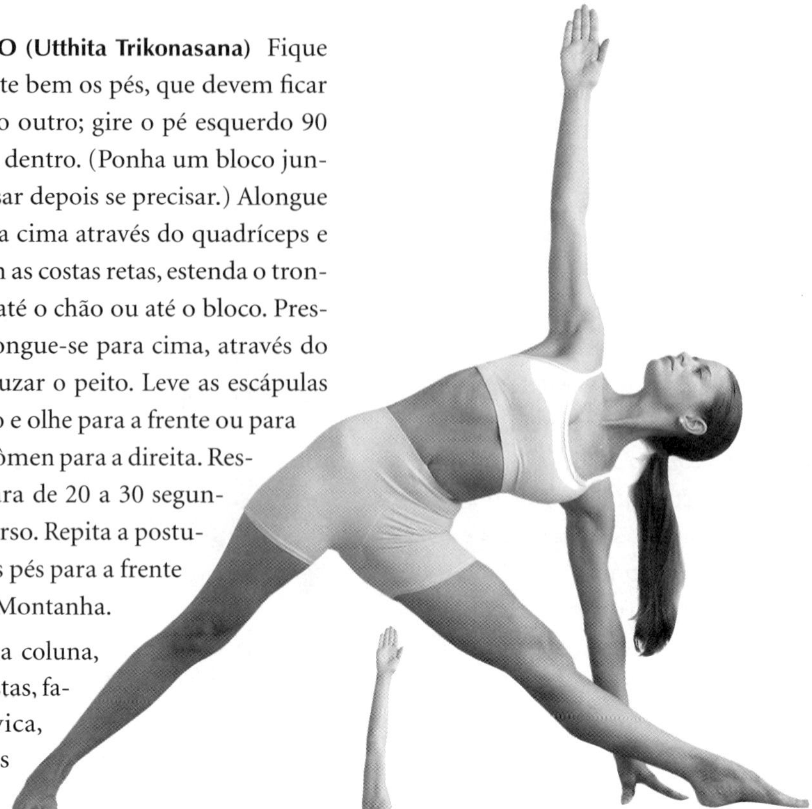

EFEITOS Esta postura alonga e fortalece a coluna, traz flexibilidade para os músculos das costas, favorece a circulação para a região pélvica, tonifica e melhora o funcionamento dos órgãos digestivo e reprodutivo. Além disso, acalma a mente, alivia a ansiedade e a tensão nervosa.

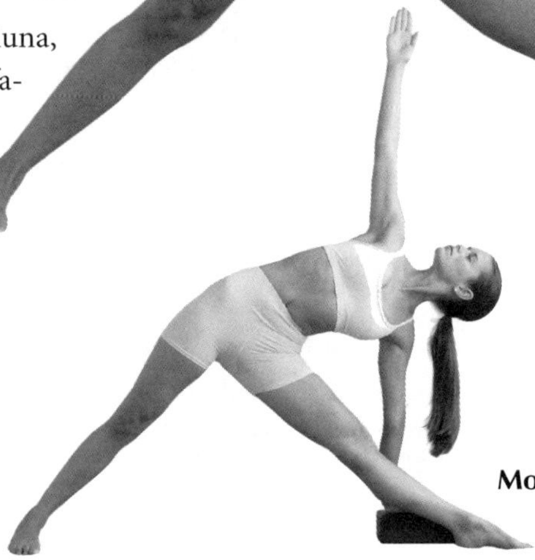

Modificação

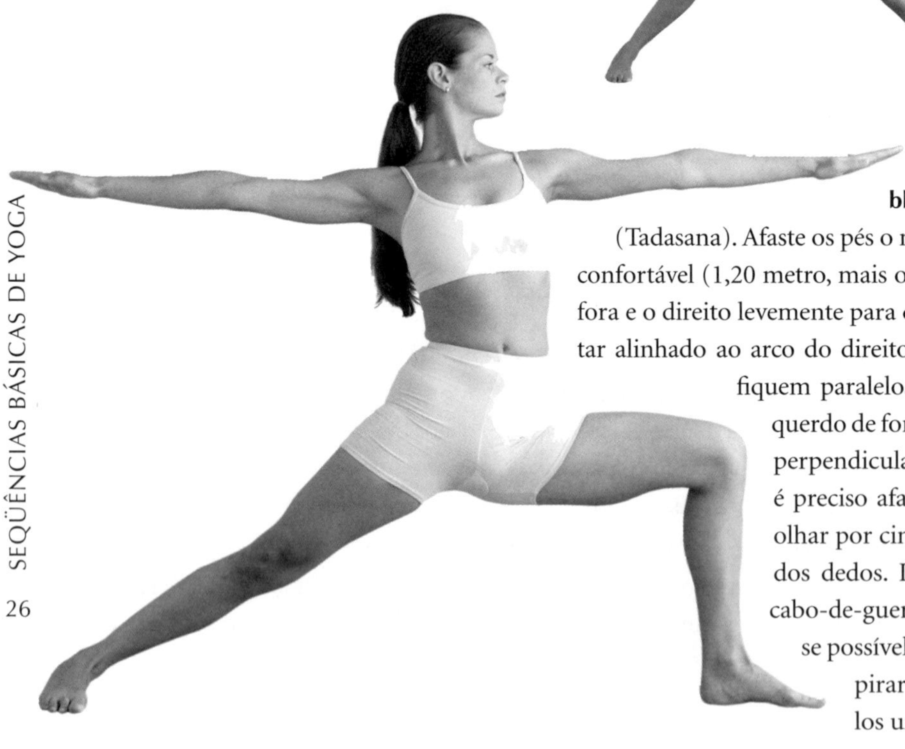

6. POSTURA DO GUERREIRO II (Virabhadrasana II) Fique na Postura da Montanha (Tadasana). Afaste os pés o máximo possível, desde que não se sinta desconfortável (1,20 metro, mais ou menos); gire o pé esquerdo 90 graus para fora e o direito levemente para dentro. O calcanhar do pé esquerdo deve estar alinhado ao arco do direito. Alongue os braços para os lados, até que fiquem paralelos ao chão. Expirando, flexione o joelho esquerdo de forma que a coxa fique paralela ao chão e a tíbia perpendicular a ele. (Se o joelho ultrapassar o tornozelo, é preciso afastar ainda mais os pés.) Vire a cabeça para olhar por cima do braço esquerdo, logo além das pontas dos dedos. Imagine que os braços estão brincando de cabo-de-guerra. Fique nesta postura de 20 a 30 segundos, se possível. Para sair, endireite a perna esquerda ao inspirar e gire os pés para que voltem a ficar paralelos um ao outro. Repita a postura do outro lado.

EFEITOS Esta postura favorece a estabilidade, a força e o equilíbrio. Ela abre o peito, melhora a respiração e a circulação e ajuda a aliviar a depressão e a fadiga. É boa também para fortalecer as pernas e a região abdominal.

7. POSTURA ESTENDIDA EM ÂNGULO LATERAL (Utthita Parsvakonasana) Fique na Postura da Montanha (Tadasana). Afaste os pés o máximo possível (cerca de 1,30 metro, se for possível); gire o pé esquerdo 90 graus para fora e o direito levemente para dentro. O calcanhar do pé esquerdo deve ficar alinhado ao arco do direito. Alongue os braços para os lados, até que fiquem paralelos ao chão. Ao expirar, flexione o joelho esquerdo de forma que a coxa fique paralela ao chão e a perna perpendicular a ele. (Se o joelho ultrapassar o tornozelo, é preciso afastar ainda mais os pés.) Com as costas retas, expire e estenda o tronco para a esquerda, leve a mão esquerda até o chão (ou até o bloco) e alongue o braço direito acima da orelha direita. Leve as escápulas para dentro, vire o tronco para o teto e olhe para a frente ou para o teto. Vire o abdômen para a direita. Respire normalmente e fique nesta posição de 20 a 30 segundos, se possível. Levante-se enquanto inspira e endireite o torso quando estiver em pé. Repita a postura do lado direito, depois vire os dedos dos pés para a frente, aproxime os pés, e volte para a Postura da Montanha.

EFEITOS Esta postura alonga e fortalece a coluna, traz flexibilidade aos músculos das costas, aumenta a circulação para a região pélvica, tonifica e melhora o funcionamento dos órgãos digestivo e reprodutivo. Além disso, acalma a mente, alivia a ansiedade e a tensão nervosa. Ajuda a aliviar a dor ciática e a rigidez das articulações, particularmente dos quadris, virilha e tendões das pernas (atrás dos joelhos).

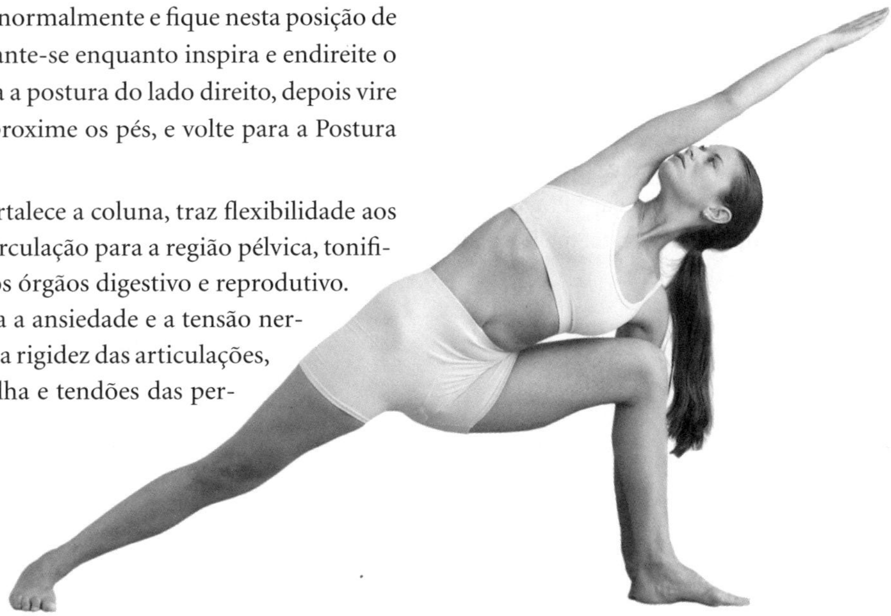

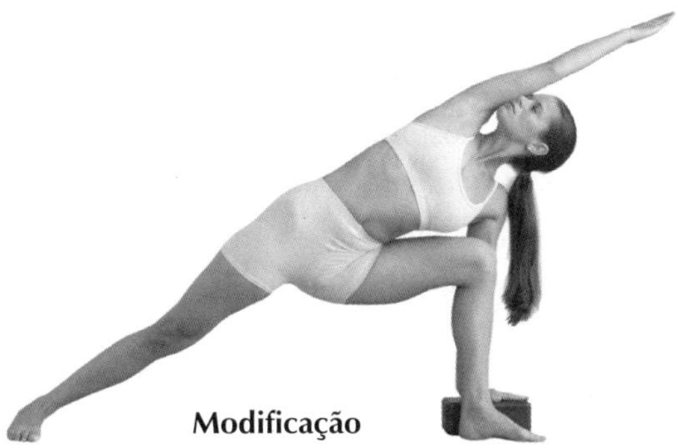

Modificação

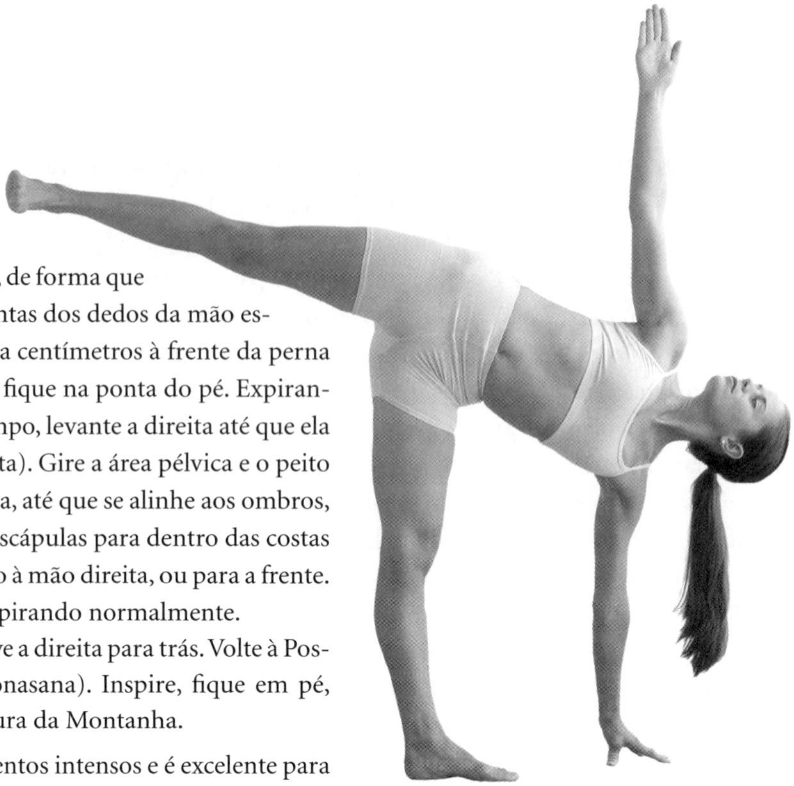

8. POSTURA DA MEIA-LUA (Ardha Chandrasana) Faça a Postura do Triângulo Estendido (Utthita Trikonasana) para a esquerda (ver p. 26). Flexione a perna esquerda, de forma que o joelho ultrapasse o tornozelo, ponha as pontas dos dedos da mão esquerda no chão (ou em um bloco), uns trinta centímetros à frente da perna esquerda. Erga o calcanhar direito do chão e fique na ponta do pé. Expirando, estique a perna esquerda e, ao mesmo tempo, levante a direita até que ela fique paralela ao chão (ou um pouco mais alta). Gire a área pélvica e o peito para o teto. Alongue o braço direito para cima, até que se alinhe aos ombros, e abra ainda mais o peito e a pélvis. Leve as escápulas para dentro das costas e expanda o peito. Olhe para cima, em direção à mão direita, ou para a frente. Fique nessa posição de 10 a 15 segundos, respirando normalmente.

Para sair, flexione a perna esquerda e leve a direita para trás. Volte à Postura do Triângulo Estendido (Utthita Trikonasana). Inspire, fique em pé, repita a postura do outro lado e volte à Postura da Montanha.

EFEITOS Esta postura ajuda a deter sangramentos intensos e é excelente para combater sintomas de fadiga, TPM, depressão e enjôo matinal. Ela deixa sua barriga relaxada e abre o peito, melhorando a respiração e aumentando a circulação no peito e na pélvis.

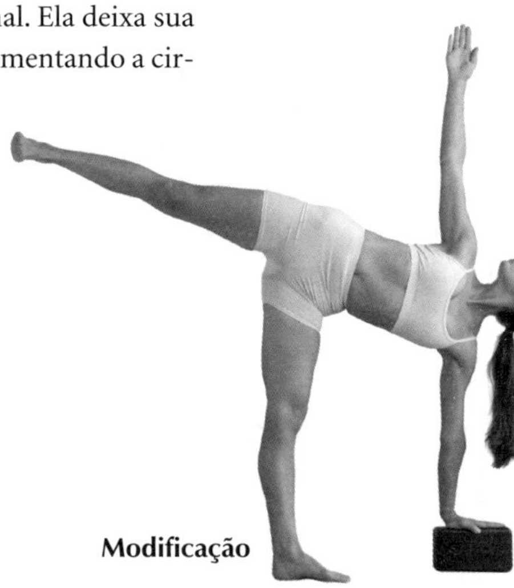

Modificação

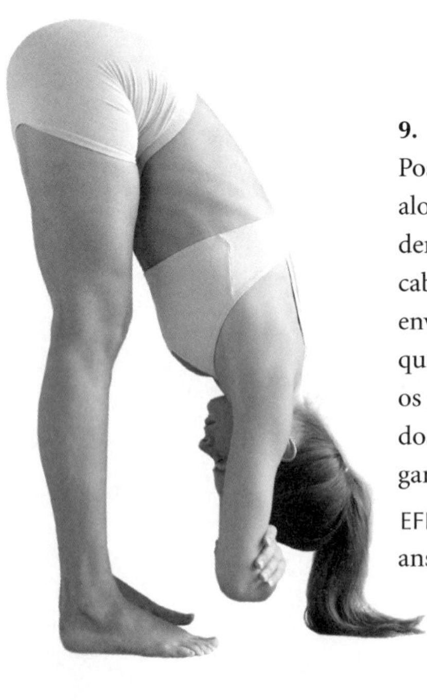

9. POSTURA EM PÉ COM FLEXÃO PARA A FRENTE (Uttanasana) Fique na Postura da Montanha (Tadasana). Distribua o peso igualmente entre os pés, alongue-se para cima através da parte interna das coxas e gire as coxas para dentro. Deixe as pernas e os joelhos bem firmes e erga os braços acima da cabeça, alongando-se através da cintura e das costelas. Flexione os braços e envolva os cotovelos com as mãos. Ao expirar, flexione-se para a frente dos quadris, com as pernas retas, e solte o corpo para baixo. Continue a segurar os cotovelos e solte a coluna. Respire normalmente, durante 30 a 60 segundos. Para sair, solte os braços, mantenha as pernas ativas e levante-se devagar. A cabeça deve subir por último.

EFEITOS Esta postura traz uma sensação de paz quando você está agitada ou ansiosa. Ela acalma o estômago, ergue e tonifica o útero e melhora a circulação para a área pélvica. Ajuda também a baixar a pressão sangüínea e a aliviar a tensão mental e física.

10. POSTURA DO GUERREIRO I (Virabhadrasana I) Fique na Postura da Montanha (Tadasana). Afaste os pés ao máximo (1,30 metro mais ou menos), com os dedos apontando para a frente. Alongue os braços para os lados, vire as palmas das mãos para cima e erga os braços até que fiquem alinhados às orelhas e paralelos entre si; os cotovelos devem ficar retos. Alongue-se para cima através dos quadríceps e erga o abdômen e o peito. Ao expirar, vire ao mesmo tempo o torso e a perna esquerda uns 90 graus para a esquerda e o pé direito uns 60 graus para a esquerda. Inspirando, alongue-se através dos braços erguidos. Expire e flexione o joelho esquerdo, de forma que a coxa e a perna formem um ângulo reto. (Se o joelho ultrapassar o tornozelo, aumente a distância entre os pés.) Junte as palmas das mãos, mas só se conseguir fazê-lo sem flexionar os cotovelos nem retrair o peito. Alongue o torso para cima, em direção ao teto, olhando para as mãos ou para a frente. Fique nesta postura de 10 a 15 segundos, respirando tranqüilamente.

Para sair da postura, solte os braços dos lados do corpo e endireite os joelhos. Volte ao centro e repita do outro lado. Depois, aproxime os pés e volte à Postura da Montanha.

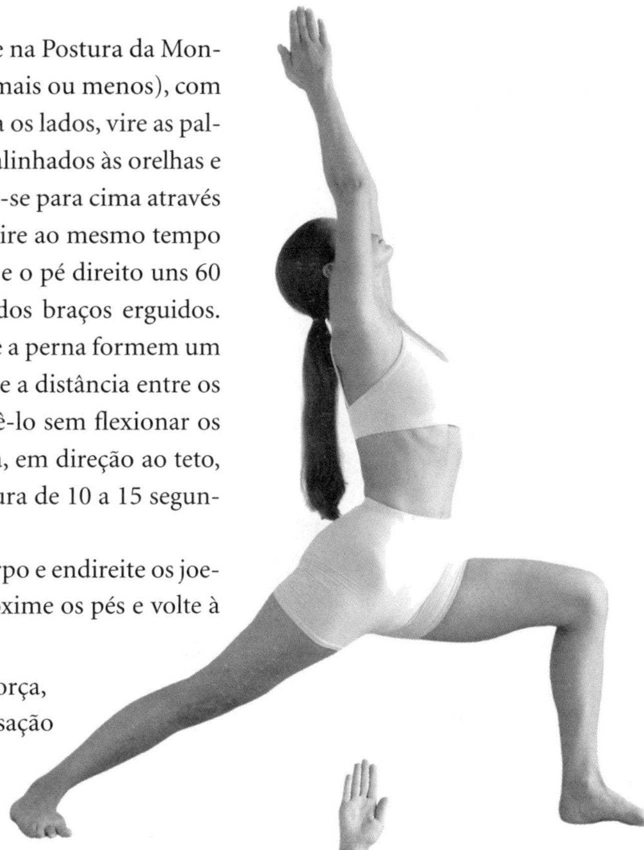

EFEITOS Esta postura é excelente para dar estabilidade, força, equilíbrio e flexibilidade. Nela, as mulheres têm uma sensação de força e poder. Ela é ótima para aliviar a rigidez das articulações em mulheres mais velhas.

11. POSTURA EM GIRO E EM TRIÂNGULO (Parivrtta Trikonasana) Fique na Postura da Montanha (Tadasana). Com os pés afastados, cerca de um metro, gire o pé direito uns 90 graus para fora e o esquerdo levemente para dentro. O calcanhar do pé direito deve ficar alinhado ao arco do pé esquerdo. (Ponha um bloco paralelo à borda externa do pé direito, para usar depois caso precise.) Ao expirar, gire o torso de forma a ficar voltada para a direita; a perna e o joelho esquerdos devem se voltar para dentro. Ponha as pontas dos dedos da mão esquerda no chão, junto à borda exterior do pé direito, ou sobre um bloco. Contraia as pernas e mantenha o peito expandido, levando a escápula esquerda para dentro das costas. Estenda o braço direito para cima, vire a cabeça e olhe para cima. (Se não conseguir se equilibrar, ponha a mão direita no quadril ao expandir o peito e olhe para a frente.) Respire normalmente de 10 a 15 segundos. Levante-se durante uma inspiração, tirando a mão esquerda do chão. Repita a posição do outro lado e volte à Postura da Montanha.

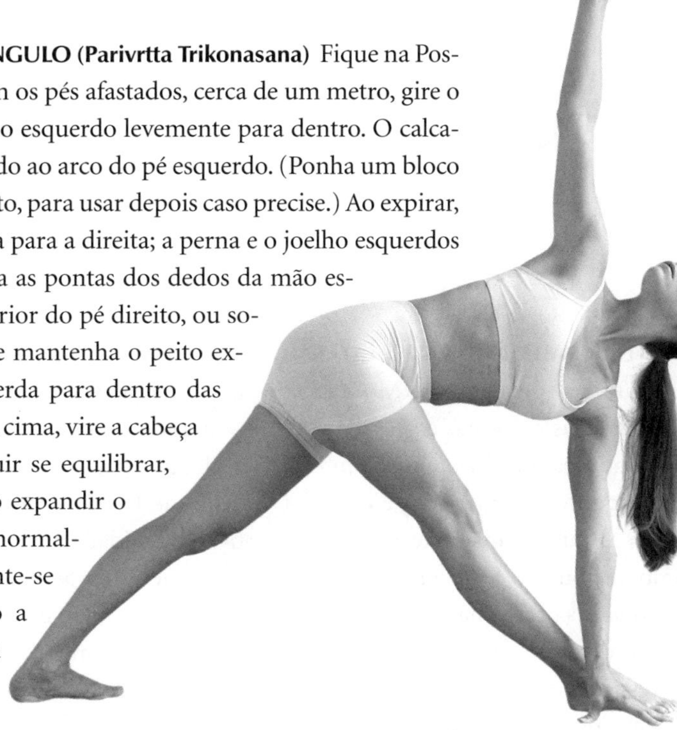

EFEITOS Esta postura aumenta o fluxo sangüíneo para o abdômen, pélvis e pernas. Ela alonga o corpo, traz estabilidade e flexibilidade aos ossos e músculos. Graças à ação de torcer, esta postura tonifica os rins, o fígado e o baço.

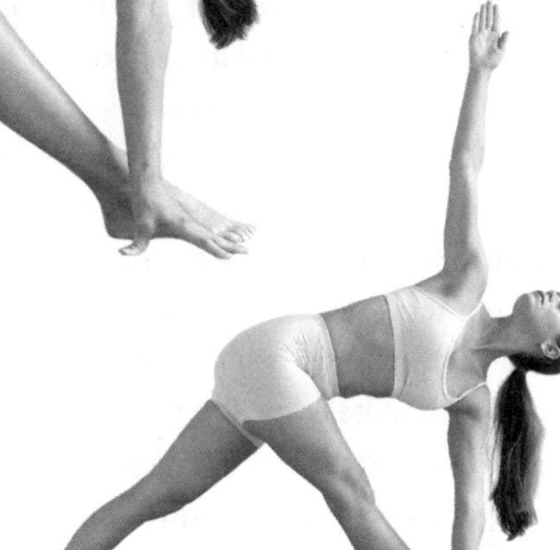

Modificação

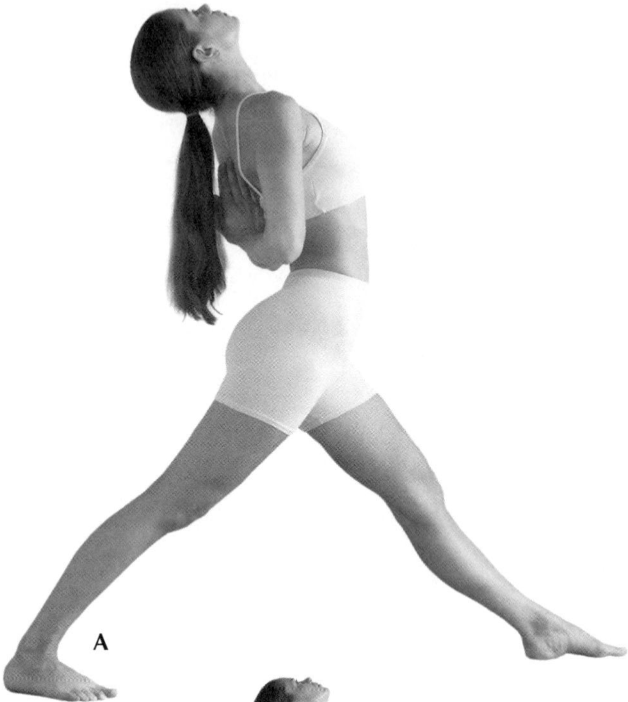

A

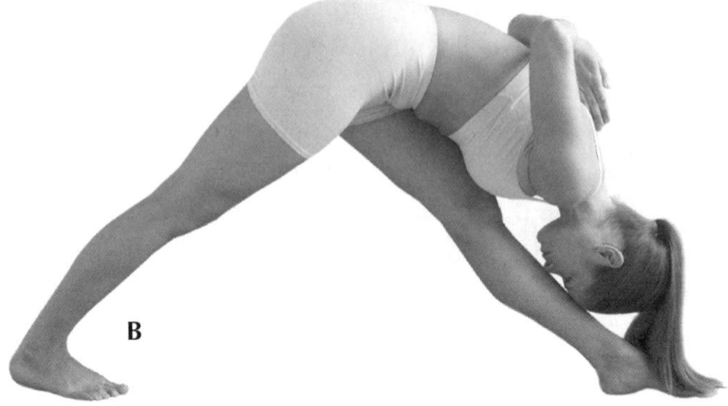

B

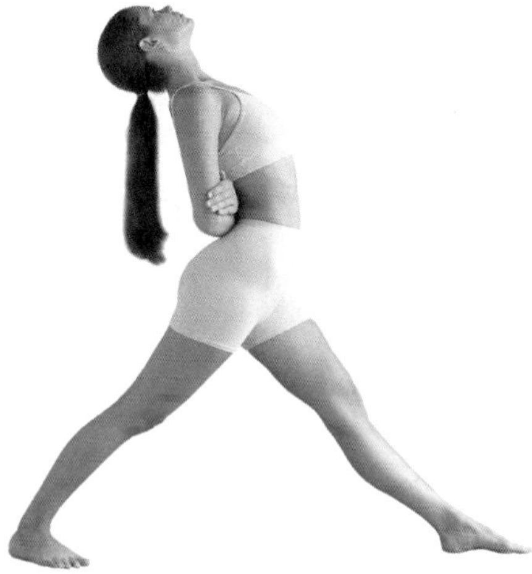

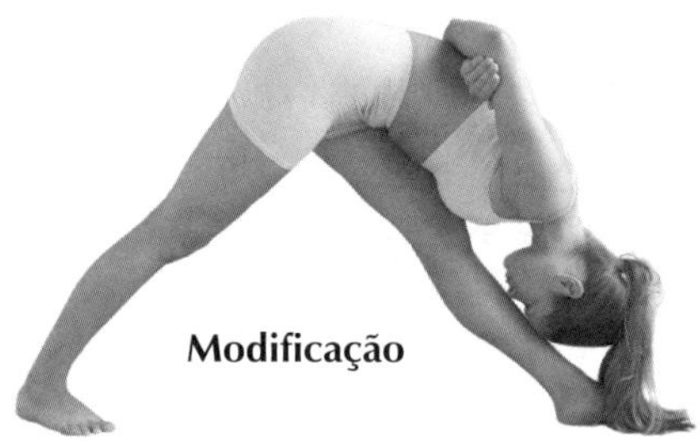

Modificação

12. POSTURA COM INTENSO ALONGAMENTO LATERAL (Parsvottanasana) Fique na postura da Montanha (Tadasana). Junte as palmas das mãos nas costas, com as pontas dos dedos apontando para o chão. Gire os pulsos de forma que os dedos apontem para o teto e as mãos fiquem em posição de prece. Suba as mãos até a altura das escápulas, ou o máximo que puder. (Se isso for difícil demais, experimente flexionar os braços nas costas, as pontas dos dedos tocando os cotovelos, se possível.) Role os ombros para trás e pressione as palmas das mãos uma contra a outra para abrir o peito e alargar os ombros. Erga o esterno. Afaste os pés, deixando entre eles uma distância de mais ou menos um metro, com o peso distribuído igualmente entre as pernas. Gire o pé esquerdo uns 90 graus e o direito uns 75 graus para a esquerda. Gire o torso para a esquerda, arqueando levemente as costas e olhando para o teto (se a posição for confortável). Respire algumas vezes, mantendo essa posição (A). Ao expirar, erga a cabeça, estenda a coluna e flexione-se para a frente, pousando a cabeça abaixo do joelho esquerdo (B). Mantenha as pernas retas enquanto estiver na postura. Fique assim de 15 a 20 segundos, respirando normalmente. (Se tiver dificuldade para se equilibrar, ponha as mãos no chão ou apóie-as na perna abaixo do joelho.) Inspirando, erga a cabeça e o torso e volte à posição em pé. Olhe para cima e arqueie levemente as costas antes de soltar os braços. Agora, gire o pé direito uns 90 graus e o esquerdo uns 75 graus para a direita, e repita a postura do outro lado antes de voltar à Postura da Montanha.

EFEITOS Esta postura é especialmente boa para a rigidez no pescoço, ombros, cotovelos e pulsos e para aliviar a dor da artrite, da escoliose e da cifose. Além disso, tonifica o abdômen, acalma a mente e ajuda a diminuir a ansiedade e a tensão nervosa.

13. POSTURA EM PÉ COM FLEXÃO PARA A FRENTE EM ÂNGULO ABERTO (Prasarita Padottanasana)

Fique em pé, deixando uma distância de mais ou menos 1,20 metro entre os pés (ou a maior distância possível), mantendo paralelas as bordas externas dos pés. Contraia os quadríceps para trazer as rótulas dos joelhos para cima e manter as coxas bem elevadas. Ao expirar, flexione-se para a frente dos quadris e ponha as mãos no chão — alinhadas aos ombros — entre os pés. (Se achar que está forçando a base das costas, apóie as mãos sobre blocos.) Erga os quadris em direção ao teto, leve as escápulas para dentro das costas e estenda o peito para a frente (A). Olhe para cima e estenda o tronco para a frente, mantendo a coluna côncava. Fique assim de 10 a 15 segundos.

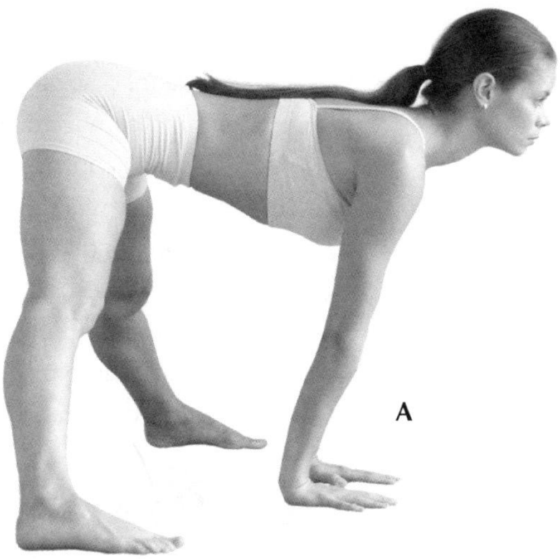

A

Com o tronco estendido, expire, flexione os cotovelos e solte o topo da cabeça em direção ao chão — apoiando-o no chão, se possível (B). Mantenha as pernas firmes, mas relaxe os ombros e o pescoço. Respire profundamente e solte o tronco para baixo. Se possível, fique nesta posição por um minuto. Para sair, volte a ficar com as costas côncavas, leve as mãos para os quadris e erga o tronco. Junte os pés.

EFEITOS Os efeitos desta postura são semelhantes aos da Postura em Pé com Flexão para a Frente (Uttanasana). Além de aumentar a flexibilidade dos tendões das pernas, ela combate a fadiga, acalma a ansiedade e a tensão nervosa, ergue e tonifica o útero e melhora a circulação na área pélvica. Ajuda a diminuir sangramentos intensos e a sensação de peso durante a menstruação. Serve também para baixar a pressão sangüínea, pois alivia a tensão mental e física, além de ser eficaz em casos de dor de cabeça.

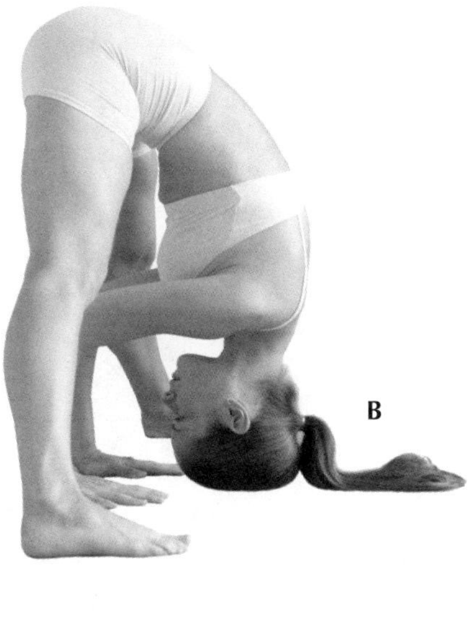

B

14. POSTURA DO HERÓI† COM BRAÇOS EM CARA-DE-VACA (Virasana com Braços em Gomukhasana) Ajoelhe-se no chão com os joelhos juntos, os pés apontando para trás e as panturrilhas separadas por uma distância um pouco maior do que a largura dos quadris. Sente-se entre os pés, no chão (ou sobre um bloco ou almofada, caso sinta pressão nos joelhos). Ponha o braço esquerdo atrás de você e suba com o antebraço pelas costas o máximo que puder, com a parte de trás das mãos contra as costas. Erga o braço direito acima da cabeça, flexione-o no cotovelo e vá descendo com ele pelas costas, em direção à mão esquerda. Agarre, com os dedos de uma das mãos, os dedos da outra (ou segure uma tira na mão direita se os dedos não se encontrarem). Mantenha a cabeça erguida e o cotovelo direito apontando para o teto. Role os ombros para trás e abra o peito. Respire normalmente e mantenha a postura por 30 segundos a um minuto. Repita a posição dos braços do outro lado.

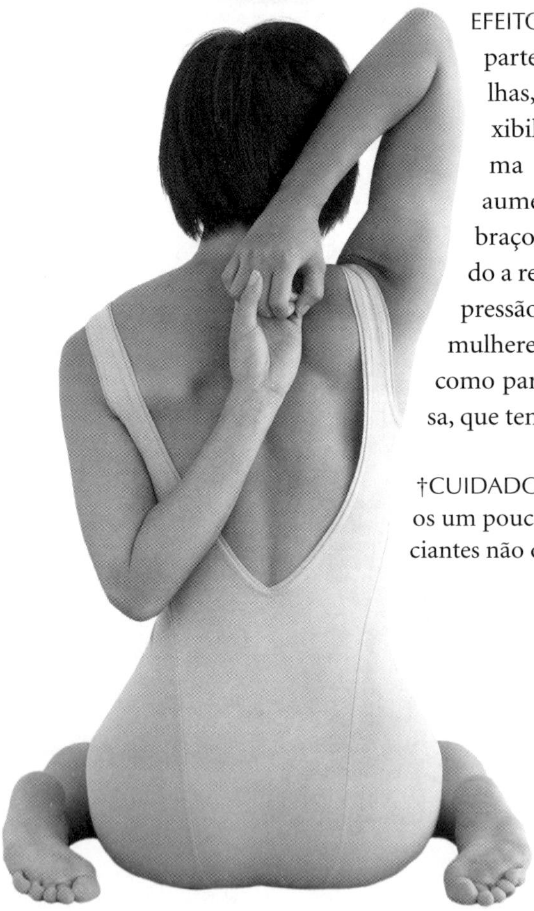

EFEITOS Sentar-se desta forma alonga os músculos da parte inferior do corpo, especialmente as panturrilhas, os quadríceps, os joelhos e os pés, trazendo flexibilidade aos músculos e às articulações. É uma forma maravilhosa de treinar uma boa postura e aumentar a circulação para a pélvis. A posição dos braços abre a área do peito e dos ombros, melhorando a respiração e a circulação e ajudando a aliviar a depressão e a fadiga. Esta posição é muito benéfica para mulheres grávidas e que estejam amamentando, assim como para mulheres no climatério ou na pós-menopausa, que tenham artrite e rigidez nas articulações.

†CUIDADO Caso sinta que está forçando os joelhos, separe-os um pouco e sente-se sobre uma almofada ou bloco. As iniciantes não devem ficar mais de um minuto nesta posição.

15. POSTURA SENTADA COM TORÇÃO SIMPLES† (Bharadvajasana)

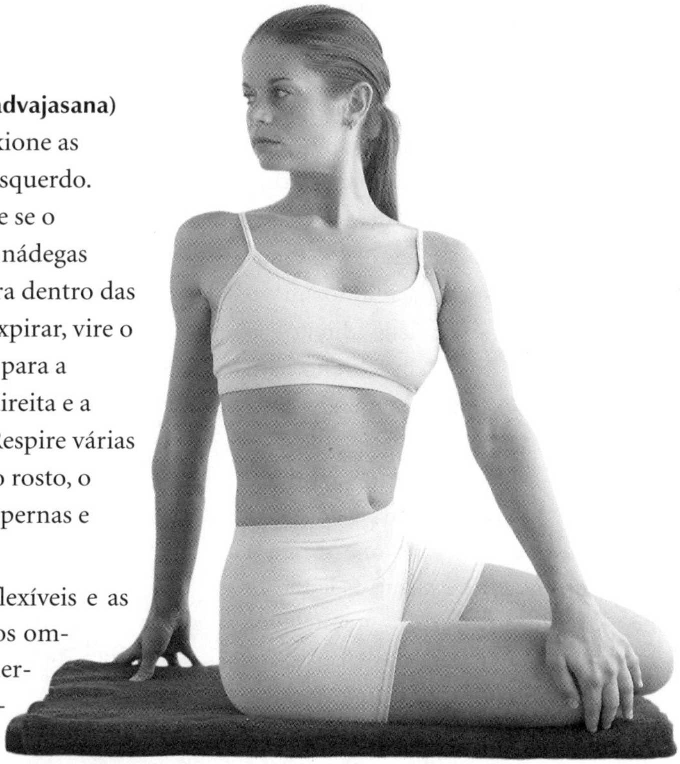

Sente-se ereta, com as pernas estendidas à sua frente. Flexione as pernas para a esquerda, aproximando os pés do quadril esquerdo. Com as coxas e os joelhos voltados para a frente, verifique se o tornozelo esquerdo está sobre o arco do pé direito e se as nádegas estão apoiadas no chão e não no pé. Leve as escápulas para dentro das costas, alargue o peito e estenda a coluna para cima. Ao expirar, vire o abdômen, as costelas, o peito e os ombros (nessa ordem) para a direita; ponha a mão esquerda na parte externa da coxa direita e a mão direita no chão atrás de você (ou sobre um bloco). Respire várias vezes, mantendo a posição por 20 a 30 segundos. Relaxe o rosto, o pescoço e a garganta. Volte à posição central, endireite as pernas e mude de lado.

EFEITOS Esta postura mantém a coluna e os quadris flexíveis e as costas livres de dores, aliviando a tensão no pescoço e nos ombros. A torção suave massageia os órgãos reprodutores, energiza as glândulas supra-renais e tonifica os rins. Além disso, firma a cintura e tonifica a região abdominal.

†CUIDADO Não pratique torções se estiver com diarréia ou náuseas. Não faça esta postura se tiver artrite nos joelhos. Se tiver dor sacro-ilíaca, solte a pélvis sempre que for fazer uma torção.

16. POSTURA COM TORÇÃO DA COLUNA (Marichyasana III)

Sente-se com as pernas estendidas para a frente. Flexione a perna direita para cima, com o pé totalmente apoiado no chão, junto ao períneo, e a panturrilha encostada na coxa. Mantenha a perna esquerda alongada e ativa. Respire fundo. Ao expirar, estenda a coluna e gire o torso em direção à perna direita, de forma que o abdômen fique perto da coxa. Ponha a mão direita no chão (ou sobre um bloco) atrás de você, a vários centímetros das nádegas; abra o peito. Erga o braço esquerdo e flexione o cotovelo, apoiando a parte de fora do cotovelo sobre a parte de fora do joelho direito. As pontas dos dedos devem apontar para o teto. Vire a cabeça para olhar sobre o ombro esquerdo. Mantenha a postura, respirando normalmente, durante 20 a 30 segundos. Solte a cabeça, os braços e as pernas e sente-se com as pernas estendidas antes de repetir do outro lado.

EFEITOS Esta postura traz flexibilidade para a coluna; tonifica e fortalece os músculos abdominais e rejuvenesce o fígado, os rins e o baço. Feita com suavidade, abre o peito — melhorando a respiração e a circulação e ajudando a aliviar a depressão e a fadiga — e aumenta a mobilidade dos ombros e da parte superior das costas.

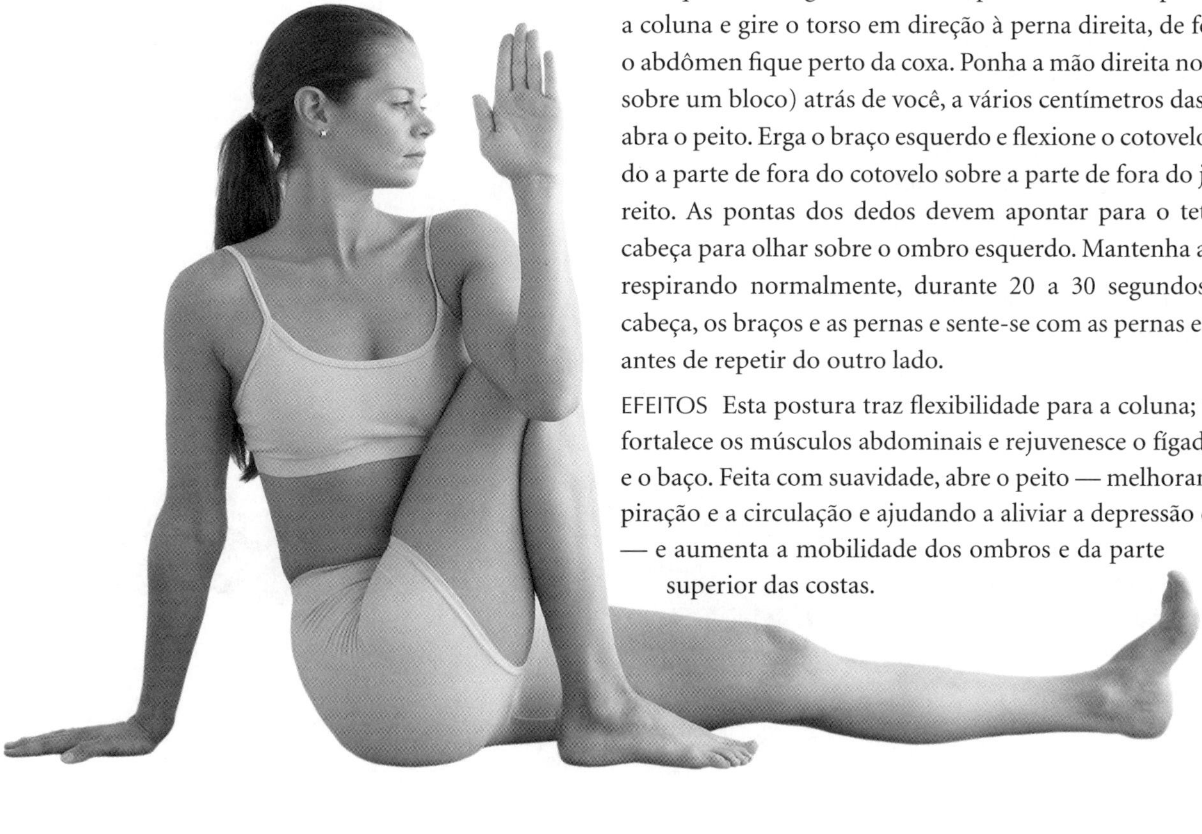

17. POSTURA COM A CABEÇA NO JOELHO† (Janu Sirsasana) Sente-se no chão com as pernas estendidas à sua frente. Flexione o joelho direito para o lado, formando um ângulo de 45 graus com a perna esquerda e aproxime o calcanhar direito do lado direito da virilha. Empurre o joelho direito para trás o máximo possível e mantenha a perna esquerda reta.

Vire o abdômen e o peito, alinhando o esterno ao centro da perna esquerda. Expirando, flexione-se para a frente dos quadris e pegue os lados do pé esquerdo com as mãos; mantenha a cabeça e as costas erguidas (A). (Se for difícil fazer isso sem flexionar o joelho esquerdo, passe um cinto pela sola do pé.) Inspire, erguendo o tronco a partir da base da área pélvica. Fique assim de 15 a 20 segundos, se possível.

Ao expirar, flexione os cotovelos, leve o tronco para a frente e apóie a cabeça no joelho esquerdo, sem forçar (B). (Se não conseguir alcançar o joelho com a cabeça, alongue-se sobre a perna, o tanto que puder, e segure o joelho, a panturrilha ou o tornozelo. Solte a cabeça em direção à perna.) Fique nesta postura por 30 segundos, descansando a cabeça, a base do crânio, os olhos e a mente. Para sair, erga levemente a cabeça e o torso, solte as mãos e sente-se. Endireite a perna direita e repita a postura do outro lado.

EFEITOS Esta postura contrabalança os efeitos do *stress* na mente e no corpo e alivia a rigidez nos quadris. Além disso, graças à ação de torcer, ela tem um efeito tonificante e estimulante sobre o fígado, o baço, os rins e os órgãos reprodutores.

†CUIDADO Não faça esta postura se estiver com diarréia.

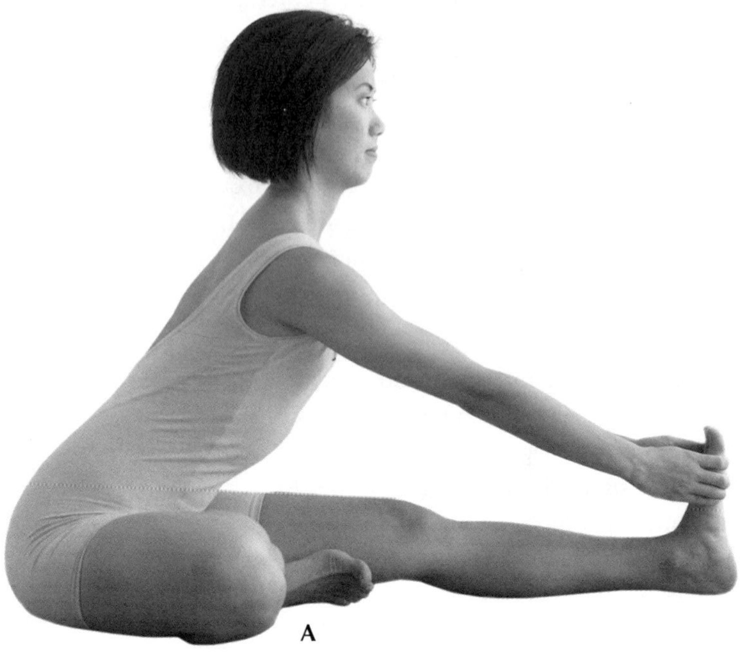

A

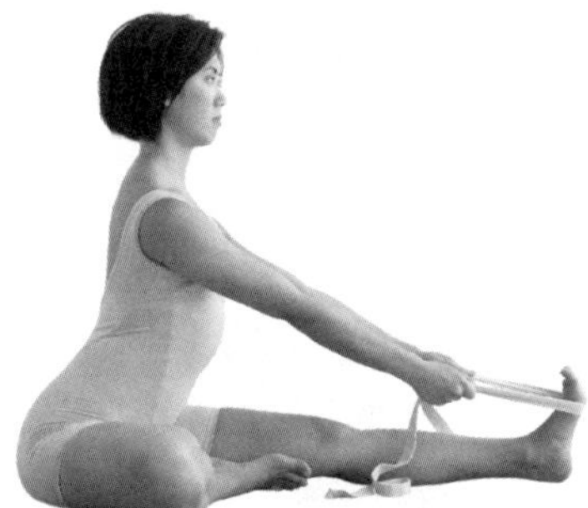

Modificação

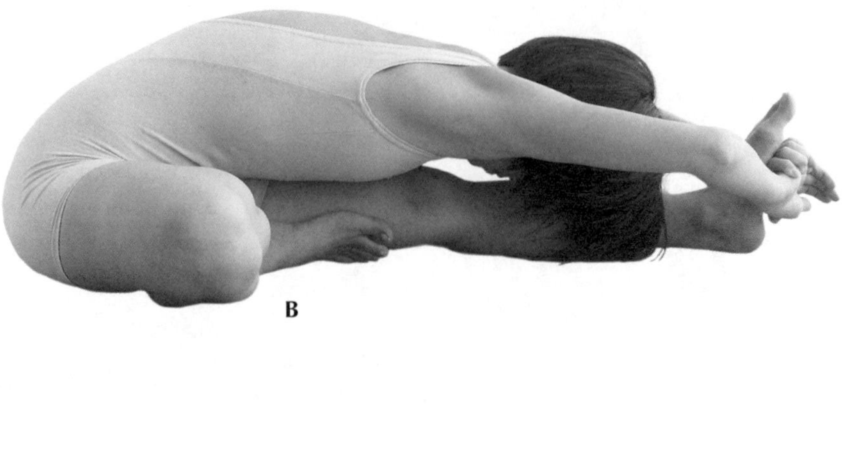

B

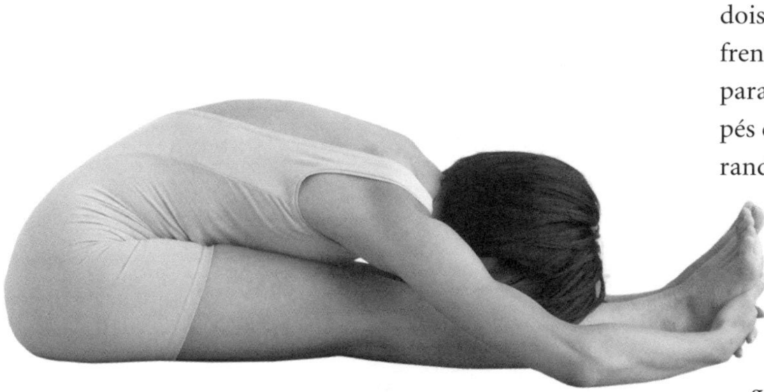

18. POSTURA SENTADA COM FLEXÃO PARA A FRENTE† **(Paschimottanasana)** Sente-se na esteira ou em um ou dois cobertores dobrados, com as pernas estendidas à sua frente. Inspire profundamente. Ao expirar, flexione-se para a frente e estenda os braços até que ultrapassem os pés e segure, com uma das mãos, o pulso da outra. Inspirando, alongue-se para cima através da coluna e erga o esterno e a cabeça, deixando as costas levemente côncavas. Expire e estenda o torso sobre as pernas, apoiando a cabeça logo abaixo dos joelhos, se puder. Não levante as nádegas do chão. Fique nesta posição de 20 a 30 segundos e depois retorne devagar à posição ereta.

EFEITOS Esta postura é boa para mulheres que sofrem de pressão alta, de TPM, de ansiedade durante o climatério ou de cólicas menstruais. Geeta Iyengar diz que ela favorece o sistema digestivo porque massageia e fortalece os órgãos abdominais e tonifica os rins e o fígado. Ela ajuda também a criar uma sensação de segurança e paz.

†CUIDADO Não faça essa postura se estiver com diarréia ou náuseas.

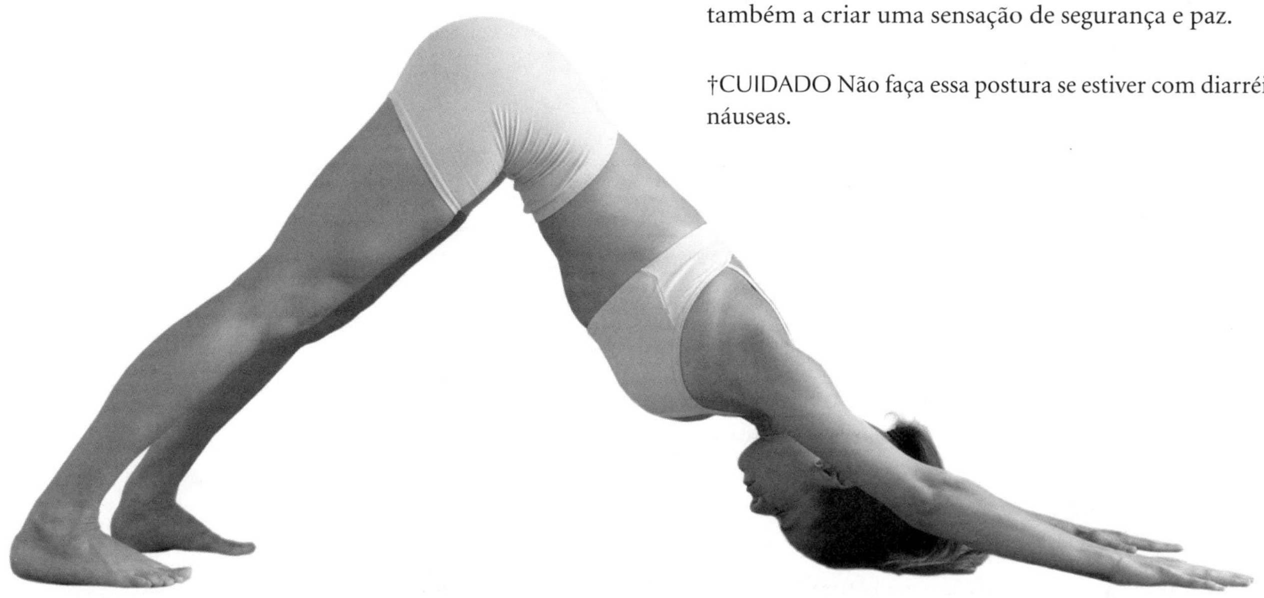

19. POSTURA DO CACHORRO OLHANDO PARA BAIXO **(Adho Mukha Svanasana)** Para encontrar a distância correta entre as mãos e os pés nesta postura, deite-se de barriga para baixo. Ponha as palmas das mãos no chão, dos lados do peito, com os dedos separados apontando para a frente. Erga-se, usando as mãos e os joelhos como apoio e vire os dedos dos pés para baixo.

Expire, pressione as mãos com firmeza na esteira e alongue-se para cima através da parte interna dos braços. Expire novamente, erga as nádegas bem alto e leve as coxas para cima e para trás. Continue alongando-se através das pernas e leve os calcanhares em direção ao chão. Mantenha as pernas firmes e os cotovelos retos, erguendo ainda mais as nádegas. A ação dos braços e das pernas serve para alongar a coluna e soltar a cabeça. Fique nessa postura por 30 segundos a 1 minuto, respirando profundamente. Deixe a cabeça descansar completamente e solte a base do pescoço. Para sair, volte a se apoiar nas mãos e nos joelhos e sente-se nos calcanhares ou leve os pés para a frente, para voltar à Postura em Pé com Flexão para a Frente (Uttanasana). Levante-se devagar.

EFEITOS Esta postura aumenta o suprimento de sangue para o cérebro e oferece muitos dos benefícios da Parada de Cabeça (Sirsasana), caso esta última não faça parte de sua prática. É uma postura maravilhosa para combater a depressão porque aumenta a circulação para o peito e acalma a mente, especialmente se você usar cobertores ou uma almofada para apoiar a cabeça.

20. PARADA DE CABEÇA† (Sirsasana) Ponha um cobertor dobrado junto à parede. Ajoelhe-se à frente dele com os pés e os joelhos juntos. Entrelace os dedos firmemente, com os polegares se tocando e as mãos em concha. As mãos não devem ficar a mais de 10 centímetros da parede e a abertura dos cotovelos não deve ultrapassar a linha dos ombros. Os pulsos devem ficar perpendiculares ao chão. Os pulsos, os antebraços e os cotovelos formam a base desta postura.

Alongue o pescoço e apóie o topo da cabeça no cobertor. A parte de trás da cabeça deve ficar em contato com as mãos. Pressione os antebraços no chão e erga os ombros, afastando-os do chão. Mantenha essa ação enquanto estiver nesta postura. Endireite as pernas, erga os quadris em direção ao teto e leve os pés em direção à cabeça, até que a coluna esteja quase perpendicular ao chão. Expirando, erga uma perna por vez, levando os pés à parede. (Como alternativa, você pode flexionar as duas pernas ao mesmo tempo, levar os joelhos ao peito, erguer do chão os dedos dos pés e, lentamente, levar os joelhos em direção ao teto. Então, alongue as pernas para cima.)

Mantenha os calcanhares e as nádegas contra a parede. Role as coxas para dentro, erga o cóccix, alongue as pernas para cima e mantenha os pés juntos. Lembre-se de se equilibrar sobre o topo da cabeça, de se apoiar pressionando os antebraços no chão e de continuar a erguer os ombros, afastando-os das orelhas. Mantenha a respiração regular, os olhos e a garganta soltos e o abdômen relaxado. Praticando regularmente, aos poucos você aprende a afastar as nádegas e os calcanhares da parede. Mantenha a posição pelo maior tempo possível, até 5 minutos.

Para sair, expire, flexione os joelhos e leve os pés ao chão, um por vez. Respire algumas vezes enquanto descansa, antes de erguer a cabeça. Afaste-se da parede, alongue os braços à sua frente e descanse na Postura da Criança (Adho Mukha Virasana), descrita a seguir.

EFEITOS Como todas as inversões, esta postura equilibra o sistema neuroendócrino. Ela estimula, em particular, o fluxo de sangue para o cérebro, ativa as glândulas pituitária e pineal e energiza o corpo inteiro. A prática constante dessa posição ajuda a regular a menstruação e a digestão e alivia problemas urinários. Muitas mulheres acham que ela é uma boa ajuda quando estão deprimidas, ansiosas ou atordoadas, no período pré-menstrual ou durante o climatério.

†CUIDADO Só faça esta postura se ela já fizer parte de sua prática de yoga. Evite-a se tiver pressão alta, estiver menstruada, sofrer de enxaqueca ou de problemas no pescoço ou nas costas.

A

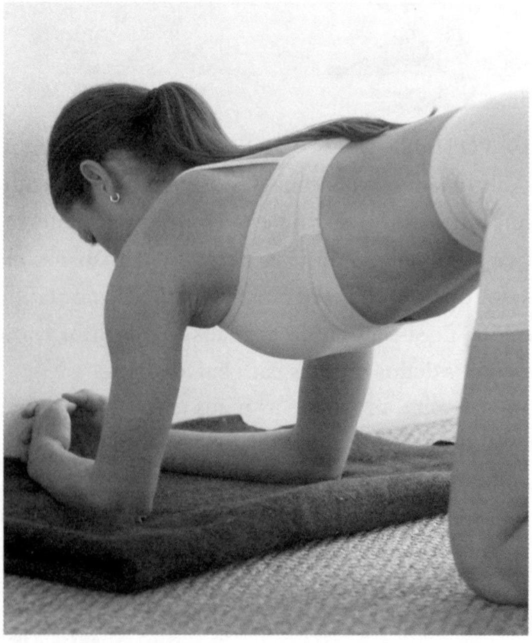

B

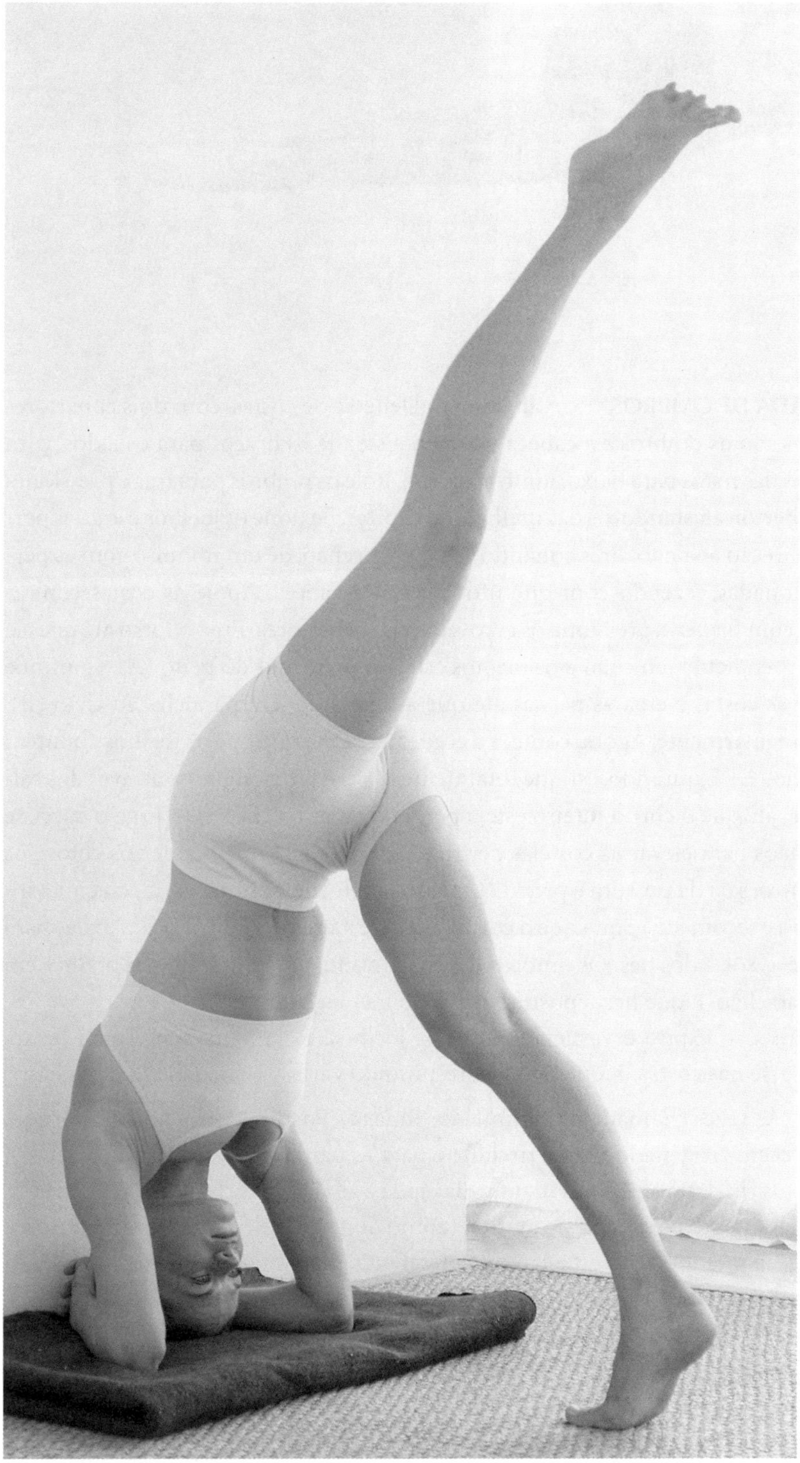

C

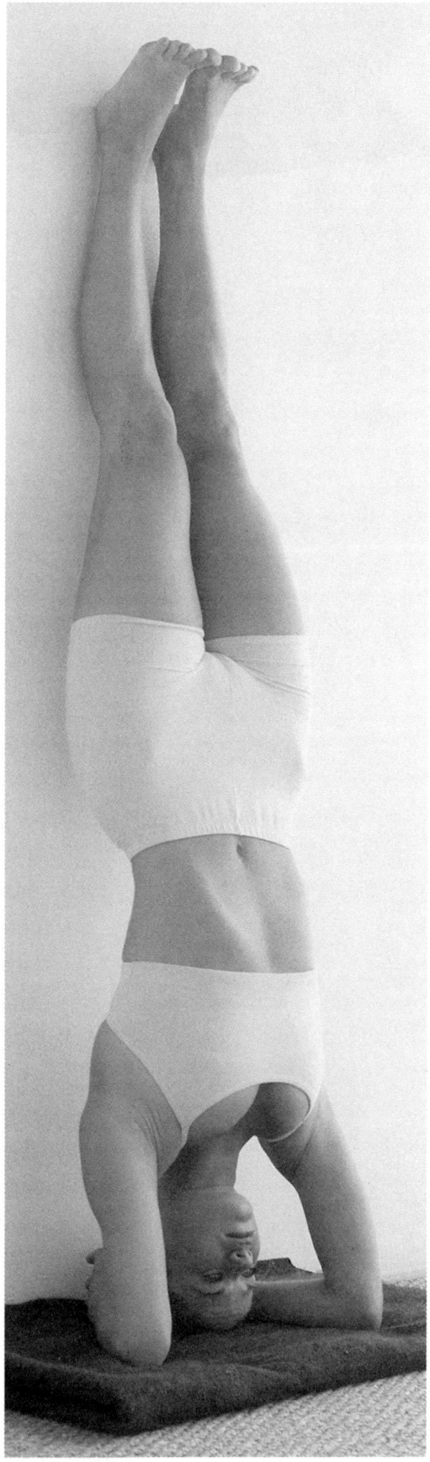

21. POSTURA DA CRIANÇA (Adho Mukha Virasana) Ajoelhe-se no chão com os joelhos a uma distância um pouco maior do que a largura dos quadris e junte os dedões dos pés. Flexione-se para a frente e alongue os braços e o tronco. Descanse a cabeça no chão ou sobre um cobertor.

EFEITOS Esta postura acalma o sistema nervoso, ajuda a baixar a pressão sangüínea, relaxa o corpo e a mente. Como parte de uma prática ativa, ela alonga e tonifica a coluna e alivia a tensão nas costas e no pescoço.

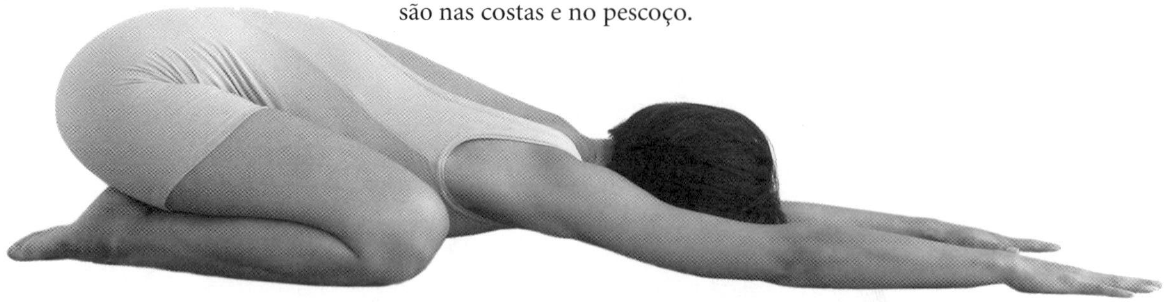

22. PARADA DE OMBROS† (Sarvangasana) Deite-se de costas, com dois cobertores dobrados sob os ombros e a cabeça no chão. Estenda os braços para os lados, com as palmas das mãos para baixo, junto ao corpo. Role os ombros para trás e pressione-os no cobertor, afastando-os das orelhas. Ao expirar, flexione os joelhos e erga as pernas em direção ao peito. Pressionando as mãos no chão, dê um impulso com as pernas flexionadas, fazendo com que ultrapassem a cabeça. Apóie as costas com as mãos, e, com firmeza, pressione os cotovelos nos cobertores. Erga o torso até que ele fique perpendicular ao chão e os joelhos estejam próximos do peito (A). Continue a apoiar as costas e erga as pernas até que as coxas fiquem paralelas ao chão (B). Respire regularmente. Agora, comece a erguer as pernas até que os joelhos apontem para o teto (C). Expirando, estique totalmente as pernas e alongue-se através dos calcanhares, até que o corpo inteiro esteja perpendicular ao chão (D). Erga o cóccix e use as mãos para elevar as costelas de trás. (Se não conseguir manter os cotovelos para dentro, saia da postura e prenda uma tira em torno dos braços, logo acima dos cotovelos, e recomece.) Sinta que o corpo inteiro está reto e alongado, das axilas para cima, até as solas dos pés. Os ombros devem continuar se afastando das orelhas em direção ao chão. Fique nesta postura por pelo menos 2 minutos. ➢

Para sair, expire e vá flexionando os joelhos. Role lentamente para baixo, apoiando-se nas costas. Fique deitada, respirando várias vezes, deitada de costas.

EFEITOS Às vezes chamada de "Rainha de Todas as Posturas", esta postura fornece sangue recém-oxigenado para a tireóide e para as paratireóides, acalma os nervos, estimula os rins e tranqüiliza a mente. Ela ajuda a aliviar distúrbios pré-menstruais, problemas digestivos e displasia uterina (como fibroma). Além disso, traz paz, força e disposição quando você está cansada, desatenta, instável ou nervosa.

†CUIDADO Não faça esta postura se tiver problemas no pescoço ou nos ombros, se tiver pressão alta, se estiver menstruada ou com dor de cabeça.

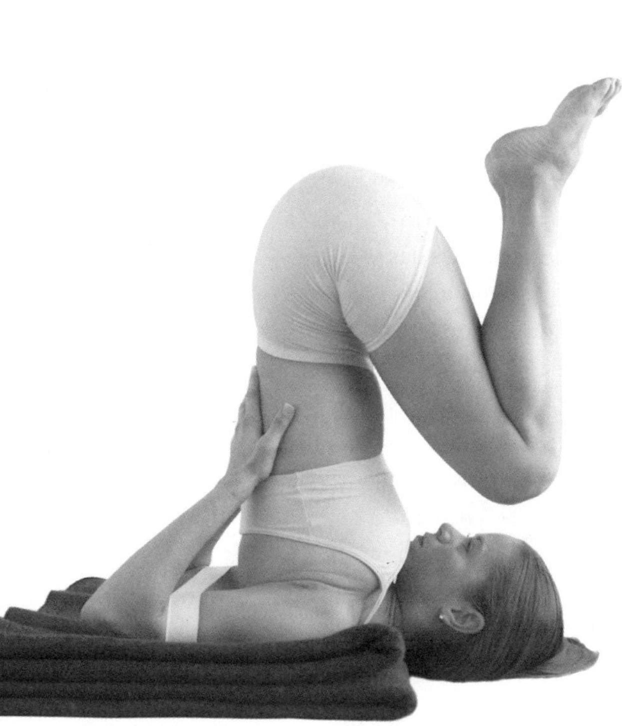

A

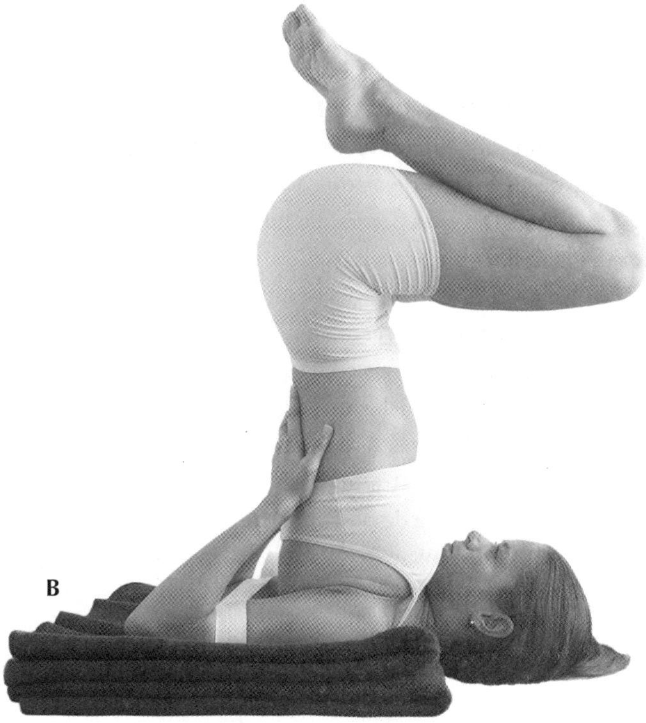

B

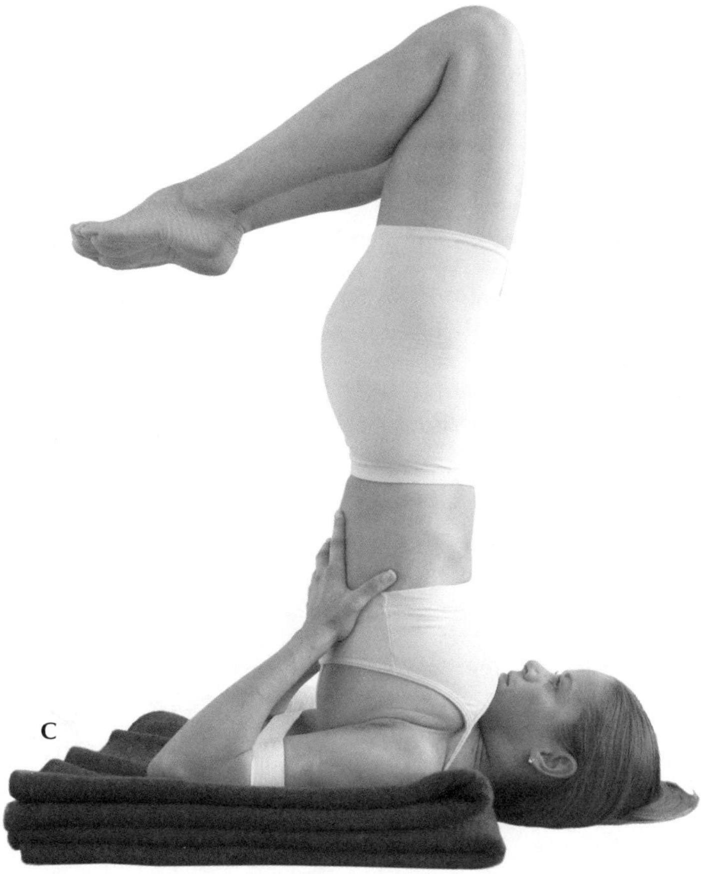

C

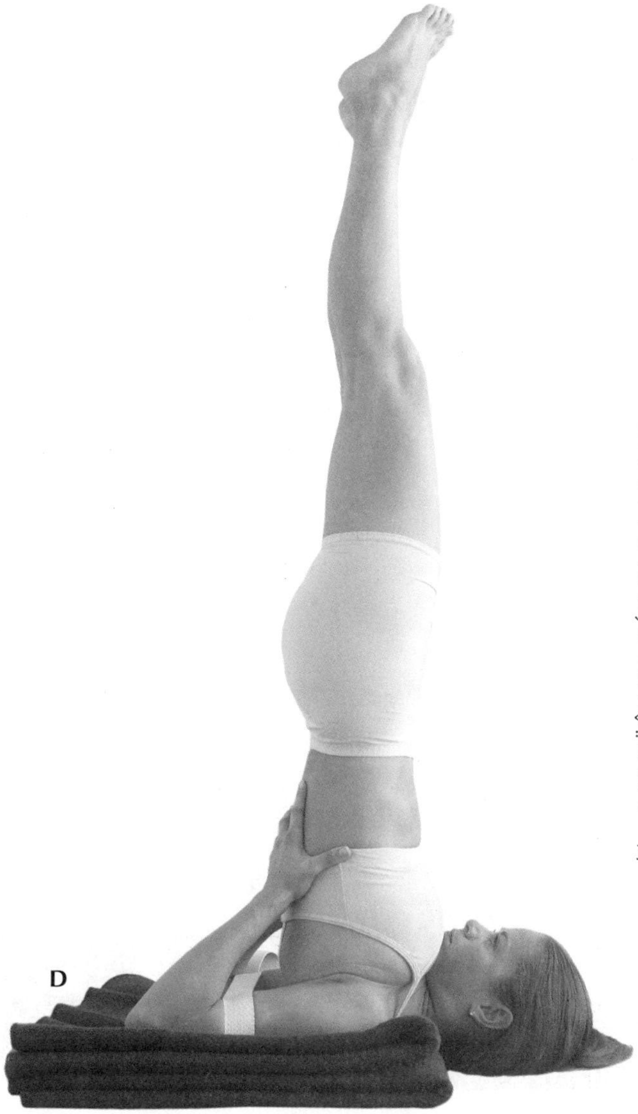

D

23. POSTURA DO ARADO† **(Halasana)** Deite-se de costas com dois cobertores dobrados sob o pescoço e os ombros; a cabeça deve se apoiar no chão. Estenda os braços dos lados do corpo, as palmas das mãos pressionadas contra o chão. Deixe as pernas estendidas, os pés juntos e os joelhos esticados. Ao expirar, flexione os joelhos e leve as coxas para o peito. Pressionando as palmas das mãos no chão, role os ombros, afastando-os das orelhas, e abra o peito. Expirando outra vez, erga ou impulsione as nádegas e as pernas em direção ao teto, apoiando as costas com as mãos (com os dedos apontando para a coluna e os cotovelos paralelos um ao outro), e estenda as pernas por sobre a cabeça. Os joelhos flexionados devem ter ultrapassado a testa quando os dedos dos pés tocarem o chão atrás de você. (Se você não conseguir manter os cotovelos junto ao corpo, saia da postura e amarre um cinto em torno dos braços, logo acima dos cotovelos, e depois volte para a postura.) Mantenha as coxas ativas esticando os joelhos para criar espaço entre o rosto e as pernas. Se possível, as costas devem ficar perpendiculares ao chão. Erga o esterno em direção ao queixo (e não o contrário), de forma que o pescoço fique alongado e relaxado. Respirando profundamente, fique nesta posição durante vários minutos ou enquanto estiver confortável. Para sair, desenrole-se devagar, uma vértebra por vez. Descanse com as costas totalmente apoiadas no chão, respirando profundamente várias vezes.

EFEITOS Esta postura equilibra o sistema endócrino e acalma o sistema nervoso simpático, fazendo com que a mente se sinta desobstruída e profundamente relaxada. Descansar nesta postura eleva o ânimo, alivia dores de cabeça por tensão e ajuda a controlar a irritabilidade e a ansiedade. Sua prática regular melhora a postura e alonga a coluna.

†CUIDADO Não faça esta postura se tiver problemas no pescoço ou se estiver menstruada.

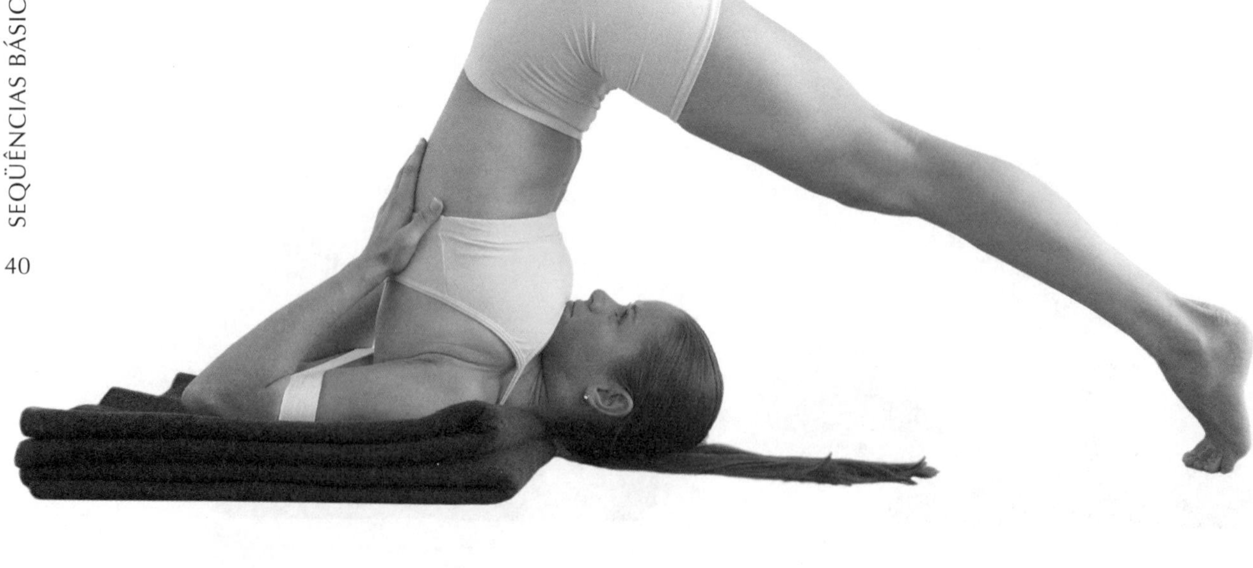

24. POSTURA DA PONTE (Setu Bandha Sarvangasana) Ponha um bloco de pé contra a parede e outro ao seu lado. Deite-se de costas com os joelhos flexionados e os braços estendidos dos lados do corpo, as palmas das mãos para cima. Role os ombros para trás, afastando-os da cabeça, e vá expandindo o peito. Erga os quadris e o peito o máximo possível e apóie as costas com as mãos, com os dedos apontando para a coluna. Com a cabeça e os ombros apoiados no chão, erga ainda mais a coluna, aumentando o arco, e ponha o outro bloco, na vertical, sob a parte carnuda das nádegas. Alongue uma perna por vez, apoiando os calcanhares no bloco que está junto à parede. Solte os braços de forma que as mãos fiquem logo além do bloco sob as nádegas. Se der, entrelace os dedos das mãos. Mantenha a postura durante 1 minuto, no mínimo, respirando normalmente.

Para sair, flexione os joelhos e ponha os pés no chão. Depois tire o bloco que está sob o sacro e abaixe o corpo lentamente, uma vértebra por vez. Abrace os joelhos contra o peito e respire várias vezes.

EFEITOS Esta postura ativa e energizante tonifica os rins e as glândulas supra-renais e ajuda a regular o ciclo menstrual.

MODIFICAÇÃO Se esta postura for difícil demais (ou se você estiver cansada), use almofadas em vez de blocos. Ponha uma almofada na horizontal com relação à parede e outra na vertical, formando um T. Ponha um cobertor dobrado no chão para apoiar a cabeça. Sente-se na almofada vertical, na ponta mais próxima da parede. Com os joelhos flexionados, deite-se na almofada. Vá escorregando até que a ponta da almofada fique no meio das suas costas e os ombros no chão. Descanse a cabeça e os ombros no chão. Com os pés e os calcanhares juntos, alongue as pernas em direção à parede e ponha os calcanhares sobre a almofada horizontal, com os dedos tocando a parede. Descanse os braços dos lados do corpo, feche os olhos e relaxe completamente. Fique nesta postura de 5 a 10 minutos ou o máximo que conseguir.

Para sair, flexione os joelhos e role lentamente para o lado. Sente-se com o apoio das mãos.

EFEITOS Esta modificação ajuda a aliviar a ansiedade e a pressão alta, além de beneficiar mulheres que sofrem de depressão e de exaustão nervosa.

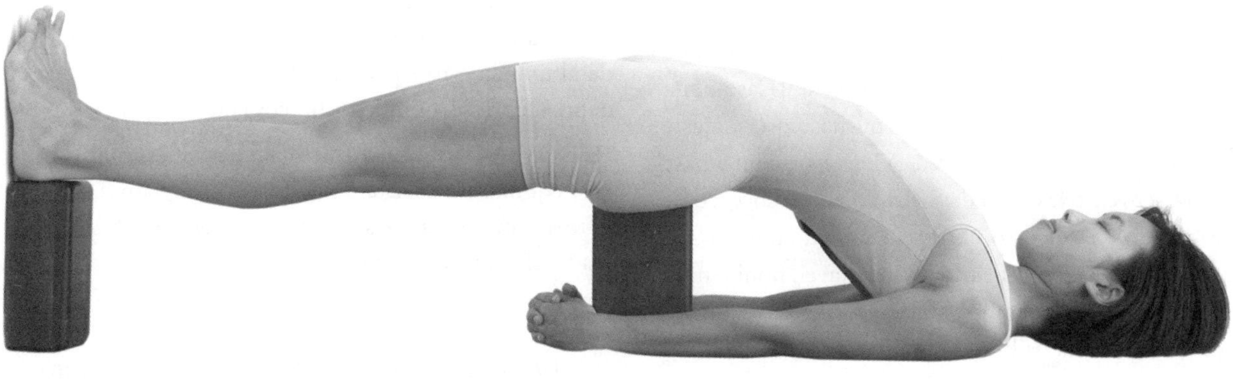

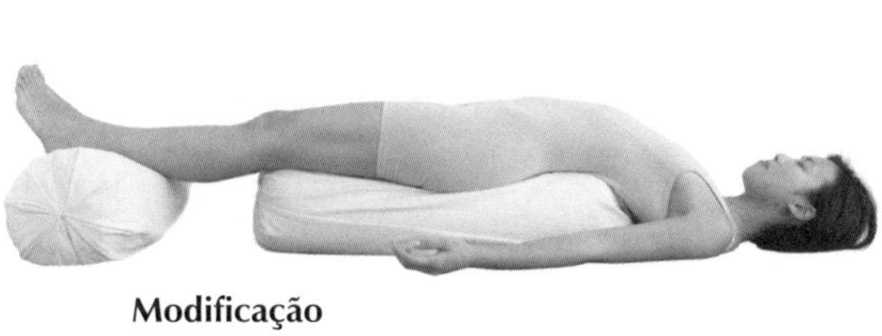

Modificação

A

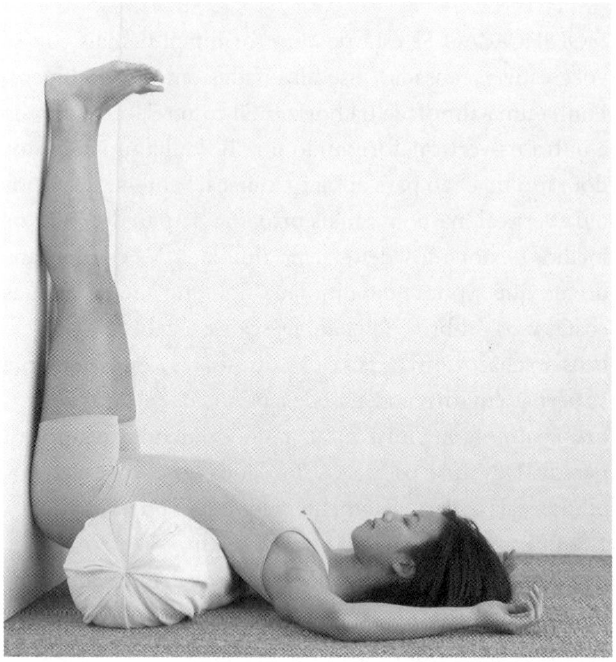

B

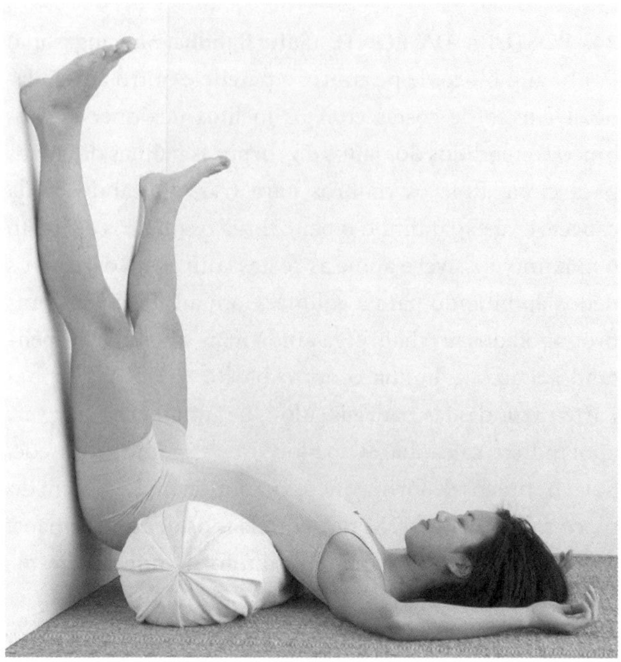

25. POSTURA COM AS PERNAS LEVANTADAS CONTRA A PAREDE† (Viparita Karani) E CICLO Ponha uma almofada a uns 10 centímetros da parede. (Se você for alta, talvez precise de um apoio mais alto como um cobertor dobrado sobre a almofada.) Sente-se na almofada, com o lado do corpo e o quadril direito em contato com a parede. Usando as mãos para se apoiar, incline-se para trás e gire o corpo levantando e apoiando na parede primeiro a perna direita e depois a esquerda. As nádegas devem ficar bem perto da parede ou apoiadas nela; se elas se afastaram da parede quando você ergueu as pernas, ponha os pés na parede e use as mãos como apoio para erguer os quadris e levar as nádegas de volta à posição certa. (Caso sinta rigidez ou desconforto nas pernas ou nas costas, afaste ligeiramente as nádegas da parede.) Deite-se, com a base das costas e as costelas apoiadas na almofada, o cóccix descendo para o chão e os ombros e a cabeça apoiados no chão (A). (Se o pescoço ficar desconfortável, ponha uma toalha ou cobertor dobrado sob ele.) Alongue-se através das pernas e ponha os braços para os lados, com os cotovelos flexionados e as palmas das mãos para cima. Fique nesta postura, de olhos fechados, por 5 minutos.

CICLO Sem mover o torso, deixe que as pernas se abram para os lados (B). Fique nesta posição, respirando normalmente, de 3 a 5 minutos.

Com o torso na mesma posição, flexione os joelhos, cruze as pernas nos tornozelos e continue nesta postura por mais 3 a 5 minutos (C).

Afaste-se suavemente da parede até que as nádegas estejam fora da almofada e apoiadas no chão; a parte de trás das coxas e das pernas deve ficar sobre a almofada (D). Fique nesta posição por 5 minutos ou pelo tempo que quiser.

Para sair, descruze as pernas, afaste-se suavemente da almofada e role para o lado. Respire algumas vezes e depois sente-se, usando os braços como apoio.

EFEITOS As posturas do ciclo ajudam a acalmar os nervos, equilibram o sistema endócrino, aliviam a fadiga e aumentam o fluxo de sangue para a região pélvica. Além disso, elas proporcionam um completo relaxamento ao corpo.

†CUIDADO Não faça esta postura se estiver menstruada.

C

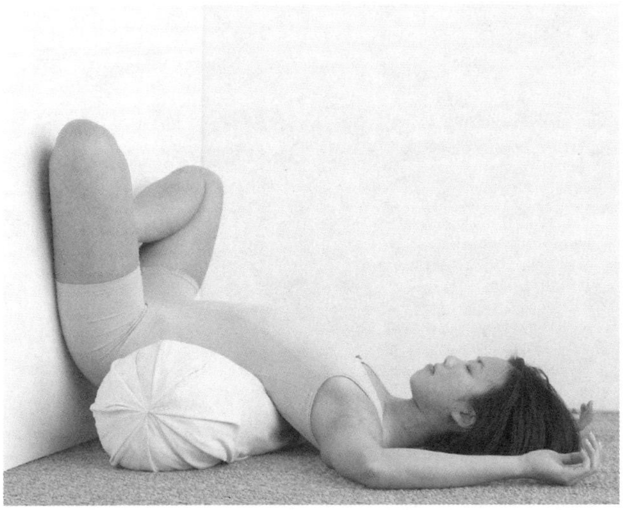

D

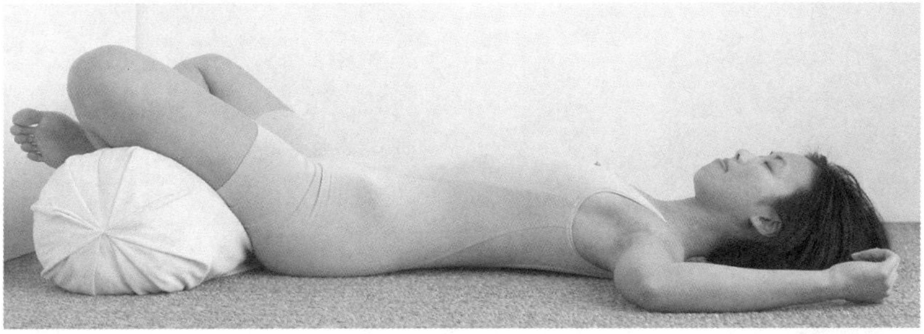

26. POSTURA DO CADÁVER (Savasana) Deite-se de costas com as pernas estendidas à sua frente. (Se quiser, ponha um cobertor sob a cabeça e o pescoço.) Ponha os braços confortavelmente dos lados do corpo, levemente afastados do torso, com as palmas das mãos voltadas para cima. Alongue ativamente os braços e as pernas e depois deixe que relaxem. Feche os olhos e relaxe o corpo inteiro. Respire algumas vezes, inspirando o ar para o peito sem contrair a garganta, o pescoço e o diafragma. Expire soltando o corpo no chão, principalmente os ombros, o pescoço e os músculos faciais. Mantenha o abdômen frouxo e relaxado e solte a base das costas. Relaxando os olhos, respire normalmente de 5 a 10 minutos, no mínimo. Para sair da postura, flexione os joelhos, role para um dos lados e, depois de respirar algumas vezes, sente-se devagar.

EFEITOS Esta é uma postura maravilhosamente repousante. Relaxando e acalmando o sistema nervoso simpático, ela alivia a fadiga e a ansiedade e restabelece o equilíbrio.

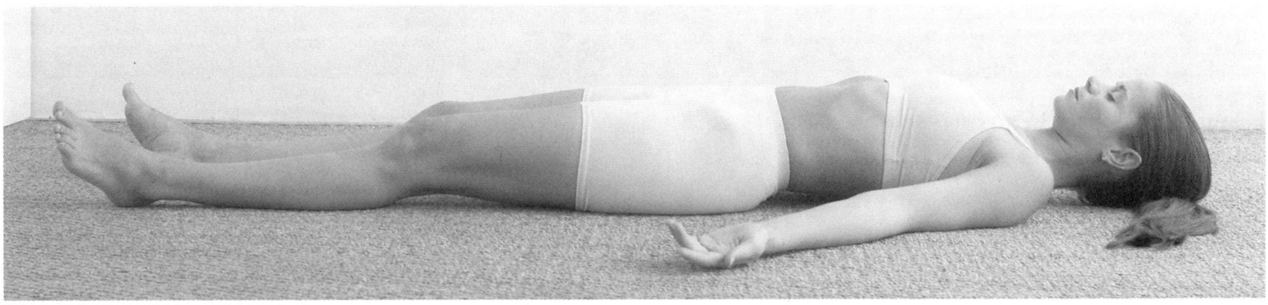

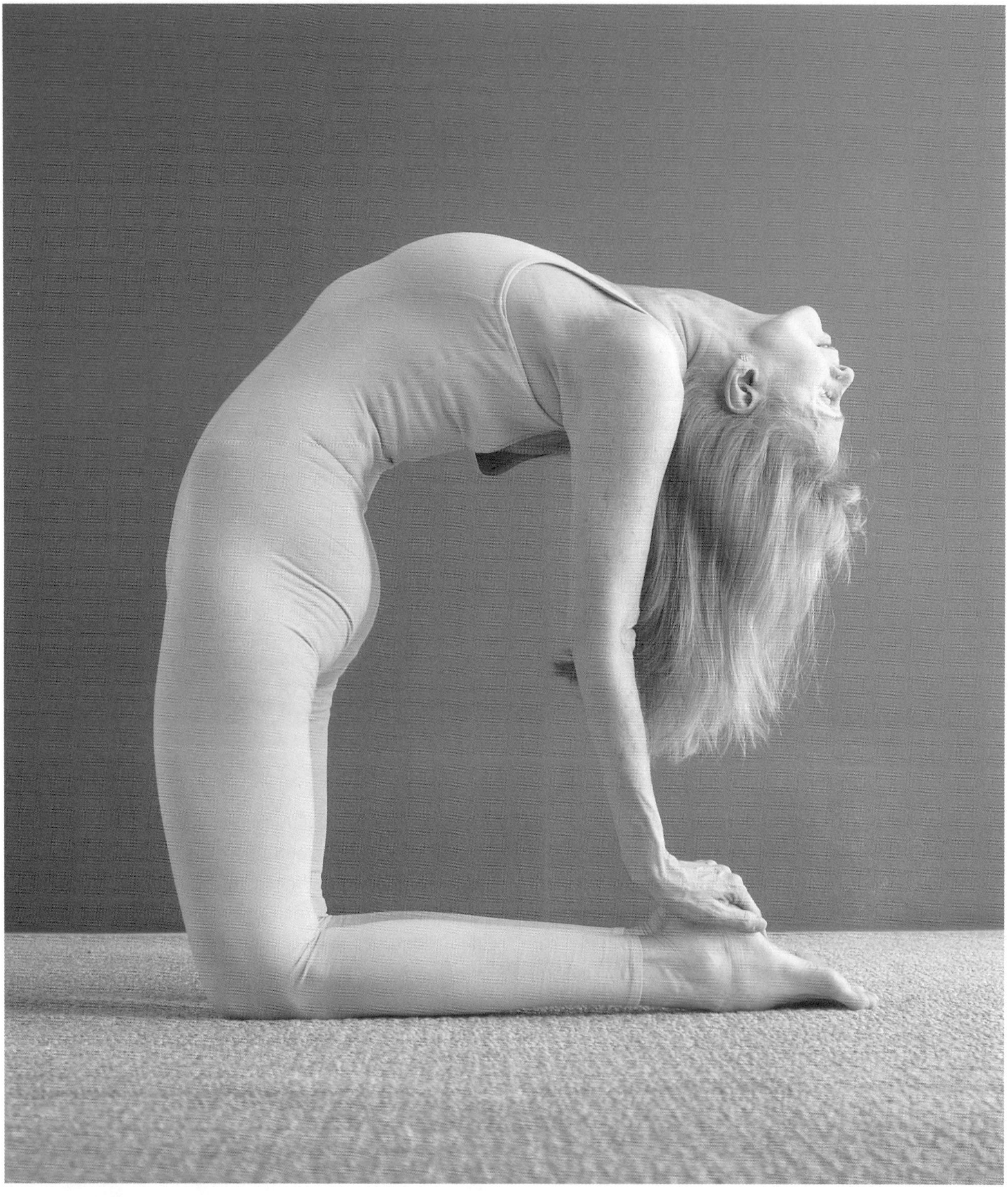

Postura do Camelo (Ustrasana)

Capítulo 2 *A Seqüência Energizante da Mulher*

por Patricia Walden

AS POSTURAS

1. Postura da Montanha (Tadasana)
2. Postura da Montanha com Braços Acima da Cabeça (Urdhva Hastasana em Tadasana)
3. Postura do Triângulo Estendido (Utthita Trikonasana)
4. Postura do Guerreiro II (Virabhadrasana II)
5. Postura Estendida em Ângulo Lateral (Utthita Parsvakonasana)
6. Postura do Guerreiro I (Virabhadrasana I)
7. Postura com Intenso Alongamento Lateral (Parsvottanasana)
8. Postura do Herói com Braços em Cara-de-Vaca (Virasana com Braços Gomukhasana)
9. Postura do Cachorro Olhando para Baixo (Adho Mukha Svanasana)
10. Parada de Cabeça (Sirsasana)
11. Postura da Criança (Adho Mukha Virasana)
12. Postura do Cachorro Olhando para Baixo (Adho Mukha Svanasana)
13. Postura Invertida do Bastão (Viparita Dandasana)
14. Postura do Camelo (Ustrasana)
15. Postura do Cachorro Olhando para Cima (Urdhva Mukha Svanasana)
16. Postura do Arco Olhando para Cima (Urdhva Dhanurasana)
17. Postura do Cachorro Olhando para Baixo (Adho Mukha Svanasana)
18. Postura em Pé com Flexão para a Frente (Uttanasana)
19. Postura em Pé com Flexão para a Frente e Torção (Parsva Uttanasana)
20. Parada de Ombros (Sarvangasana)
21. Postura do Arado (Halasana)
22. Postura da Ponte (Setu Bandha Sarvangasana)
23. Postura com as Pernas Levantadas contra a Parede (Viparita Karani) e Ciclo
24. Postura do Cadáver (Savasana)

ESTA SÉRIE DE POSTURAS — QUE INCLUI VÁRIAS FLEXÕES PARA TRÁS† — tem o objetivo de complementar a Seqüência Básica da Mulher. É uma série energizante que aumenta a circulação no corpo inteiro, abre o peito e permite que a respiração flua mais livremente. Além disso, as flexões para trás tonificam a coluna, fortalecem a bexiga e trazem vitalidade e leveza ao corpo e à mente.

Esta seqüência deve ser feita pelo menos três vezes por semana, alternada com a Seqüência Básica, que prioriza as flexões para a frente. Fique com os olhos abertos durante as posturas e não se preocupe se, no começo, não conseguir fazer todas elas, já que ficam mais fáceis com a prática.

†CUIDADO Não faça flexões para trás sem apoio se tiver problemas cardíacos ou outras doenças sérias, se estiver menstruada ou grávida. Se estiver menstruada ou com dor de cabeça, evite também as inversões. Se tiver algum problema nos joelhos, nas costas ou no pescoço, procure a ajuda de um professor experiente.

1. POSTURA DA MONTANHA (Tadasana) Fique em pé, ereta, as pernas juntas (com os dedões se tocando, se for confortável). Distribua o peso por igual entre as solas dos pés e os calcanhares. Estique os joelhos puxando os quadríceps (músculo da parte da frente das coxas) para cima. Erga o esterno (osso do peito) e alargue o peito, levando os ombros para trás e as escápulas para dentro. Erga o abdômen e leve o cóccix para dentro, sem empurrar as coxas para a frente. Estenda os braços para baixo com as palmas das mãos voltadas para as coxas e os dedos juntos. Mantenha os ombros afastados das orelhas. É normal ter uma curvatura na área lombar (base das costas). Fique nessa postura de 20 a 30 segundos — ou mais — respirando normalmente e com o rosto, pescoço e garganta relaxados.

EFEITOS Esta postura fortalece e tonifica o corpo inteiro, mantém a mente alerta e ajuda a criar equilíbrio. Ficar nesta postura (principalmente encostada na parede) é uma forma maravilhosa de observar e corrigir problemas de postura.

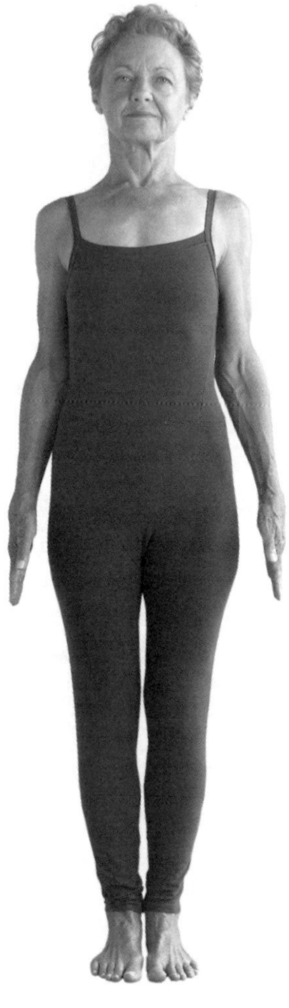

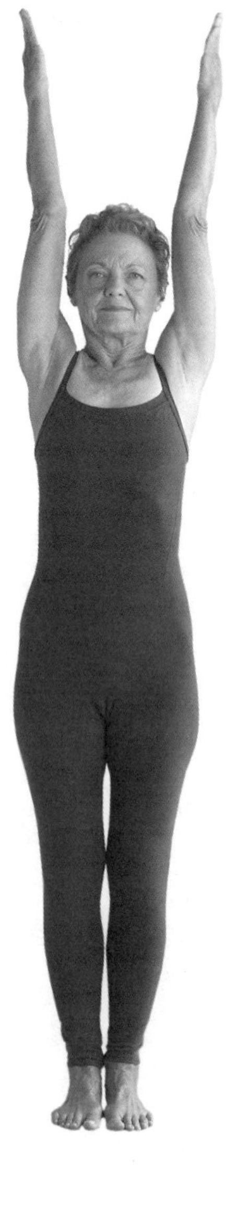

2. POSTURA DA MONTANHA COM BRAÇOS ACIMA DA CABEÇA (Urdhva Hastasana em Tadasana) Fique na Postura da Montanha (Tadasana). Vire as palmas das mãos para fora e, lentamente, erga os braços para os lados e acima da cabeça, mantendo os ombros baixos e distantes das orelhas. Erga o peito e leve as escápulas bem para dentro das costas. Respire normalmente e fique nesta postura de 15 a 20 segundos. Para sair, solte os braços dos lados do corpo.

EFEITOS Esta postura desperta o corpo inteiro, tonifica os braços, as pernas, os pés e os tornozelos. Ela ajuda também a aliviar a rigidez dos ombros, dos braços e das costas, e favorece a circulação no corpo inteiro.

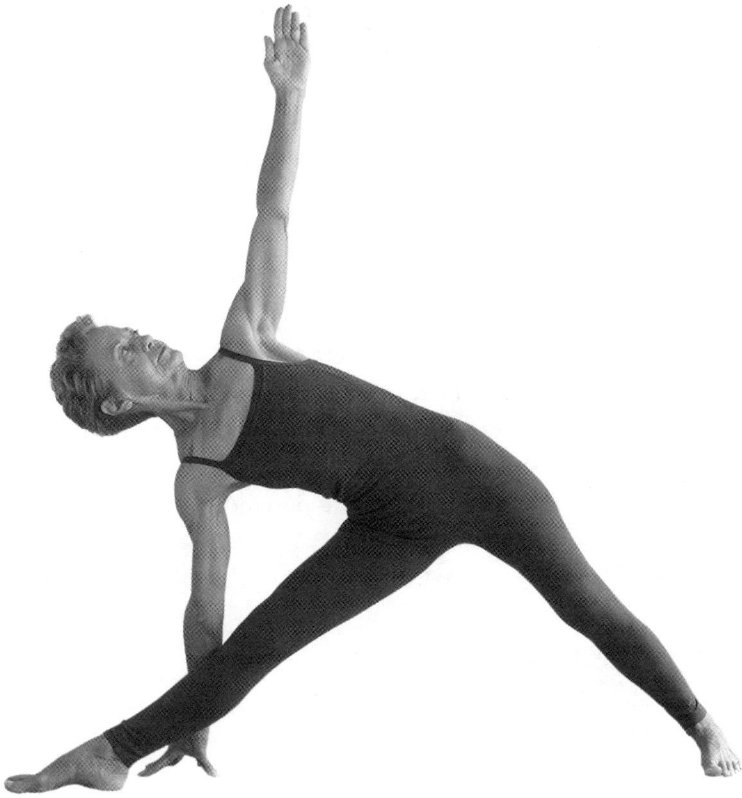

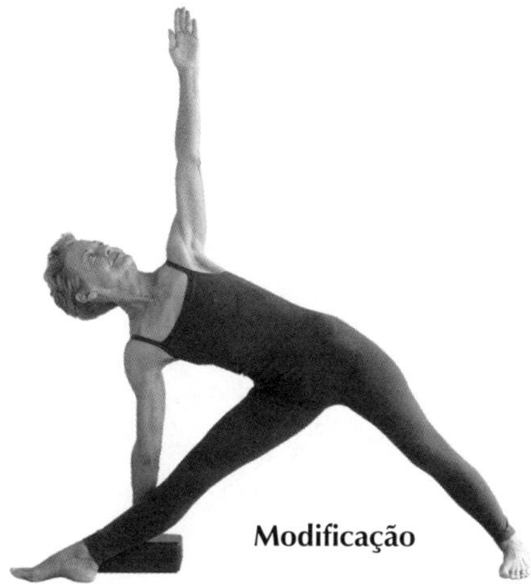

Modificação

3. POSTURA DO TRIÂNGULO ESTENDIDO (Utthita Trikonasana) Fique na Postura da Montanha (Tadasana). Afaste bem os pés, que devem ficar a mais ou menos um metro um do outro; mantenha-os paralelos um ao outro. Alongue os braços para os lados, alongue-se para cima através do quadríceps, erga o peito e olhe para a frente. Vire o pé esquerdo levemente para dentro e o direito 90 graus para fora. (Ponha um bloco junto do lado de fora do pé direito, pois pode precisar dele depois.) Expirando e com as costas retas, estenda o tronco para a direita e leve a mão direita até o chão ou até o bloco. Pressione a mão no chão ou no bloco; sentindo o alongamento passar pelo peito, alongue-se para cima através do braço esquerdo, que você estende em direção ao teto. O braço esquerdo deve ficar alinhado com os ombros e o braço direito. Leve as escápulas para dentro, vire o peito em direção ao teto e o abdômen para a esquerda, e olhe para a frente ou para cima, em direção à mão esquerda. As pernas devem ficar ativas e fortes. (Se você não conseguir manter o equilíbrio, ponha a mão esquerda no quadril esquerdo e segure a canela ou o tornozelo com a mão direita para se firmar.) Respire normalmente e mantenha a postura de 20 a 30 segundos, se possível. Em uma inspiração, erga-se e endireite o torso, fazendo com que os pés voltem a ficar paralelos entre si. Repita a postura do lado esquerdo, depois vire os dedos dos pés para a frente e volte à Postura da Montanha.

EFEITOS Esta postura alonga e fortalece a coluna, traz flexibilidade para os músculos das costas, favorece a circulação para a região pélvica, tonifica e melhora o funcionamento dos órgãos digestivo e reprodutivo. Além disso, acalma a mente, alivia a ansiedade e a tensão nervosa.

4. POSTURA DO GUERREIRO II (Virabhadrasana II) Fique na Postura da Montanha (Tadasana). Afaste os pés o máximo possível (1,20 metro, mais ou menos); eles devem ficar paralelos. Alongue os braços para os lados, com as palmas das mãos voltadas para baixo e os dedos retos, até que fiquem alinhados aos ombros e paralelos ao chão. Expirando, gire o pé direito levemente para dentro e o esquerdo 90 graus para fora. O calcanhar do pé esquerdo deve estar alinhado ao arco do direito. Para manter o equilíbrio, mantenha a perna direita reta e forte e pressione seu peso nos dois últimos dedos do pé direito. Ao expirar, flexione o joelho esquerdo de forma que a coxa fique paralela ao chão e a perna perpendicular a ele; o joelho deve estar alinhado ao dedo do meio. (Se o joelho ultrapassar o tornozelo, é preciso afastar ainda mais os pés.) Vire a cabeça para olhar por cima do braço esquerdo, logo além das pontas dos dedos. Imagine que os braços estão brincando de cabo-de-guerra. Fique nesta postura de 20 a 30 segundos, se possível. Se não conseguir entre e saia dela umas duas ou três vezes.

Para sair, endireite a perna esquerda ao inspirar e gire os pés para que voltem a ficar paralelos um ao outro. Com os braços ainda estendidos, vire o pé esquerdo levemente para dentro e o pé direito 90 graus para fora. Repita a postura do outro lado.

EFEITOS Esta postura favorece a estabilidade, a força e o equilíbrio. Ela abre o peito, melhora a respiração e a circulação e ajuda a aliviar a depressão e a fadiga. É boa também para fortalecer as pernas, reduzindo a gordura em torno dos quadris e da cintura e tonificando a região abdominal.

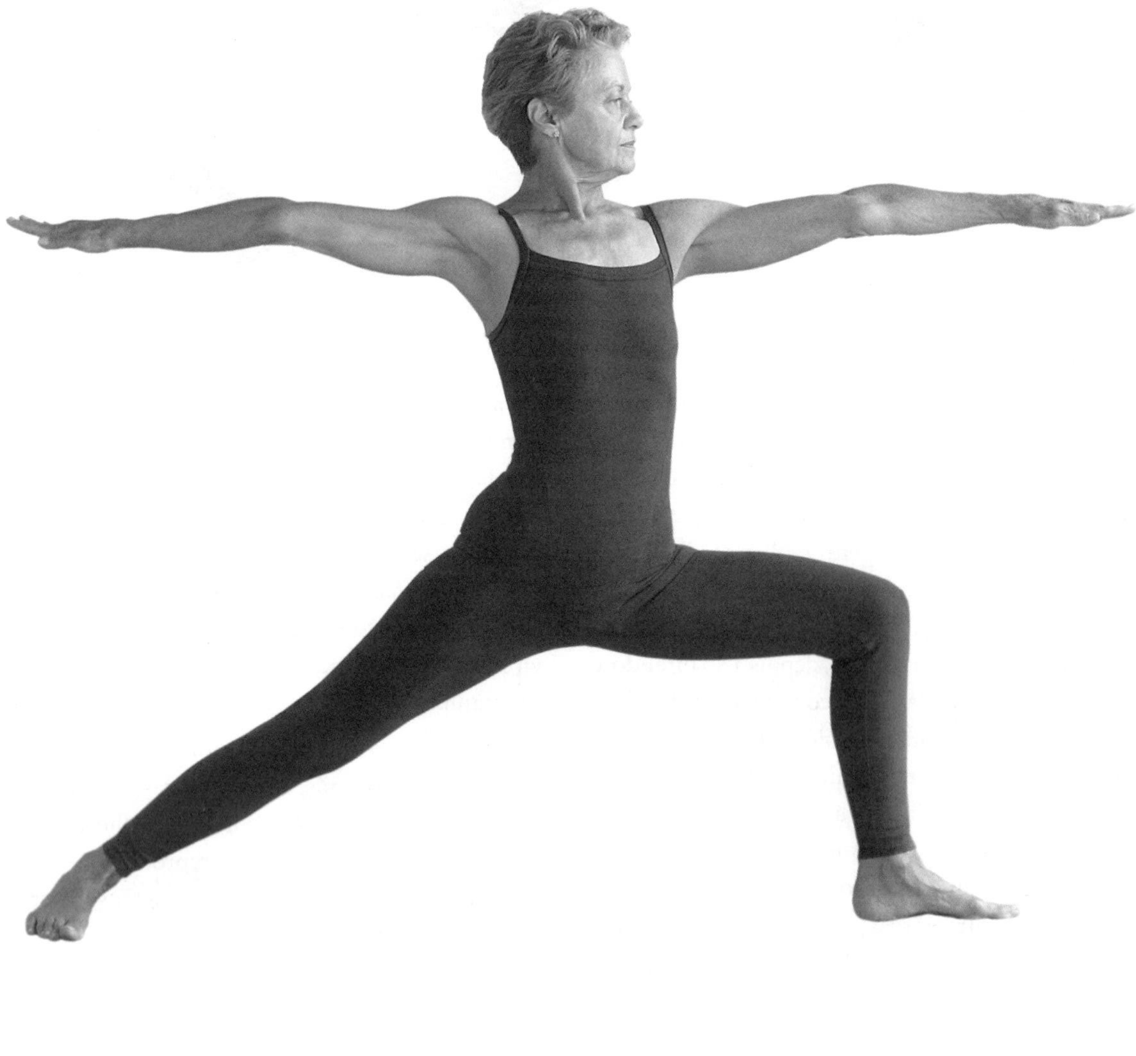

5. POSTURA ESTENDIDA EM ÂNGULO LATERAL (Utthita Parsvakonasana) Fique na Postura da Montanha (Tadasana). Afaste os pés o máximo possível (cerca de 1,30 metro), se for possível; gire o pé esquerdo 90 graus para fora e o direito levemente para dentro. O calcanhar do pé esquerdo deve ficar alinhado ao arco do direito. Alongue os braços para os lados, até que fiquem paralelos ao chão. Ao expirar, flexione o joelho esquerdo de forma que a coxa fique paralela ao chão e a perna perpendicular a ele. (Se o joelho ultrapassar o tornozelo, é preciso afastar ainda mais os pés.) Com as costas retas, expire e estenda o tronco para a esquerda, leve a mão esquerda até o chão (ou até o bloco) e alongue o braço direito acima da orelha direita. Leve as escápulas para dentro, vire o tronco para o teto e olhe para a frente ou para o teto. Vire o abdômen para a direita. Respire normalmente e fique nesta postura de 20 a 30 segundos, se possível. Inspire enquanto levanta e endireita o torso. Repita a postura do lado direito, depois vire os dedos dos pés para a frente, aproxime os pés e volte para a Postura da Montanha.

EFEITOS Esta postura alonga e fortalece a coluna, traz flexibilidade aos músculos das costas, aumenta a circulação para a região pélvica, tonifica e melhora o funcionamento dos órgãos digestivo e reprodutivo. Além disso, acalma a mente, alivia a ansiedade e a tensão nervosa. Ajuda a aliviar a dor ciática e a rigidez das articulações, particularmente dos quadris, virilha e tendões das pernas (atrás dos joelhos).

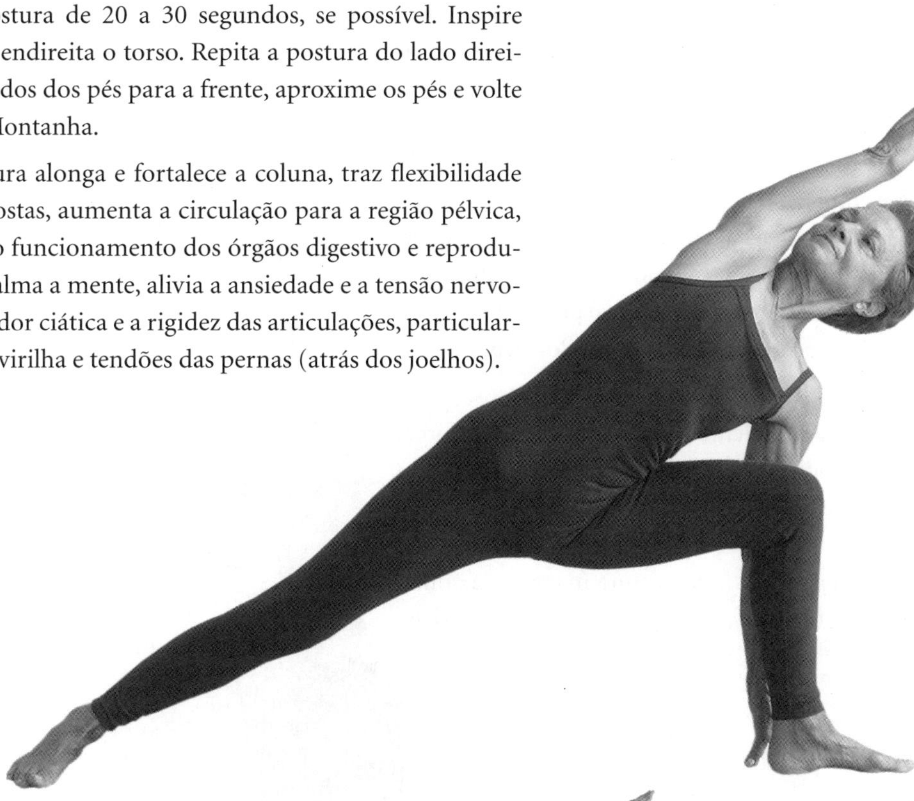

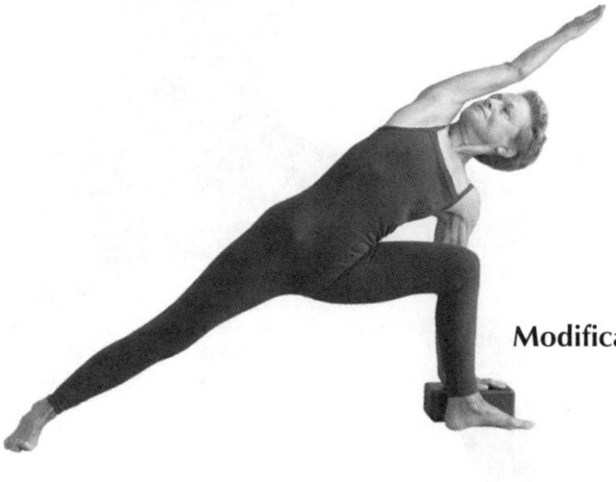

Modificação

6. POSTURA DO GUERREIRO I (Virabhadrasana I) Fique na Postura da Montanha (Tadasana). Afaste os pés o máximo possível (1,30 metro mais ou menos), com os dedos apontando para a frente. Alongue os braços para os lados, até que fiquem alinhados aos ombros e paralelos ao chão. As palmas das mãos devem ficar voltadas para o chão e os dedos juntos e estendidos. Vire as palmas das mãos para cima e erga os braços até que fiquem alinhados às orelhas e paralelos entre si; os cotovelos devem ficar retos. Alongue-se para cima através dos quadríceps (músculos da parte superior da coxa), erga o abdômen e o peito. Ao expirar, vire o torso e a perna direita uns 90 graus para a direita e, ao mesmo tempo, gire o pé esquerdo uns 60 graus para a esquerda. Inspire e alongue-se através dos braços. Expire e flexione o joelho direito de forma que a coxa e a perna formem um ângulo reto, com a coxa paralela ao chão. (Se o joelho ultrapassar o tornozelo, aumente a distância entre os pés.) Junte as palmas das mãos, mas só se conseguir fazê-lo sem flexionar os cotovelos nem afundar o peito. Alongue o torso para cima, em direção ao teto, olhando para as mãos ou para a frente. Fique nesta postura de 10 a 15 segundos, respirando normalmente. Se não conseguir, entre e saia da postura umas duas ou três vezes.

Para sair, solte os braços dos lados do corpo, parando na altura dos ombros, e endireite o joelho direito. Vire o torso e os pés para a frente. Erga os braços acima da cabeça até que fiquem novamente alinhados às orelhas. Expirando, vire o torso e a perna esquerda 90 graus para a direita, vire o pé direito 60 graus para dentro e repita a postura do lado esquerdo. Depois, junte os pés e volte à Postura da Montanha.

EFEITOS Esta postura é excelente para dar estabilidade, força, equilíbrio e flexibilidade. Nela, as mulheres têm uma sensação de força e poder. Ela é ótima para aliviar a rigidez nas articulações em mulheres mais velhas (ver modificações ao longo do livro). Com a cabeça para trás, esta postura massageia e tonifica a tireóide e as paratireóides, trazendo sangue recém-oxigenado para a área.

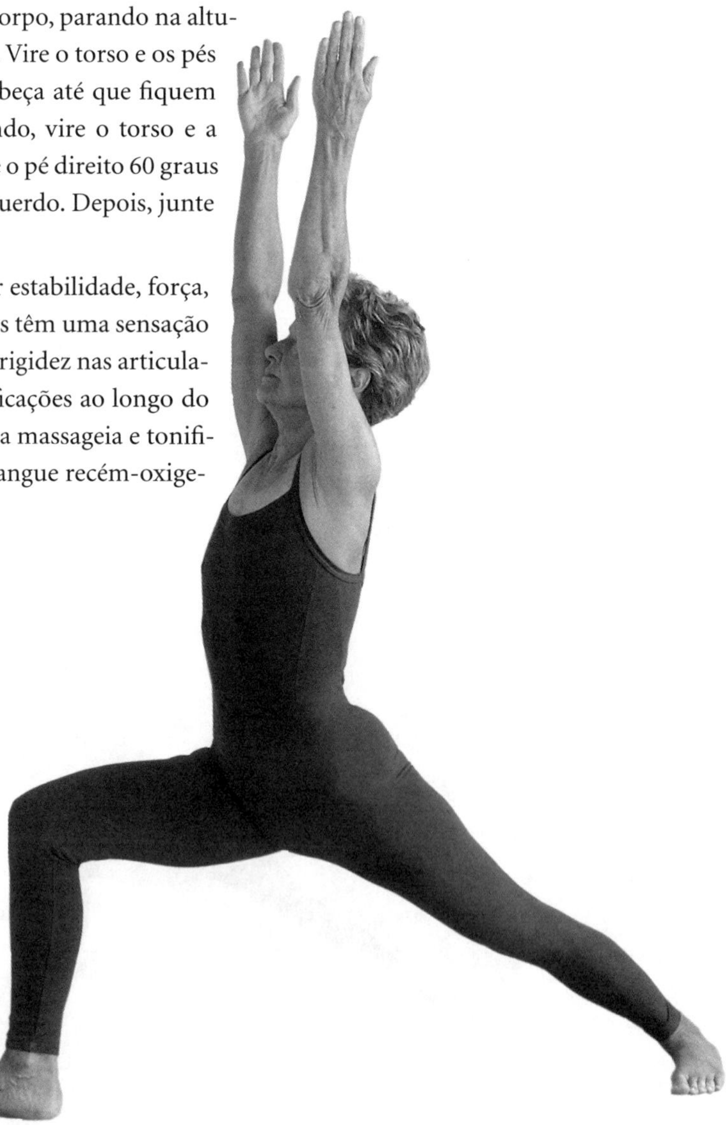

7. POSTURA COM INTENSO ALONGAMENTO LATERAL (Parsvottanasana) Fique na Postura da Montanha (Tadasana). Junte as palmas das mãos nas costas, em posição de prece. (Se não conseguir, experimente flexionar os braços às costas, as pontas dos dedos tocando os cotovelos ou erga os braços acima da cabeça.) Role os ombros para trás e pressione as palmas das mãos uma contra a outra para abrir o peito. Erga o esterno. Afaste os pés deixando entre eles uma distância de mais ou menos um metro, com o peso distribuído igualmente entre as pernas. Gire o pé esquerdo uns 90 graus e o direito uns 75 graus para a esquerda. Gire o torso para a esquerda, arqueando levemente as costas e olhando para o teto (se a posição for confortável) (A). Respire algumas vezes, mantendo essa posição. Ao expirar, erga a cabeça, estenda a coluna e flexione-se para a frente, pousando a cabeça abaixo do joelho esquerdo (B). Mantenha as pernas retas enquanto estiver na postura. Fique assim de 15 a 20 segundos, respirando normalmente. (Se for difícil manter o equilíbrio, ponha as mãos no chão ou num bloco ou apóie-as na perna, abaixo do joelho.) Inspirando, erga a cabeça e o torso e volte à posição em pé. Olhe para cima e arqueie levemente as costas antes de soltar os braços. Agora, gire o pé direito uns 90 graus e o esquerdo uns 75 graus para a direita, e repita a postura do outro lado antes de voltar à Postura da Montanha.

EFEITOS Esta postura é especialmente boa para rigidez do pescoço, dos ombros, dos cotovelos e dos pulsos e para aliviar a dor da artrite, da escoliose e da cifose. Além disso, tonifica o abdômen, acalma a mente e ajuda a diminuir a ansiedade e a tensão nervosa.

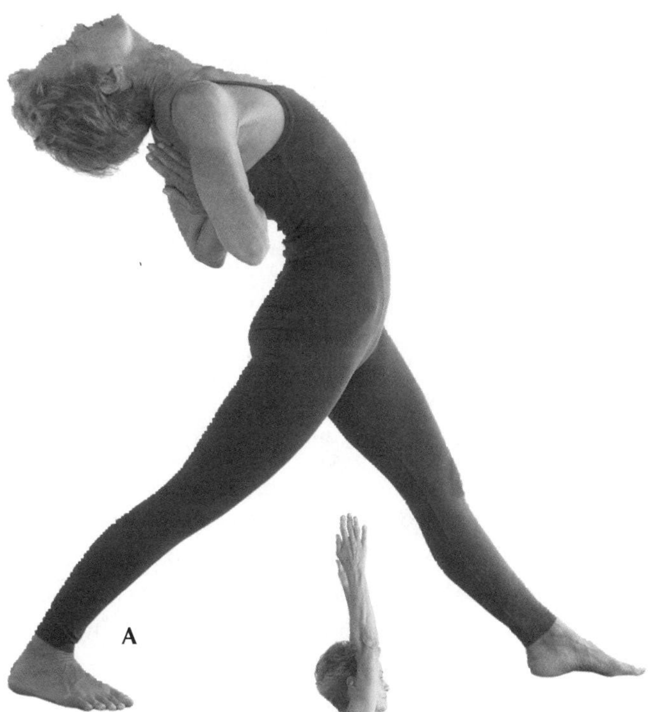

A

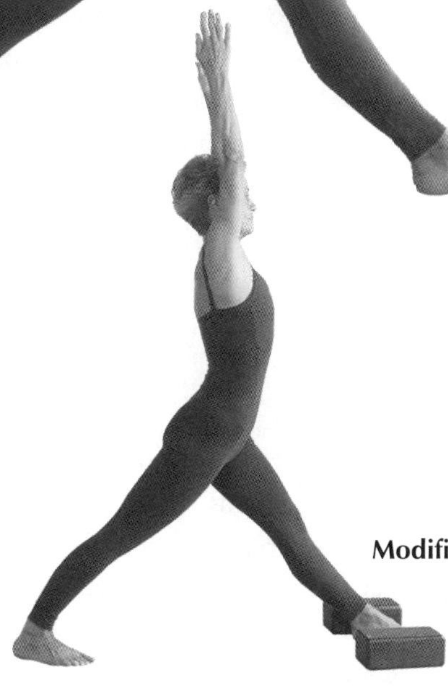

Modificação

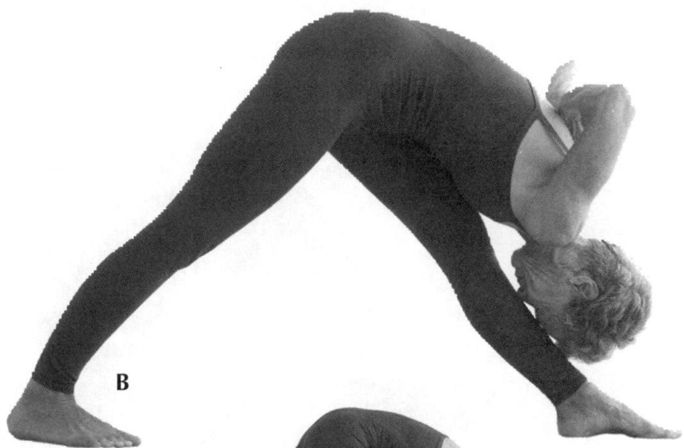

B

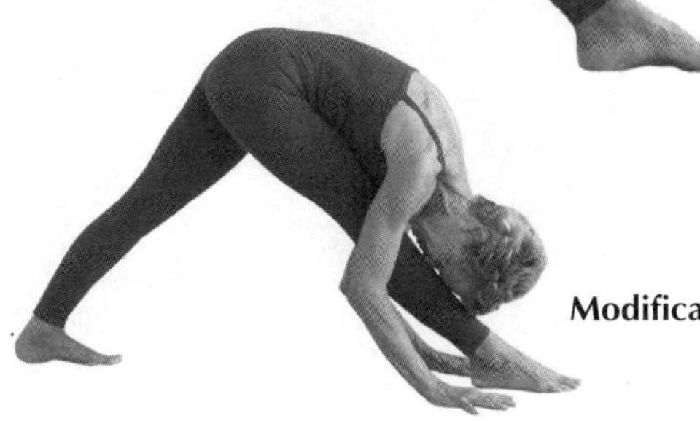

Modificação

8. POSTURA DO HERÓI† COM BRAÇOS EM CARA-DE-VACA (Virasana com Braços Gomukhasana) Ajoelhe-se no chão com os joelhos juntos, os pés apontando para trás e as panturrilhas separadas por uma distância um pouco maior do que a largura dos quadris. Sente-se entre os pés, no chão (ou sobre um bloco ou almofada, caso sinta pressão nos joelhos). Ponha o braço esquerdo atrás de você e suba com o antebraço pelas costas, o máximo que puder, com a parte de trás da mão contra as costas. Erga o braço direito acima da cabeça, flexione-o no cotovelo e vá descendo com ele pelas costas, em direção à mão esquerda. Agarre, com os dedos de uma das mãos, os dedos da outra (ou segure um cinto na mão direita se os dedos não se encontrarem). Mantenha a cabeça erguida e o cotovelo direito apontando para o teto. Role os ombros para trás e abra o peito. Respire normalmente e mantenha a postura por 30 segundos a um minuto. Repita a posição dos braços do outro lado.

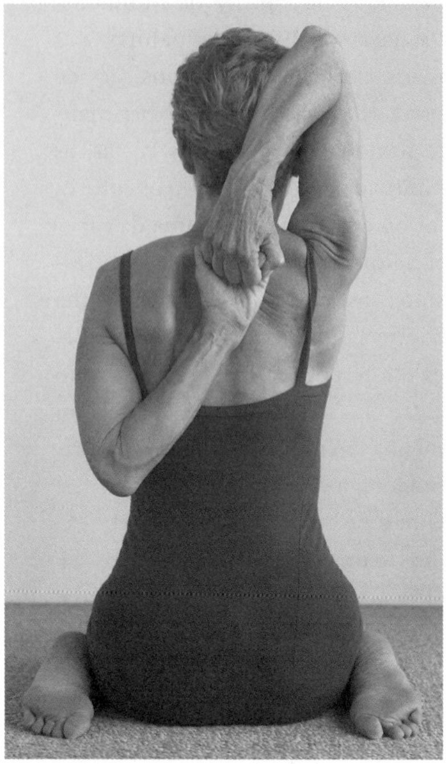

EFEITOS Sentar-se desta forma alonga os músculos da parte inferior do corpo, especialmente as panturrilhas, os quadríceps, os joelhos e os pés, trazendo flexibilidade aos músculos e às articulações. É uma forma maravilhosa de treinar uma boa postura e aumentar a circulação para a pélvis. A posição dos braços abre a área do peito e dos ombros, melhorando a respiração e a circulação e ajudando a aliviar a depressão e a fadiga.

†CUIDADO Se os joelhos ficarem muito tensos, separe-os um pouco e sente-se sobre uma almofada ou bloco. As iniciantes não devem ficar mais de um minuto nesta posição.

9. POSTURA DO CACHORRO OLHANDO PARA BAIXO (Adho Mukha Svanasana) Apóie-se nas mãos e nos joelhos; vire os dedos dos pés para baixo. Expire, pressione as mãos na esteira e alongue-se para cima através da parte interna dos braços. Expire novamente e erga as nádegas bem alto e leve as coxas para cima e para trás. Continue alongando-se através das pernas e leve os calcanhares em direção ao chão, elevando ainda mais as nádegas. A ação dos braços e das pernas serve para alongar a coluna e soltar a cabeça. Fique nesta postura de 30 segundos a 1 minuto, respirando profundamente. Deixe a cabeça relaxar completamente e solte a base do pescoço. Volte a se apoiar nas mãos e nos joelhos, sente-se nos calcanhares e levante a cabeça.

EFEITOS Esta postura aumenta o suprimento de sangue do cérebro e oferece muitos dos benefícios da Parada de Cabeça (Sirsasana). É também uma boa preparação para as flexões para trás.

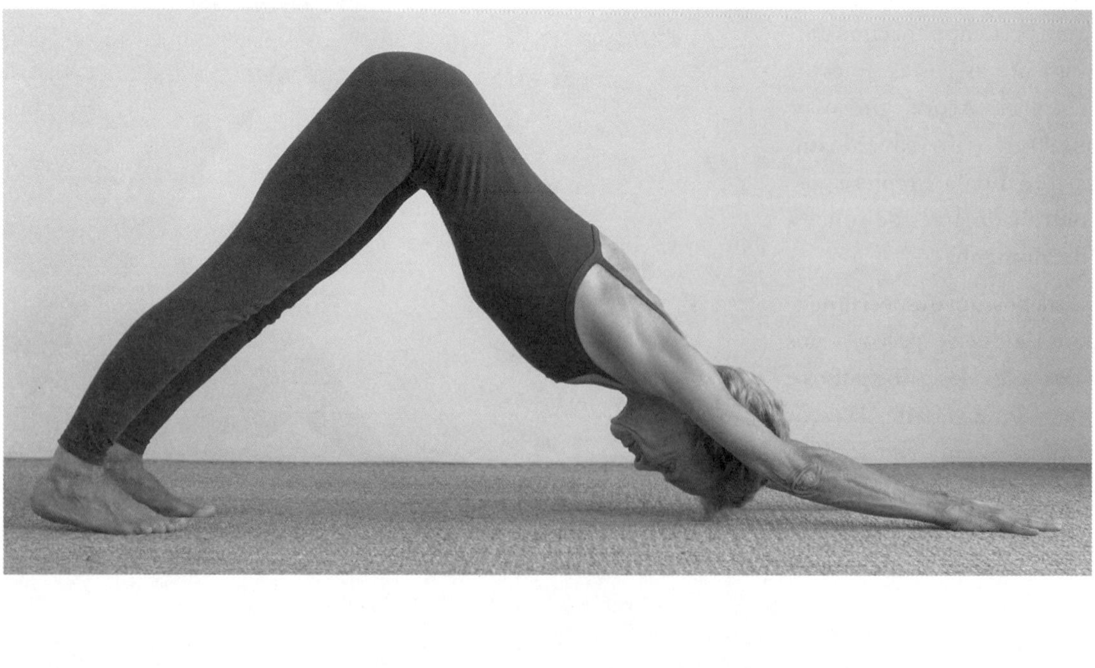

10. PARADA DE CABEÇA† (Sirsasana) (Antes de começar, veja as pp. 36 e 37.) Ponha um cobertor dobrado junto à parede. Ajoelhe-se à frente dele, com os pés e os joelhos juntos. Entrelace os dedos firmemente, com os polegares se tocando e as mãos em concha. As mãos não devem ficar a mais de 10 centímetros da parede e a abertura dos cotovelos não deve ultrapassar a linha dos ombros. Os pulsos devem ficar perpendiculares ao chão. Os pulsos, os antebraços e os cotovelos formam a base desta postura.

Alongue o pescoço e apóie o topo da cabeça no cobertor. A parte de trás da cabeça deve ficar em contato com as mãos. Pressione os antebraços no chão e erga os ombros, afastando-os do chão. Mantenha essa ação enquanto estiver nesta postura. Endireite as pernas, erga os quadris em direção ao teto e leve os pés em direção à cabeça, até que a coluna esteja quase perpendicular ao chão. Expirando, erga uma perna por vez, levando os pés à parede.

Endireite as pernas, mantendo os calcanhares e as nádegas contra a parede. Role as coxas para dentro, erga o cóccix, alongue as pernas para cima e mantenha os pés juntos. Mantenha a respiração regular, os olhos e a garganta soltos e o abdômen relaxado. Praticando regularmente, você aprende, aos poucos, a afastar as nádegas e os calcanhares da parede. Mantenha a posição pelo maior tempo possível, até 5 minutos.

Para sair, expire, flexione os joelhos e leve os pés ao chão, um por vez. Descanse, respirando algumas vezes, antes de erguer a cabeça. Afaste-se da parede, alongue os braços para a frente e descanse na Postura da Criança (Adho Mukha Virasana), descrita a seguir.

EFEITOS Como todas as inversões, esta postura equilibra o sistema neuroendócrino. Ela estimula, em particular, o fluxo de sangue para o cérebro, ativa as glândulas pituitária e pineal e energiza o corpo inteiro. A prática constante dessa postura ajuda a regular a menstruação e a digestão e alivia problemas urinários. Muitas mulheres acham que ela é uma boa ajuda quando estão deprimidas, ansiosas ou atordoadas, no período pré-menstrual ou durante o climatério.

†CUIDADO Só faça esta postura se ela já fizer parte de sua prática de yoga. Evite-a se tiver pressão alta, estiver menstruada, sofrer de enxaqueca ou de problemas no pescoço ou nas costas.

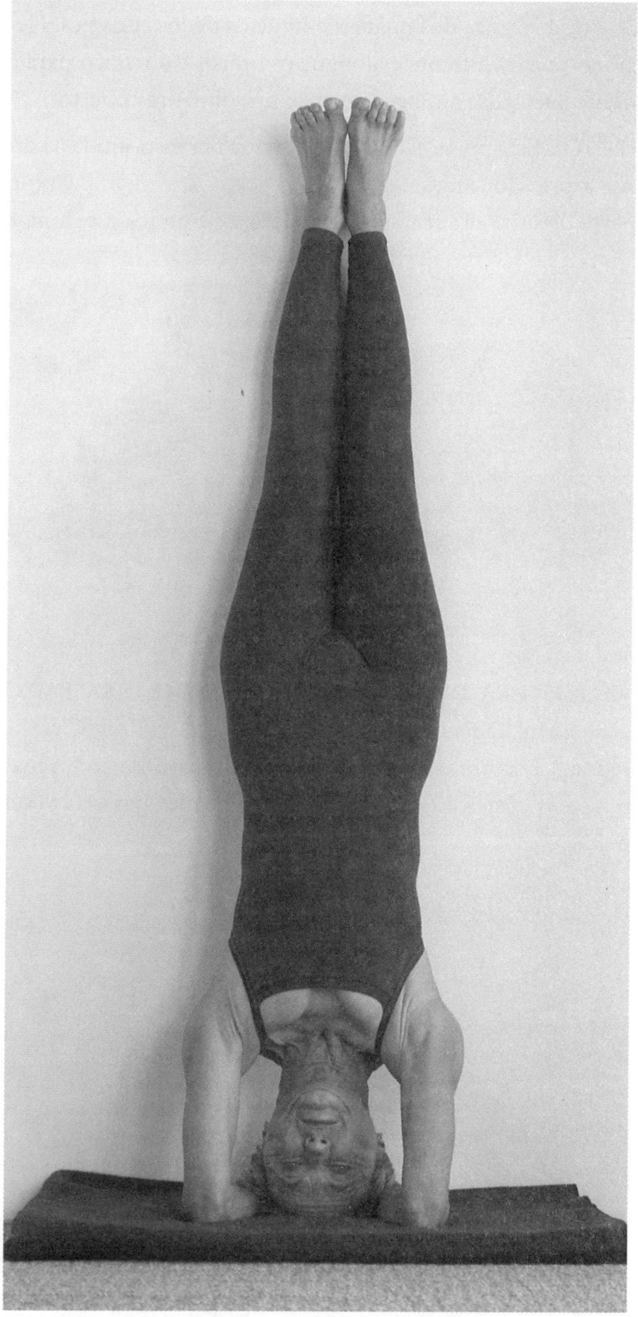

11. POSTURA DA CRIANÇA (Adho Mukha Viranasa) Ajoelhe-se no chão com os joelhos a uma distância um pouco maior do que a largura dos quadris e junte os dedões dos pés. Flexione-se para a frente e alongue os braços e o tronco para a frente. Descanse a cabeça no chão ou sobre um cobertor.

EFEITOS Esta postura acalma o sistema nervoso, ajuda a baixar a pressão sangüínea, relaxa o corpo e a mente. Como parte de uma prática ativa, ela alonga e tonifica a coluna e alivia a tensão nas costas e no pescoço.

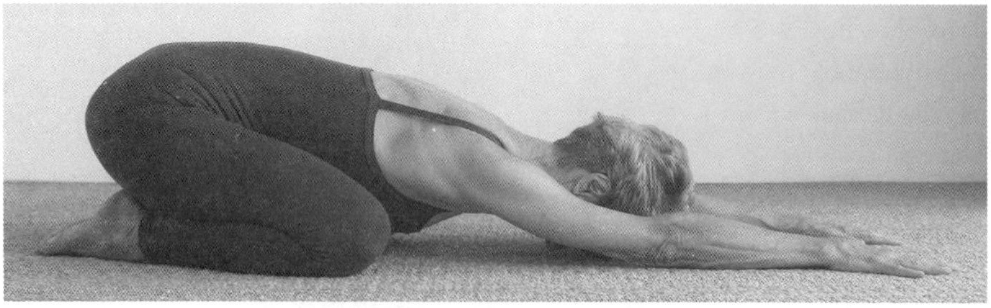

12. POSTURA DO CACHORRO OLHANDO PARA BAIXO (Adho Mukha Svanasana) Se você fez a Parada de Cabeça, repita a Postura do Cachorro Olhando para Baixo, preparando as costas e os ombros para as flexões para trás (ver p. 52).

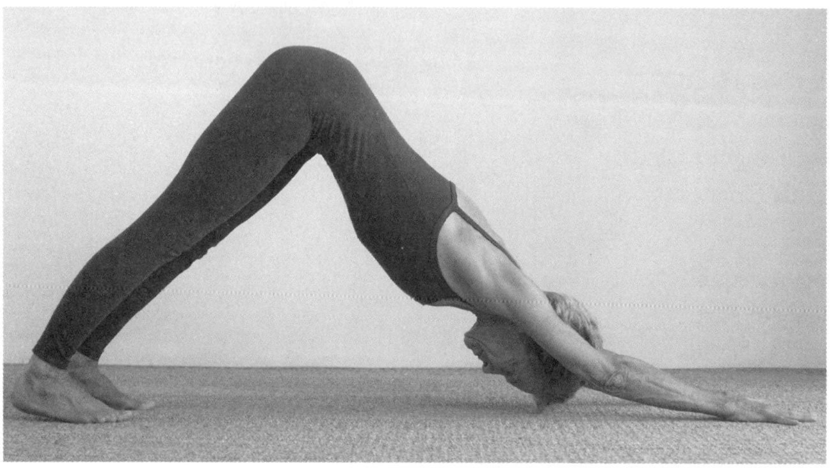

13 POSTURA INVERTIDA DO BASTÃO† (Viparita Dandasana) Embora a versão clássica desta postura seja para praticantes avançados, você pode colher os mesmos benefícios fazendo esta variação. Ponha um cobertor dobrado sobre uma cadeira que deve estar a uns 60 centímetros da parede — uma distância que lhe permita pressionar a parede com os pés quando estiver com as pernas estendidas. Sente-se, com a cadeira ao contrário, passando os pés através do encosto (A). Deslize as mãos pelos lados da cadeira, apóie-se nos cotovelos e incline-se para trás lentamente, de maneira que a cabeça e o pescoço ultrapassem a frente do assento da cadeira.

Segurando a cadeira pelos lados, arqueie as costas apoiando as escápulas na borda da frente do assento (B). (Talvez você precise levar as nádegas mais para trás.) Ponha os pés na parede, com as pernas levemente flexionadas, e segure as pernas de trás ou os lados da cadeira. Alongue as pernas, afastando a cadeira da parede, role as coxas aproximando uma da outra e solte a cabeça para trás (C). Mantenha as mãos nos lados ou nas pernas da cadeira. (Se você tiver problemas no pescoço, descanse a cabeça numa almofada. Caso sinta dor na base das costas, ponha os pés sobre uma almofada ou bloco posto junto à parede.) Respire calmamente, de 30 a 60 segundos.

Para sair, flexione os joelhos e apóie os pés no chão. Segure-se nos lados do encosto da cadeira e levante-se com cuidado. Recline-se no encosto da cadeira e respire algumas vezes para soltar as costas.

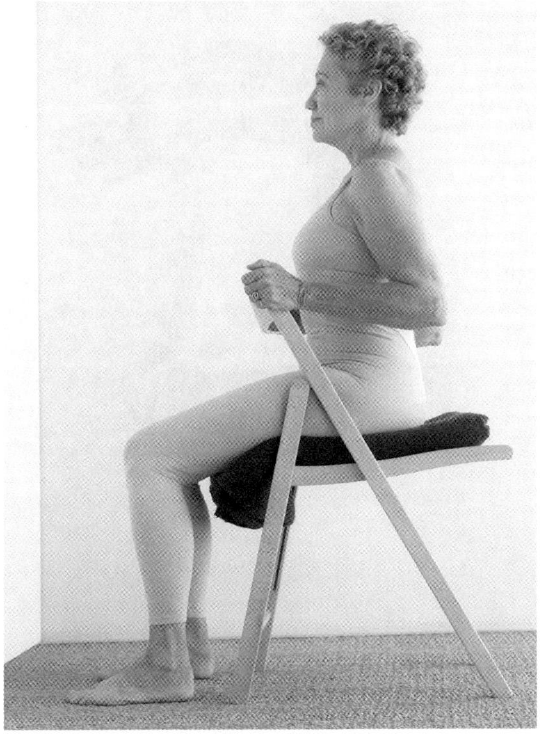

A

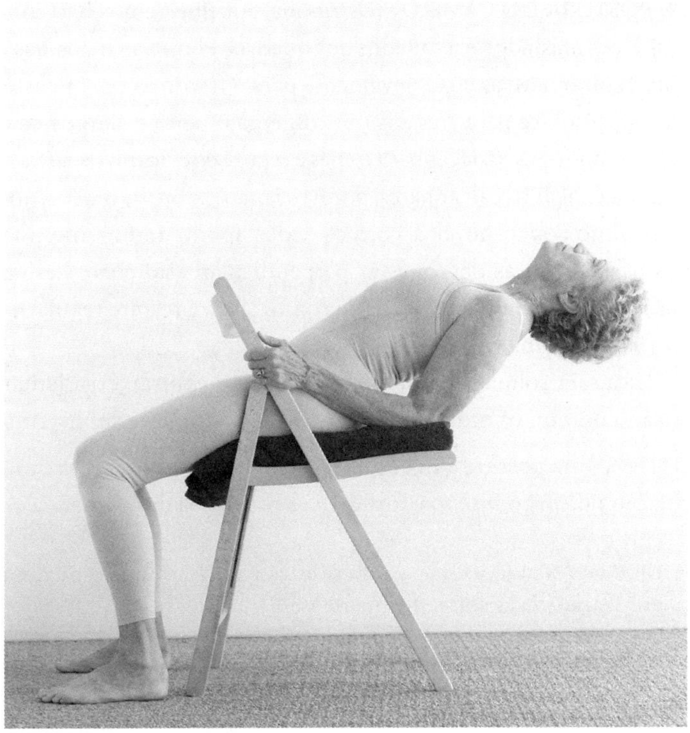

B

EFEITOS Esta postura é excelente para quem sofre de depressão. Ela abre o peito, melhora a circulação e revigora o corpo inteiro.

†CUIDADO Busque o conselho de um professor experiente caso tenha algum problema no pescoço. Não faça essa postura se estiver com enxaqueca, dor de cabeça por tensão ou diarréia.

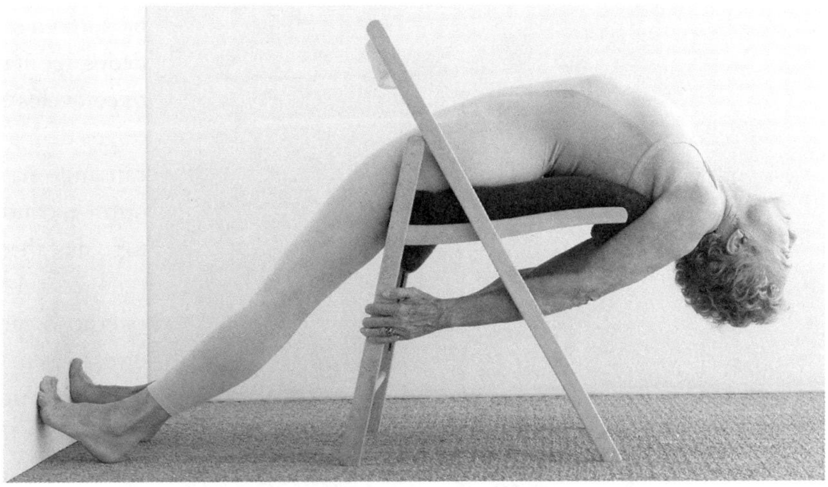

C

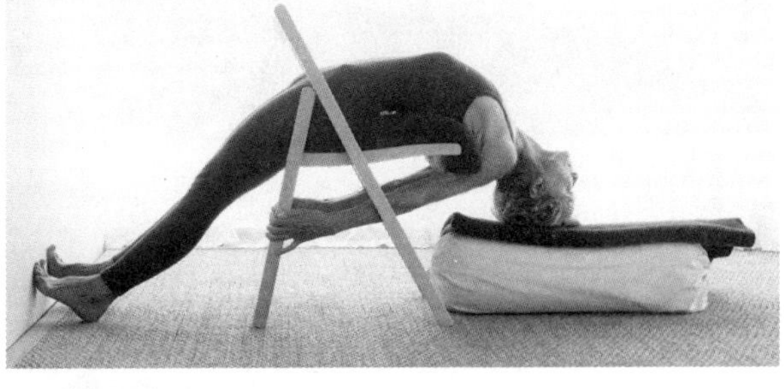

Modificação

14. POSTURA DO CAMELO† (Ustrasana) Ajoelhe-se no chão com os joelhos e pés afastados e alinhados aos quadris. Ponha as mãos nas nádegas e, ao expirar, leve as coxas levemente para a frente e erga as costelas laterais. Flexione-se para trás aos poucos, erga o peito e alargue os ombros. Leve as mãos das nádegas para os pés e segure os calcanhares. (Se não conseguir alcançar os calcanhares, ponha as mãos sobre os blocos, que devem estar junto aos tornozelos, com os dedos apontando na mesma direção dos pés.) As coxas devem estar perpendiculares ao chão. Leve a cabeça para trás, desde que a posição seja confortável, e respire regularmente, de 10 a 15 segundos.

Para sair, solte as mãos, uma por vez. Ao expirar, erga lentamente o esterno usando os músculos das coxas. A cabeça deve subir por último.

EFEITOS Esta postura aumenta a capacidade dos pulmões, estimula a circulação no corpo inteiro e fortalece os músculos das costas.

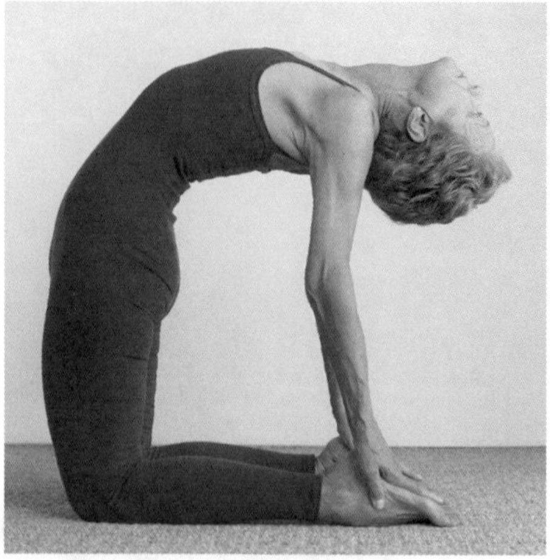

†CUIDADO Não faça esta postura se estiver com enxaqueca ou dor de cabeça por tensão, ou se sofrer de hipertensão.

15. POSTURA DO CACHORRO OLHANDO PARA CIMA (Urdhva Mukha Svanasana) Deite-se de barriga para baixo, com os pés afastados e alinhados aos quadris, os dedos apontando para trás e as pernas ativas. Flexione os cotovelos e ponha as mãos junto às costelas flutuantes, os dedos apontando para a frente e o queixo descansando na esteira. Role as coxas uma em direção à outra e, conduzindo o movimento com o esterno e o topo da cabeça, erga da esteira a parte de cima do corpo. Pressione as mãos com firmeza na esteira e erga o esterno o máximo que puder, trazendo a pélvis em direção às mãos. Erga os quadris da esteira, mantenha as coxas fortes e os joelhos elevados, para que não se apóiem no chão. Leve as escápulas para dentro das costelas de trás, expanda o peito e leve a cabeça para trás, olhando para o teto. (Se tiver problemas no pescoço, olhe para a frente.) Fique nesta posição de 15 a 20 segundos. (Apóie as mãos em blocos se não conseguir tirar as coxas do chão ou abrir o peito.) Para sair, expire e flexione os cotovelos, descansando os quadris, coxas e peito na esteira. Abaixe a cabeça e relaxe.

EFEITOS Esta postura é especialmente boa para dor ciática, rigidez nos ombros e na parte superior das costas e para tensão na base das costas. Abrir o peito levanta o ânimo quando você está deprimida e ajuda a acalmar a energia nervosa ou agitada. (Se tiver problemas nas costas, veja variação na p. 204.)

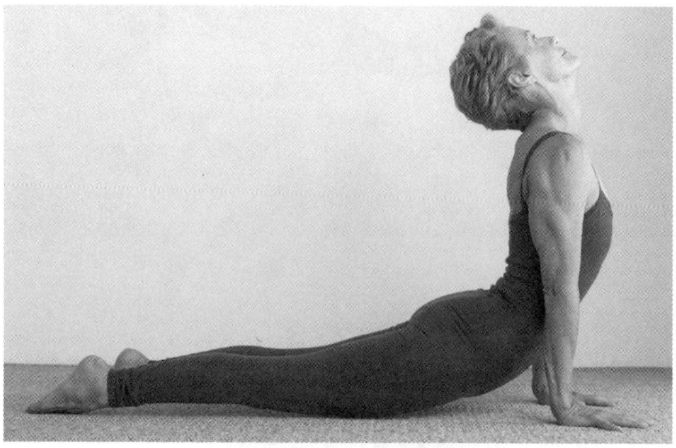

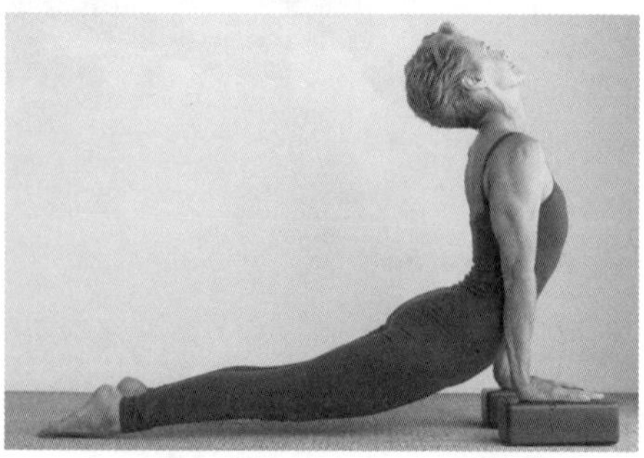

Modificação

16. POSTURA DO ARCO OLHANDO PARA CIMA† (Urdhva Dhanurasana) Deite-se de costas com os joelhos flexionados, os pés afastados e alinhados aos quadris e os calcanhares junto às nádegas. Flexione os cotovelos e ponha as mãos dos lados da cabeça, com os dedos apontando para os pés. Expirando, erga os quadris e o peito, endireite os braços e alongue as pernas. Erga o cóccix e leve a parte de trás das coxas em direção às nádegas. Para sair da postura, flexione os joelhos e os cotovelos e, lentamente, abaixe o corpo até o chão. Você deve ficar nesta postura de 5 a 10 segundos. Se não conseguir, entre e saia dela duas ou três vezes.

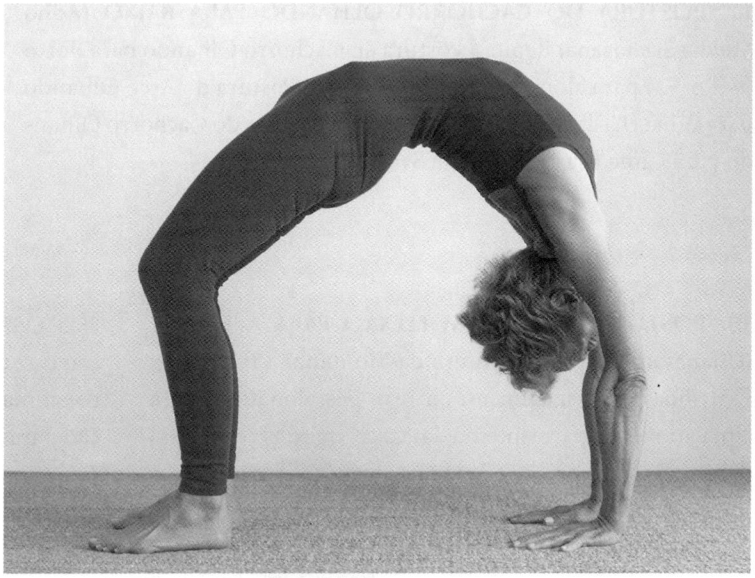

MODIFICAÇÃO Se você tiver dificuldade para fazer esta flexão para trás, experimente fazê-la com a ajuda de dois blocos e uma almofada. Ponha os dois blocos contra a parede, deixando entre eles uma distância igual à largura dos seus ombros, e ponha entre eles uma almofada, no sentido vertical, tocando a parede (A). Deite-se com as costas sobre a almofada e a cabeça junto à parede. Flexione os cotovelos e apóie as mãos sobre os blocos, com os dedos apontando na direção dos pés. Erga-se conforme as instruções acima (B).

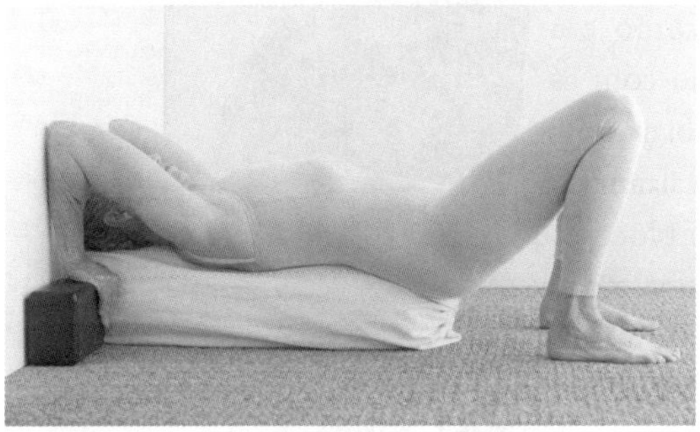

Modificação A

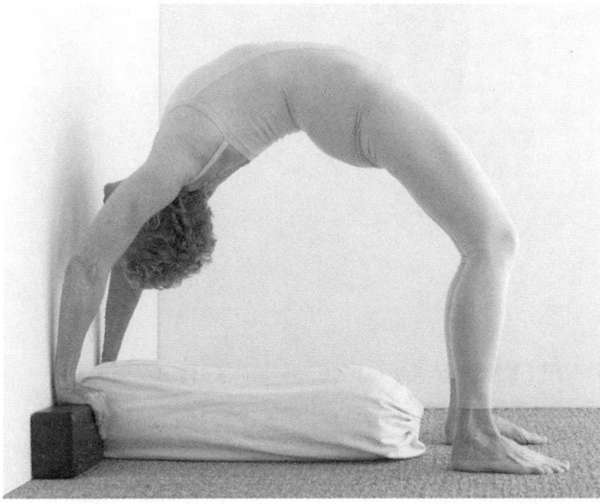

Modificação B

EFEITOS Esta postura melhora a circulação em todo o corpo, estimula o sistema nervoso e produz uma sensação geral de alegria e bem-estar.

†CUIDADO Só faça a versão sem suporte desta postura se ela já fizer parte de sua prática de yoga. Busque o conselho de um professor experiente se tiver problemas no pescoço. Evite esta postura se estiver com enxaqueca ou dor de cabeça por tensão, se estiver grávida ou se tiver problemas cardíacos ou qualquer outra doença séria.

17. POSTURA DO CACHORRO OLHANDO PARA BAIXO (Adho Mukha Svanasana) Repita a Postura do Cachorro Olhando para Baixo (ver p. 52) para alongar as costas depois da Postura do Arco Olhando para Cima (Urdhva Dhanurasana) ou da Postura do Cachorro Olhando para Cima (Urdhva Mukha Svanasana).

18. POSTURA EM PÉ COM FLEXÃO PARA A FRENTE (Uttanasana) Fique na Postura da Montanha (Tadasana). Distribua o peso igualmente entre os pés, alongue-se para cima através da parte interna das coxas e gire as coxas para dentro. Deixe as pernas e os joelhos firmes e erga os braços acima da cabeça, alongando-se através da cintura e das costelas. Ao expirar, flexione-se para a frente dos quadris e solte o corpo e a cabeça. Pressione o chão com as mãos, que devem se apoiar junto aos pés. (Se não der para alcançar o chão, apóie as mãos em blocos ou nas canelas.) Respire normalmente de 30 a 60 segundos. Para sair, mantenha as pernas ativas e levante-se devagar.

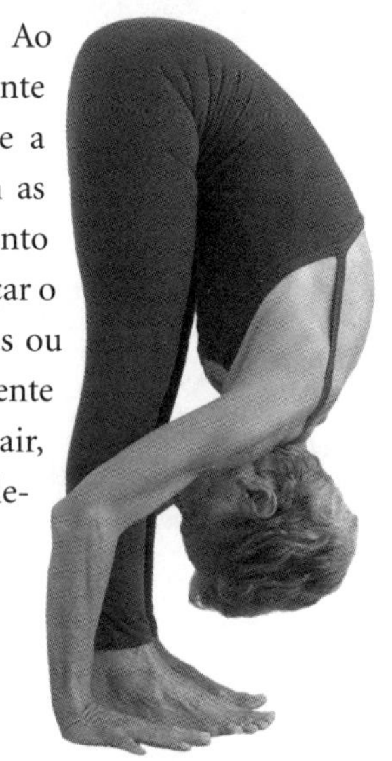

EFEITOS Quando você está agitada ou ansiosa, esta posição traz uma sensação de paz. Ela acalma a mente, acalma o estômago, ergue e tonifica o útero e favorece a circulação para a área pélvica. Ela ajuda também a baixar a pressão sangüínea, aliviando a tensão física e mental. Além disso, ela pode ser eficaz contra dores de cabeça.

19. POSTURA EM PÉ COM FLEXÃO PARA A FRENTE E TORÇÃO (Parsva Uttanasana) Fique em pé, com os pés afastados e alinhados aos quadris. Vire as palmas das mãos para fora e, inspirando, erga os braços acima da cabeça, alongando o corpo inteiro. Ao expirar, torça-se a partir da parte inferior do abdômen, até ficar com o torso voltado para a perna esquerda. Inspire, estenda a coluna e depois expire, flexionando-se para a frente e pondo a mão direita no calcanhar esquerdo e a mão esquerda no chão, junto ao pé esquerdo. Leve a cabeça em direção ao joelho esquerdo e respire normalmente, de 30 a 60 segundos. Para sair, solte a mão direita no chão e vire o torso para a frente. Levante-se devagar, erguendo, por último, a cabeça.

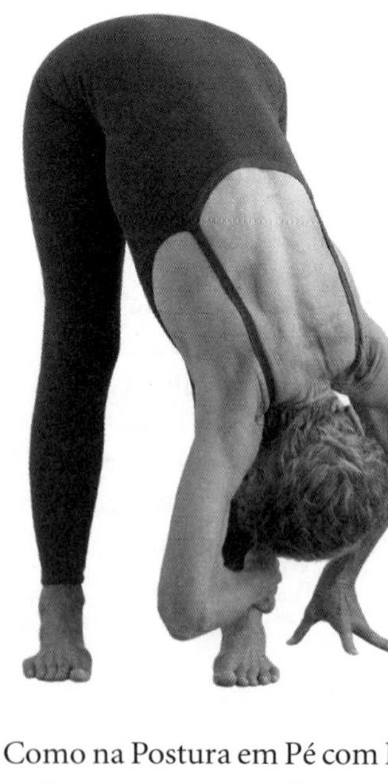

EFEITOS Como na Postura em Pé com Flexão para a Frente (Uttanasana), esta postura acalma a mente e os nervos. Além disso, ela acalma e solicita as glândulas supra-renais, tonifica e massageia os rins e os órgãos reprodutores.

20. PARADA DE OMBROS† (Sarvangasana) (Antes de começar, veja as pp. 38 e 39.) Deite-se de costas com dois cobertores dobrados sob os ombros e os braços estendidos dos lados do corpo. Ao expirar, flexione os joelhos e erga as pernas em direção ao peito. Pressionando as mãos no chão, dê um impulso com as pernas flexionadas, fazendo com que ultrapassem a cabeça. Apóie as costas com as mãos e, com firmeza, pressione os cotovelos no cobertor. Erga o torso até que ele fique perpendicular ao chão e os joelhos estejam próximos do peito. Apoiando as costas, erga as pernas até que as coxas fiquem paralelas ao chão; erga-as mais um pouco, até que os joelhos apontem para o teto. Agora, estique totalmente as pernas e alongue-se para cima através dos calcanhares, até que o corpo inteiro esteja perpendicular ao chão. Erga o cóccix para cima e para dentro e use as mãos para elevar as costelas de trás. Sinta que o corpo inteiro está ereto e alongado. Afaste os ombros das orelhas. Fique nessa postura por no mínimo 2 minutos. Para sair, expire e vá flexionando os joelhos. Role lentamente para baixo. Fique deitada, respirando várias vezes.

EFEITOS A Parada de Ombros regula as glândulas tireóide e paratireóide, estimula os rins e acalma os nervos. Ela alivia distúrbios pré-menstruais, problemas digestivos e displasia uterina (como fibróide). Além disso, traz paz, força e uma nova disposição quando você está cansada, instável e nervosa.

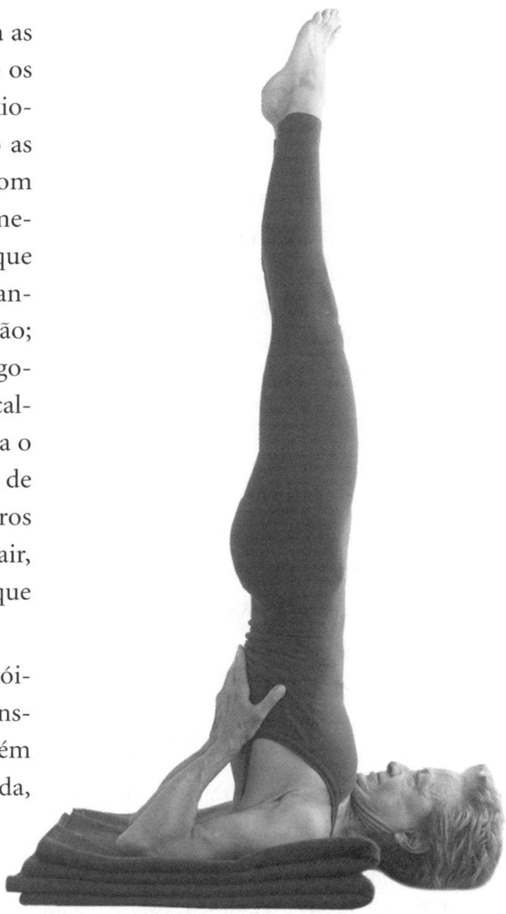

†CUIDADO Não faça esta postura se tiver problemas no pescoço ou nos ombros, se tiver pressão alta, se estiver menstruada, com enxaqueca ou com dor de cabeça por tensão.

21. POSTURA DO ARADO† (Halasana) Deite-se de costas, com dois cobertores dobrados sob o pescoço e os ombros; a cabeça se apóia na esteira antiderrapante e os braços ficam dos lados do corpo. Flexione os joelhos e leve as coxas para o peito. Expirando, impulsione ou erga as nádegas e as pernas em direção ao teto, apoiando as costas com as mãos, e estenda as pernas por sobre a cabeça, pondo os dedos dos pés no chão atrás de você. Mantenha as coxas ativas, esticando os joelhos para criar espaço entre o rosto e as pernas. Fique nesta postura, respirando devagar e profundamente, por vários minutos. Para sair, role lentamente para baixo, uma vértebra por vez. Descanse com as costas totalmente apoiadas no chão, respirando profundamente várias vezes.

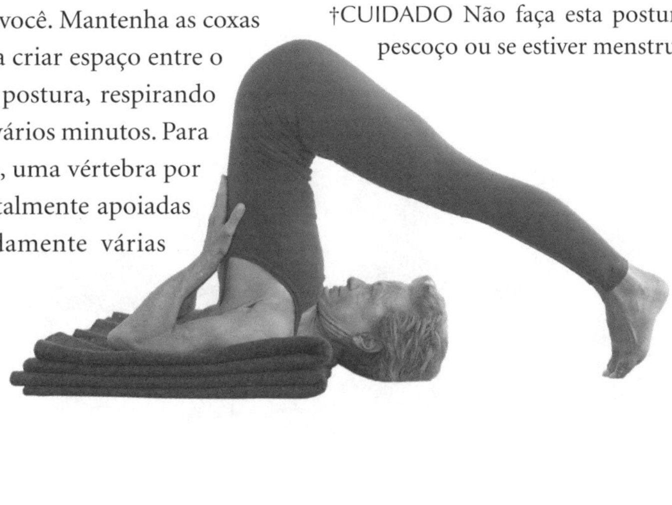

EFEITOS Esta postura equilibra o sistema endócrino e acalma o sistema nervoso simpático, fazendo com que a mente se sinta desobstruída e profundamente relaxada. Descansar nesta postura eleva o ânimo e ajuda a controlar a irritabilidade e a ansiedade. Ela é excelente, também, para dores de cabeça por tensão.

†CUIDADO Não faça esta postura se tiver problemas no pescoço ou se estiver menstruada.

22. POSTURA DA PONTE (Setu Bandha Sarvangasana) Ponha uma almofada contra a parede, no sentido horizontal, e outra no sentido vertical, formando um T. Ponha um cobertor dobrado no chão para apoiar a cabeça. Sente-se na ponta da almofada vertical que estiver mais próxima da parede. Com os joelhos flexionados, deite-se na almofada. Escorregue para baixo até ficar com a ponta da almofada no meio das costas e os ombros no chão. Descanse os ombros e a cabeça sobre o cobertor. Com os pés e os calcanhares juntos, alongue as pernas em direção à parede e ponha os calcanhares sobre a almofada horizontal, com os pés tocando a parede. As pernas devem ficar estendidas. Deixe os braços em qualquer posição confortável. Feche os olhos e relaxe, soltando o abdômen e respirando profundamente. Fique nesta posição de 5 a 10 minutos, ou o máximo que conseguir. Para sair, flexione os joelhos e role devagar para o lado. Usando as mãos, erga-se para uma posição sentada.

EFEITOS Quando modificada com almofadas, esta é uma postura repousante. Ela ajuda a aliviar a ansiedade, as mudanças de humor, as ondas de calor e a pressão alta. Como é uma leve flexão para trás, ela pode aliviar a depressão e a exaustão nervosa.

23. POSTURA COM AS PERNAS LEVANTADAS CONTRA A PAREDE† (Viparita Karani) E CICLO Ponha uma almofada a uns 10 centímetros da parede. Sente-se na almofada com o lado do corpo e o quadril direito em contato com a parede. Usando as mãos para se apoiar, incline-se para trás e gire o corpo, levantando e apoiando na parede primeiro a perna direita e depois a esquerda. As nádegas devem ficar bem perto da parede ou apoiadas nela; se elas se afastaram da parede quando você ergueu as pernas, ponha os pés na parede e use as mãos como apoio para erguer os quadris e levar as nádegas de volta à posição certa. (Caso sinta rigidez ou desconforto nas pernas, afaste ligeiramente as nádegas da parede.) Deite-se com a base das costas e as costelas apoiadas na almofada; o cóccix descendo para o chão e os ombros e a cabeça apoiados no chão (A). (Se o pescoço ficar desconfortável, ponha uma toalha ou cobertor dobrado sob ele.) Alongue-se através das pernas e ponha os braços para os lados, com os cotovelos flexionados e as palmas das mãos para cima. Fique nesta postura, de olhos fechados, por 5 minutos.

CICLO Sem mover o torso, deixe que as pernas se afastem para os lados (B). Fique nesta posição, respirando normalmente, de 3 a 5 minutos.

Com o torso na mesma posição, flexione os joelhos, cruze as pernas nos tornozelos e fique na postura mais 3 a 5 minutos (C).

Afaste-se suavemente da parede até que as nádegas estejam fora da almofada, apoiadas no chão. A parte de trás das coxas e das pernas deve continuar sobre a almofada. Fique nesta posição por 5 minutos, ou pelo tempo que quiser (D).

Para sair da postura, descruze as pernas, afaste-se suavemente da almofada e role para o lado. Respire algumas vezes e depois sente-se, usando os braços como apoio.

EFEITOS As posturas do ciclo ajudam a acalmar os nervos, equilibram o sistema endócrino, aliviam a fadiga e aumentam o fluxo de sangue para a região pélvica. Além disso, elas proporcionam um completo relaxamento ao corpo.

†CUIDADO Não faça essa postura se estiver menstruada.

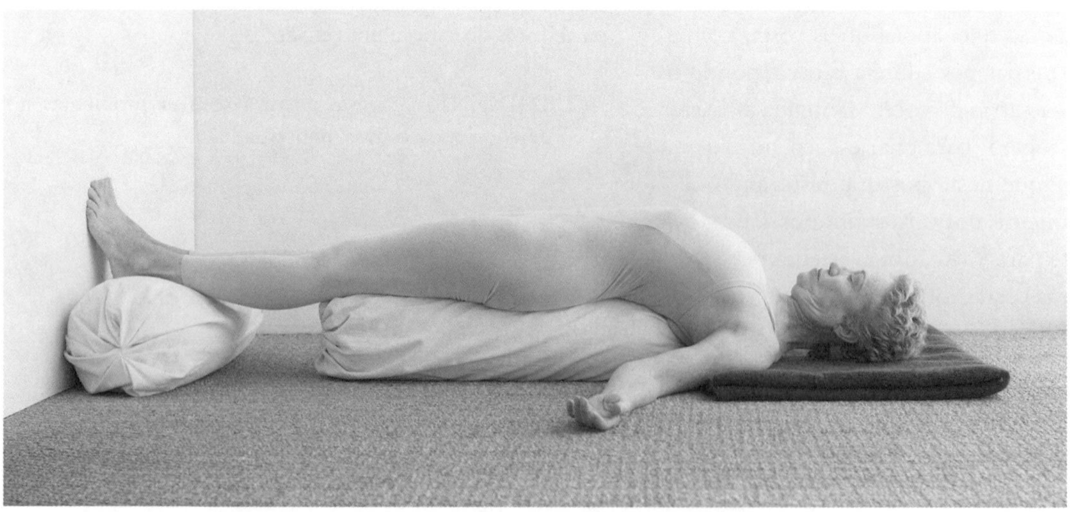

A

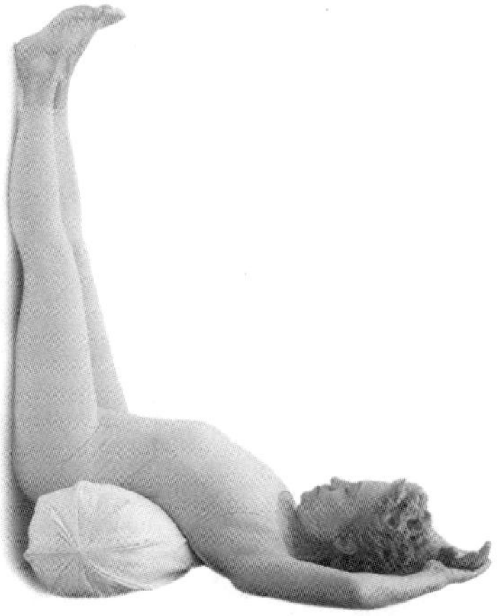

B

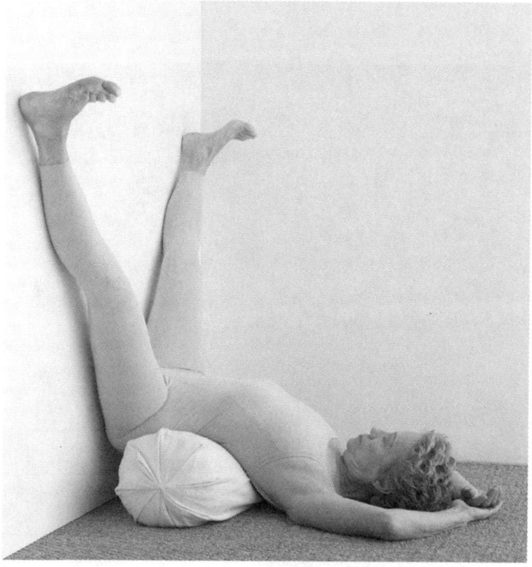

C

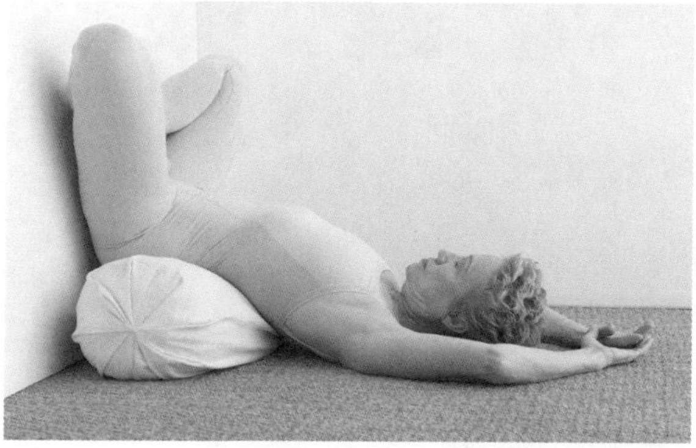

D

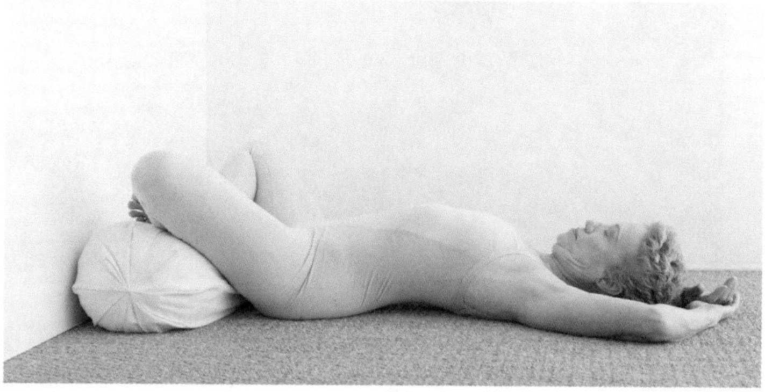

24. POSTURA DO CADÁVER (Savasana) Deite-se de costas com as pernas estendidas à sua frente. (Se quiser, ponha um cobertor sob a cabeça e o pescoço.) Ponha os braços confortavelmente dos lados do corpo, levemente afastados do torso, com as palmas das mãos voltadas para cima. Alongue ativamente os braços e as pernas e depois deixe que relaxem completamente. Feche os olhos e relaxe o corpo inteiro. Respire algumas vezes, inspirando o ar para o peito sem contrair a garganta, o pescoço e o diafragma. Expire soltando o corpo no chão, principalmente os ombros, o pescoço e os músculos faciais. Mantenha o abdômen frouxo e relaxado e solte a base das costas. Relaxando os olhos, respire normalmente de 5 a 10 minutos, no mínimo. Para sair da postura, flexione os joelhos, role para o lado e, depois de respirar algumas vezes, sente-se devagar.

EFEITOS Profundamente relaxante e calmante para o sistema nervoso simpático, ela alivia a fadiga e a ansiedade e restabelece o equilíbrio.

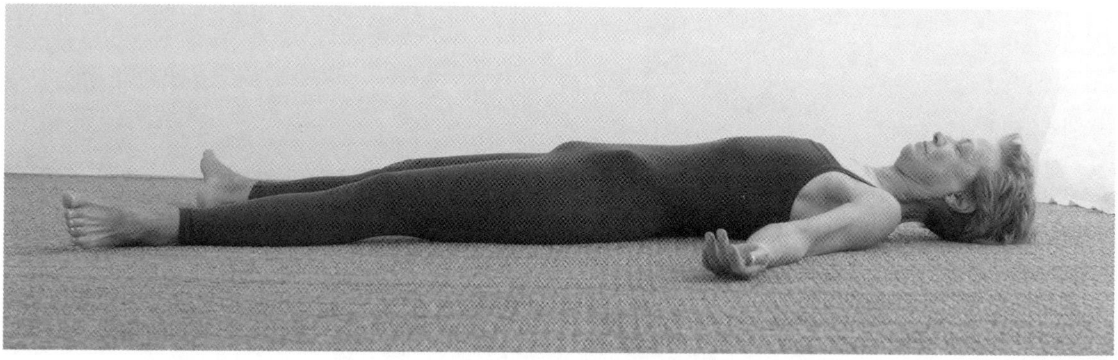

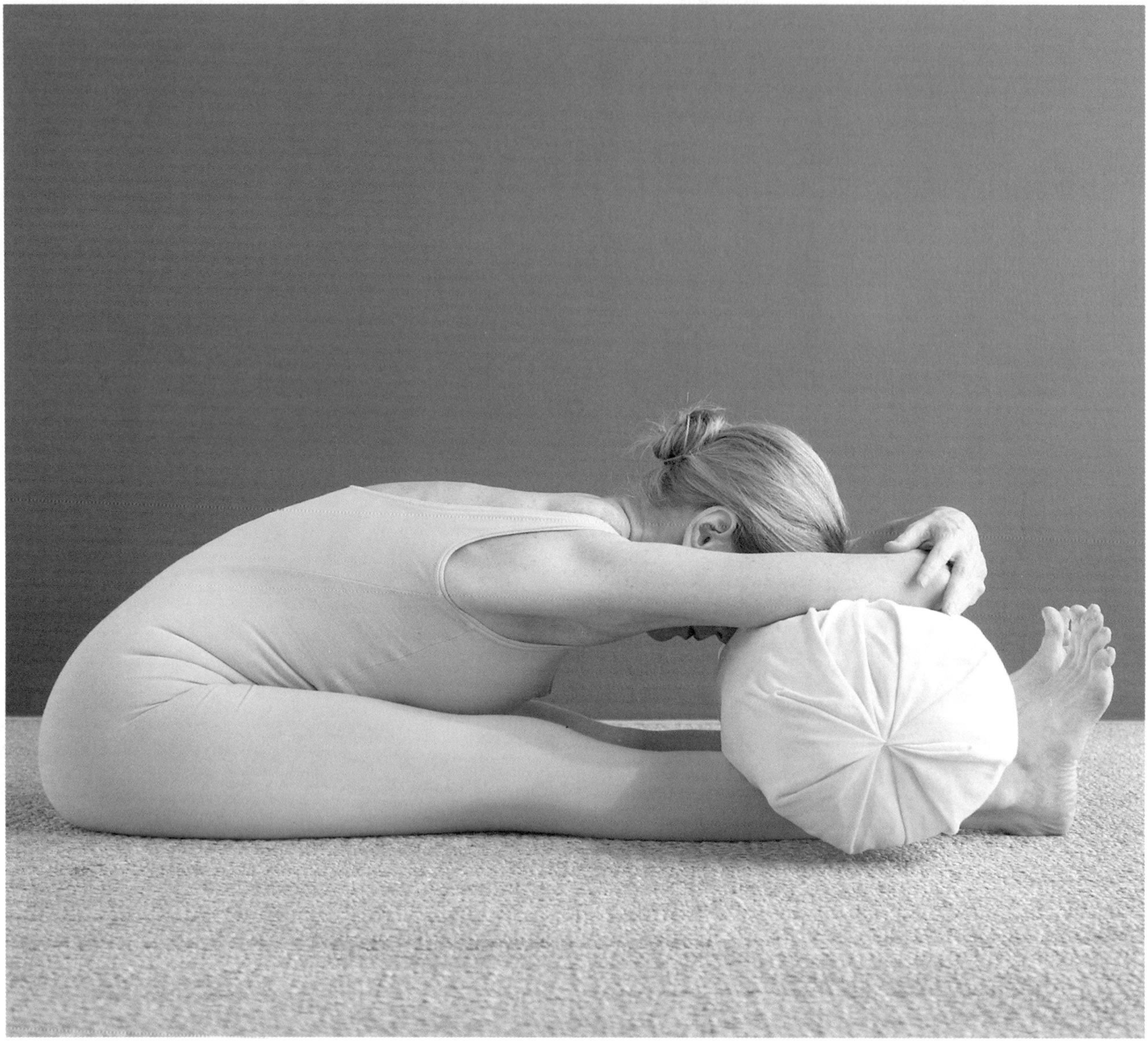

Postura Sentada com Flexão para a Frente (Paschimottanasana)

Capítulo 3 *A Seqüência Revigorante da Mulher*

por Patricia Walden

AS POSTURAS

1. Postura Reclinada em Ângulo Fechado (Supta Baddha Konasana)
2. Postura Sentada com Reclinação Fácil (Supta Sukhasana)
3. Postura Reclinada com o Dedão do Pé I (Supta Padangusthasana I)
4. Postura Reclinada com o Dedão do Pé II (Supta Padangusthasana II)
5. Postura do Cachorro Olhando para Baixo (Adho Mukha Svanasana)
6. Parada de Cabeça (Sirsasana)
7. Postura da Criança (Adho Mukha Virasana)
8. Postura com a Cabeça no Joelho (Janu Sirsasana)
9. Postura Sentada com Flexão para a Frente (Paschimottanasana)
10. Parada de Ombros (Sarvangasana)
11. Postura do Meio Arado (Ardha Halasana)
12. Postura da Ponte (Setu Bandha Sarvangasana)
13. Postura com as Pernas Levantadas contra a Parede (Viparita Karani) e Ciclo

FAÇA ESTA SEQÜÊNCIA, QUE CONFORTA E ACALMA, NO FIM DE UM dia cansativo, no meio de uma semana estressante ou sempre que quiser devolver o equilíbrio à sua vida. Ela inclui suaves flexões para trás, flexões para a frente com apoio e inversões modificadas, para acalmar os nervos e recarregar as baterias. Mas suas recompensas vão além do físico. Ela usa a respiração consciente — a ligação direta entre corpo e mente — para levá-la a níveis cada vez mais profundos de relaxamento. Quando o corpo abandona o *stress* e a mente silencia seu diálogo constante, fica mais fácil entrar em contato com o seu verdadeiro eu e compreender quem você realmente é. Incorpore essa antiga disciplina à sua vida ao menos duas ou três vezes por semana ou escolha duas ou três posturas para praticar todo dia.

†CUIDADO Não faça flexões para trás sem apoio se tiver problemas cardíacos ou outras doenças sérias ou se estiver menstruada ou grávida. Evite as inversões se estiver menstruada ou com dor de cabeça. Se tiver problemas nos joelhos, nas costas ou no pescoço, procure a ajuda de um professor experiente.

1. POSTURA RECLINADA EM ÂNGULO FECHADO (Supta Baddha Konasana) Ponha uma almofada no chão atrás de você, no sentido vertical, e sente-se à frente dela, com os joelhos flexionados e o sacro tocando a ponta da almofada. Passe um cinto pelas costas, na altura do sacro; puxe-o para baixo, passando-o sobre os quadris, pelas pernas e sob as solas dos pés (ver p. 15). Junte as solas dos pés e deixe que os joelhos e as coxas caiam para os lados. Prenda o cinto com firmeza sob os pés. Deite-se com a cabeça e o torso repousando confortavelmente sobre a almofada e com as nádegas e as pernas apoiadas no chão. (Caso sinta algum desconforto na base das costas, aumente a altura do apoio com um ou dois cobertores dobrados. Se achar que está forçando o pescoço, ponha um cobertor dobrado sob a cabeça e o pescoço. Se sentir tensão muscular nas pernas, enrole dois cobertores na vertical e ponha um sob a parte de cima de cada coxa.) Descanse nesta postura pelo tempo que quiser, respirando profundamente.

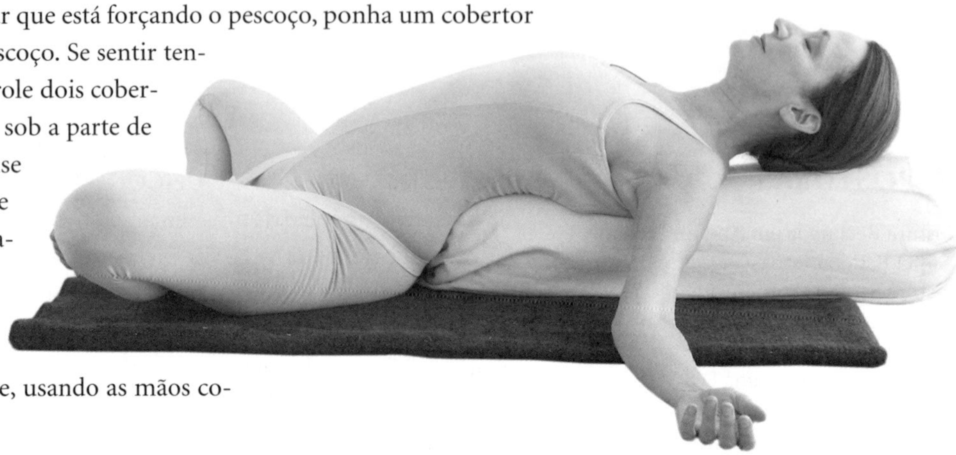

Para sair, junte os joelhos, tire o cinto e role lentamente para o lado. Sente-se, usando as mãos como apoio.

EFEITOS Esta postura ajuda a aliviar cólicas menstruais, espasmos e peso no útero. Além disso, ela tira a pressão da área pélvica, abre o peito, aquieta a mente e acalma os nervos. Experimente praticá-la em momentos de *stress* e quando tiver dor de cabeça. É boa até mesmo para hemorróidas e indigestão.

2. POSTURA SENTADA COM RECLINAÇÃO FÁCIL (Supta Sukhasana) Ponha uma almofada no chão atrás de você, no sentido vertical, e sente-se à sua frente, com os joelhos flexionados e o sacro em contato com a borda da almofada (como na Postura Reclinada em Ângulo Fechado). Você pode pôr um cobertor dobrado sobre a almofada para apoiar a cabeça. Cruze as pernas confortavelmente, na altura das canelas, e alongue-se para cima através da coluna. Usando as mãos como apoio, deite-se na almofada. Abra os braços e deixe que repousem no chão, leve as escápulas para dentro das costas e erga o peito. Esta postura é para ser repousante; você não deve sentir desconforto em nenhum lugar. (Caso sinta tensão nas costas, aumente a altura do apoio.) Para sair, descruze as pernas, apóie os pés no chão e role lentamente para o lado. Sente-se, usando as mãos como apoio.

EFEITOS Esta postura alivia dores de cabeça, cólicas menstruais e peso abdominal; relaxa a barriga; abre o peito; estimula as glândulas tireóide e supra-renais. Com isso, é uma postura benéfica para a depressão e a ansiedade.

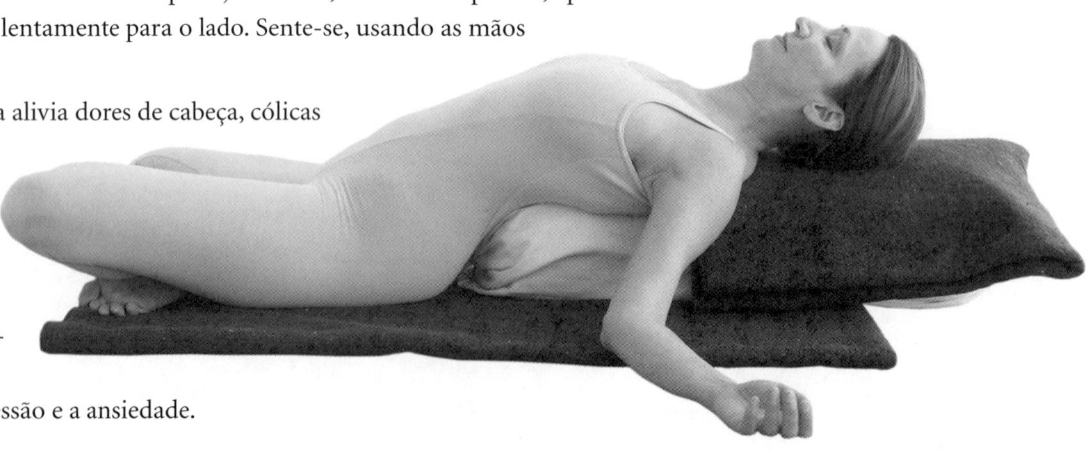

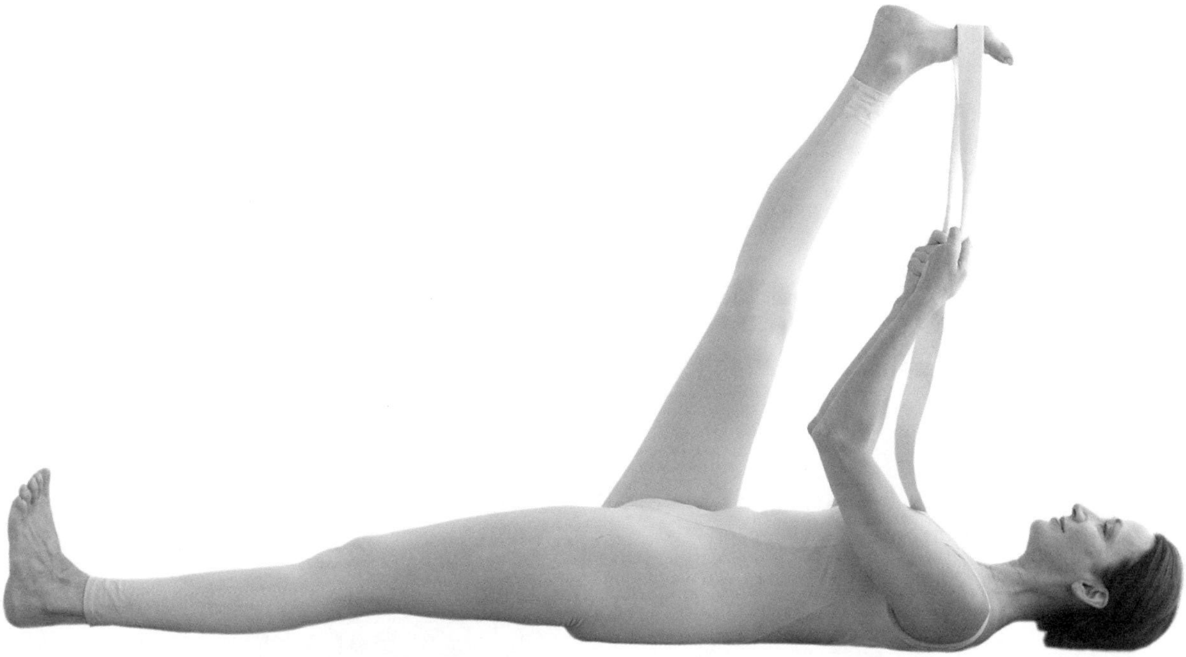

3. POSTURA RECLINADA COM O DEDÃO DO PÉ I (Supta Padangusthasana I) Deite-se de costas, com as pernas estendidas e juntas. Inspirando, leve o joelho direito ao peito e passe um cinto pela sola do pé. Expirando, estenda a perna para o teto. Puxando o cinto com as duas mãos, deixe a perna se aproximar da cabeça (se possível), mantendo com firmeza a nádega direita no chão. Deixe a perna esquerda no chão, pressionando-o ativamente, com os dedos voltados para o teto. (Se você tiver rigidez nas articulações ou artrite, movimente a perna direita para trás e para a frente para aumentar a mobilidade e manter as articulações fluidas.) Repita a postura com a perna esquerda.

EFEITOS Esta postura diminui a rigidez na base das costas e na parte de trás das pernas, assim como nas articulações dos quadris. Ela ajuda também a aliviar o desconforto menstrual.

4. POSTURA RECLINADA COM O DEDÃO DO PÉ II (Supta Padangusthasana II) Ponha uma almofada no chão, uns 15 centímetros à sua direita, com a borda inferior alinhada ao seu quadril direito. Passe um cinto pela sola do pé direito como na foto, segurando a ponta mais comprida com a mão esquerda. Sem flexionar a perna, erga-a em direção ao teto, passe o cinto atrás da cabeça e estique o braço esquerdo para o lado. Expirando, leve a perna direita para o lado e para baixo, até apoiá-la na almofada. Puxe suavemente o cinto com a mão esquerda para aumentar um pouquinho a resistência. Descanse confortavelmente por 1 a 2 minutos, no mínimo. Repita a postura com a perna esquerda.

EFEITOS Algumas mulheres acham que esta postura alivia cólicas menstruais. Ela alivia também alguns sintomas do climatério e da pós-menopausa, rigidez das articulações, ondas de calor, dor nas costas e previne a osteoporose.

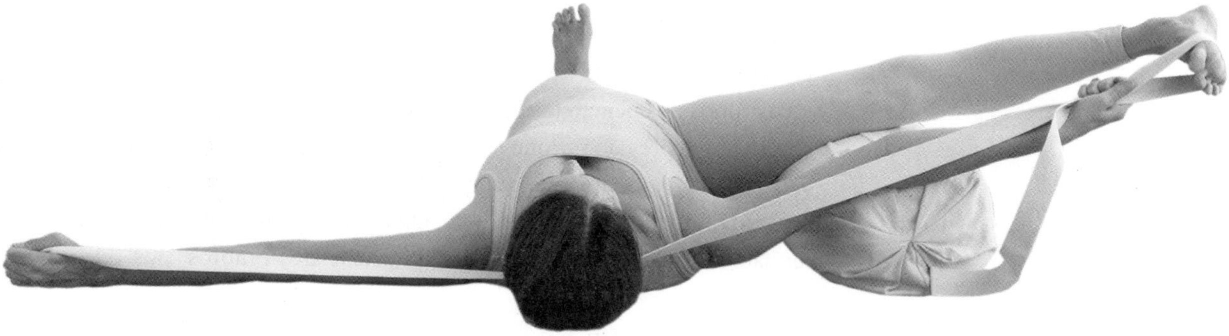

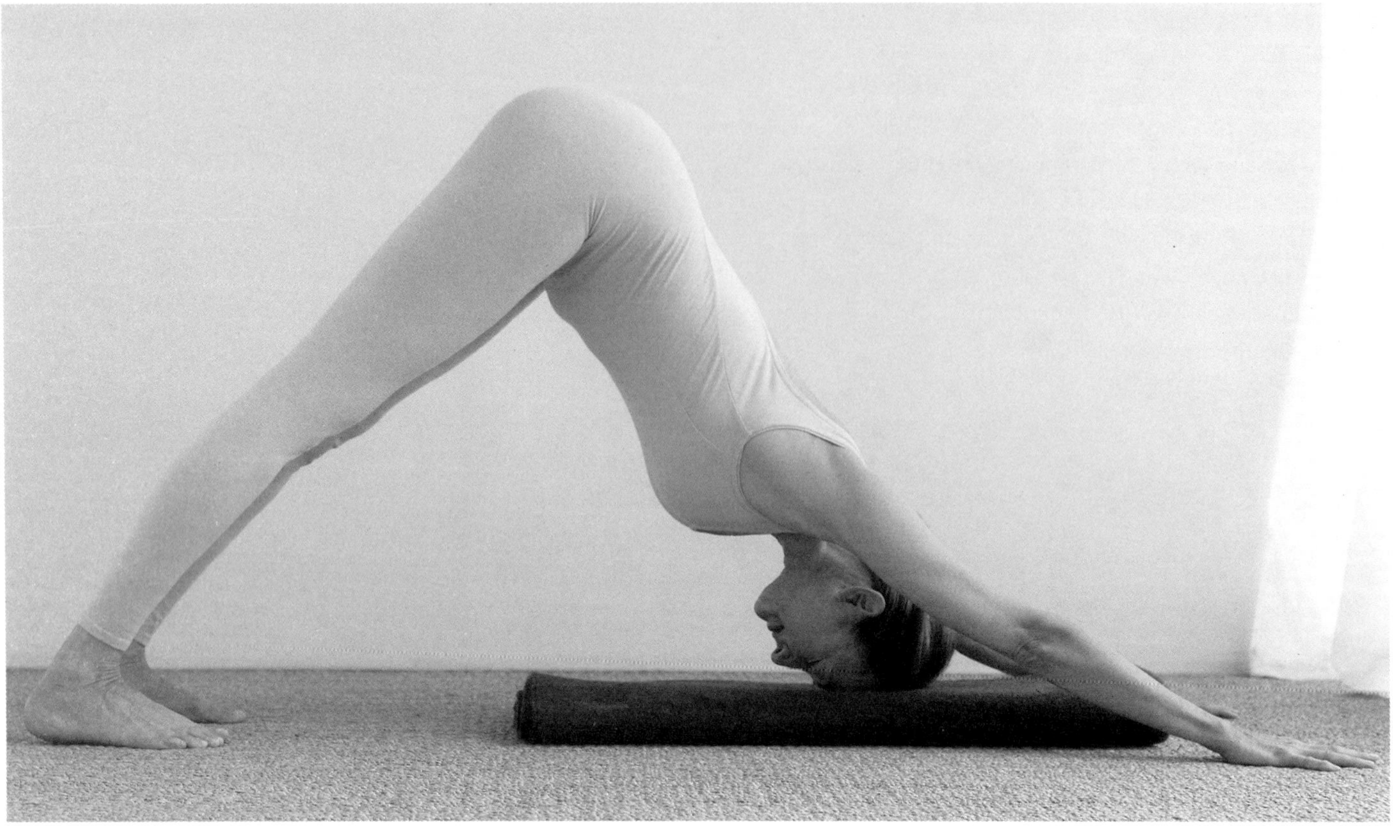

5. POSTURA DO CACHORRO OLHANDO PARA BAIXO (Adho Mukha Svanasana) Para encontrar a distância correta entre as mãos e os pés nesta postura, deite-se de barriga para baixo. Ponha as palmas das mãos no chão, dos lados do peito, com os dedos separados apontando para a frente. Erga-se, apoiada nas mãos e nos joelhos. É essa a posição. Ponha no chão, em linha reta com o esterno, uma almofada na vertical ou um ou dois cobertores dobrados. O apoio deve ficar numa altura o suficiente para apoiar a cabeça e para alongar o pescoço. Volte a se apoiar nas mãos e nos joelhos e vire os dedos dos pés para baixo.

Expire, pressione as mãos com firmeza na esteira e alongue-se através da parte interna dos braços. Expire novamente, erga as nádegas e leve as coxas para cima e para trás. Continue alongando-se através das pernas e leve os calcanhares em direção ao chão. Mantenha as pernas firmes e os cotovelos retos, erguendo ainda mais as nádegas e solte a cabeça sobre a almofada (ou cobertores). A ação dos braços e das pernas serve para alongar a coluna e soltar a cabeça. Fique nessa postura de 30 segundos a 1 minuto, respirando profundamente. Deixe a cabeça em repouso total e solte a base do pescoço. Para sair, volte a se apoiar nas mãos e nos joelhos e sente-se nos calcanhares ou leve os pés para a frente, até a Postura em Pé com Flexão para a Frente (Uttanasana) e levante-se devagar.

EFEITOS Esta postura aumenta o suprimento de sangue para o cérebro e oferece muitos dos benefícios da Parada de Cabeça (Sirsasana). Esta modificação combate a depressão porque favorece a circulação no peito, melhora a respiração e acalma a mente, especialmente quando a cabeça fica apoiada sobre um cobertor ou almofada. Além disso, ela alonga os músculos da panturrilha, o tendão calcâneo e alivia a rigidez da artrite nos ombros, nos pulsos e nos dedos.

6. PARADA DE CABEÇA† (Sirsasana) (Antes de começar, veja as pp. 36 e 37.) Ponha um cobertor dobrado junto à parede. Ajoelhe-se à frente dele, com os pés e os joelhos juntos. Entrelace os dedos firmemente, com os polegares se tocando e as mãos em concha. As mãos não devem ficar a mais de 10 centímetros da parede e a abertura dos cotovelos não deve ultrapassar a linha dos ombros. Os pulsos devem ficar perpendiculares ao chão. Os pulsos, os antebraços e os cotovelos formam a base desta postura.

Alongue o pescoço e apóie o topo da cabeça no cobertor. A parte de trás da cabeça deve ficar em contato com as mãos. Pressione os antebraços no chão e erga os ombros, afastando-os do chão. Mantenha essa ação enquanto estiver nesta postura. Endireite as pernas, erga os quadris em direção ao teto e leve os pés em direção à cabeça, até que a coluna esteja quase perpendicular ao chão. Expirando, erga uma perna por vez, levando os pés à parede.

Mantenha os calcanhares e as nádegas contra a parede. Role as coxas para dentro, erga o cóccix, alongue as pernas para cima e mantenha os pés juntos. Lembre-se de se equilibrar sobre o topo da cabeça, de se apoiar pressionando os antebraços no chão e de continuar a erguer os ombros, afastando-os das orelhas. Mantenha a respiração regular, os olhos e a garganta soltos e o abdômen relaxado. Praticando regularmente, aos poucos você aprende a afastar as nádegas e os calcanhares da parede. Mantenha a posição pelo maior tempo possível, até 5 minutos.

Para sair, expire e leve os pés ao chão, um por vez. Flexione os joelhos, sente-se nos calcanhares e descanse, respirando algumas vezes, antes de levantar a cabeça. Afaste-se da parede, alongue os braços à sua frente e descanse na Postura da Criança (Adho Mukha Virasana), descrita a seguir.

EFEITOS Como todas as inversões, esta postura equilibra o sistema neuroendócrino. Ela estimula, em particular, o fluxo de sangue para o cérebro e ativa as glândulas pituitária e pineal. A prática constante dessa postura ajuda a regular a menstruação e a digestão e alivia problemas urinários. Muitas mulheres acham que ela é uma boa ajuda quando estão deprimidas, ansiosas ou atordoadas.

†CUIDADO Só faça esta postura se ela já fizer parte da sua prática de yoga. Evite-a se tiver pressão alta, estiver menstruada, sofrer de enxaqueca ou de problemas no pescoço e nas costas.

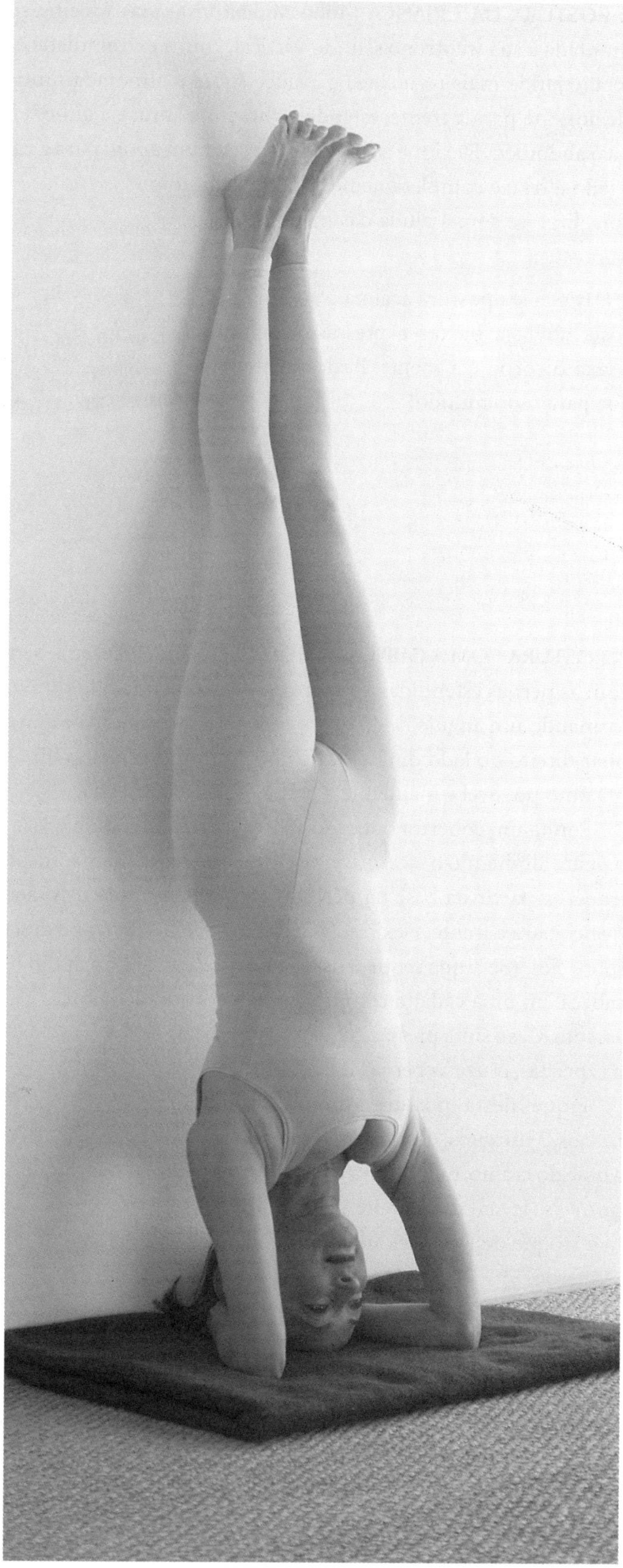

7. POSTURA DA CRIANÇA (Adho Mukha Virasana) Ajoelhe-se no chão, ponha uma almofada à sua frente, no sentido vertical, com a extremidade estreita entre os joelhos. Separe ainda mais os joelhos e avance sobre a almofada juntando os dedos dos pés. Flexione-se para a frente, estenda os braços e abrace a almofada pressionando-a contra o abdômen. Flexione os braços para fazer um apoio para a cabeça, vire a cabeça para o lado e relaxe completamente por um minuto ou dois. Erga-se com a ajuda das mãos para sair da postura.

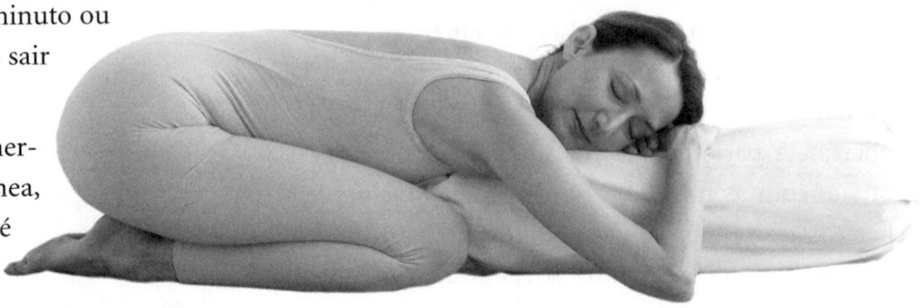

EFEITOS Esta postura acalma o sistema nervoso, ajuda a baixar a pressão sangüínea, relaxa o corpo e a mente. Basicamente, é boa para todo mundo!

8. POSTURA COM A CABEÇA NO JOELHO† (Janu Sirsasana) Sente-se no chão com as pernas estendidas à sua frente. Flexione o joelho direito para o lado, formando um ângulo de 45 graus com a perna esquerda e aproxime o calcanhar direito do lado direito da virilha. Empurre o joelho direito para trás o máximo possível e mantenha a perna esquerda esticada.

Ponha um cobertor dobrado sobre a perna estendida e vire o abdômen e o peito, alinhando o esterno ao centro da perna esquerda. Inspirando, erga o tronco a partir da base da pélvis; expirando, estenda os braços e incline o tronco para a frente. Flexione os braços sobre o cobertor e descanse a cabeça sobre eles. (Se ainda sentir tensão, aumente a altura do apoio ou descanse a cabeça em uma cadeira com um cobertor dobrado sobre o assento. Caso sinta pressão ou tensão nas costas ou nas pernas, cruze as pernas à sua frente.)

Fique nesta postura durante, pelo menos, 3 minutos, descansando a cabeça, a base do crânio, os olhos e o cérebro. Inspire ao se levantar, endireite a perna direita e troque de lado, flexionando o joelho esquerdo.

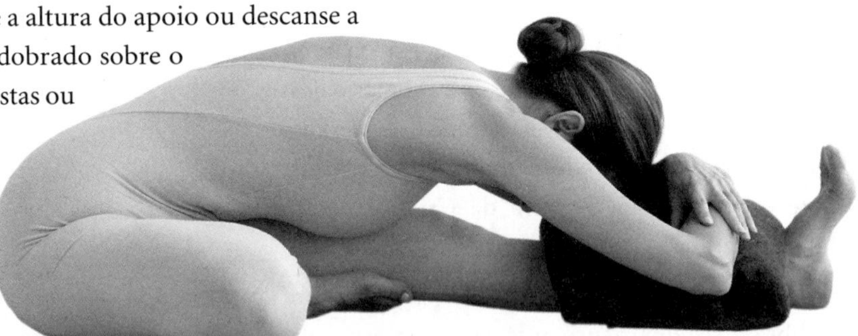

EFEITOS Quando você está agitada ou ansiosa, esta postura traz uma sensação de paz. Ela sossega a mente, acalma o estômago, tonifica os órgãos reprodutores e os músculos. Ela ajuda a baixar a pressão sangüínea, aliviando a tensão física e mental. Além disso, ela pode ser eficaz em casos de dor de cabeça.

†CUIDADO Não faça a postura completa se estiver com diarréia.

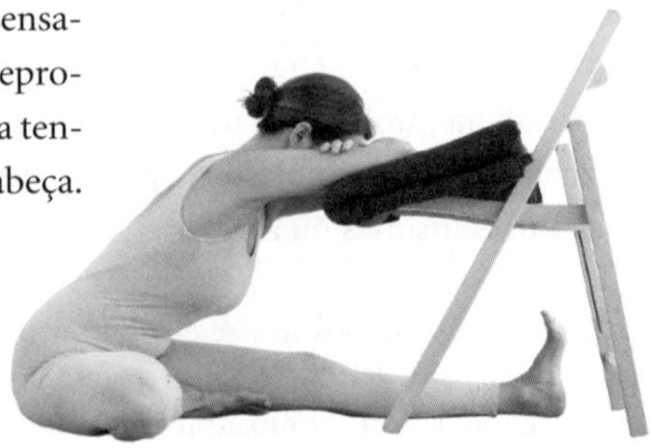

Modificação

9. POSTURA SENTADA COM FLEXÃO PARA A FRENTE† (Paschimottanasana) Sente-se no chão com as pernas estendidas à sua frente. Os dedões, os tornozelos, os joelhos e as coxas devem ficar bem juntos. (Se for difícil ficar nesta posição sem curvar as costas, sente-se em um bloco ou em dois cobertores dobrados.) Ponha um ou dois cobertores dobrados (ou uma almofada, dependendo de sua flexibilidade) sobre as canelas. Inspire profundamente e erga os braços acima da cabeça, alongando-se para cima através da coluna e erguendo o esterno (osso do peito) e a cabeça. Com as costas levemente côncavas, flexione-se para a frente enquanto expira e estenda o torso sobre as pernas. Você deve sentir a extensão da virilha ao umbigo, mas os músculos abdominais devem continuar relaxados. Cruze os braços sobre os cobertores (ou almofada) e apóie a cabeça sobre eles; feche os olhos. (Caso sinta tensão nas costas ou na parte de trás das pernas, aumente a altura do apoio ou descanse a cabeça em uma cadeira com um cobertor dobrado sobre o assento.) Não deixe que as nádegas saiam do chão ou dos cobertores. Pressione os ombros, distanciando-os das orelhas, e alongue o pescoço. Respire com calma e, conscientemente, relaxe o pescoço, o rosto, os ombros e os olhos. Fique nesta postura de 3 a 5 minutos e depois volte lentamente para a posição sentada, levantando a cabeça por último.

EFEITOS Esta postura beneficia mulheres que sofrem de pressão alta, de cólicas menstruais e de ansiedade no período pré-menstrual ou no climatério. Ela ajuda a aliviar sintomas de fibrose uterina, tensão crônica e enxaquecas, ativando as supra-renais e tonificando a glândula tireóide. Geeta Iyengar diz que ela é boa para o sistema digestivo porque massageia e fortalece os órgãos abdominais e tonifica os rins e o fígado. Além disso, ela traz uma sensação de segurança e paz.

†CUIDADO Não faça a postura completa se estiver com diarréia.

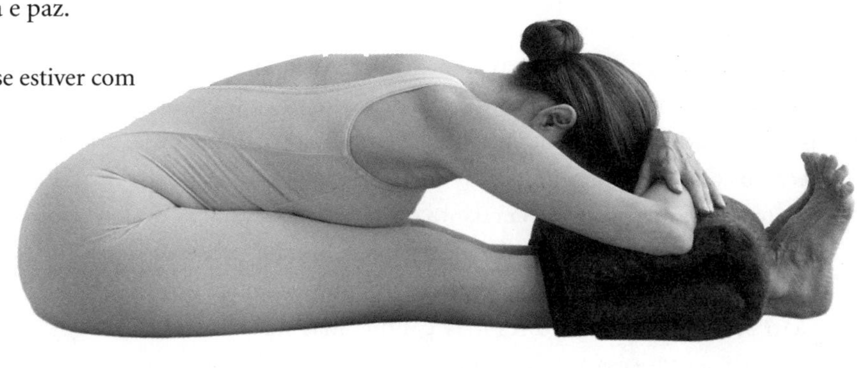

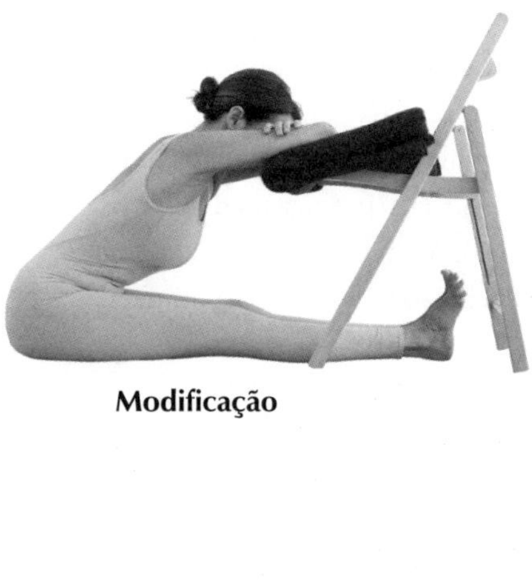

Modificação

A

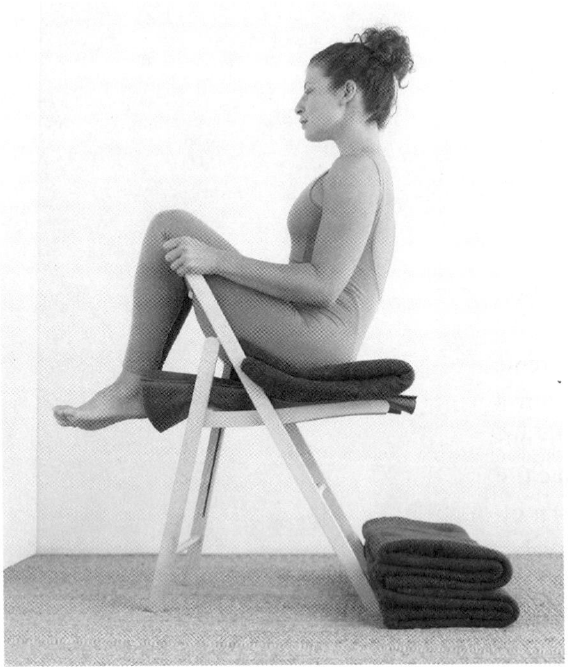

B

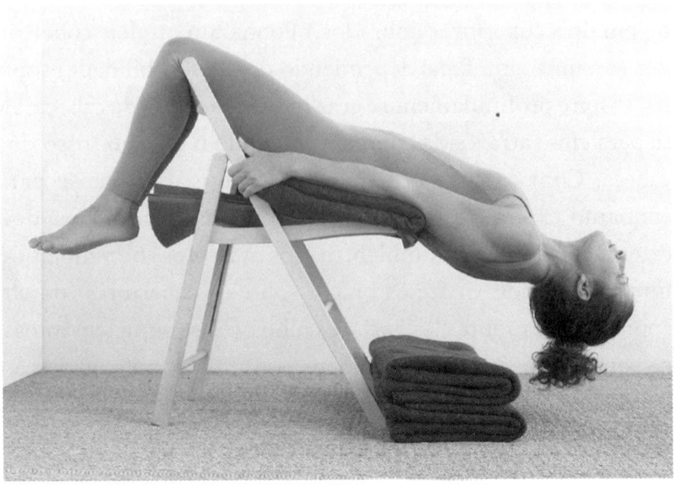

C

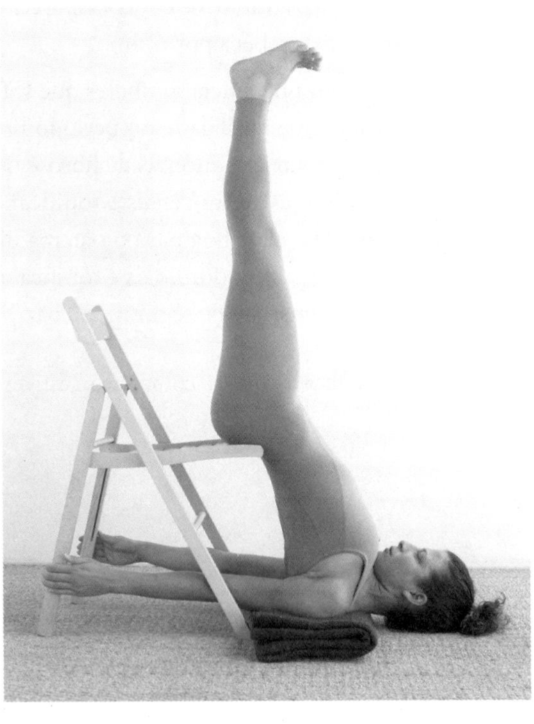

10. PARADA DE OMBROS† (Sarvangasana) Ponha uma cadeira a uns 25 centímetros da parede, com um cobertor dobrado sobre o assento. À frente da cadeira, ponha mais dois ou três cobertores dobrados. Sente-se na cadeira ao contrário, com as pernas flexionadas sobre o encosto; leve as nádegas para o centro do assento (A).

Segurando os lados e depois as pernas da frente da cadeira, desça lentamente o torso, até ficar com os ombros apoiados nos cobertores e a cabeça no chão (B). Para chegar à posição correta, é preciso, ao mesmo tempo, estender a coluna e abrir o peito. Segure as pernas traseiras da cadeira com as mãos, uma de cada vez; os braços devem passar entre as pernas da frente. Alongue as pernas para cima, mantendo o sacro sobre o assento da cadeira. Gire as coxas para dentro e alongue-se da virilha aos calcanhares. Feche os olhos, leve o peito para o queixo (C) e respire normalmente de 3 a 5 minutos, ou enquanto estiver confortável.

Para sair da postura, flexione os joelhos, ponha os pés no encosto da cadeira, solte as mãos e deslize para baixo até que o sacro se apóie nos cobertores e as panturrilhas no assento da cadeira. Descanse assim por um momento, depois role para o lado e sente-se devagar.

EFEITOS Às vezes chamada de "Rainha das Posturas", esta postura fornece sangue recém-oxigenado para as glândulas tireóide e paratireóides, estimula os rins e acalma os nervos. Ela alivia perturbações pré-menstruais, problemas digestivos e displasia uterina (como fibromas). Além disso, traz paz e uma nova disposição quando você está cansada, desanimada ou nervosa.

†CUIDADO Evite esta postura se tiver problemas no pescoço ou nos ombros, se estiver com diarréia, se estiver menstruada ou se tiver enxaqueca ou dor de cabeça por tensão.

11. POSTURA DO MEIO ARADO† (Ardha Halasana) Ponha dois cobertores dobrados em cima da esteira, com as bordas arredondadas junto às pernas de uma cadeira. Deite-se de costas com as pernas estendidas, os ombros nos cobertores e a cabeça sob o assento da cadeira. Ao expirar, flexione os joelhos e impulsione ou erga as nádegas e as pernas, apoiando as coxas sobre o assento da cadeira. (Ponha cobertores dobrados sobre o assento se precisar de mais altura para que as pernas fiquem paralelas ao chão.) Leve o peito em direção ao queixo (não o queixo em direção ao peito). Flexione os cotovelos, formando ângulos retos com o corpo, e relaxe, com as palmas das mãos para cima e os olhos fechados. Descanse assim pelo tempo que quiser — de 3 a 5 minutos, se possível — respire profundamente para relaxar e aquiete a mente. Para sair, ponha as mãos nas costas e role lentamente para baixo, uma vértebra por vez. Role para um dos lados e sente-se.

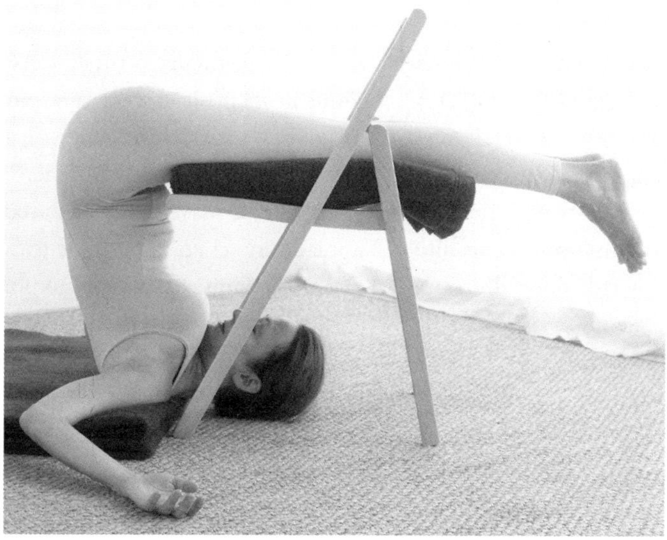

EFEITOS Esta postura equilibra o sistema endócrino e acalma o sistema nervoso simpático, deixando a mente desobstruída e o corpo inteiro profundamente relaxado. Ela alivia os problemas de garganta e pode melhorar o funcionamento da tireóide e das paratireóides. Repousar nesta postura levanta o ânimo e ajuda a controlar a irritabilidade e a ansiedade. Ela é excelente também para dores de cabeça.

†CUIDADO Evite esta postura se tiver problemas no pescoço ou nos ombros ou se estiver menstruada.

12. POSTURA DA PONTE (Setu Bandha Sarvangasana) Tenha à mão duas almofadas e um cobertor. Ponha uma das almofadas contra a parede, no sentido horizontal, e a outra no sentido vertical, formando um T. Ponha um cobertor dobrado no chão (para apoiar a cabeça), junto à ponta, mais afastada da parede, da almofada vertical. Sente-se na ponta da almofada vertical que estiver mais próxima da parede. Com os joelhos flexionados, deite-se sobre a almofada. Deslize para trás até ficar com o meio das costas na ponta da almofada e os ombros e a cabeça apoiados no cobertor. Com os pés e os calcanhares juntos, alongue as pernas em direção à parede e ponha os calcanhares na almofada horizontal, com os pés tocando a parede. As pernas devem ficar retas e estendidas à sua frente. Deixe os braços em uma posição confortável — acima da cabeça ou abertos para os lados. Feche os olhos e relaxe completamente, soltando o abdômen, soltando as paredes vaginais e respirando profundamente. Fique nesta postura de 5 a 10 minutos, ou pelo tempo que quiser.

Para sair, flexione os joelhos e role lentamente para o lado. Usando as mãos, erga-se para uma posição sentada.

EFEITOS Esta postura modificada alivia a ansiedade, as mudanças de humor, as ondas de calor, as dores de cabeça por tensão e a depressão. É benéfica, também, em casos de pressão alta.

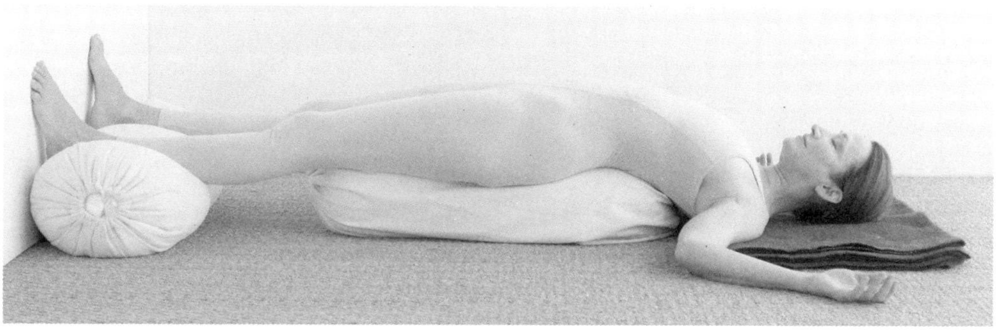

13. POSTURA COM AS PERNAS LEVANTADAS CONTRA A PAREDE† **(Viparita Karani) E CICLO** Ponha uma almofada a uns 10 centímetros da parede. (Se você for alta, talvez precise de um apoio mais alto como um cobertor dobrado sobre a almofada.) Sente-se na almofada com o lado do corpo e o quadril direito em contato com a parede. Usando as mãos para se apoiar, incline-se para trás e gire o corpo, levantando e apoiando na parede primeiro a perna direita e depois a esquerda. As nádegas devem ficar bem perto da parede ou apoiadas nela; se elas se afastaram da parede quando você ergueu as pernas, ponha os pés na parede e use as mãos como apoio para erguer os quadris e levar as nádegas de volta à posição certa. (Caso sinta rigidez ou desconforto nas pernas, afaste ligeiramente as nádegas da parede.) Deite-se com a base das costas e as costelas apoiadas na almofada; o cóccix descendo para o chão e os ombros e a cabeça apoiados no chão (A). (Se o pescoço ficar desconfortável, ponha uma toalha ou cobertor dobrado sob ele.) Alongue-se através das pernas e ponha os braços para os lados, com os cotovelos flexionados e as palmas das mãos para cima. Fique nesta postura, de olhos fechados, por 5 minutos.

CICLO Sem mover o torso, deixe que as pernas se afastem para os lados (B). Fique nesta posição, respirando normalmente, de 3 a 5 minutos.

Com o torso na mesma posição, flexione os joelhos, cruze as pernas nos tornozelos e fique na postura mais 3 a 5 minutos (C).

Afaste-se suavemente da parede até que as nádegas estejam fora da almofada, apoiadas no chão. A parte de trás das coxas e das pernas deve continuar sobre a almofada. Fique nesta posição por 5 minutos, ou pelo tempo que quiser (D).

Para sair da postura, descruze as pernas, afaste-se suavemente da almofada e role para o lado. Respire algumas vezes e depois sente-se, usando os braços como apoio.

EFEITOS Esta postura ajuda a acalmar os nervos, equilibra o sistema endócrino, alivia a fadiga e aumenta o fluxo de sangue para a região pélvica. Além disso, ela proporciona um completo relaxamento ao corpo.

†CUIDADO Não faça esta postura se estiver menstruada.

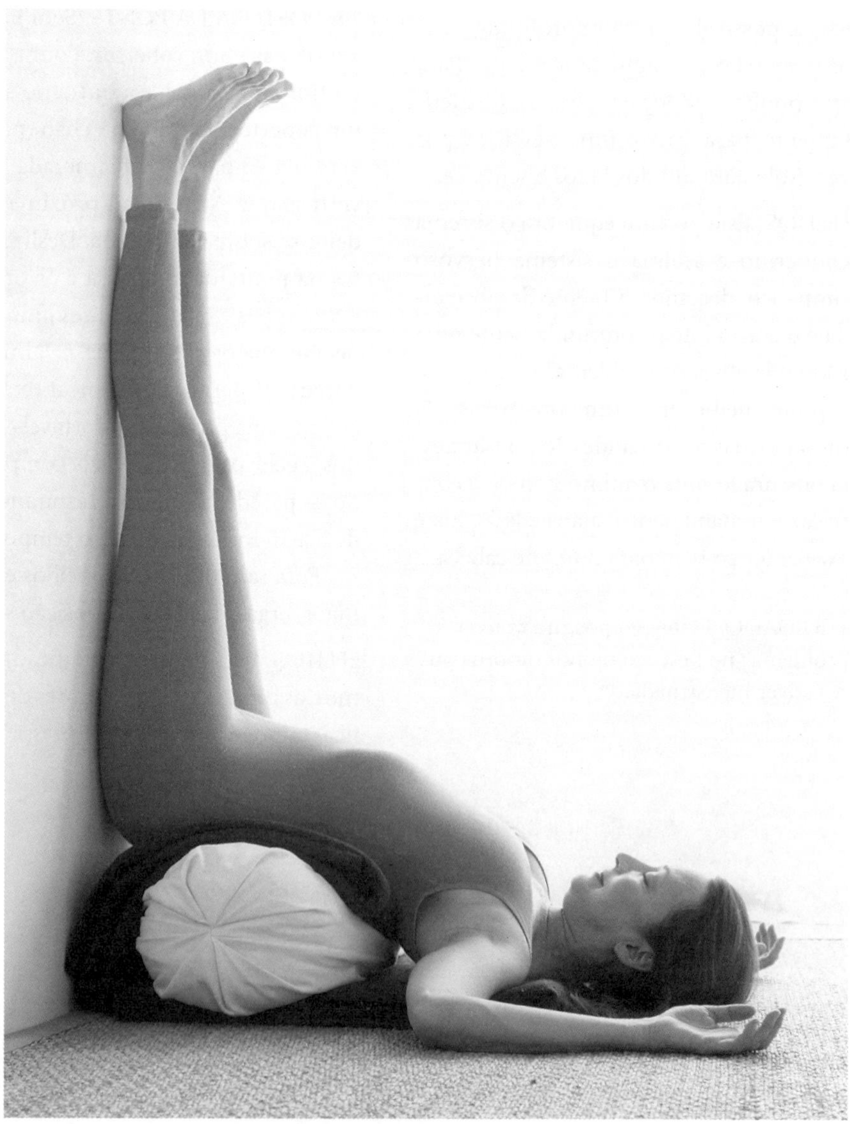

A

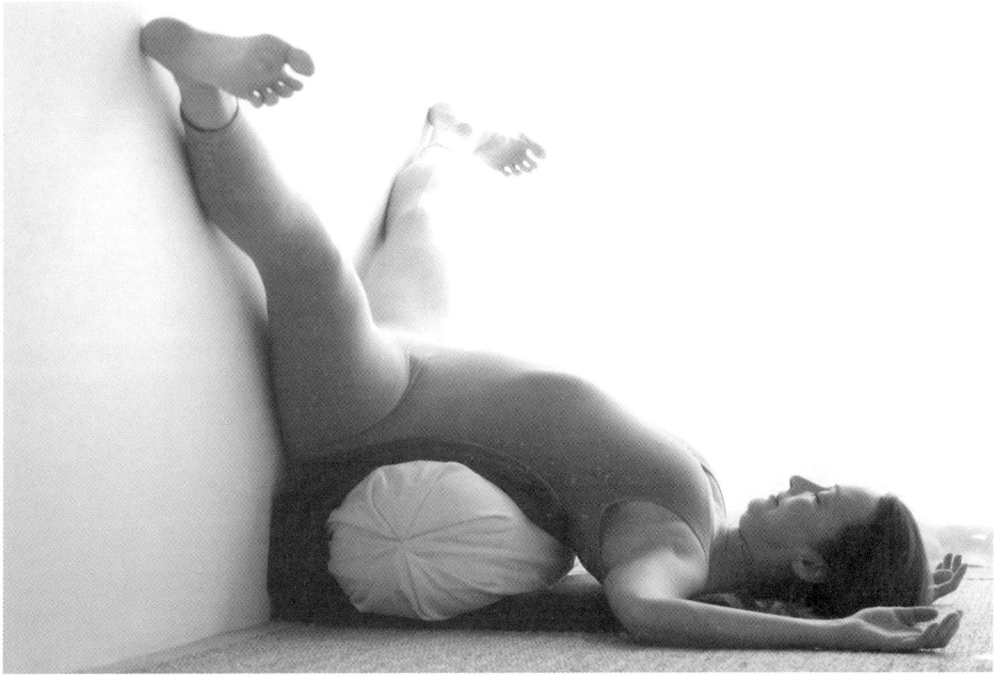

B

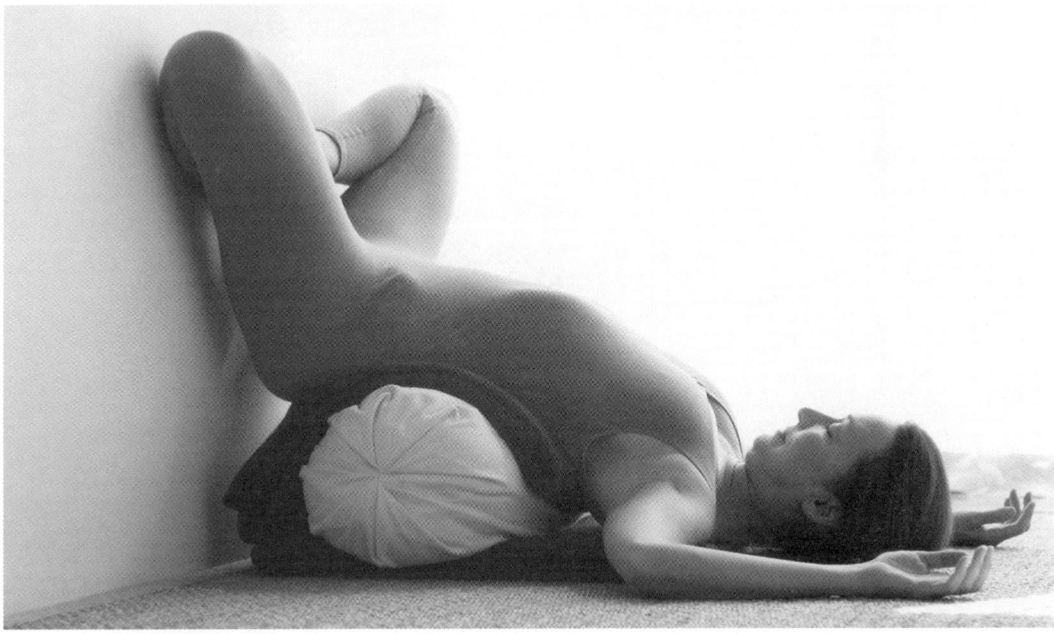

C

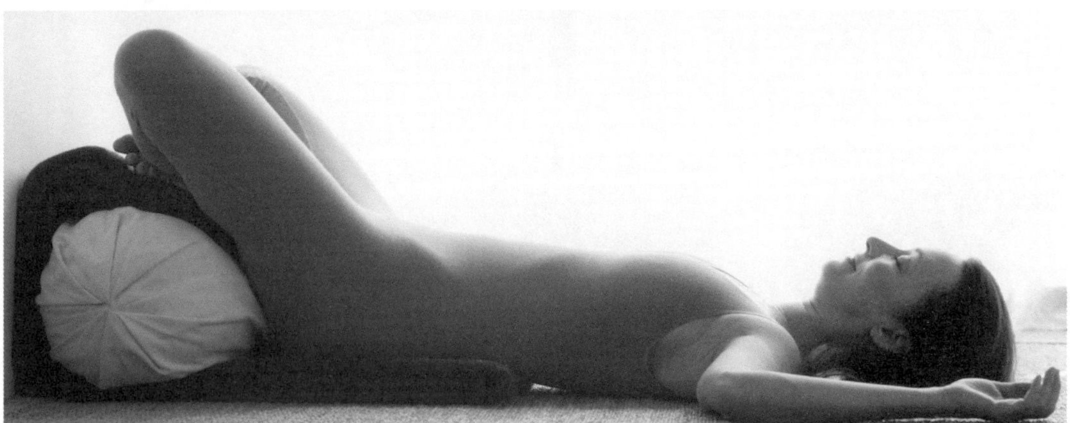

D

PARTE DOIS

A Hora do Despertar

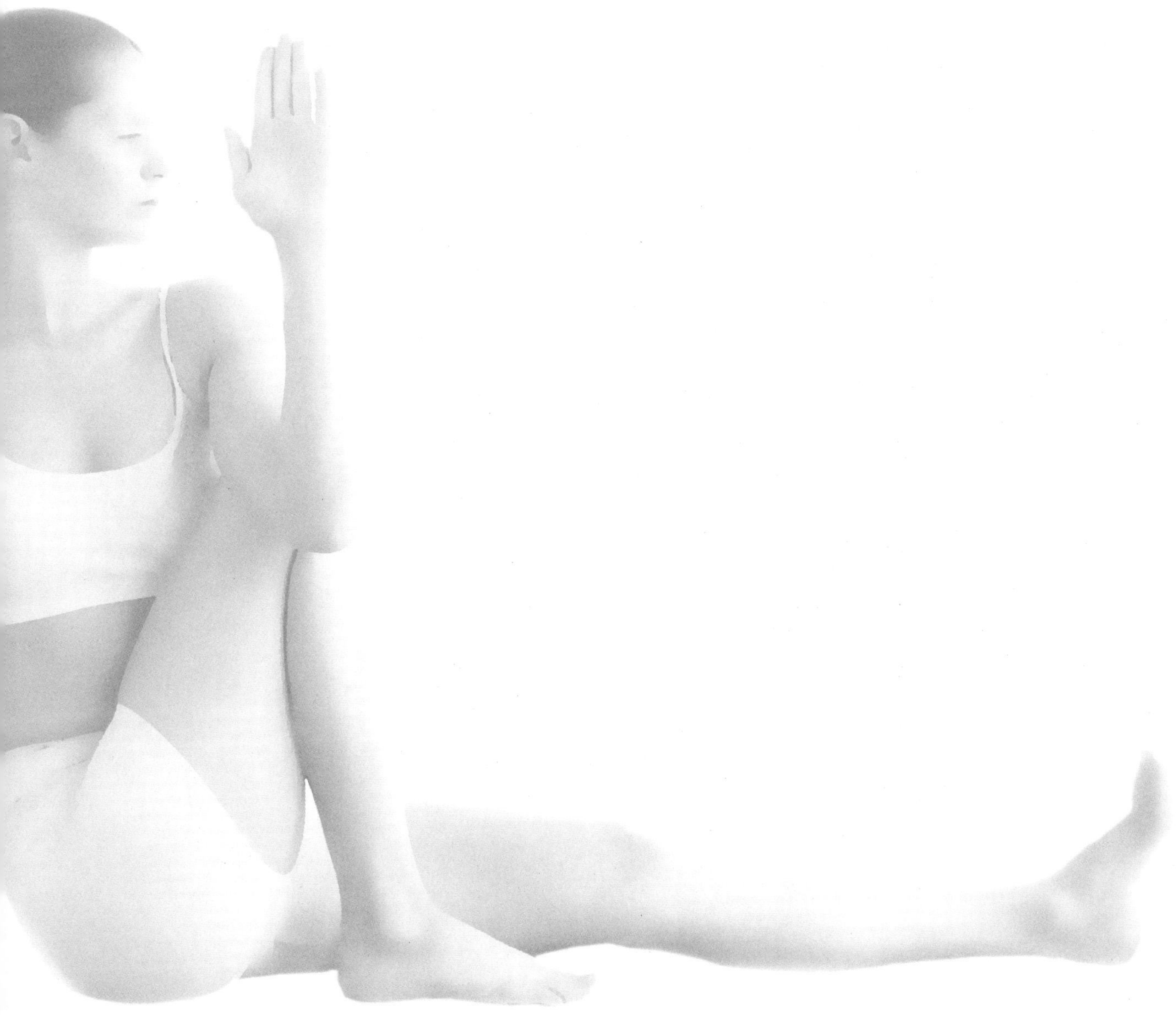

Introdução

Quando minhas filhas estavam crescendo, nossa casa parecia a Estação Central. Para elas e para suas amigas, lá era um lugar para comer, dar um tempo, rir e até chorar quando as coisas não iam bem. As amigas gostavam de conversar comigo, já que eu não era a mãe delas, e me confiavam histórias de amores que não davam certo, de escapadas ousadas, de amigos que traíam e de inimigos que se faziam de amigos. Eu aprendi quando fazer perguntas, quando dar conselhos e quando calar a boca e ficar ouvindo. E percebi, de um novo ponto de vista, que os anos da adolescência e do começo da idade adulta são divertidos, mas são frustrantes na mesma medida.

A puberdade é cheia de pressões sociais, hormônios erráticos e mensagens conflitantes da família e dos amigos. Eu tenho certeza de que você sabe muito bem que a mídia molda (e deforma) seu senso de eu, que ela a bombardeia com imagens nada realistas de mulheres magérrimas com pele perfeita, dentes perfeitos, cabelo perfeito. Com isso, fica muito mais difícil lidar com o novo corpo que você está descobrindo — com a acne, com o aparelho nos dentes e com os quadris cada vez mais largos. Às vezes, parece que você está numa montanha-russa.

Embora os problemas examinados nos próximos três capítulos se apliquem também a mulheres em outros estágios da vida, Patricia e eu preferimos situá-los neste estágio, que é quando costumam aparecer pela primeira vez. Você vai descobrir que a yoga funciona de muitas maneiras maravilhosas. Seja você uma adolescente ou uma estudante universitária, a yoga pode aliviar as cólicas terríveis que você tem todo mês, acalmá-la na TPM (ou antes dos exames finais), regular a menstruação atrasada ou muito forte, e até mesmo prevenir gripes e resfriados.

Embora esses benefícios físicos sejam todos muito bons, as maiores dádivas que a yoga lhe traz são a força, a atenção e a disposição para se amar e para se aceitar. Por mais "estranha" que você se sinta na vida "real", a aula de yoga lhe oferece um abrigo seguro contra suas próprias inseguranças e contra os julgamentos dos outros. As posturas a ensinam a ficar firme em seu poder, a alcançar o mundo do âmago do seu corpo. A força que vem da yoga é, além de física, emocional.

Durante a aula de yoga, você fica livre para explorar seu corpo, suas necessidades emocionais e seus pensamentos, sem a sobrecarga do mundo exterior. Passando de uma postura a outra, deixando que a respiração a leve cada vez mais para dentro do corpo, você aprende a prestar atenção no que acontece dentro de você. Esse dom da atenção pode ser um poderoso aliado. Afinal, se é uma grande lição aprender que os sentimentos se modificam a cada momento, é ainda mais emocionante descobrir que você pode sobreviver a eles!

Muitas adolescentes e jovens mulheres com quem falei expressaram sua gratidão pela yoga. Ellen e Sophia, duas garotas de dezesseis anos de Massachusetts, não conseguiam parar de falar de yoga, de tanto que gostam do assunto. Elas começaram as aulas quando tinham 12 anos e acham que a yoga não se limita às posturas, mas envolve também comunhão, confiança no professor e sentimento de segurança. Sophia, que ficou gravemente deprimida e com distúrbios de ansiedade quando chegou à puberdade, explicou: "A yoga, mais do que qualquer outra coisa, me ajuda a ficar no meu corpo e de bem com ele. Deve ser por causa do ambiente acolhedor das aulas e também porque a própria yoga transcende essas coisas." Ellen quer que outras jovens saibam que a yoga pode fazer o que você quiser — revigorar, fazer sonhar, fortalecer, abrir. E, o que é ainda mais importante: "O fato de você conseguir ou não fazer as posturas não é a questão. O que importa não é fazer as posturas sempre certas, mas deixar que o corpo fique onde tem que ficar. Afinal, quando você está em suas posturas, em seu corpo ou em sua vida, é aí que está segura. Yoga é também estar presente e disponível para si mesma, facilitando tudo o que você faz na vida."

Capítulo 4 Seja Amiga do seu Corpo

KAREN, COMO ELA MESMA ADMITE, É VICIADA EM DIETAS. JÁ PASSOU pelos Vigilantes do Peso muitas vezes. Já aderiu à dieta Atkins, ao plano Pritikin, à dieta dos líquidos. E até mesmo aos comprimidos para emagrecer. Desesperada para perder 15 quilos, embarcou certa vez em um jejum impossível de 10 dias. Com isso, até que perdeu peso, mas ganhou tudo de volta, rapidinho. Nos últimos 5 anos de dietas interrompidas, como ela mesma admite, deve ter perdido "os mesmos 15 quilos várias vezes". Para ela, exercitar-se equivale a ser torturada, mas ela sabe que os exercícios aceleram seu metabolismo, ajudando-a a perder peso. Assim, entrou numa academia e está fazendo jogging, coisa que ela odeia. "Eu não suporto ir para a academia — os espelhos são tantos que eu não consigo esquecer como meu corpo está feio. E malhar com tanta gente de corpo bonito me deixa pior ainda. Aí eu vou para casa e me consolo com um pote de sorvete ou com um pacote de biscoitos de chocolate. Depois eu me odeio ainda mais por ser tão fraca."

A dificuldade de Karen não é nada incomum. Um especialista comentou que 99% das mulheres sofrem devido a uma distorção da imagem corporal. A julgar pela popularidade dos inúmeros programas para perder peso, esse comentário não deve estar muito longe da verdade. A maioria das mulheres já ficou obcecada, alguma vez na vida, com alguma parte de seu corpo — os quadris, os seios, o queixo duplo, a cintura. Segundo o Council on Size and Weight Discrimination, as estatísticas contam uma história desanimadora: 75% das mulheres norte-americanas estão descontentes com a própria aparência; 50% das mulheres norte-americanas estão fazendo dieta, incluindo 50% das meninas de 9 anos e 80% das de 10 anos. Noventa por cento das alunas do curso elementar e médio fazem dieta, sendo que só 10 a 15% estão acima do peso.

Com números assim, seria de se supor que as norte-americanas estão mais em forma do que nunca. Infelizmente, segundo as mesmas estatísticas, 90 a 99% das dietas de emagrecimento fracassam e mais de dois terços de suas adeptas readquirem, no prazo de um ano, o peso que tinham perdido. Mesmo assim, a indústria da dieta é um conglomerado de muitos bilhões de dólares por ano, que continua a alimentar (perdoe o trocadilho) a pouco saudável obsessão da sociedade pela magreza.

Além de serem bombardeadas pela mídia com imagens de belas mulheres magras, consideradas paradigmas de beleza e saúde, as jovens mulheres aprendem que o excesso de peso traz importantes riscos à saúde — pressão alta, doenças cardíacas e câncer. Mas, na verdade, quem passa a vida indo de uma dieta para outra se expõe a riscos maiores, devido às extremas flutuações de peso, do que quem está sempre acima do peso. Segundo Genia Pauli Haddon, criadora da série de vídeos *Yoga for*

Round Bodies, "muitos dos riscos oferecidos pela obesidade podem vir do *stress* e da rejeição gerados pelo fracasso das repetidas tentativas para perder peso e pela internalização de certas mensagens, como ter o corpo gorducho é feio e prejudica a saúde". Ela certamente sabe do que está falando. Como uma "pessoa pesada que não conseguia emagrecer", Genia descobriu, há alguns anos, que aceitando-se como era, acabaria descobrindo um jeito de gostar do seu corpo, tornando-se "mais saudável do que se continuasse tentando emagrecer".

ANOREXIA NERVOSA

Infelizmente, muitas mulheres nem têm a escolha de gostar do próprio corpo "como ele é". É quando a fixação pela magreza se torna mais do que um desejo pouco saudável de perder peso: transforma-se em uma obsessão que pode levar à morte. É claro que ninguém começa uma dieta tendo em mente a anorexia nervosa. No entanto, essa doença perigosa, que mata suas vítimas de fome, ataca 1% das adolescentes e 5% das universitárias, segundo uma estatística divulgada pela National Association of Anorexia Nervosa and Associated Disorders (ANAD). Muitos especialistas dizem que os números podem chegar a três entre cada cem jovens mulheres. Se você sofre dessa doença, sabe o quanto ela é insidiosa e capaz de dominar completamente a sua vida. Caso seja uma ginasta, uma bailarina ou pratica qualquer esporte ou disciplina que exige uma estrita limitação de peso, tem uma chance ainda maior de sucumbir à anorexia.

Em geral, a doença começa quando o seu desejo de ser magra entra em conflito com o tamanho natural do seu corpo. Digamos que você pesa 52 quilos mas quer pesar 47 e começa a fazer uma dieta para perder 5 quilos. Como seu corpo está perfeitamente saudável com 52, ele resiste às suas tentativas de lhe impor um limite inferior: ele torna mais lento o metabolismo, armazenando gordura com mais eficiência, e o apetite por alimentos doces e gordurosos aumenta. Com isso, sua frustração aumenta, assim como o ódio que sente do seu corpo — e você reage reduzindo ainda mais a alimentação.

Os especialistas conseguiram identificar o que eles chamam de personalidade anoréxica. Segundo a National Eating Disorders Organization (NEDO), as anoréxicas tendem ao perfeccionismo, beirando o comportamento obsessivo-compulsivo. São meninas boazinhas, que raramente desobedecem aos professores ou aos pais, são excelentes alunas e atletas, mas tendem a esconder seus sentimentos. Como sempre obedeceram aos desejos dos outros, elas não estão bem equipadas para lidar com o *stress* e problemas típicos do crescimento. Deixando de comer o que elas mesmas se proíbem, podem controlar ao menos um aspecto da vida — o próprio corpo.

Se você é como a maioria das anoréxicas, tem muita dificuldade para admitir que o problema existe. Na verdade, não é fácil abandonar a recém-descoberta sensação de controle e poder que a invade quando você consegue perder peso. Assim, é pouco provável que procure uma terapia para modificar esse comportamento. É isso que faz da anorexia nervosa uma das doenças mentais mais difíceis de curar.

Infelizmente, a anorexia nervosa oferece risco de vida. Segundo o National Institute of Mental Health (NIMH), esse distúrbio obsessivo-compulsivo custa a vida de 20% de suas vítimas e tem um índice de cura de apenas 50%. Seus efeitos a longo prazo incluem irregularidades cardíacas, redução de massa muscular, pressão baixa, osteoporose, diminuição do apetite sexual, cessação da ovulação (o que impede que a anoréxica engravide) e dano cerebral permanente.

BULIMIA NERVOSA

As pesquisas do NIMH revelam que 2 a 3% das adolescentes sofrem de bulimia, um ritual destrutivo que consiste em comer muito e depois vomitar, abusar de laxativos e se exercitar obsessivamente para purgar o corpo de calorias e controlar o peso. Outros especialistas dizem que esses números são por demais modestos e que uma entre cinco universitárias purgam regularmente o corpo.

Extrovertida, ousada e impulsiva, uma jovem bulímica parece uma garota bem-sucedida, de peso médio. Mas, sob a fachada, sua obsessão por comida e por dietas rivaliza com a de sua prima-irmã, a anoréxica. No entanto, ao contrário da anoréxica que se recusa a comer, a bulímica se esbalda com grandes quantidades de comida antes de se forçar a vomitar (em geral várias vezes ao dia) e usa laxantes ou enemas para livrar o corpo do excesso de calorias. Em geral, as anoréxicas se sentem fortes em sua resolução de dominar o corpo, mas quem sofre de bulimia costuma viver em conflito com a vergonha e a confusão diante do comportamento que esconde da família e dos amigos. É interessante notar que a maioria das bulímicas começa a comer demais e a purgar o corpo na adolescência, mas só vai buscar ajuda lá pelos trinta ou quarenta anos. Só que, a essa altura, o comportamento está tão arraigado que é quase impossível tratá-lo. Para piorar as coisas, quem sofre de bulimia sofre também, em geral, de outros distúrbios compulsivos, como alcoolismo, abuso de drogas e compulsão sexual.

Se você é bulímica, corre o risco de ter sérios problemas de saúde associados ao hábito de comer demais e de se purgar. A falência cardíaca por perda de minerais vitais é comum, assim como as pedras nos rins e a falência renal. Comilanças e purgações violentas e freqüentes podem até fazer com que o estômago se rompa. E há outros efeitos menos letais, como danos à parede do esôfago e do intestino, hemorragias nos vasos sangüíneos dos olhos devido ao esforço para vomitar e inchaço nas glândulas do pescoço. O ácido que se forma por tanto vomitar causa erosão no esmalte dos dentes e o *stress* a que o corpo é submetido pode interromper a ovulação.

COMPULSÃO ALIMENTAR

Se você é uma comedora compulsiva, não está sozinha. O National Institute of Mental Health estima que pelos menos 2% da população adolescente sofre desse mal. Como a bulímica, quem sofre de compulsão alimentar não controla o desejo de comer e consome grandes quantidades de comida, em geral seis ou sete vezes ao dia. Se é este o seu caso, a diferença entre você e sua irmã bulímica é que você não completa o ritual, purgando o corpo das calorias que consumiu. Segundo o NIMH, a maioria das comedoras compulsivas são obesas e passam por drásticas flutuações de peso, o que as predispõe à pressão alta, às altas taxas de colesterol, ao diabetes, às doenças cardíacas e a problemas de vesícula. Além desses males físicos, a maioria luta para superar a depressão e a ansiedade, correndo um grande risco de suicídio.

O QUE PROVOCA OS DISTÚRBIOS ALIMENTARES?

Os especialistas concordam que a fixação da sociedade ocidental em modelos e celebridades excessivamente magras faz com que as meninas passem a se desprezar e a se punir pelas curvas que a puberdade traz ao corpo adolescente. Mas por que algumas meninas reagem com tanta violência a essas mensagens enquanto outras parecem lidar com elas sem maiores problemas?

Na verdade, ninguém sabe ao certo. Dizem os especialistas que uma combinação de fatores sociais, biológicos e ambientais contribui para a doença. Em uma conversa que tive há alguns anos com Jody Yeary, uma psicóloga de San Francisco especializada em distúrbios alimentares, ela afirmou o óbvio: "Os distúrbios alimentares começam quando se começa a fazer dieta. Ninguém adquire um distúrbio alimentar se não começar a fazer dieta." Gretchen Newmark, uma nutricionista clínica especializada em administração do peso e distúrbios alimentares, acha que tantas adolescentes sucumbem à anorexia, à bulimia e à compulsão alimentar porque a sociedade exige delas que sejam magras. Na verdade, ela costuma se perguntar por que um número ainda maior de meninas não sucumbe à doença.

Não é por acaso que a maioria das doenças alimentares começa logo depois da puberdade, um período estressante em que os níveis hormonais começam a flutuar, acentuando as curvas do corpo. Seus pais garantem que esse ganho de peso é temporário, mas você não tem tanta certeza assim: seu corpo a traiu e parece que você perdeu o controle sobre a própria aparência. Além disso, "temporário" parece ser uma eternidade quando os colegas — e a sociedade como um todo — a julgam estritamente pela aparência. Mesmo que, interiormente, você saiba que essa obsessão pela magreza não é saudável, às vezes é difícil ignorá-la, já que tantos exemplos demonstram que um corpo "bonito" e magro leva à felicidade, aos amigos, aos namorados e a todas as boas coisas da vida.

É claro que a vontade de ser aceita e de fazer sucesso entre os meninos não é a única razão que leva as meninas a abusar do próprio corpo. Para algumas, a idéia de ser sexualmente atraente para os meninos é, na verdade, traumática e vergonhosa. Essas meninas passam fome na tentativa de fazer o corpo voltar a ter uma aparência mais infantil. Há também os casos em que a dinâmica familiar (alcoolismo, abuso físico e emocional, divórcio) leva a menina a usar a comida como meio para bloquear a dor ou para ter algum controle sobre um mundo que não faz mais sentido. Uma menina que estava se recuperando da anorexia, me disse que teria procurado terapia muito mais cedo se a mãe tivesse percebido sua súbita perda de peso e mostrado alguma preocupação.

Como os distúrbios alimentares ocorrem dentro da família, a dra. Yeary acredita que o sucesso do tratamento depende do envolvimento de todos. Pesquisadores do NIMH dizem que, segundo alguns estudos, uma menina cuja mãe se preocupa demais com o seu peso e a sua beleza e cujo pai é excessivamente crítico com relação à sua aparência tem mais probabilidade de desenvolver um distúrbio alimentar. Outros pesquisadores observam que mães que se preocupam obsessivamente com o próprio peso e com a própria imagem corporal enviam uma forte mensagem à filha, equiparando aparência física a auto-estima e sucesso pessoal. E, é claro, meninas que praticam atividades que exigem um peso ideal, como ginástica, dança e atletismo, muitas vezes sofrem de problemas alimentares.

INDICADORES BIOQUÍMICOS

Uma pesquisa financiada pelo NIMH começa a avaliar a possibilidade de disfunções bioquímicas nas pessoas que sofrem de distúrbios alimentares, com especial atenção ao sistema neuroendócrino, uma combinação do sistema nervoso central e dos hormônios do corpo. Esse sistema controla inúmeras atividades do corpo e da mente, incluindo a função sexual, o desenvolvimento físico, o apetite, a digestão, os padrões de sono, o funcionamento do coração e dos rins, as emoções, o pensamento e a memória. Os cientistas já sabem que as pessoas que sofrem de depressão têm baixos níveis de serotonina e norepinefrina; como muitas pessoas com distúrbios alimentares também lutam contra a depressão, talvez também tenham falta desses neurotransmissores no organismo.

O mesmo grupo de pesquisadores descobriu níveis mais altos de cortisol — um hormônio liberado em momentos de *stress* — no cérebro de anoréxicas e portadoras de depressão clínica, o que pode indicar um mau funcionamento do hipotálamo. (O hipotálamo é uma glândula minúscula, localizada perto do centro do cérebro, que regula as necessidades básicas do corpo, como fome, sede, desejo sexual e temperatura corporal.) Há outros hormônios que podem fugir aos padrões normais: vasopressina, liberado em momentos de intenso *stress* físico e emocional, e colecistoquinina (CCK), um hormônio que faz com que o corpo se sinta satisfeito depois de comer. Os cientistas descobriram níveis muito baixos deste hormônio nas bulímicas, o que os levou a indagar se não é isso que impede que essas mulheres se sintam saciadas depois de consumir grandes quantidades de comida.

A TEORIA AYURVÉDICA

Nancy Lonsdorf, médica e terapeuta ayurvédica, e seus co-autores, dão uma explicação ayurvédica para os distúrbios alimentares no livro: *A Woman's Best Medicine: Health, Happiness, and Long Life through Ayurveda.* Dizem os autores que, de acordo com esse sistema de cura indiano, que existe há três mil anos, tudo o que experimentamos através dos sentidos e da mente nos afeta fisiologicamente. Na verdade, afirmam que "ingerimos e digerimos tudo", do ar que respiramos ao comportamento dos outros. Na adolescência, que já é difícil por si só, quando você se vê diante de fatores extras de *stress* — ter que perder peso para o balé, o fora do namorado, a morte da avó — pode ser incapaz de processar esse excesso e até se culpar pelo que sente. Então, algumas meninas se punem diminuindo a alimentação, o que, segundo Lonsdorf, reflete uma aversão por si mesmas. Quanto mais você se nega, mais distante fica de si mesma, sendo então menos provável que perceba o que o corpo realmente precisa.

TRATAMENTO CONVENCIONAL

Médicos e terapeutas especializados em distúrbios alimentares nem sempre concordam a respeito da melhor linha de tratamento, mas dizem unanimemente que a intervenção precoce é vital. No artigo de Kristin Leutwyler, publicado na edição do *Scientific American* dedicada à saúde da mulher, Katherine Halmi, professora de psiquiatria na Cornell University e diretora da clínica de distúrbios alimentares do New York Hospital, revela números assustadores: 7,7% das anoréxicas vão morrer dentro de 10 anos e 25% depois de sofrer por 30 anos. Os especialistas também são unânimes em dizer que as anoréxicas precisam chegar a 90% do peso normal para conseguir se recuperar completamente, o que causa horror à maioria delas. Alguns terapeutas conseguiram bons resultados prescrevendo às anoréxicas comida suficiente para manter o peso do momento, passando depois a aumentar aos poucos a ingestão calórica em não mais de 200 calorias por semana. Mas, para ter sucesso, a terapia tem que tratar os aspectos psicológicos do distúrbio alimentar e não apenas os físicos. A dra. Yeary diz que é contraproducente esperar que essas meninas cheguem ao fundo do poço para depois intervir porque o distúrbio alimentar começa a fazer parte do "seu desenvolvimento e se torna parte delas. Elas perdem completamente a identidade no distúrbio alimentar" e não conseguem mais separá-lo de si mesmas.

O tratamento convencional inclui intervenção médica, psicoterapia com a paciente e sua família, aconselhamento nutricional e, muitas vezes, hospitalização. Alguns médicos obtêm um sucesso limitado com antidepressivos como Zoloft e Prozac, especialmente no tratamento de bulímicas e comedoras compulsivas que sofrem também de depressão. Poucos terapeutas vêem essas drogas como uma panacéia, ainda mais que raramente funcionam no caso das anoréxicas.

Alguns terapeutas acreditam que as alergias alimentares têm uma certa influência, principalmente no caso das comedoras compulsivas. Os Compulsivos Anônimos aconselham a suspensão de açúcar branco, farinha branca e alimentos processados, o que, em alguns casos, elimina os sintomas. Algumas bulímicas e comedoras compulsivas sofrem de candidíase, um problema que faz com que as leveduras proliferem nos intestinos, provocando ondas de uma intensa vontade de comer. Por isso, é bom fazer uma completa avaliação física para descartar esse tipo de problema.

Infelizmente, se você está lutando contra a anorexia, sabe como é difícil admitir que o problema existe, o que é vital para que o tratamento funcione. Mesmo que você queira melhorar, a idéia de ganhar peso é, no melhor dos casos, assustadora. Se você luta contra a bulimia ou contra a compulsão alimentar, saiba que pode se beneficiar da terapia em grupo e da terapia cognitiva comportamental.

COMO A YOGA PODE AJUDAR

A yoga pode ajudar quem, como a Karen da nossa primeira história, luta com o próprio peso ou quem já desenvolveu um distúrbio alimentar. A hatha yoga e os suaves exercícios respiratórios (pranayama) ajudam quem sofre de qualquer tipo de distúrbio alimentar ou de fixação na imagem corporal. Gretchen Newmark diz que a yoga é um bom agente terapêutico porque "trata o corpo de dentro para fora. Ela se concentra muito mais na força, na flexibilidade, no equilíbrio e na respiração do que na aparência".

Genia Pauli Haddon, criadora da série de vídeos *Yoga for Round Bodies,* concorda. A yoga, diz ela, faz com que muitas jovens deixem de ter como meta a perda de peso, passando a buscar o máximo de saúde com o corpo que têm. Segundo ela, deixar-se levar pela yoga a superar as antigas limitações foi muito mais eficaz do que tentar mudar o corpo (peso, flexibilidade ou força) por meio da simples força de vontade. Embora, sem fazer dieta, ela tenha perdido 25 quilos nos dois primeiros anos de yoga, a maior mudança para Genia foi sentir-se bem, pela primeira vez, com o seu corpo volumoso. "Eu aprendi com a yoga que a melhor maneira de alcançar as minhas metas é esquecê-las e aproveitar a prática de cada dia." Ela diz que, em vez de fixar a atenção nas modificações que pretende conseguir, você deve observar seu corpo como ele é. Observe-o todas as vezes que entrar numa postura, absorvida pelas sensações do momento. "A yoga me ensinou que o mais poderoso agente de transformação é essa atenção consciente e amorosa."

O melhor conselho que Genia dá às suas alunas é que reavaliem suas metas. "A meta não é parecer a fotografia de alguém fazendo uma postura ou se criticar por ser como é. Sua intenção deve ser descobrir como cada postura vive no interior do seu corpo, que é único, mesmo quando está prestando atenção nas instruções do professor para manter um bom alinhamento." Sejam quais forem as suas dificuldades, sejam quais forem os problemas que tem com a sua silhueta e com a imagem que faz de si mesma, o conselho de Genia serve para lembrá-la de confiar no próprio corpo e na capacidade que ele tem de lhe ensinar as nuanças do que é melhor para você.

Quando recomendam a yoga às suas clientes, a maior dificuldade que os terapeutas enfrentam é fazer com que elas a pratiquem. Muitas anoréxicas rejeitam a yoga porque, não sendo aeróbica, não queima todas as calorias que querem queimar. Amie, que tem anorexia e bulimia e é cliente de Gretchen Newmark, diz que, no começo, não foi fácil fazer yoga. Ela resistia, achando que não estava conse-

Patricia Diz

Além do apoio emocional e espiritual, a yoga ajuda, psicologicamente, a reverter ou minimizar os efeitos a longo prazo da privação ou abuso de comida.

- Para as jovens, as inversões são um ótimo aliado. Elas ajudam a equilibrar o sistema endócrino (glandular), a estabilizar a pressão sangüínea (que pode ficar perigosamente baixa se você for anoréxica) e a regular a menstruação atrasada.
- A Parada de Ombros (Sarvangasana), uma das posturas favoritas entre as adolescentes, acalma o sistema nervoso e detém a reação lutar-ou-fugir que o *stress* crônico aciona no corpo (mais informações no Capítulo 6). Como inclui um travamento de queixo, a Parada de Ombros estabiliza também a tireóide.
- As flexões para a frente acalmam as glândulas supra-renais, que trabalham em excesso quando o corpo está sob *stress*.
- As posturas em pé e em equilíbrio aumentam a força.
- Torções e flexões para trás ativam as glândulas supra-renais e favorecem seu funcionamento.

guindo nada. Nas três primeiras aulas, quando ficava deitada numa postura de repouso, ela só pensava nas calorias que tinha ingerido naquele dia e em quantas já tinha queimado. Mas, na quarta aula, ela começou a gostar. Sentia-se realizada nas posturas mais fortes e, quando fazia a Postura do Cadáver (Savasana), tinha uma sensação de calma que nunca antes tinha experimentado.

Depois de um mês de aulas, Amie percebeu mais uma coisa: a yoga tinha começado a ocupar o lugar do hábito de comer demais e purgar o corpo. Ela estava acostumada a realizar esse ritual à noite, mas agora não tem mais tempo porque vai às aulas de yoga justamente nesse horário. A yoga se transformou no novo hábito, que abalou e que eventualmente vai substituir o antigo. Marion Woodman, terapeuta junguiana e autora de *Addiction to Perfection*, enfatiza esse ponto. Ela diz que os dependentes são mestres em criar rituais e que as mulheres que sofrem de distúrbios alimentares não são exceção. A chave para a recuperação, segundo Woodman, é "encontrar uma saída criativa para romper o antigo padrão. Você tem que descobrir a sua própria maneira de expressar quem você é".

Quem é bulímica, como Amie atesta, nem sempre está disposta a abrir mão da comilança e purgação de todas as noites. As comedoras compulsivas muitas vezes sentem tanta vergonha e aversão pelo próprio corpo que nem conseguem se imaginar fazendo posturas de yoga. Uma mulher admitiu que não tinha coragem de ir a um curso de yoga especial para alunos com sobrepeso porque tinha medo que os outros ficassem horrorizados ao ver *o quanto* ela era gorda. E se ela fizesse uma postura e não conseguisse mais sair? Ficaria tão arrasada que nem conseguiria pedir ajuda.

Seja qual for o tipo de distúrbio alimentar que a atormenta, fazer apenas as formas mais rigorosas de yoga, como Ashtanga ou Bikram, não é a solução. Se você é anoréxica, não precisa de seqüências ativas e fluentes para descobrir sua força porque não se acha fraca nem indefesa. Você busca posturas que queimem calorias. Afinal, como é que uma prática revigorante de yoga vai diminuir seus quadris? Se você é bulímica ou comedora compulsiva, certamente não quer chegar perto demais de suas emoções. No entanto, para se curar, você precisa fazer posturas revigorantes, que lhe permitam voltar a atenção para dentro e a ficar amiga do seu corpo.

Infelizmente, não é fácil introduzir as posturas mais meditativas para mulheres que sofrem de distúrbios alimentares. Segundo Newmark, professora de yoga, a agitação e impulsividade das bulímicas e comedoras compulsivas, assim como a falta de desenvolvimento do sistema nervoso e o desequilíbrio eletrolítico das anoréxicas, fazem com que, no início, seja impossível para essas alunas manter a imobilidade na Postura do Cadáver (Savasana) ou sentar-se em meditação. A maior parte das professoras de yoga que trabalham com anoréxicas ou bulímicas acha que é melhor começar com uma prática abrangente mas não muito rigorosa. Uma anoréxica, em particular, aumenta o seu poder ao negar alimento ao corpo. Mas a yoga lhe mostra como ter essa sensação de poder em parceria com o corpo e não contra ele.

A Yoga e as Emoções

A yoga a desafia pondo-a frente a frente com as suas emoções — o que nem sempre é confortável. No nível físico, uma anoréxica trabalha duro para não ter crises de fome, tontura e fadiga. No nível emocional, ela se isola das sensações, já que é doloroso demais enfrentá-las. Deitada numa esteira de yoga, sem nenhum lugar para ir, sem nada para ir atrás e ninguém para impressionar, as emoções, sensações e sentimentos podem vir à superfície. Seja isso divertido ou assustador, segundo Patrícia, você aprende que os seus sentimentos não são você, que é possível sobreviver a eles e que você pode ser forte e capaz de maneira saudável.

Se você sofre de bulimia ou de compulsão alimentar, deve estar divorciada das próprias emoções. Na verdade, a própria natureza dos seus excessos é inconsciente. Como observa a analista junguiana Marion Woodman, a comida "amortece a dor e afasta o medo". Newmark diz que no início da terapia e do curso de yoga, muitas de suas alunas (como Amie) ficam ainda pior. "Elas começam a perceber que são infelizes," diz ela. "Que estão imersas em dor emocional." E ficam com medo. Para algumas mulheres, a yoga pode ser íntima demais, próxima demais do coração, e elas relutam em ir até lá.

Mas, para outras, a yoga oferece um lugar seguro para explorar os sentimentos porque começa no nível físico, com o corpo. Amie é um bom exemplo. Ao descobrir que conseguia sentir-se bem numa postura — mesmo em posturas desconfortáveis, mesmo quando queria fugir — ela aprendeu algumas lições valiosas: que não precisa ceder a cada impulso (incluindo o desejo de abusar da comida ou de se privar dela); que consegue ser paciente; que pode ter a certeza de que o corpo sabe do que precisa. Ela admite até que espera ansiosa pelas aulas que tem três vezes por semana porque são as únicas horas em que não fica se perguntando: "Será que estou gorda? Será que estou magra? Será que estou bonita?" Em vez disso, ela se pergunta: "Será que consigo ficar nesta postura? Será que consigo me equilibrar?"

Mas, o que é mais importante, a yoga ensina a jovens como Amie que, se conseguem sobreviver ao desconforto de uma postura difícil, conseguem sobreviver também aos próprios sentimentos. Carla, uma comedora compulsiva, fala do dia em que descobriu que seu corpo conseguia fazer uma Postura do Guerreiro II modificada (Virabhadrasana II) sem ficar travado nem cair. "Que eu me lembre, essa foi a primeira vez que senti orgulho de mim mesma." Genia Pauli Haddon faz eco a esse sentimento: "Quando aprendi, com a yoga, a ficar presente, fui deixando de usar a comida como uma alternativa para me sentir bem." E Rosie, uma jovem bulímica de Wisconsin, descobriu que, praticando

Os Sins e Nãos da Prática de Yoga

• Se você é bulímica ou comedora compulsiva, talvez sinta vontade de vomitar quando começar a fazer inversões ou flexões para a frente em pé. Se for esse o caso, comece com inversões mais fáceis e com apoio, como a Postura com as Pernas Levantadas contra a Parede (Viparita Karani) e flexões para a frente, como a Postura em Pé com Flexão para a Frente em Ângulo Aberto (Prasarita Padottanasana), mas com a cabeça levantada. Essas posturas logo vão ficar mais fáceis.
• Se ficar deitada na Postura do Cadáver (Savasana) a deixa agitada, não se force. Fique nessa postura durante algumas poucas respirações. Experimente sentar, respirar com os olhos fechados e depois voltar à posição, ou ficar de pé na Postura da Montanha (Tadasana) durante algumas respirações.
• Procure um curso de yoga em que a atmosfera seja de apoio e não de competição e em que a professora esteja acostumada a trabalhar com acessórios, para que consiga ajustar as posturas às necessidades do seu corpo. Praticar yoga com mulheres semelhantes a você, no corpo e na alma, faz a diferença.
• O corpo de cada uma de nós é único. O que funciona para outras mulheres pode não funcionar para você. Tenha certeza de que o seu corpo pode lhe ensinar as nuanças do que é melhor para você.

yoga regularmente, aprendeu a acalmar sua energia nervosa e agitada e a se concentrar no corpo de uma forma que não é negativa nem destrutiva.

Todas as adolescentes com as quais falei dizem que a yoga as ajuda psicologicamente e emocionalmente, mas que a chave de seu poder reside na segurança da sala de aula, na sensação de companheirismo que sentem com as colegas do grupo. Nenhuma delas se sente julgada pela aparência ou pelo que diz. Uma menina disse que a professora tem sempre uma postura para "tudo o que enfrentamos no momento". Outra disse que o grupo de meninas que fazem yoga juntas é tão acolhedor que "nos permite ser o que queremos ser e a aula se transforma naquilo que precisamos que ela seja naquele determinado dia".

Jill Minye, minha amiga e professora de yoga no norte da Califórnia, trabalhou com inúmeras jovens portadoras de distúrbios obsessivos compulsivos, incluindo anorexia, bulimia e dependência de álcool e drogas. Ela me contou histórias incríveis de jovens cuja vida se modificou totalmente por meio de uma terapia que inclui uma prática de yoga adequada e abrangente. O que ela recomenda? Posturas em pé, para ficar mais forte e com os pés no chão. Por meio de asanas como a Postura do Guerreiro (Virabhadrasana) ou a Postura do Triângulo Estendido (Utthita Trikonasana), você aprende a se apoiar nos próprios pés, a contar com o próprio poder e a ficar no mundo. Se você é anoréxica ou bulímica, as posturas em pé lhe ensinam que o poder não se limita ao que você se permite ou não permite fazer. Se é comedora compulsiva, que ele não se restrinja apenas ao modo como você se protege. Sejam quais forem as suas dificuldades alimentares, você pode aprender a reunir o poder em um único momento — na Postura da Montanha (Tadasana), por exemplo — e ter uma sensação maravilhosa. São pequenos momentos de sucesso: "Ei, eu fiz a postura, não caí e vou passar para a fase seguinte intacta!" Jill diz também que é importante escolher posturas que a façam "sair de dentro da cabeça" para voltar a atenção ao seu centro.

Patricia inclui flexões para trás que, segundo ela, abrem o peito e têm um sensível efeito sobre o bem-estar, e inversões, que podem ser um fator de equilíbrio emocional. As posturas revigorantes, como a Postura do Cadáver (Savasana), permitem que você relaxe profundamente e se entregue, o que, segundo Gretchen Newmark, é marcadamente diferente da necessidade de controle a que se agarram as mulheres com distúrbios alimentares.

Na aula de yoga, a atenção na respiração põe as mulheres ainda mais em contato com suas emoções. Amie fala do alívio — e da alegria — que sentiu quando descobriu que sua respiração acontecia sozinha, naturalmente. Ela não precisava controlá-la e aprendeu que, se parasse e esperasse, a respiração viria de novo. Para muitas mulheres, esse é o primeiro passo para aprender a se soltar. Para outras, o simples fato de aprender a respirar corretamente já alivia bastante o *stress.* O estado profundo e relaxado que a yoga traz faz com que você fique receptiva às sugestões positivas da professora e, em última análise, do seu próprio corpo.

Patricia Diz

Aqui, eu programei dois tipos de seqüências. A primeira começa de maneira mais vigorosa e oferece posturas que fazem com que você se sinta forte e capaz, e outras que a ajudam a relaxar completamente — uma parte essencial da yoga. Se precisar, use a parede como apoio nas posturas em pé ou modifique as posturas, como é descrito na Seqüência Revigorante da Mulher, no capítulo 3. Não fique desanimada se não conseguir fazer algumas posturas; há, definitivamente, muito valor na tentativa — você vai ficar surpresa com a rapidez com que o seu corpo reage a seus esforços.

A segunda seqüência começa com posturas revigorantes e evolui para posturas mais difíceis. É uma seqüência muito boa para quem está deprimida ou com pouca energia, já que as primeiras posturas têm o objetivo de abrir o peito e o coração (o que serve para abrir a mente e elevar o ânimo). Seguindo-se a elas, as flexões para a frente acalmam o sistema nervoso e esfriam o cérebro.

UMA SEQÜÊNCIA PARA DISTÚRBIOS ALIMENTARES: FORTALECE E ENERGIZA

Muitas mulheres jovens, que sofrem por ter uma imagem corporal pouco favorável, embora não tenham distúrbios alimentares agudos, se beneficiam fazendo esta seqüência que fortalece e energiza. As posturas em pé e em equilíbrio trazem uma sensação de força e realização que não está associada à comida que você come (ou não come). E as posturas finais oferecem um cuidado relaxante para a mente e para o corpo inteiro.

1. Postura da Montanha (Tadasana)
2. Postura da Montanha com Braços acima da Cabeça (Urdhva Hastasana em Tadasana)
3. Postura do Triângulo Estendido (Utthita Trikonasana)
4. Postura do Guerreiro II (Virabhadrasana II)
5. Postura Estendida em Ângulo Lateral (Utthita Parsvakonasana)
6. Postura da Meia-Lua (Ardha Chandrasana)
7. Postura em Pé com Flexão para a Frente em Ângulo Aberto (Prasarita Padottanasana)
8. Postura do Cachorro Olhando para Baixo (Adho Mukha Svanasana)
9. Postura em Pé com Flexão para a Frente (Uttanasana)
10. Postura da Criança (Adho Mukha Virasana)
11. Postura Sentada com Torção Simples (Bharadvajasana)
12. Parada de Cabeça (Sirsasana)
13. Postura Invertida do Bastão (Viparita Dandasana)
14. Postura do Arco Olhando para Cima (Urdhva Dhanurasana)
15. Parada de Ombros (Sarvangasana)
16. Postura do Arado (Halasana)
17. Postura da Ponte (Setu Bandha Sarvangasana)
18. Postura com as Pernas Levantadas contra a Parede (Viparita Karani)
19. Postura do Cadáver (Savasana)

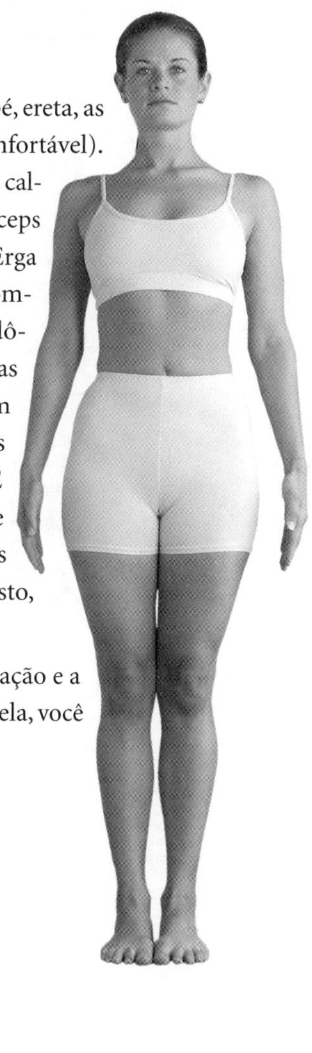

1. POSTURA DA MONTANHA (Tadasana) Fique em pé, ereta, as pernas juntas (com os dedões se tocando, se for confortável). Distribua o peso por igual entre as solas dos pés e os calcanhares. Estique os joelhos puxando os quadríceps (músculo da parte da frente das coxas) para cima. Erga o esterno (osso do peito) e abra o peito, levando os ombros para trás e as escápulas para dentro. Erga o abdômen e leve o cóccix para dentro, sem empurrar as coxas para a frente. Estenda os braços para baixo, com as palmas das mãos voltadas para as coxas e os dedos juntos. Mantenha os ombros afastados das orelhas. É normal ter alguma curvatura na área lombar (base das costas). Fique nessa postura de 20 a 30 segundos — ou mais — respirando normalmente e com o rosto, pescoço e garganta relaxados.

EFEITOS Esta postura abre o peito, melhora a respiração e a circulação e ajuda a corrigir problemas de postura. Nela, você se sente forte e com os pés no chão.

2. POSTURA DA MONTANHA COM BRAÇOS ACIMA DA CABEÇA (Urdhva Hastasana em Tadasana) Fique na Postura da Montanha (Tadasana). Vire as palmas das mãos para dentro e, lentamente, erga os braços para os lados e acima da cabeça, mantendo os ombros baixos e distantes das orelhas. Erga o peito e leve as escápulas bem para dentro das costas. Respire normalmente e fique nesta postura de 20 a 30 segundos. Para sair, solte os braços dos lados do corpo.

EFEITOS Esta postura desperta o corpo inteiro, alivia a rigidez dos ombros e da base das costas e ajuda a corrigir o alinhamento postural.

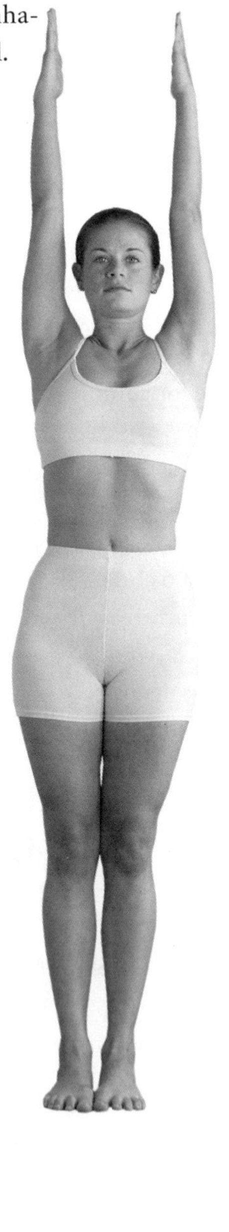

3. POSTURA DO TRIÂNGULO ESTENDIDO (Utthita Trikonasana) Fique na Postura da Montanha (Tadasana). Afaste bem os pés, que devem ficar a mais ou menos um metro um do outro; gire o pé esquerdo 90 graus para fora e o direito levemente para dentro. O calcanhar do pé esquerdo deve ficar alinhado ao arco do direito. (Ponha um bloco junto ao lado externo do pé esquerdo, pois pode precisar dele depois.) Alongue os braços para os lados, alongue-se para cima através dos quadríceps e erga o abdômen e o peito. Ao expirar, mantendo as costas retas, estenda o tronco para a esquerda e leve a mão esquerda até o chão ou até o bloco. Pressionando a mão no chão ou no bloco, alongue-se para cima através do braço direito, fazendo com que o alongamento cruze o peito. Leve as escápulas para dentro, vire o peito em direção ao teto e olhe para a frente ou para cima, em direção à mão direita. Respire normalmente e mantenha a postura de 20 a 30 segundos. Inspirando, erga-se e endireite o torso. Repita a postura do lado direito antes de voltar à Postura da Montanha.

EFEITOS Esta postura alonga e fortalece a coluna; traz flexibilidade aos músculos das costas; tonifica as pernas; ajuda a equilibrar o funcionamento do fígado, dos rins e do baço. É uma postura poderosa, que vai ensiná-la a se firmar em sua base, a aumentar a força e a determinação.

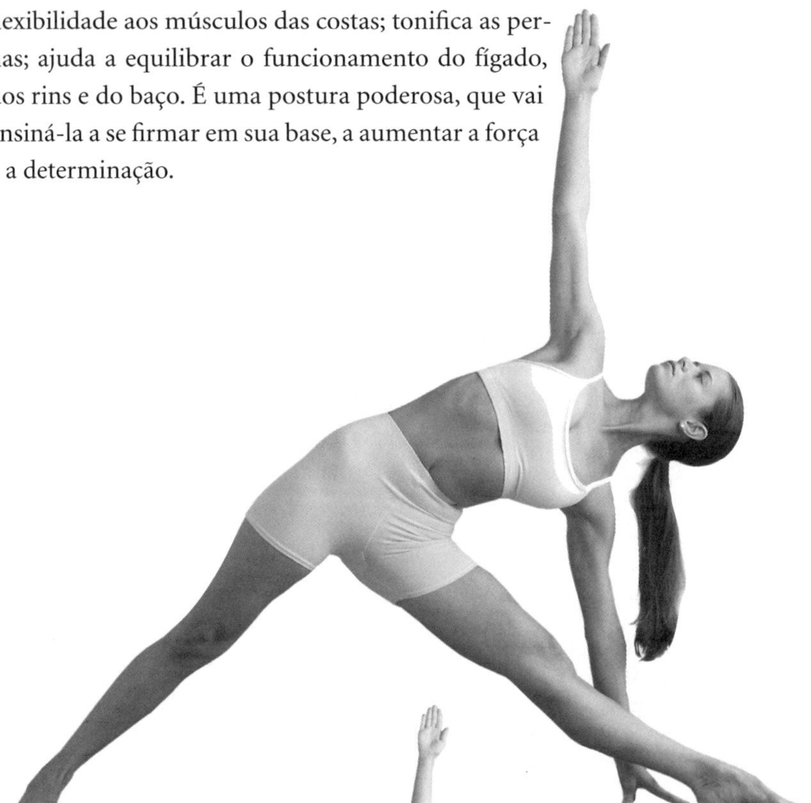

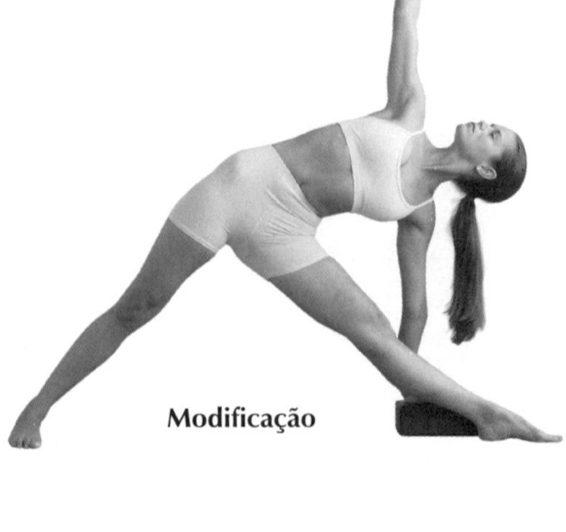

Modificação

4. POSTURA DO GUERREIRO II (Virabhadrasana II) Fique na Postura da Montanha (Tadasana). Afaste os pés o máximo possível, desde que não se sinta desconfortável (1,20 metro, mais ou menos); gire o pé esquerdo 90 graus para fora e o direito levemente para dentro. O calcanhar do pé esquerdo deve estar alinhado ao arco do direito. Alongue os braços para os lados, até que fiquem paralelos ao chão. Expirando, flexione o joelho esquerdo de forma que a coxa fique paralela ao chão e a tíbia perpendicular a ele. (Se o joelho ultrapassar o tornozelo, é preciso afastar ainda mais os pés.) Vire a cabeça para olhar por cima do braço esquerdo, logo além das pontas dos dedos. Imagine que os braços estão brincando de cabo-de-guerra. Fique nesta postura de 20 a 30 segundos, se possível. Se não conseguir, entre e saia dela várias vezes.

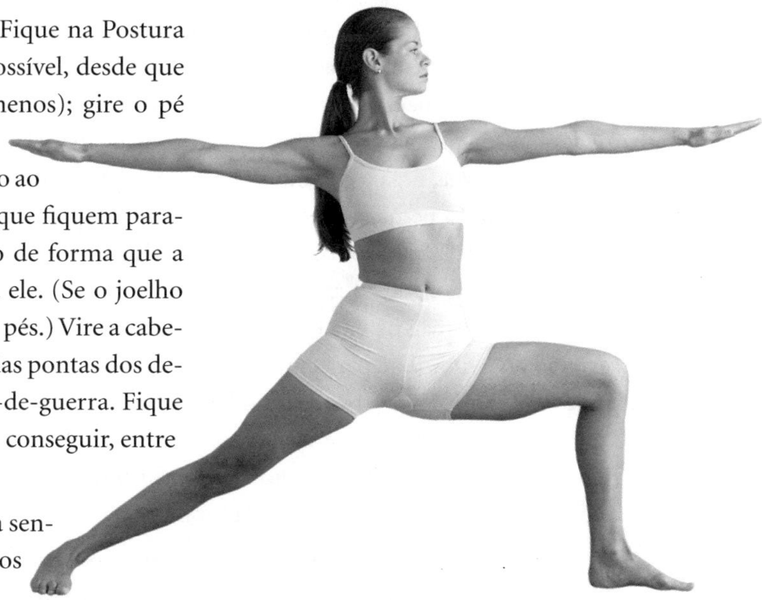

EFEITOS Esta postura aumenta a força, a confiança e a sensação de poder. Além disso, ela tonifica as pernas, os quadris e as coxas.

5. POSTURA ESTENDIDA EM ÂNGULO LATERAL (Utthita Parsvakonasana) Siga as instruções para a Postura do Guerreiro II (Virabhadrasana), flexionando o joelho esquerdo de forma que a coxa fique paralela ao chão e a tíbia perpendicular a ele. (Se o joelho ultrapassar o tornozelo, é preciso afastar ainda mais os pés.) Com as costas retas, expire e estenda o tronco para a esquerda, leve a mão esquerda até o chão (ou até um bloco) e alongue o braço direito acima da orelha direita. Leve as escápulas para dentro, vire o tronco para o teto e olhe para a frente ou para o teto. Vire o abdômen para a direita. Respire normalmente e fique na postura de 20 a 30 segundos. Inspirando, levante-se e endireite o torso. Repita a postura do lado direito, depois vire os dedos dos pés para fora e volte à Postura da Montanha (Tadasana).

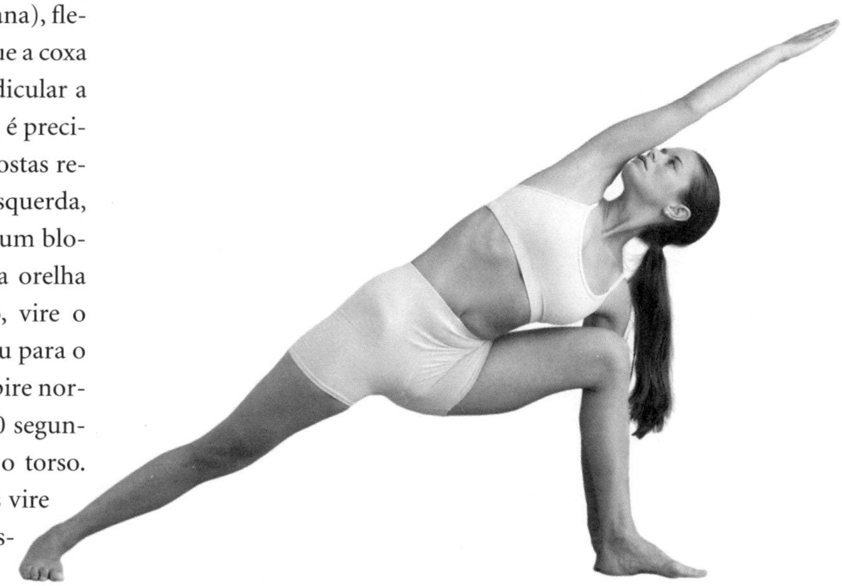

EFEITOS Esta postura alonga e fortalece a coluna, traz flexibilidade aos músculos das costas e alivia a dor ciática e a rigidez das articulações, particularmente dos quadris, virilha e tendões das pernas e ombros. Ela a ajuda também a aumentar a força, a confiança e a determinação.

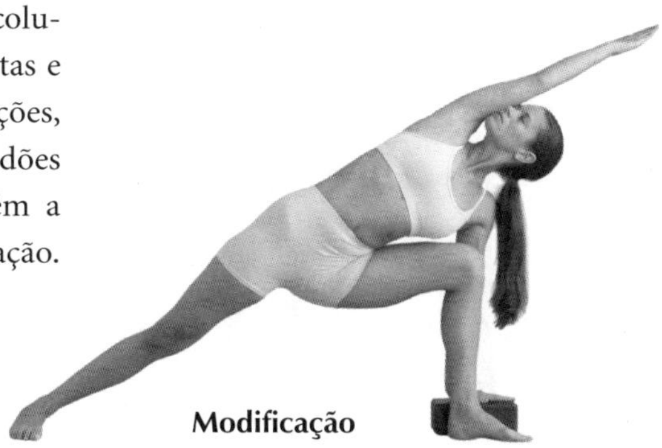

Modificação

6. POSTURA DA MEIA-LUA (Ardha Chandrasana) Faça a Postura do Triângulo Estendido (Utthita Trikonasana) para a esquerda (ver p. 90.) Flexione a perna esquerda de forma que o joelho ultrapasse o tornozelo, ponha as pontas dos dedos da mão esquerda no chão (ou sobre um bloco), uns trinta centímetros à frente da perna esquerda. Erga o calcanhar direito do chão e fique na ponta do pé. Expirando, estique a perna esquerda e, ao mesmo tempo, levante a direita até que ela fique paralela ao chão (ou um pouco mais alta). Gire a área pélvica e o peito para o teto. Alongue o braço direito para cima até que se alinhe com os ombros e abra ainda mais o peito e a pélvis. Leve as escápulas para dentro das costas e expanda o peito. Olhe para cima, em direção à mão direita, ou para a frente. Fique nesta posição de 10 a 15 segundos, respirando normalmente.

Para sair, flexione a perna esquerda e leve a direita para trás. Volte à Postura do Triângulo Estendido (Utthita Trikonasana). Inspire, fique em pé, repita a postura do outro lado e volte à Postura da Montanha.

EFEITOS Esta postura fortalece as pernas, energiza o corpo e promove o equilíbrio. Muitas meninas acham que ela ajuda a aliviar a depressão e os sangramentos intensos.

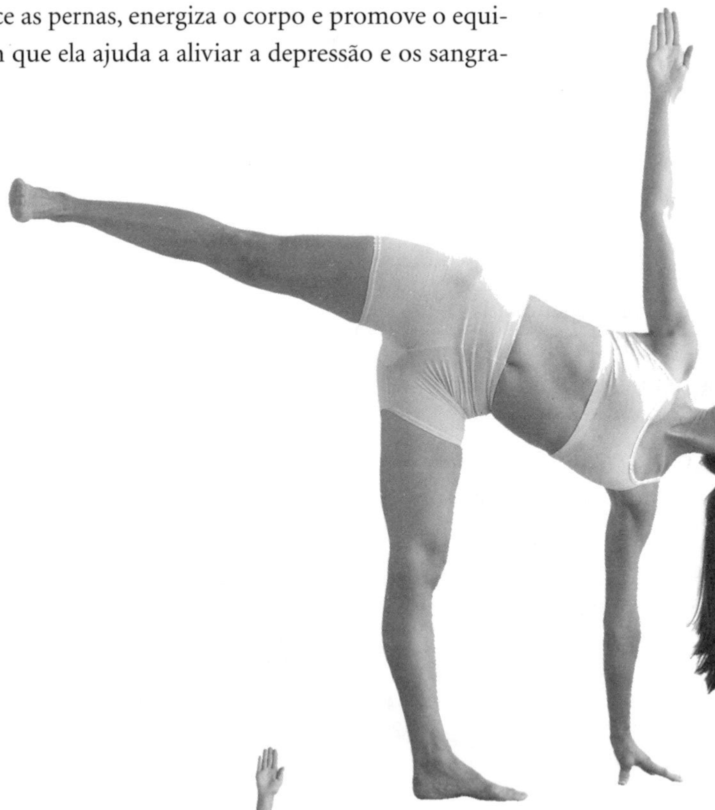

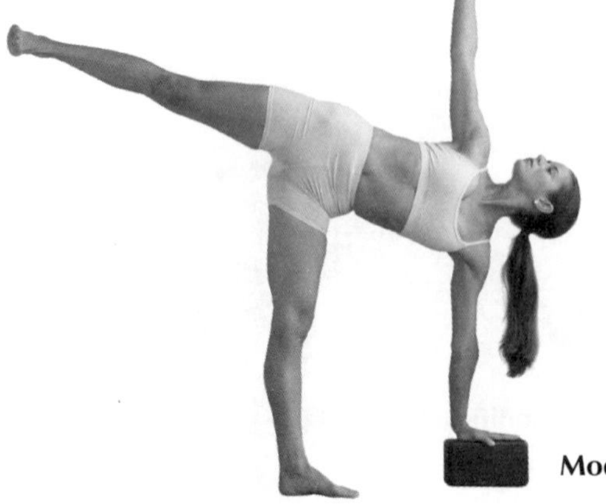

Modificação

7. POSTURA EM PÉ COM FLEXÃO PARA A FRENTE EM ÂNGULO ABERTO (Prasarita Padottanasana) Fique em pé, deixando uma distância de mais ou menos 1,20 metro entre os pés (ou a maior distância possível), mantendo paralelas as bordas externas dos pés. Contraia o quadríceps para trazer as patelas dos joelhos para cima e manter as coxas bem elevadas. Ao expirar, flexione-se para a frente dos quadris e ponha as mãos no chão — alinhadas aos ombros — entre os pés. (Se achar que está forçando a base das costas, apóie as mãos sobre os blocos.) Erga os quadris em direção ao teto, leve as escápulas para dentro das costas e estenda o peito para a frente (A). Olhe para cima e estenda o tronco para a frente, mantendo a coluna côncava. Fique assim de 10 a 15 segundos.

Com o tronco estendido, expire, flexione os cotovelos e solte o topo da cabeça em direção ao chão — apoiando-o no chão, se possível (B). Mantenha as pernas firmes, mas relaxe os ombros e o pescoço. Respire profundamente e solte o tronco para baixo. (Caso sinta vontade de vomitar ou fique com medo de perder o equilíbrio, deixe a cabeça erguida ou apoiada sobre uma almofada ou sobre um ou dois cobertores dobrados.) Respire normalmente de 30 a 60 segundos.

Para sair, volte a deixar as costas côncavas, leve as mãos para os quadris e erga o tronco. Junte os pés.

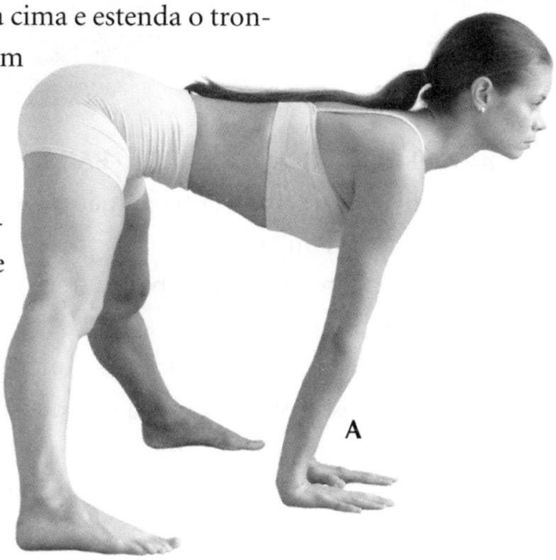
A

EFEITOS Esta postura ajuda a acalmar os nervos e a mente, aumenta a flexibilidade das costas e das pernas e alivia uma menstruação muito forte.

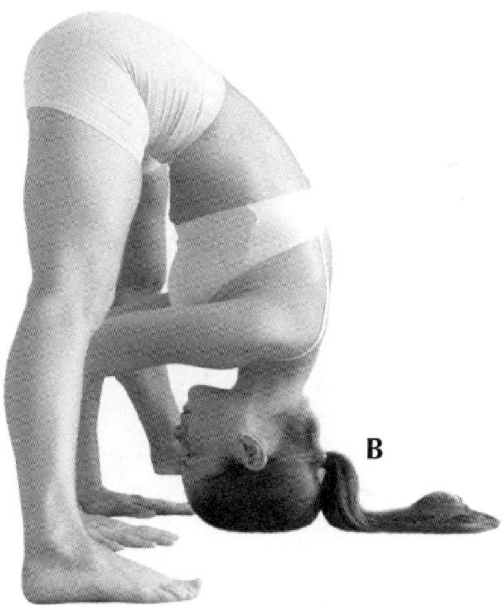
B

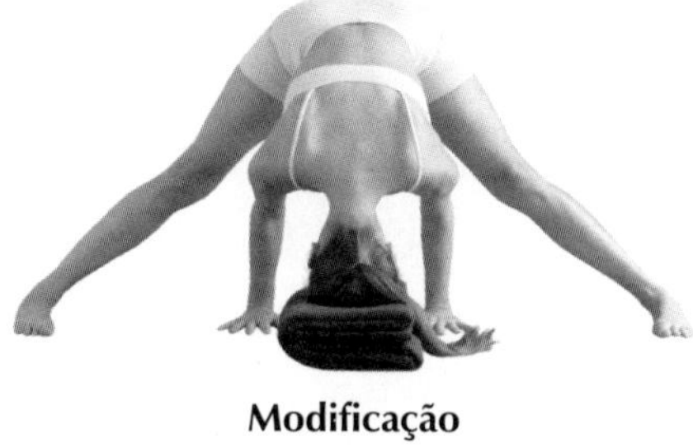
Modificação

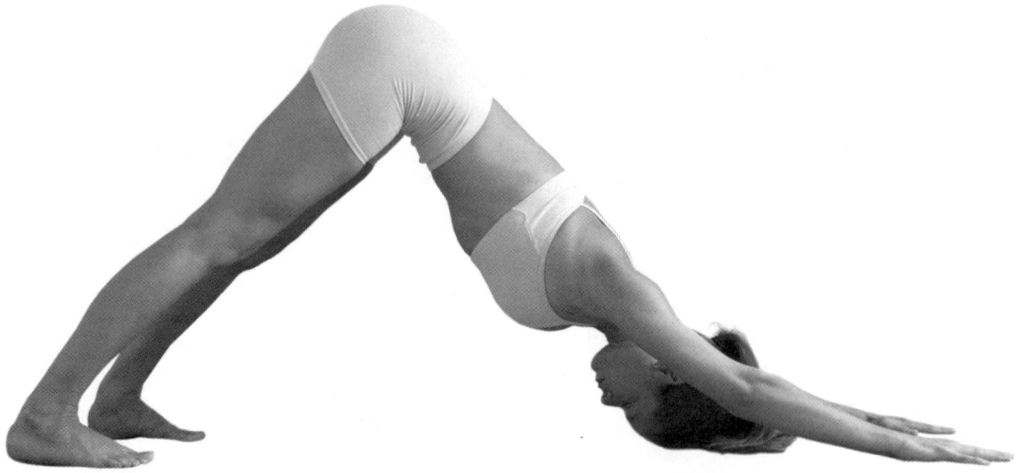

8. POSTURA DO CACHORRO OLHANDO PARA BAIXO (Adho Mukha Svanasana) Para encontrar a distância correta entre as mãos e os pés, nesta postura, deite-se de barriga para baixo. Ponha as palmas das mãos no chão dos lados do peito, com os dedos separados apontando para a frente. Erga-se, usando as mãos e os joelhos como apoio, e vire os dedos dos pés para baixo.

Expire, pressione as mãos com firmeza na esteira e alongue-se para cima através da parte interna dos braços. Inspire e, ao expirar novamente, erga as nádegas bem alto e leve as coxas para cima e para trás. Continue alongando através das pernas e leve os calcanhares em direção ao chão. Mantenha as pernas firmes e os cotovelos retos, erguendo ainda mais as nádegas. A ação dos braços e das pernas serve para alongar a coluna e soltar a cabeça. Fique nessa postura de 30 segundos a 1 minuto, respirando profundamente. Deixe a cabeça descansar completamente e solte a base do pescoço. Para sair, apóie-se nas mãos e nos joelhos e sente-se nos calcanhares ou leve os pés para a frente para voltar à Postura em Pé com Flexão para a Frente (Uttanasana). Levante-se devagar.

EFEITOS Esta postura é maravilhosa para combater a depressão. Ela aumenta a circulação e acalma a mente. Além disso, alonga as costas, os ombros e as pernas.

9. POSTURA EM PÉ COM FLEXÃO PARA A FRENTE (Uttanasana) Fique na Postura da Montanha (Tadasana). Distribua o peso igualmente entre os pés, alongue-se para cima através da parte interna das coxas e gire as coxas para dentro. Deixe as pernas e os joelhos bem firmes e erga os braços acima da cabeça, alongando-se através da cintura e das costelas. Flexione os braços e envolva os cotovelos com as mãos. Ao expirar, flexione-se para a frente dos quadris, com as pernas retas, e solte o corpo para baixo. Continue a segurar os cotovelos e solte a coluna. (Caso sinta vontade de vomitar ao se flexionar para a frente, fique com a cabeça levantada e as costas levemente côncavas.) Respire normalmente, durante 30 a 60 segundos.

Para sair, solte os braços, ponha as mãos nos quadris, mantenha as pernas ativas e levante-se devagar. A cabeça deve vir por último.

EFEITOS Esta postura traz uma sensação de paz quando você está agitada ou ansiosa. Ela sossega a mente, acalma o estômago irrequieto e ajuda a tonificar os órgãos reprodutores.

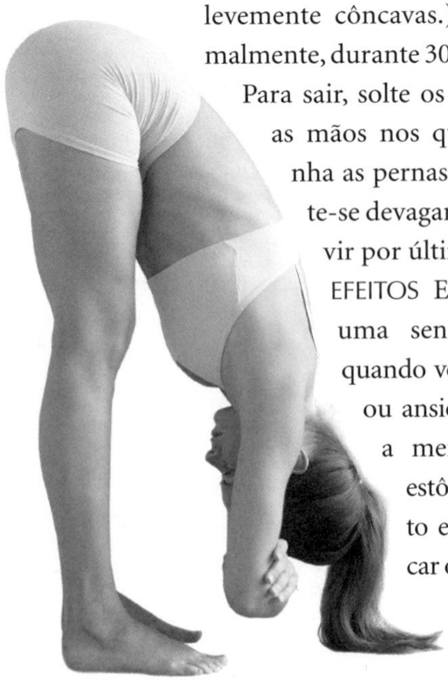

10. POSTURA DA CRIANÇA (Adho Mukha Virasana) Ajoelhe-se no chão com os joelhos a uma distância um pouco maior do que a largura dos ombros e junte os dedões dos pés. Flexione-se para a frente e alongue os braços e o tronco. Descanse a cabeça no chão ou sobre um cobertor. (Se precisar de mais altura, pode apoiar a cabeça em uma almofada.) Descanse completamente, respirando algumas vezes.

EFEITOS Esta postura é maravilhosa para acalmar os nervos e rejuvenescer a mente e o corpo.

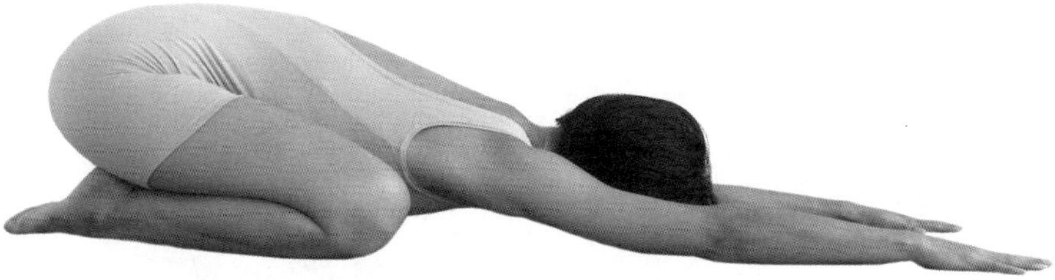

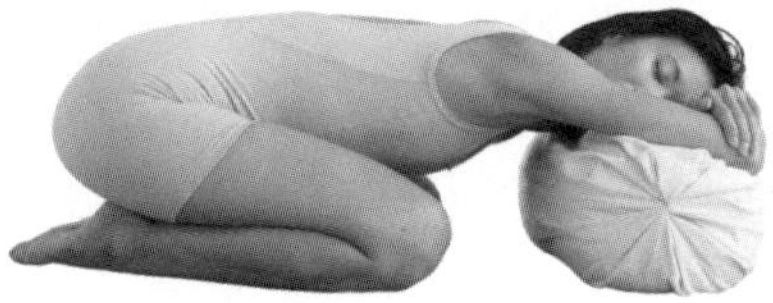

Modificação

11. POSTURA SENTADA COM TORÇÃO SIMPLES† (Bharadvajasana) Sente-se ereta, com as pernas estendidas à sua frente. Flexione as pernas para a esquerda, aproximando os pés do quadril esquerdo. Com as coxas e os joelhos voltados para a frente, verifique se o tornozelo esquerdo está sobre o arco do pé direito e se as nádegas estão apoiadas no chão e não no pé. Leve as escápulas para dentro das costas, alargue o peito e estenda a coluna para cima. Ao expirar, vire o abdômen, as costelas, o peito e os ombros (nessa ordem) para a direita; ponha a mão esquerda na parte externa da coxa direita e a mão direita no chão atrás de você (ou sobre um bloco). Respire várias vezes, mantendo a postura por 20 segundos. Relaxe o rosto, o pescoço e a garganta. Volte à posição central, estenda as pernas e mude de lado.

EFEITOS Esta postura massageia os órgãos reprodutores, energiza as glândulas supra-renais, tonifica e massageia os rins. Ajuda também a firmar a cintura e tonifica a região abdominal.

†CUIDADO Não pratique torções se estiver com diarréia ou náuseas.

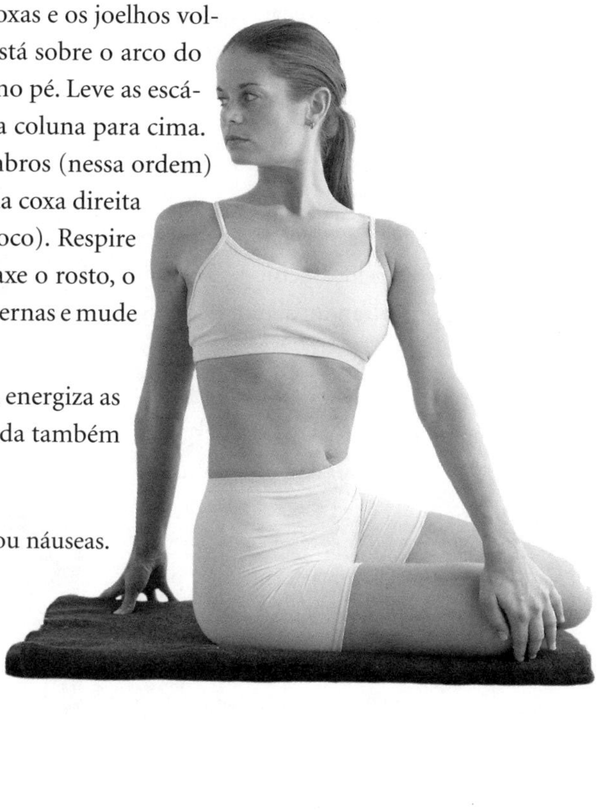

12. PARADA DE CABEÇA† (Sirsasana) (Antes de começar, veja as pp. 36 e 37.) Ponha um cobertor dobrado junto à parede. Ajoelhe-se à frente dele, com os pés e os joelhos juntos. Entrelace os dedos firmemente, com os polegares se tocando e as mãos em concha. As mãos não devem ficar a mais de 10 centímetros da parede e a abertura dos cotovelos não deve ultrapassar a linha dos ombros. Os pulsos, os antebraços e os cotovelos formam a base desta postura.

Alongue o pescoço e apóie o topo da cabeça no cobertor. A parte de trás da cabeça deve ficar em contato com as mãos. Pressione os antebraços no chão e erga os ombros, afastando-os do chão. Mantenha essa ação enquanto estiver nesta postura. Endireite as pernas, erga os quadris em direção ao teto e leve os pés em direção à cabeça, até que a coluna esteja quase perpendicular ao chão. Expirando, erga uma perna por vez, levando os pés à parede. (Ou flexione os joelhos, leve lentamente os pés para a parede e estique as pernas.)

Mantenha os calcanhares e as nádegas contra a parede. Role as coxas para dentro, erga o cóccix, alongue as pernas para cima e mantenha os pés juntos. Lembre-se de se equilibrar sobre o topo da cabeça, de se apoiar pressionando os antebraços no chão e de continuar a erguer os ombros, afastando-os das orelhas. Mantenha a respiração regular, os olhos e a garganta soltos e o abdômen relaxado. Praticando regularmente, aos poucos você aprende a afastar as nádegas e os calcanhares da parede. Mantenha a posição pelo maior tempo possível, até 5 minutos.

Para sair, expire e leve as pernas para baixo, uma por vez. Flexione os joelhos, sente-se nos calcanhares e descanse, respirando algumas vezes, antes de levantar a cabeça.

EFEITOS Esta posição favorece o equilíbrio do sistema endócrino, aumenta a circulação e energiza o corpo inteiro. Fazê-la pode lhe dar uma fabulosa sensação de realização.

†CUIDADO Só faça esta postura se ela já fizer parte de sua prática de yoga. Se você tiver algum problema no pescoço, procure o conselho de um professor experiente. Não faça esta postura se estiver menstruada, se tiver enxaqueca ou problemas nas costas.

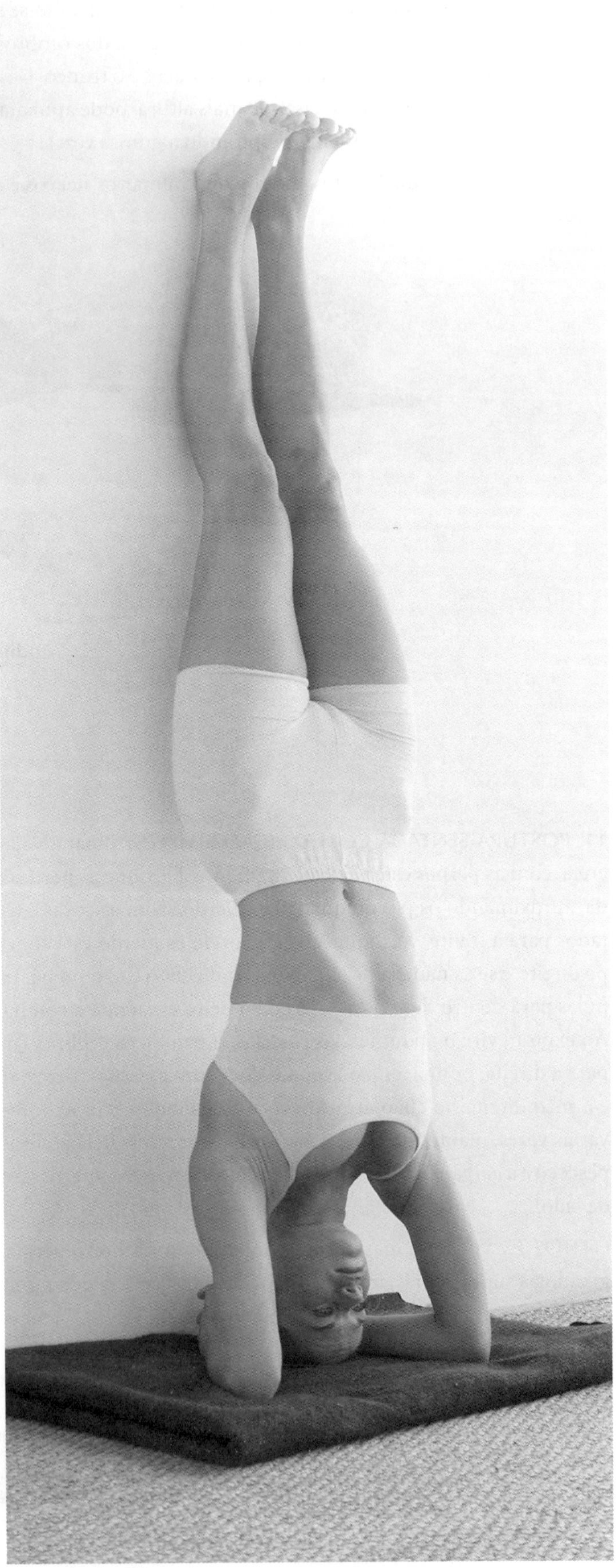

13. POSTURA INVERTIDA DO BASTÃO† (Viparita Dandasana) (Antes de começar, veja as pp. 54-55.) Ponha um cobertor dobrado sobre uma cadeira, que deve estar a uns 60 centímetros da parede — uma distância que lhe permita pressionar a parede com os pés quando estiver com as pernas estendidas. Sente-se, com a cadeira ao contrário, passando os pés através do encosto. Deslize as mãos pelos lados da cadeira, apóie-se nos cotovelos e incline-se para trás lentamente, de maneira que a cabeça e o pescoço ultrapassem a frente do assento da cadeira.

Segurando a cadeira pelos lados, arqueie as costas apoiando as escápulas na borda da frente do assento. (Talvez você precise levar as nádegas mais para trás.) Ponha os pés na parede, com as pernas levemente flexionadas, e segure as pernas de trás ou os lados da cadeira. Alongue as pernas, afastando a cadeira da parede, role as coxas aproximando uma da outra e solte a cabeça para trás. Mantenha as mãos nos lados ou nas pernas da cadeira. (Se você tiver problemas no pescoço, descanse a cabeça numa almofada. Caso sinta dor na base das costas, ponha os pés sobre uma almofada ou um bloco, que deve estar junto à parede.) Respire calmamente, de 30 a 60 segundos. (Se achar esta postura muito difícil, não fique muito tempo nela: é melhor entrar ou sair umas duas ou três vezes. A página 124 traz uma modificação.)

Para sair, flexione os joelhos e apóie os pés no chão. Segure-se nos lados do encosto da cadeira e levante-se com cuidado a partir do esterno. Recline-se no encosto da cadeira e respire algumas vezes para soltar as costas.

EFEITOS Esta postura estimulante promove uma sensação de felicidade porque abre o peito, melhora a respiração e favorece a circulação no coração e em torno dele. Ela ajuda, também, a aumentar a estabilidade e a confiança em si mesma.

†CUIDADO Busque o conselho de um professor experiente caso tenha algum problema no pescoço. Não faça esta postura se estiver com enxaqueca, dor de cabeça por tensão ou diarréia.

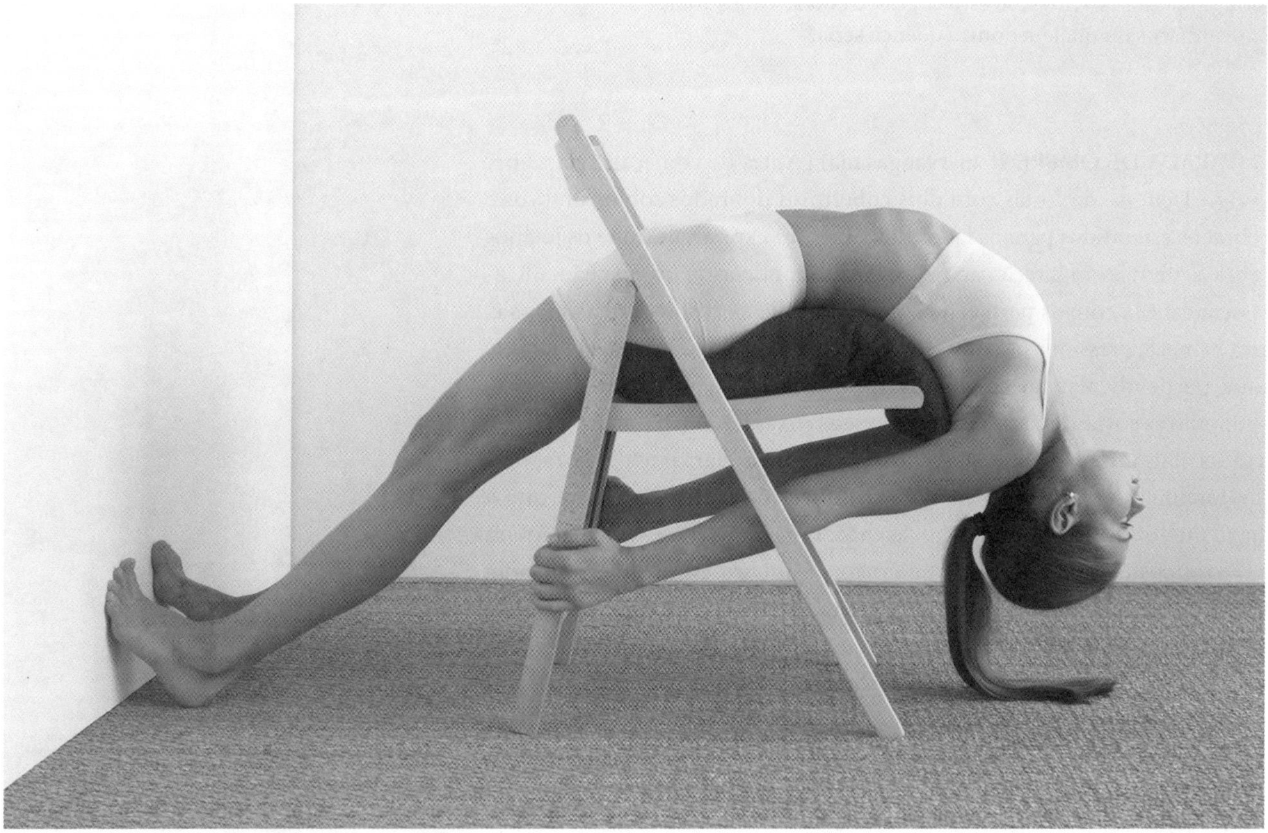

14. POSTURA DO ARCO OLHANDO PARA CIMA† (Urdhva Dhanurasana) Deite-se de costas com os joelhos flexionados, os pés afastados e alinhados aos quadris e os calcanhares junto às nádegas. Flexione os cotovelos e ponha as mãos dos lados da cabeça, com os dedos apontando para os pés. Expirando, erga os quadris e o peito, endireite os braços e alongue as pernas. Erga o cóccix e leve a parte de trás das coxas em direção às nádegas. Fique nesta postura de 5 a 10 segundos. Se não conseguir, entre e saia dela duas ou três vezes.

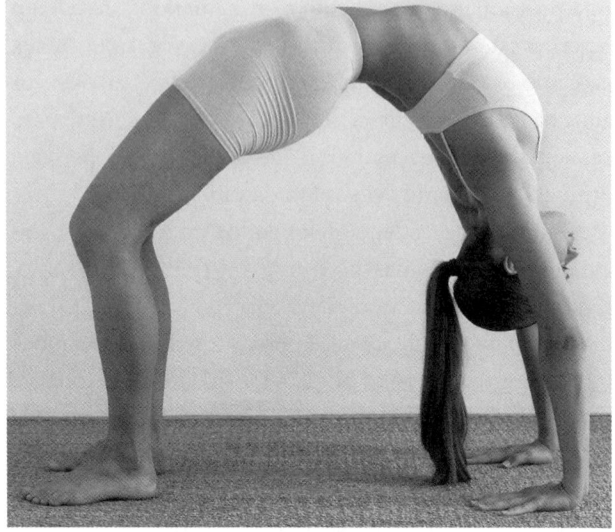

Para sair da postura, flexione os joelhos e os cotovelos e desça o corpo até o chão, bem devagar. (Se você achar esta postura difícil demais, faça a sua versão modificada, da Seqüência Revigorante da Mulher, na p. 57). Mesmo que no início esta postura pareça difícil, continue tentando — só o fato de tentar já pode ser estimulante.

EFEITOS Esta postura abre o peito, melhora a respiração e a circulação, trazendo uma maravilhosa sensação de leveza, confiança em si mesma e poder. É boa, também, para fortalecer e tonificar a área em torno da cintura.

†CUIDADO Não faça esta posição se estiver com enxaqueca ou dor de cabeça por tensão, se estiver grávida ou se tiver problemas cardíacos ou qualquer outra doença séria.

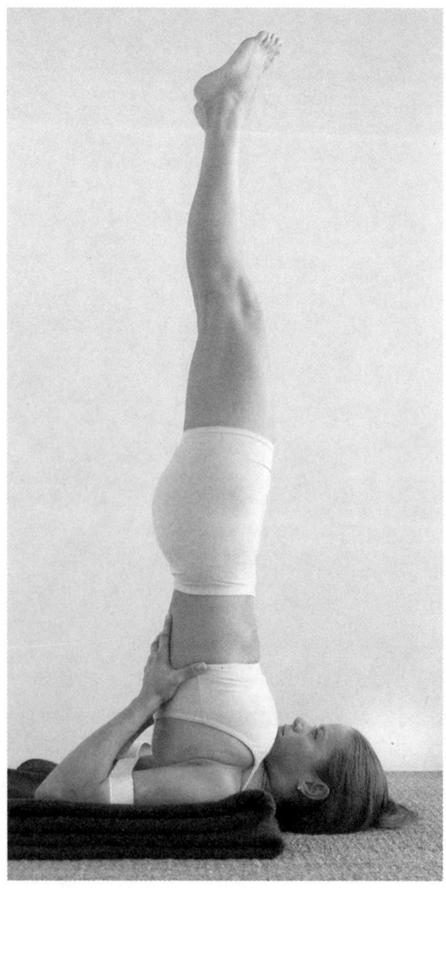

15. PARADA DE OMBROS† (Sarvangasana) (Antes de começar, veja as pp. 38-39.) Deite-se de costas com dois cobertores dobrados sob os ombros e os braços estendidos para os lados do corpo. Ao expirar, flexione os joelhos e erga as pernas em direção ao peito. Pressionando as mãos no chão, ultrapasse a cabeça com as pernas flexionadas. Apóie as costas com as mãos e, com firmeza, pressione os cotovelos nos cobertores. Erga o torso até que ele fique perpendicular ao chão e os joelhos estejam próximos do peito. Apoiando as costas, erga as pernas até que as coxas fiquem paralelas ao chão; erga-as mais um pouco, até que os joelhos apontem para o teto. Agora, estique totalmente as pernas e alongue-se através dos calcanhares, até que o corpo inteiro esteja perpendicular ao chão. Erga o cóccix e use as mãos para elevar as costelas de trás. Sinta que o corpo inteiro está reto e alongado. Afaste os ombros das orelhas. Fique nesta postura o máximo possível, 2 minutos no mínimo.

Para sair, flexione os joelhos e vá descendo devagar. Fique deitada, respirando várias vezes.

EFEITOS Esta postura é uma das favoritas entre as adolescentes porque desenvolve a paciência e a estabilidade emocional. Pratique-a quando estiver irritada, ansiosa ou fatigada.

†CUIDADO Não faça esta postura se tiver problemas no pescoço ou nos ombros, se tiver pressão alta, se estiver menstruada, com enxaqueca ou com dor de cabeça por tensão.

16. POSTURA DO ARADO† (Halasana) Deite-se de costas, com dois cobertores dobrados sob o pescoço e os ombros; a cabeça fica no chão e os braços estendidos dos lados do corpo. Flexione os joelhos e leve as coxas para o peito. Expirando, impulsione ou erga as nádegas e as pernas em direção ao teto, apoiando as costas com as mãos, e estenda as pernas por sobre a cabeça, até que os dedos dos pés toquem o chão atrás de você. (Para manter os cotovelos junto ao corpo, você pode usar um cinto em torno dos braços, logo acima dos cotovelos. Ponha o cinto no lugar antes de começar.) Mantenha as coxas ativas, esticando os joelhos para criar espaço entre o rosto e as pernas. Fique nesta postura de 30 segundos a 2 minutos. Para sair, role lentamente para baixo, uma vértebra por vez. Descanse com as costas totalmente apoiadas no chão, respirando profundamente várias vezes.

EFEITOS Esta postura ajuda a equilibrar o sistema endócrino e a relaxar profundamente. Ela é boa também para levantar o ânimo, recuperar a sensação de calma, controlar a ansiedade e a irritabilidade e aumentar a confiança em si mesma.

†CUIDADO Se tiver problemas no pescoço, só faça esta postura com a ajuda de um professor experiente. Evite-a também se estiver menstruada.

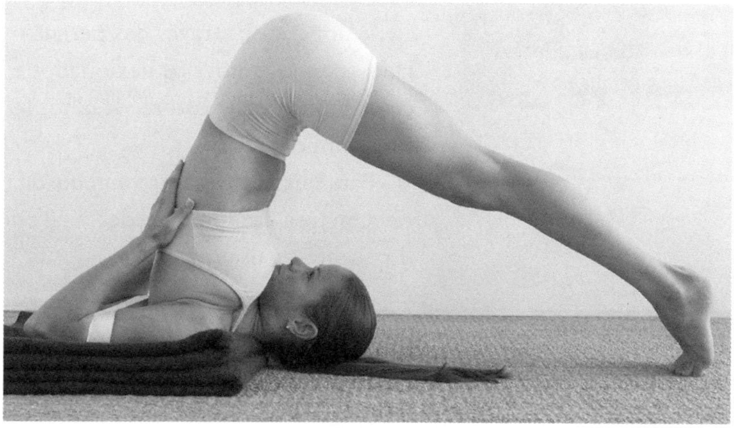

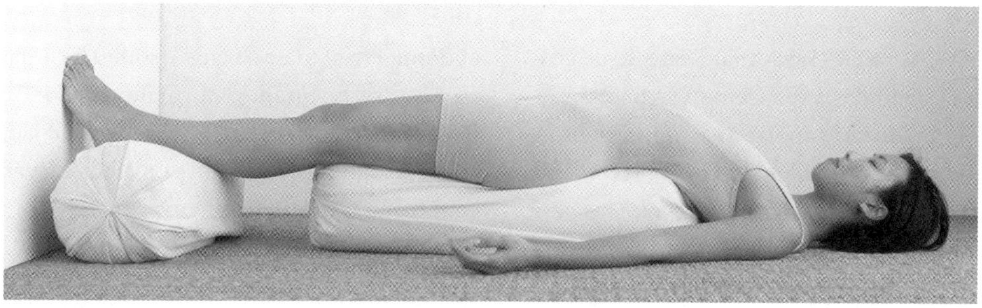

17. POSTURA DA PONTE (Setu Bandha Sarvangasana) Ponha uma almofada contra a parede, no sentido horizontal, e outra no sentido vertical, formando um T. Sente-se na extremidade mais próxima à parede da almofada vertical. Com os joelhos flexionados, deite-se para trás, na almofada. Escorregue para baixo até que esteja com a ponta da almofada no meio das costas e os ombros no chão. Descanse os ombros e a cabeça no chão. Com os pés e os calcanhares juntos, alongue as pernas em direção à parede e ponha os calcanhares sobre a almofada horizontal, com os pés tocando a parede. As pernas devem ficar estendidas à sua frente. Deixe os braços em qualquer posição confortável. Feche os olhos e relaxe, soltando o abdômen e respirando profundamente. Fique nesta posição de 3 a 5 minutos.

Para sair, flexione os joelhos, role devagar para o lado e sente-se.

EFEITOS Esta postura fortalece os músculos das costas, ajuda a aumentar a confiança e abre o peito (melhorando a circulação e a respiração). O suave travamento do queixo ajuda a equilibrar as glândulas tireóide e paratireóides. Como é uma leve inclinação para trás, ela também pode aliviar a depressão.

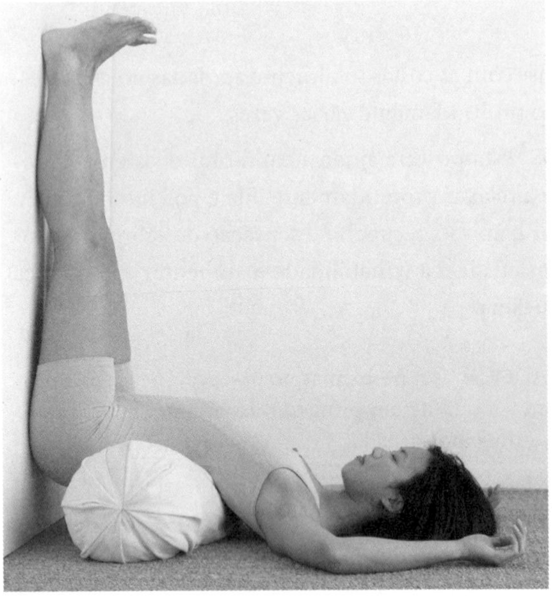

18. POSTURA COM AS PERNAS LEVANTADAS CONTRA A PAREDE† (Viparita Karani) Ponha uma almofada a uns 10 centímetros da parede. Sente-se na almofada, com o lado do corpo e o quadril direito em contato com a parede. Usando as mãos para se apoiar, incline-se para trás e gire o corpo, levantando e apoiando na parede primeiro a perna direita e depois a esquerda. As nádegas devem ficar bem perto da parede ou apoiadas nela. (Caso sinta rigidez ou desconforto nas pernas, afaste ligeiramente as nádegas da parede.) Deite-se, com a base das costas e as costelas apoiadas na almofada, o cóccix descendo para o chão, os ombros e a cabeça apoiados no chão. (Se o pescoço ficar desconfortável, ponha uma toalha ou cobertor dobrado sob ele.) Alongue-se através das pernas e ponha os braços para os lados, com os cotovelos flexionados e as palmas das mãos para cima. Fique nesta postura, de olhos fechados, por 5 minutos ou pelo tempo que quiser.

Para sair, afaste-se suavemente da parede até que as nádegas estejam fora da almofada, descansando no chão. Role para o lado e sente-se, usando o apoio dos braços.

EFEITOS Esta postura acalma os nervos, equilibra o sistema endócrino e faz com que você se sinta renovada.

†CUIDADO Não faça esta postura quando estiver menstruada.

19. POSTURA DO CADÁVER (Savasana) Deite-se de costas, com as pernas estendidas à sua frente. (Se necessário, use um cobertor dobrado para apoiar a cabeça.) Ponha os braços confortavelmente dos lados do corpo, levemente afastados do torso, com as palmas das mãos voltadas para cima. Alongue ativamente os braços e as pernas e depois deixe que relaxem completamente. Feche os olhos, e relaxe todo o corpo. Respire algumas vezes, inspirando o ar para o peito sem contrair a garganta, o pescoço e o diafragma. Expire soltando o corpo no chão, principalmente os ombros, o pescoço e os músculos faciais. Mantenha o abdômen frouxo e relaxado e solte a base das costas. Fique na postura, respirando normalmente, de 5 a 10 minutos. Para sair, flexione os joelhos, role para o lado, e, depois de respirar algumas vezes, abra os olhos e levante-se devagar com o apoio dos braços.

EFEITOS Esta é uma postura maravilhosa para desenvolver e manter o foco interior. Ela a faz relaxar completamente, lembrando-a de que você não precisa ir a lugar nenhum, não precisa lutar por nada e não tem nada com que se preocupar.

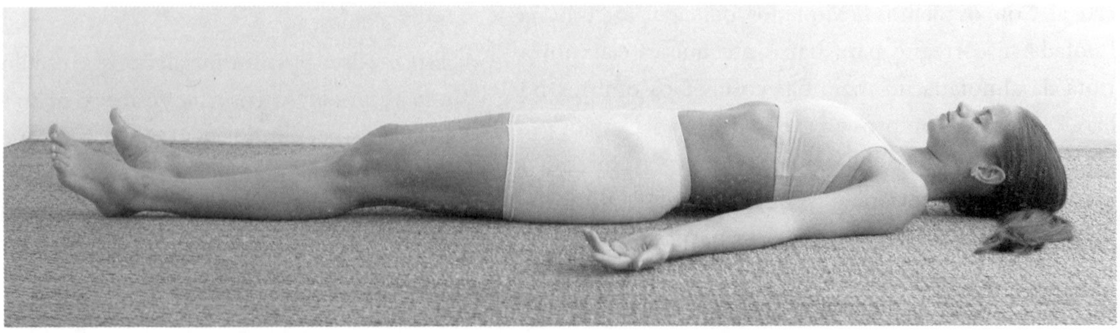

UMA SEQÜÊNCIA PARA DISTÚRBIOS ALIMENTARES: REVIGORANTE E RENOVADORA

1. Postura Reclinada em Ângulo Fechado (Supta Baddha Konasana)
2. Postura da Ponte (Setu Bandha Sarvangasana)
3. Postura da Criança (Adho Mukha Virasana)
4. Postura com a Cabeça no Joelho (Janu Sirsasana)
5. Postura Sentada com Flexão para a Frente (Paschimottanasana)
6. Postura em Pé com Flexão para a Frente (Uttanasana)
7. Postura do Cachorro Olhando para Baixo (Adho Mukha Svanasana)
8. Postura da Meia-Lua (Ardha Chandrasana)
9. Parada de Cabeça (Sirsasana)
10. Postura Invertida do Bastão (Viparita Dandasana)
11. Postura do Camelo (Ustrasana)
12. Parada de Ombros (Sarvangasana)
13. Postura do Arado (Halasana)
14. Postura da Ponte (Setu Bandha Sarvangasana)
15. Postura com as Pernas Levantadas contra a Parede (Viparita Karani)
16. Postura do Cadáver (Savasana)

Esta é uma seqüência maravilhosa para você fazer quando estiver agitada, deprimida ou um pouco fora de controle. No início da seqüência, você vai se voltar para dentro de si mesma e vai se dar um tempo para respirar e relaxar profundamente. Assim, vai ficar mais centralizada e mais firme — além de ter mais energia e força para fazer as posturas em pé. (Se você tiver vontade de vomitar nas flexões para a frente, deixe a cabeça erguida.)

1. POSTURA RECLINADA EM ÂNGULO FECHADO (Supta Baddha Konasana)

Ponha uma almofada no chão atrás de você, no sentido vertical, e sente-se à frente dela, com os joelhos flexionados e o sacro tocando a ponta da almofada. Ponha um cobertor dobrado sobre a almofada, na outra ponta, para apoiar o pescoço. Passe um cinto pelas costas, na altura do sacro; puxe-o para baixo passando-o sobre os quadris, pelas pernas e sob as solas dos pés (ver p. 15). Junte as solas dos pés e deixe que os joelhos e as coxas caiam para os lados. Prenda o cinto com firmeza sob os pés. Deite-se com a cabeça e o torso repousando confortavelmente sobre a almofada e com as nádegas e as pernas apoiadas no chão. (Caso sinta algum desconforto na base das costas, aumente a altura do apoio com um ou dois cobertores dobrados. Caso sinta tensão muscular nas pernas, enrole dois cobertores na vertical e ponha um sob a parte de cima de cada coxa.) Fique nesta postura pelo tempo que quiser, de preferência de 3 a 5 minutos, ou mais.

Para sair, junte os joelhos, tire o cinto e role lentamente para o lado. Sente-se, usando as mãos como apoio.

EFEITOS Esta posição abre o peito, melhora a respiração e a circulação, acalma os nervos agitados, alivia a depressão e aquieta a mente ansiosa.

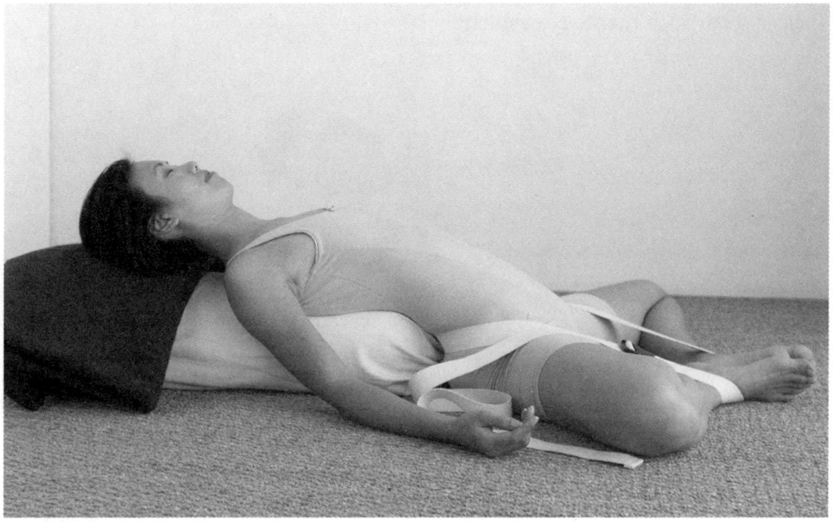

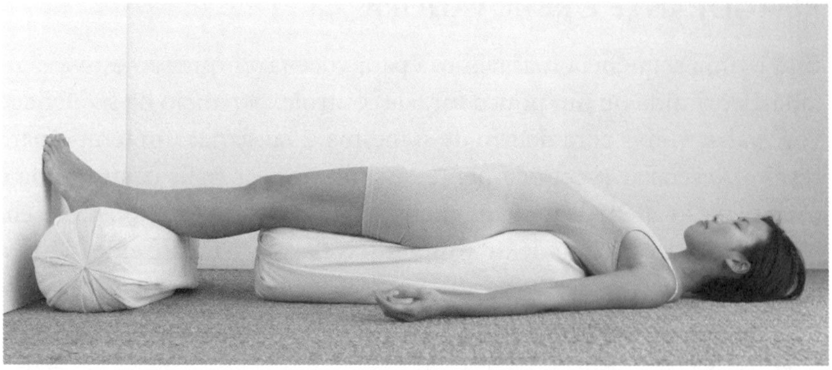

2. POSTURA DA PONTE (Setu Bandha Sarvangasana) Faça a Postura da Ponte conforme a descrição da p. 99. Fique nesta postura de 3 a 5 minutos no mínimo, ou pelo tempo que quiser.

EFEITOS Esta postura desenvolve a confiança, além de fortalecer os músculos das costas e abrir o peito. O suave travamento do queixo ajuda a equilibrar as glândulas tireóide e paratireóides.

3. POSTURA DA CRIANÇA (Adho Mukha Virasana) Ajoelhe-se no chão com uma almofada posta uns 30 centímetros à sua frente, no sentido horizontal. Ponha outra almofada sobre ela, no sentido vertical, formando um T. Separe os joelhos e avance sobre a segunda almofada, juntando os dedos dos pés. Flexione-se para a frente, estenda os braços e abrace as almofadas, pressionando a vertical contra o abdômen. Descanse a cabeça nas almofadas e relaxe completamente. Fique nesta postura por vários minutos, ou pelo tempo que quiser.

EFEITOS Esta postura é maravilhosa para acalmar o sistema nervoso e rejuvenescer o corpo, a mente e o espírito.

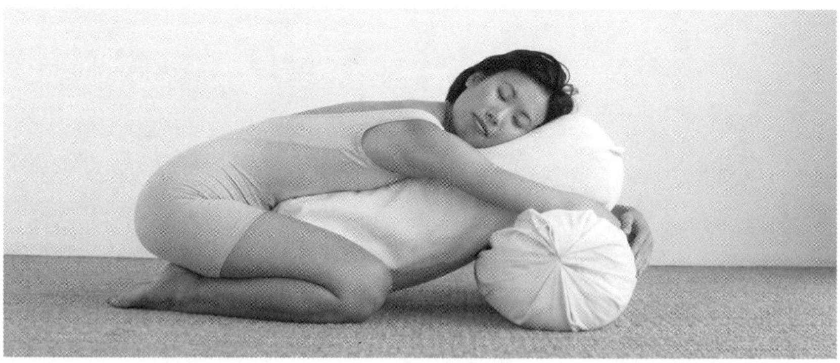

4. POSTURA COM A CABEÇA NO JOELHO† (Janu Sirsasana) Sente-se no chão com as pernas estendidas à sua frente. Flexione o joelho direito para o lado, formando um ângulo de 45 graus com a perna esquerda e aproxime o calcanhar direito do lado direto da virilha. Empurre o joelho direito para trás o máximo possível e mantenha a perna esquerda esticada.

Ponha um cobertor dobrado ou uma almofada sobre a perna estendida e vire o abdômen e o peito, alinhando o esterno ao centro da perna esquerda. Inspirando, erga o tronco a partir da base da pélvis; expirando, estenda os braços e incline o tronco para a frente. Flexione os braços sobre a almofada e descanse a cabeça sobre eles. Você não deve sentir pressão ou tensão nas costas ou na parte posterior das pernas. (Caso sinta alguma tensão, aumente a altura do apoio, como na p. 68. Se tiver vontade de vomitar ao flexionar o corpo para a frente, mantenha a cabeça erguida.)

Fique nesta postura pelo tempo que quiser, de preferência 2 a 3 minutos. Levante-se inspirando, endireite a perna direita e troque de lado, flexionando o joelho esquerdo.

EFEITOS Esta postura tonifica e fortalece o abdômen e, ao mesmo tempo, traz uma sensação de calma e de paz quando você está agitada ou ansiosa. Ela ajuda também a erguer e a tonificar o útero e melhora a circulação na pélvis.

†CUIDADO Não faça esta postura se estiver com diarréia.

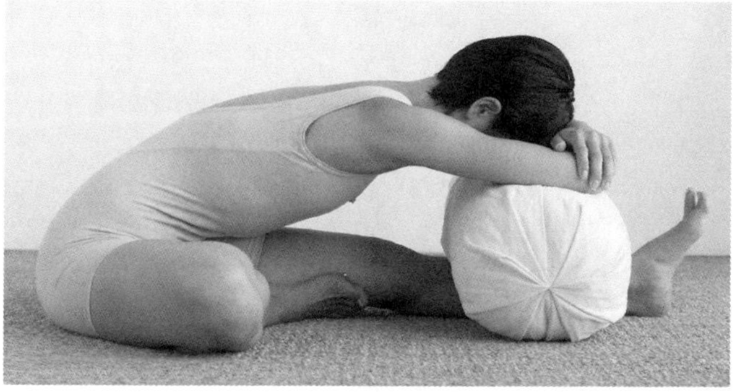

5. POSTURA SENTADA COM FLEXÃO PARA A FRENTE (Paschimottanasana) Sente-se na esteira ou em um ou dois cobertores dobrados com as pernas estendidas à sua frente. Ponha um cobertor dobrado ou uma almofada sobre as canelas. Inspire profundamente e erga os braços acima da cabeça, alongando-se através da coluna, e erguendo o esterno e a cabeça. Deixe as costas ligeiramente côncavas. Expirando, flexione-se para a frente e estenda o torso sobre as pernas, apoiando a cabeça nos braços, que estão sobre a almofada. (Caso sinta tensão nas costas ou nas pernas, ou se tiver vontade de vomitar quando flexionar o corpo para a frente, aumente a altura do apoio. Ver p. 69.) Não deixe que as nádegas saiam do chão. Fique nesta postura pelo tempo que quiser, de preferência 2 a 3 minutos.

EFEITOS Esta postura traz uma sensação de segurança e paz, acalmando a ansiedade e a irritabilidade. Ela é boa também para acalmar o sistema digestivo.

†CUIDADO Não faça esta postura se tiver diarréia.

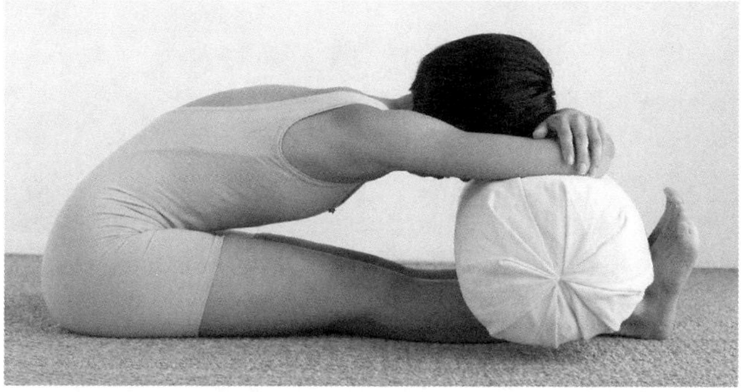

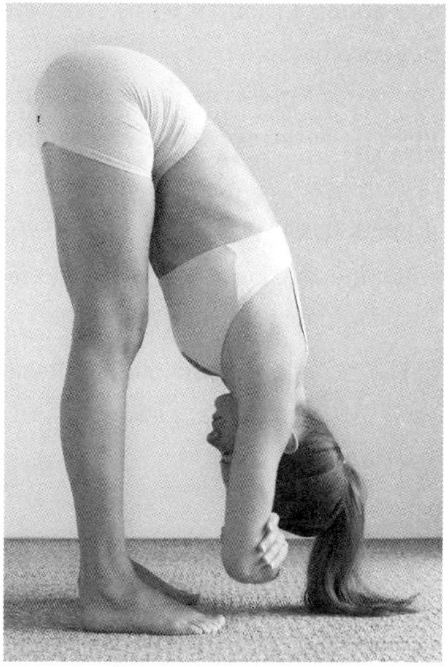

6. POSTURA EM PÉ COM FLEXÃO PARA A FRENTE† (Uttanasana) Faça a Postura em Pé com Flexão para a Frente conforme a descrição da p. 94.

EFEITOS Esta postura ajuda a aliviar a agitação e acalma o estômago.

†CUIDADO Se tiver vontade de vomitar, leve as mãos ao chão, erga a cabeça e deixe as costas ligeiramente côncavas.

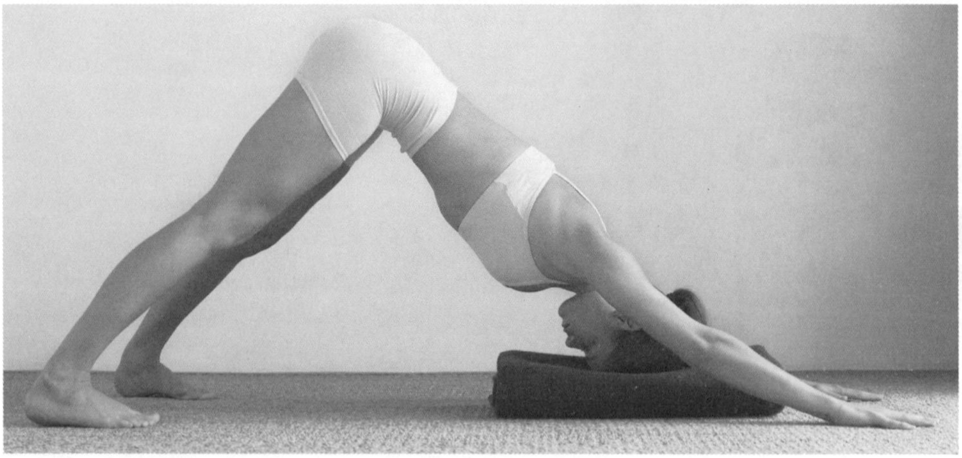

7. POSTURA DO CACHORRO OLHANDO PARA BAIXO (Adho Mukha Svanasana) Para encontrar a distância correta entre as mãos e os pés, nesta postura, deite-se de barriga para baixo. Ponha as palmas das mãos no chão, dos lados do peito, com os dedos separados apontando para a frente. Erga-se apoiada nas mãos e nos joelhos. É essa a posição. Ponha no chão, em linha com o esterno, uma ou duas almofadas, na vertical, ou cobertores dobrados. Volte a se apoiar nas mãos e nos joelhos, virando os dedos dos pés para baixo.

Expire, pressione as mãos com firmeza na esteira e alongue-se através da parte interna dos braços. Expire novamente, erga as nádegas bem alto e leve as coxas para cima e para trás. Continue alongando-se através das pernas e leve os calcanhares em direção ao chão. Mantenha as pernas firmes e os cotovelos retos ao erguer as nádegas. A ação dos braços e das pernas serve para alongar a coluna e soltar a cabeça. Fique nesta postura de 30 segundos a 1 minuto, respirando profundamente. Deixe a cabeça descansar completamente no cobertor (ou almofada) e solte a base do pescoço. Para sair, apóie-se nas mãos e nos joelhos e sente-se nos calcanhares.

EFEITOS Essa é uma ótima postura para combater a depressão, aumentar a circulação e acalmar a mente.

8. POSTURA DA MEIA-LUA (Ardha Chandrasana) Faça a Postura da Meia-Lua conforme a descrição da p. 92.

EFEITOS Esta postura ajuda a fortalecer as pernas, energiza o corpo e promove o equilíbrio.

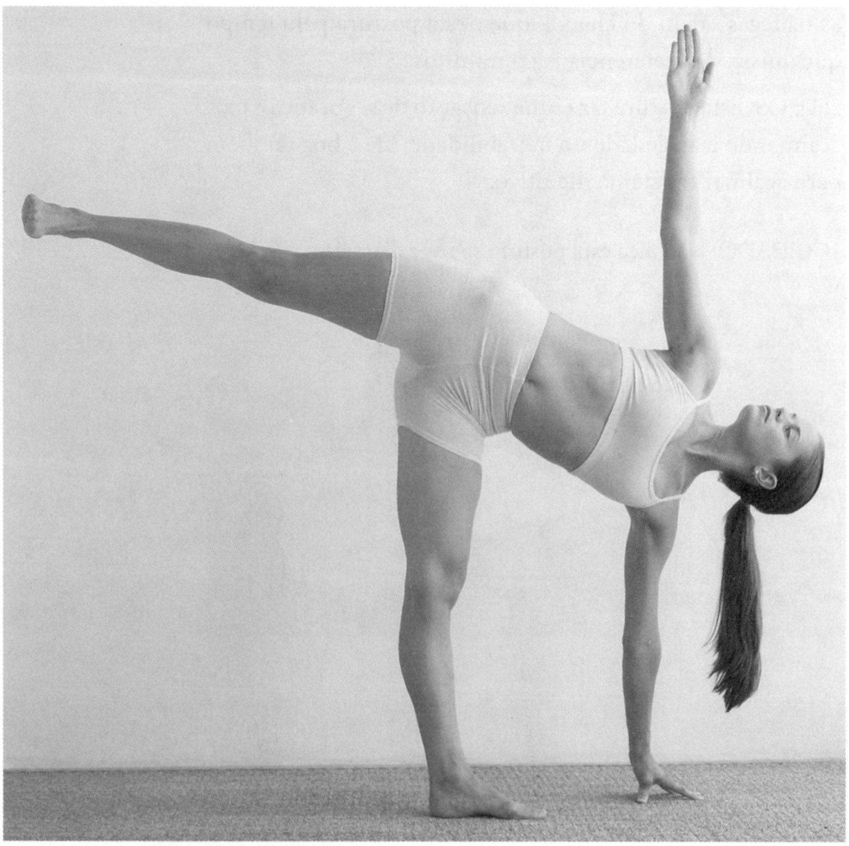

9. PARADA DE CABEÇA† (Sirsasana) Faça a Parada de Cabeça conforme a descrição da p. 96.

EFEITOS Esta postura é ótima para equilibrar o sistema endócrino, aumentar a circulação e energizar o corpo inteiro. Fazê-la até o fim costuma dar uma maravilhosa sensação de realização.

†CUIDADO Só faça esta postura se ela já fizer parte de sua prática de yoga. Busque o conselho de um professor experiente caso tenha problemas no pescoço. Não faça a postura se tiver enxaqueca, problemas nas costas ou se estiver menstruada.

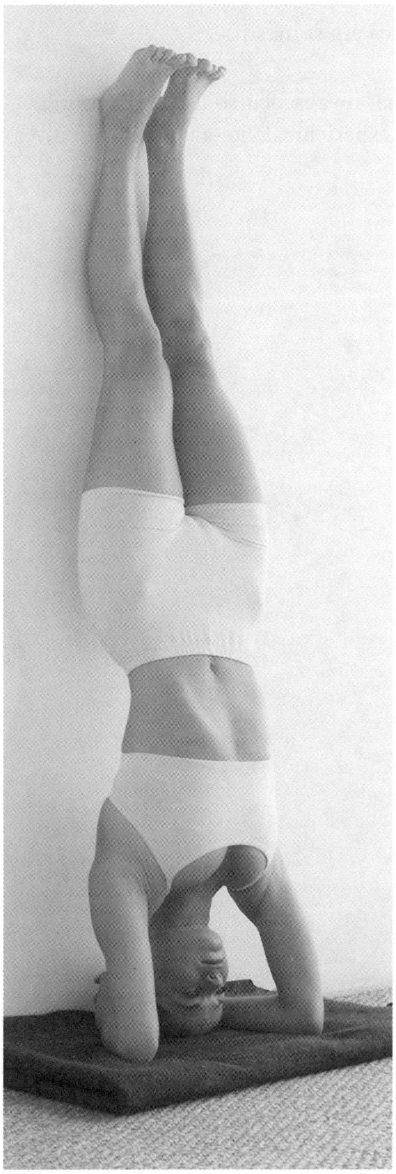

10. POSTURA INVERTIDA DO BASTÃO† (Viparita Dandasana) Faça a Postura Invertida do Bastão conforme a descrição da p. 97.

EFEITOS Esta postura estimulante proporciona uma sensação de felicidade porque abre o peito, melhora a respiração e aumenta a circulação no coração e à volta dele. Ela ajuda também a aumentar a estabilidade emocional e a confiança em si mesma.

†CUIDADO Busque o conselho de um professor experiente se tiver problemas nas costas ou no pescoço. Não faça a postura se estiver com enxaqueca, dor de cabeça por tensão ou diarréia.

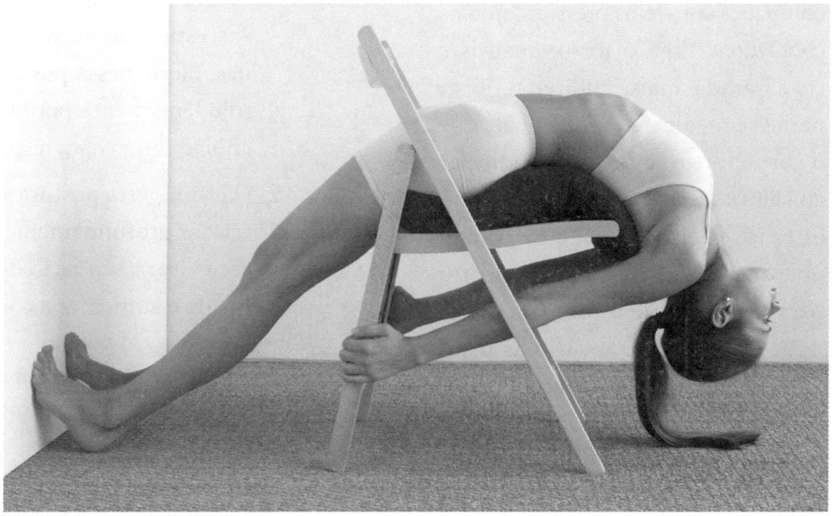

11. POSTURA DO CAMELO† (Ustrasana) Ajoelhe-se no chão com os joelhos e os pés alinhados aos quadris. Ponha as mãos nas nádegas e, ao expirar, leve as coxas levemente para a frente e erga as costelas laterais. Flexione-se para trás aos poucos, erga o peito e alargue os ombros. Leve as mãos das nádegas para os pés e segure os calcanhares. (Se não conseguir alcançar os calcanhares, ponha as mãos sobre os blocos que devem estar junto aos tornozelos, com os dedos apontando na mesma direção dos pés.) As coxas devem ficar perpendiculares ao chão. Leve a cabeça para trás, desde que a posição seja confortável, e respire regularmente de 10 a 15 segundos.
Para sair, solte as mãos, uma por vez. Ao expirar, erga lentamente o esterno, usando os músculos das coxas. A cabeça deve subir por último.

EFEITOS Esta postura melhora a circulação no corpo inteiro e levanta o ânimo. Além disso, ela abre o peito, tonifica os músculos das costas e aumenta a confiança em si mesma.

†CUIDADO Não faça esta postura se estiver com enxaqueca ou dor de cabeça por tensão.

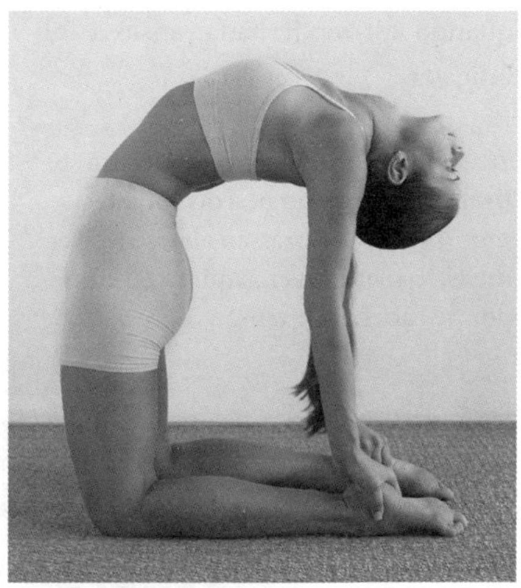

12. PARADA DE OMBROS† (Sarvangasana) (Antes de começar, veja as pp. 38-39.) Deite-se de costas com dois cobertores dobrados sob os ombros e os braços estendidos para os lados. Ao expirar, flexione os joelhos e erga as pernas em direção ao peito. Ultrapasse a cabeça com as pernas flexionadas, apoiando as costas com as mãos, os dedos voltados para a coluna, os cotovelos pressionando os cobertores. Erga o torso, quadris e coxas ainda mais, endireitando as pernas à medida que sobem, até que o corpo inteiro esteja perpendicular ao chão e a extremidade superior do esterno esteja em contato com o queixo. Leve o cóccix para dentro para impedir que a base das costas fique muito arqueada. Use as mãos para elevar as costelas de trás. (Se não conseguir manter os cotovelos para dentro, desça, prenda um cinto em torno dos braços, logo acima dos cotovelos, e suba outra vez.) Mantenha os ombros longe das orelhas. Fique nesta postura o máximo possível: 2 minutos no mínimo.

Para sair, expire e flexione os joelhos. Vá rolando para baixo, uma vértebra por vez. Fique quieta durante várias inspirações e expirações.

EFEITOS Esta postura é uma das favoritas entre as adolescentes porque ajuda a desenvolver a paciência e a estabilidade emocional. Pratique-a quando estiver irritada, ansiosa ou fatigada.

†CUIDADO Não faça esta postura se tiver problemas no pescoço ou nos ombros, se tiver pressão alta, se estiver menstruada, com enxaqueca ou com dor de cabeça por tensão.

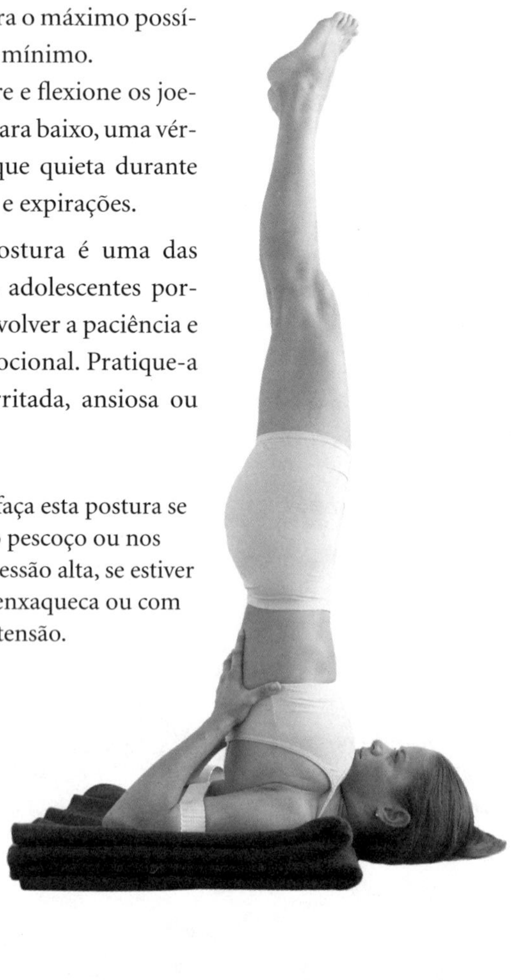

13. POSTURA DO ARADO† (Halasana) Deite-se de costas com dois cobertores dobrados sob o pescoço e os ombros; a cabeça fica no chão e os braços estendidos dos lados do corpo. Flexione os joelhos e leve as coxas para o peito. Expirando, erga as nádegas e as pernas, apoiando as costas com as mãos, e estenda as pernas por sobre a cabeça, até que os dedos dos pés toquem o chão atrás de você. (Para manter os cotovelos junto ao corpo, você pode usar um cinto em torno dos braços, logo acima dos cotovelos. Ponha o cinto no lugar antes de começar.) Mantenha as coxas ativas, esticando os joelhos para criar espaço entre o rosto e as pernas. Fique nessa postura de 30 segundos a 2 minutos. Para sair, role lentamente para baixo. Descanse com as costas totalmente apoiadas no chão, respirando profundamente várias vezes.

EFEITOS Esta postura ajuda a equilibrar o sistema endócrino e a relaxar profundamente. Ela é boa também para levantar o ânimo, recuperar a sensação de calma, controlar a ansiedade e a irritabilidade e aumentar a confiança em si mesma.

†CUIDADO Se tiver problemas no pescoço, só faça esta postura com a ajuda de um professor experiente. Evite-a também se estiver menstruada.

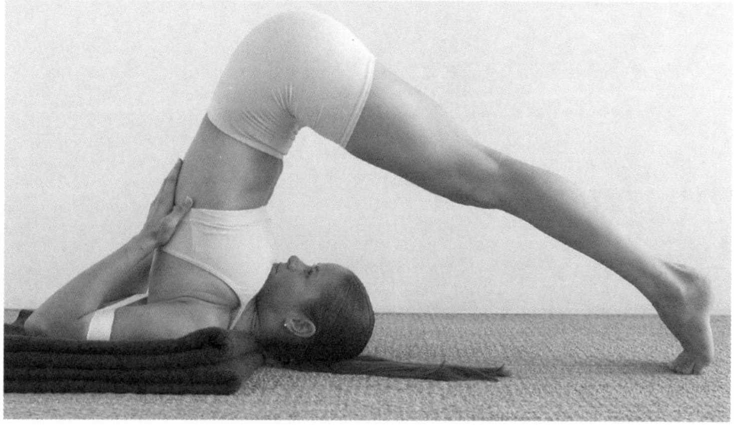

14. POSTURA DA PONTE (Setu Bandha Sarvangasana) Faça a Postura da Ponte conforme a descrição na p. 99. Fique nesta postura pelo tempo que quiser — 3 a 5 minutos no mínimo.

EFEITOS Esta postura ajuda a criar confiança, fortalece os músculos das costas e abre o peito (melhorando a respiração e a circulação). O suave travamento do queixo equilibra as glândulas tireóide e paratireóides.

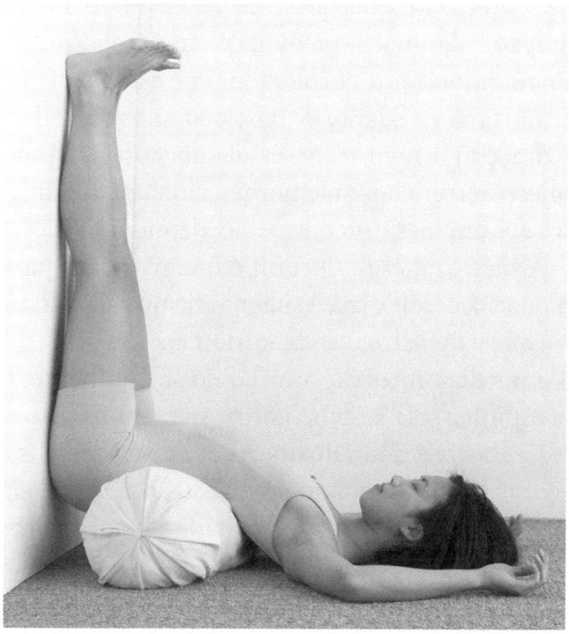

15. POSTURA COM AS PERNAS LEVANTADAS CONTRA A PAREDE† (Viparita Karani) Faça a Postura com as Pernas Levantadas contra a Parede conforme a descrição da p. 100.

EFEITOS Esta postura acalma os nervos, equilibra o sistema endócrino e traz uma sensação de renovação.

†CUIDADO Não faça essa postura se estiver menstruada.

16. POSTURA DO CADÁVER (Saravasana) Faça a Postura do Cadáver conforme a descrição da p. 100.

EFEITOS Esta é uma postura maravilhosa para desenvolver e manter o foco interior. Ela a ajuda a relaxar completamente, lembrando-a de que você não precisa ir a lugar nenhum, não precisa lutar por nada e não tem nada com que se preocupar.

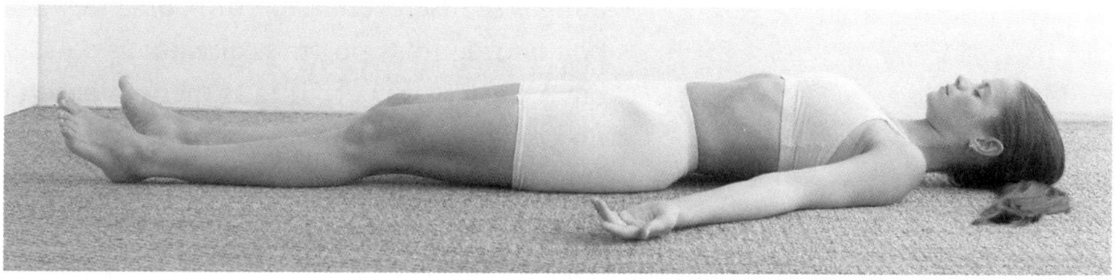

Capítulo 5 Respeite o Ciclo Menstrual

EM MEADOS DOS ANOS SESSENTA, QUANDO EU ERA ADOLESCENTE, as mães e as avós não nos ensinavam a celebrar o ciclo menstrual, a aceitar o poder que recebíamos da menstruação e nem a usar o ciclo mensal como um meio para medir a saúde física e emocional. Em vez disso, aprendíamos que menstruar significava apenas uma coisa: a possibilidade de engravidar caso cometêssemos algum "deslize". Qualquer atitude sexy ou coquete era criticada; ficar com raiva ou dizer alguma coisa maliciosa era motivo de repreensão; queixar-se de cólica ou de dor de cabeça não inspirava simpatia alguma — pelo menos na escola.

Ao longo dos anos, não mudou muita coisa. Se você é adolescente, talvez seja como Samantha, uma estudante de dezesseis anos que odeia ficar menstruada. Ela começou a menstruar há alguns anos, quando tinha doze anos. No começo não era tão mau porque vinha esporadicamente — ela menstruava em um mês e no outro não; depois dois meses em seguida e nada por mais três meses. O ruim é que não dava para saber quando viria a Maldição, como dizia a sua mãe, já que ela não tinha sintomas. Mas agora que a menstruação se tornou mais regular, tudo ficou mais difícil. Alguns dias antes do começo do sangramento, o rosto dela fica cheio de espinhas, ela se acha gorda, sua família (especialmente o irmãozinho) a aborrece mais do que nunca e seus amigos a magoam muito. Para piorar as coisas, quando a menstruação vem, ela tem cólicas intensas, que quase a deixam incapacitada nos primeiros dois dias.

Como fica sem jeito, ela nunca falou muito desses problemas. Ela e as amigas se solidarizam às vezes, queixando-se das cólicas e acusando umas às outras de ter variações de humor por causa da TPM, mas nenhuma delas procura os conselhos de um adulto. Elas só acham que o sangramento — e o desconforto que ele envolve — é um fato da vida, o castigo de ser mulher.

Mas, ultimamente, Samantha sentiu uma mudança. Ela e mais duas amigas se inscreveram em um curso de yoga na escola e ela logo percebeu que algumas posturas aliviam as cólicas. Ela mal conseguia acreditar. A professora pergunta às meninas se estão no "período da lua" mas, no começo, ninguém dizia que sim. Samantha percebeu que, quando faz a Postura da Meia-Lua (Ardha Chandrasana) e uma flexão para a frente com apoio, o mal-estar diminui. Agora ela se pergunta o que a yoga pode fazer para ajudá-la a enfrentar a TPM.

A resposta é muito, o que não é surpresa nenhuma. A yoga ajuda a regular o ciclo mensal e a manter o equilíbrio físico e emocional. Estar na puberdade nem sempre é fácil, como Samantha pode atestar e como provavelmente você sabe por experiência própria. Como muitas adolescentes, é possível que você sinta, às vezes, que seu corpo a traiu e que você não consegue mais controlar as emoções. A yoga, e mesmo técnicas simples de respiração, chamadas pranayama, trazem estabilidade às emoções, vitalidade ao fígado e equilíbrio ao sistema endócrino, um complexo aparato de glândulas que produzem os hormônios que provocam a menstruação. Além disso, a yoga a põe em sintonia com o corpo e a ajuda a ver na menstruação um poderoso elo de ligação com outras mulheres e até mesmo com a Terra. Samantha se espanta com o número de meninas do curso de yoga que ficam menstruadas ao mesmo tempo. Depois que compreendeu essas relações, ela deixou de se importar tanto com as cólicas e com o desconforto.

Para entender como o ciclo mensal a liga ao mundo à sua volta, veja o corpo como um microcosmo do universo. Assim como a Lua aumenta e diminui, assim como as marés têm cheias e vazantes, seu corpo passa pelos estágios de um ciclo que vai da ovulação à menstruação, de um sentimento de leveza a um período melancólico e escuro, da criatividade à reflexão. Observe que, no meio do ciclo, perto da ovulação, você fica muito mais extrovertida e energizada e que, pouco antes da menstruação, você quer se isolar e tem até vontade de mandar os outros embora.

UMA LIÇÃO DE FISIOLOGIA

Ao contrário da crença popular, a menstruação não começa no útero. O processo começa na glândula pineal, escondida nos recessos profundos do cérebro, atrás dos olhos. Essa minúscula glândula em forma de lágrima reage às mudanças de claro e escuro e produz o hormônio melatonina, que faz com que você durma à noite. Segundo a herbalista inglesa Amanda McQuade Crawford, essa glândula não reage apenas à quantidade de luz natural ou artificial a que você é exposta diariamente, mas também às mudanças sazonais, avisando o hipotálamo quando é o momento de começar o ciclo menstrual. O hipotálamo, uma parte muito sensível do sistema endócrino, fica perto do centro emocional do cérebro e pode reagir adversamente às conturbações emocionais ou à doença física. Ele registra as necessidades básicas do corpo, como fome, sede, desejo sexual e temperatura do corpo. Quando você está saudável, ele fornece à glândula pituitária o que ela precisa para produzir importantes hormônios da reprodução. Mas, quando a sua saúde está comprometida, o hipotálamo pode emitir informações erradas ou incompletas, fazendo com que a pituitária fabrique hormônios femininos a menos ou a mais, deixando o corpo fora de equilíbrio.

Os hormônios da pituitária — foliculoestimulina, ou FSH, e luteinizante, ou LH — estimulam a produção de estrogênio e progesterona, respectivamente, nos ovários. Essa ação começa no primeiro dia do ciclo — ou seja, no dia em que você começa a menstruar. No primeiro dia, o estro-

SISTEMAS ENDÓCRINO E REPRODUTOR

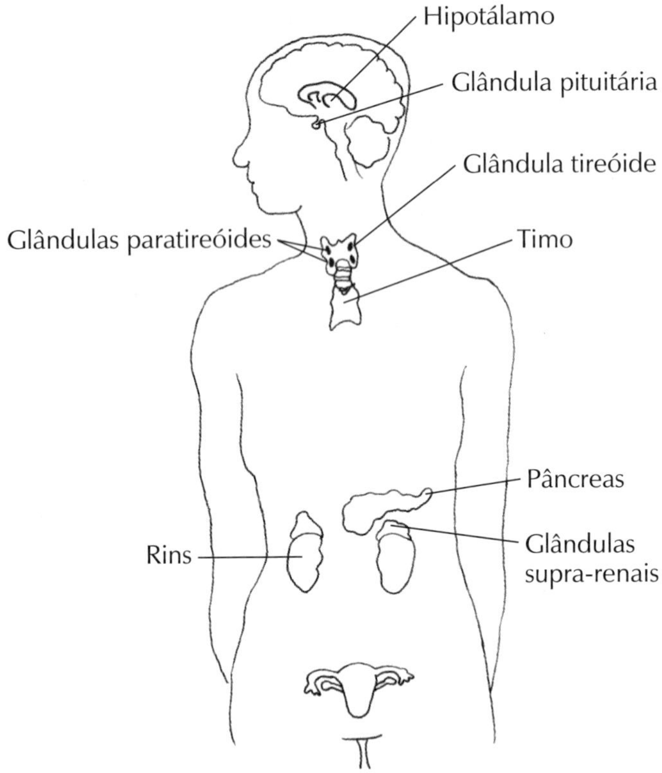

ÓRGÃOS REPRODUTORES

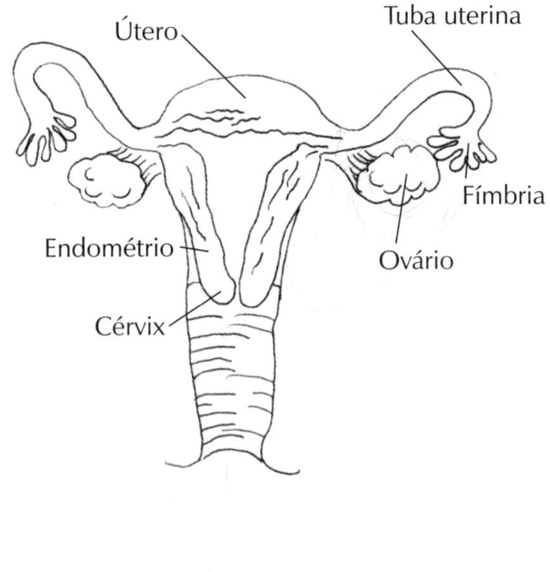

gênio e a progesterona estão nos seus níveis mais baixos. A glândula pituitária reage produzindo FSH, que por sua vez estimula os ovários a aumentar a produção de estrogênio. Durante esse estágio, que dura até pouco antes da ovulação, um óvulo amadurece nos ovários. Ao mesmo tempo, o aumento de estrogênio faz com que o revestimento do útero (o endométrio) se desenvolva e fique mais espesso, criando um lugar seguro e nutritivo para o óvulo crescer, melhora a circulação para a vagina e lubrifica o colo do útero, para facilitar e entrada do esperma.

À medida que o corpo se desenvolve, o estrogênio desempenha papéis cada vez mais importantes. Ele molda as características sexuais secundárias, como seios arredondados, pêlos púbicos, voz feminina e quadris mais largos. Ele governa também a primeira metade do ciclo menstrual, que a prepara para a ovulação e para a reprodução. Nessa fase, o estrogênio atinge seu pico e afeta as emoções (afinal, ele existe por insistência do hipotálamo, emocionalmente carregado). Quando a produção de estrogênio está equilibrada, as emoções e o corpo ficam cheios de possibilidades — você fica sensual, extrovertida e criativa. Mas, se houver desequilíbrio nos níveis de estrogênio, você pode sofrer com cólicas menstruais debilitantes, infertilidade, fibromas e radicais mudanças de humor.

Segundo a dra. Christiane Northrup, autora de *Women's Bodies, Women's Wisdom*, durante a ovulação o corpo emite sinais hormonais indicando que você é fértil, sexual e está viva. A maioria das jovens acha difícil perceber quando está ovulando. Em geral, quando você ovula, o corpo indica que a menstruação está para começar, com cólicas, mudanças de humor, fadiga e vários outros sinais de aviso. Se você não ovula, não dá para prever o início da menstruação — ela simplesmente aparece, e não necessariamente num esquema previsível. Em geral, lá pelo décimo quinto ou décimo sexto dia do ciclo, aparece uma secreção vaginal esbranquiçada. Esse "fluxo fértil" é uma indicação de que você está ovulando, ao que se seguem outras alterações hormonais — que muitas mulheres conhecem como síndrome pré-menstrual (SPM), ou tensão pré-menstrual (TPM) — que provocam inchaço, dor nos seios e mau humor.

Durante a segunda metade do ciclo, a fase luteinizante, a produção de FSH diminui e a de LH aumenta. O óvulo sai do ovário, seguindo para o útero, e o corpo se prepara para a possibilidade de gravidez. O hormônio progesterona participa desse processo. Produzido pelo corpus luteum, nos ovários, a progesterona traz alimento para o útero através de um fluxo sangüíneo mais intenso e forma um tampão de muco no colo do útero, para impedir a entrada de bactérias. Quando a gravidez não ocorre, a produção de estrogênio e progesterona diminui, o revestimento uterino se dissolve e o endométrio escorre como sangue menstrual.

Quando a produção de progesterona é equilibrada, você fica mais reflexiva, intuitiva e em contato com seus sonhos durante esse segundo estágio. O excesso de progesterona pode fazer com que você fique deprimida e letárgica, sentindo-se sexualmente pouco atraente.

Para completar essa faxina mensal, o fígado e os rins desativam o excesso de estrogênio e progesterona, que são eliminados do corpo, juntamente com as toxinas ambientais, através dos rins. Se estiver lento ou sobrecarregado, o fígado não realiza sua tarefa com eficácia, deixando que o excesso de hormônios seja reabsorvido pela corrente sangüínea. Neste caso, o corpo retém uma quantidade de hormônios que não vai usar, o que pode provocar problemas como sangramentos fortes ou irregulares, acne, fadiga, depressão e perturbações digestivas.

Segundo a medicina ayurvédica (o sistema de cura da antiga Índia), os médicos acreditam que as mulheres têm uma notável vantagem sobre os homens por sangrar todos os meses. Os praticantes dessa medicina ensinam que a menstruação purifica o corpo a cada 25 dias, juntando todos os detritos e toxinas que se formaram durante o mês e expulsando-os do corpo junto com o sangue menstrual. O estudioso e médico ayurvédico Robert Svoboda acha que talvez seja por isso que as mulheres vivem mais tempo do que os homens.

PROBLEMAS MENSTRUAIS

Amenorréia (Atraso Menstrual)

Amenorréia é o termo técnico para ausência de sangramento. Na verdade, é muito comum começar a menstruar sem antes ovular, como Samantha. Você pode ter um leve sangramento em um mês e depois não ter nenhum sangramento por vários meses. Isso acontece porque a glândula pituitária, que produz os hormônios FSH e LH, necessários à ovulação, ainda não está desenvolvida. Como discutimos antes, quando tudo está normal, o estrogênio constrói um espesso revestimento temporário no útero e, depois da ovulação, a progesterona estabiliza esse revestimento. Mas, se você não ovula, não pode produzir progesterona. E se o corpo não produz progesterona, o estrogênio não recebe nenhum sinal para parar de engrossar o revestimento uterino. Depois de algum tempo, parte desse revestimento começa a se soltar e pode ocorrer um pouco de sangramento. Em geral, o próprio corpo se corrige e não há com o que se preocupar.

Infelizmente, muitas jovens entram em pânico antes da hora e deixam que seus médicos lhes receitem pílulas anticoncepcionais para regular a menstruação. Se elas não têm sangramentos regulares porque não ovulam, as pílulas anticoncepcionais vão apenas prolongar o problema. Essas pílulas não corrigem o ciclo: elas criam ciclos não ovulatórios. Só que estimulam o organismo a expulsar o revestimento endométrico que se formou e a produzir uma quantidade de progesterona suficiente para completar o processo. A maior parte dos médicos holísticos prefere que o organismo da menina tenha tempo para se corrigir, prescrevendo tônicos suaves de ervas como *vitex agnus castus*, para equilibrar o sistema glandular.

Como o hipotálamo e a glândula pituitária estão tão intimamente ligados ao centro emocional do cérebro, você pode parar de menstruar se estiver sob muito *stress*. Em geral, pular uma menstruação de vez em quando devido ao *stress* não é caso de intervenção médica, mas um sinal para você reavaliar seu estilo de vida e, com certeza, uma boa razão para começar a praticar yoga. É claro que uma amenorréia prolongada deve ser discutida com o médico porque a suspensão da menstruação pode ser causada por problemas mais sérios, como diabetes, mau funcionamento da tireóide, grande alteração de peso ou perturbação emocional aguda.

Como a Yoga Pode Ajudar A yoga contribui para a regularidade da menstruação de duas maneiras importantes. Em primeiro lugar, a prática regular da yoga diminui o *stress* que pode descontrolar o ciclo. Quando você estiver sobrecarregada ou agitada, as posturas repousantes e revitalizantes vão acalmar o sistema nervoso e vão dar ao sistema reprodutivo uma chance de voltar ao normal. Em segundo lugar, com o sistema endócrino equilibrado, a pituitária, a tireóide e o hipotálamo funcionam melhor. Faça o maior número possível de posturas da Seqüência Básica da Mulher, concentrando-se nas inversões, flexões para trás e torções. Se alguma das posturas for muito difícil, experimente fazer a versão modificada ou deixe-a de lado.

Menorragia (Sangramento Intenso)

Assim como você pode passar um mês ou dois sem menstruar, pode também ter ondas de sangramento mais intenso. Em geral, isso é normal, desde que o sangue seja vermelho vivo, que não haja coágulos nem cólicas fortes e que você não fique "liquidada" a cada menstruação. Quando o sangramento é excessivo — ou seja, quando você continua a encharcar vários absorventes já no segundo ou terceiro dia — alguma coisa está errada. Se continuar por vários meses, a menorragia provoca anemia e deficiência de ferro. Por isso, procure o médico para fazer uma avaliação. Christiane Northrup diz que a causa do distúrbio pode ser o *stress* crônico sobre o que ela chama de "questões do terceiro chakra, como criatividade, relacionamentos, dinheiro e poder sobre os outros". Ela aconselha a paciente a reservar tempo para ser criativa, para lamentar a perda de antigos relacionamentos e para aprender a expressar as alegrias e as frustrações que os novos relacionamentos trazem. Quando a mulher dá atenção aos sinais que o corpo lhe envia, diz ela, a menstruação geralmente volta ao normal.

Como a Yoga Pode Ajudar Se você está fraca e exausta por causa do excesso de sangramento, Patricia recomenda que descanse e nem tente praticar. Ou, então, que pratique apenas a seqüência para sangramentos intensos, apresentada neste capítulo, que é segura e útil nessa situação. Com a exceção da Postura da Meia-Lua (Ardha Chandrasana), Patricia não aconselha as posturas em pé, que exigem força e energia, coisas que o sangramento rouba de você. A Postura da Meia-Lua, por outro lado, abre a região pélvica, traz espaço ao abdômen e, segundo Geeta Iyengar, tem um efeito secativo no útero — especialmente quando praticada com o apoio da parede. Cuidado para não ficar muito tempo na postura — é melhor entrar e sair dela algumas vezes.

Endometriose

Às vezes, o excesso de sangramento pode ser sinal de alguma coisa mais séria. A endometriose, os fibromas uterinos e os cistos ovarianos podem provocar muita dor e já resultaram em muitas histerectomias fora de hora. Em circunstâncias normais, durante a primeira fase do ciclo menstrual, a presença do estrogênio permite que o tecido interno das paredes uterinas engrosse. Na endometriose, acreditam alguns pesquisadores, pedaços desse revestimento uterino se rompem e, em vez de descer e sair do corpo, eles sobem e se alojam em outras áreas. Os lugares mais comuns a que esse tecido se prende são os órgãos pélvicos, as paredes laterais da pélvis e, às vezes, os intestinos. Quando a menstruação começa, esses pedaços de tecido, estimulados pelos hormônios, sangram também e é isso, segundo a maioria dos médicos, que causa cólicas tão fortes. Segundo a dra. Mary Schatz, que é médica, praticante de yoga e autora de vários artigos sobre yoga terapêutica, a mais recente teoria diz que a endometriose ocorre quando as células do revestimento pélvico se transformam em células semelhantes às do revestimento uterino.

Seja qual for a causa, muitos médicos holísticos acreditam que o *stress* agrava a endometriose. Os médicos ayurvédicos recomendam mudanças na dieta e no estilo de vida, incluindo muito descanso no primeiro dia da menstruação e asanas (posturas) de yoga suaves para aliviar as cólicas, reduzir o *stress* e levar sangue novo à região pélvica.

Muitos médicos e outros terapeutas concordam com Christiane Northrup, acreditando que a endometriose pode ser um sinal de alerta para mulheres que, por exemplo, competem em empregos que acarretam muito *stress*. Ela diz que, muitas vezes, essa é a forma do corpo da mulher demonstrar que suas "necessidades emocionais mais profundas estão em conflito direto com o que o mundo exige dela". Em outras palavras, quem direciona a energia sempre para fora, negligenciando o lado espiritual e emocional, é uma forte candidata a doenças inflamatórias na região pélvica. A prá-

Patricia Diz

Quando menstrua, e especialmente durante ondas de sangramento intenso, você tem que mudar o foco de sua prática de yoga.

• Não tente melhorar nem se aprofundar nas posturas.

• Não faça inversões durante o sangramento, incluindo a Parada de Cabeça (Sirsasana), a Parada de Ombros (Sarvangasana), a Postura do Arado (Halasana), a Postura do Cachorro Olhando para Baixo (Adho Mukha Svanasana) e a Postura com as Pernas Levantadas contra a Parede (Viparita Karani). As inversões puxam o útero em direção à cabeça, o que faz com que os ligamentos se distendam.

• Relaxe completamente em cada postura. Solte o abdômen, deixe o cérebro relaxar profundamente e dirija a respiração às áreas em que o desconforto é maior — abdômen, cabeça, pernas.

• Relaxe completamente as paredes da vagina. Agora não é o momento de tonificar essa região.

tica regular de yoga pode ajudá-la a entrar em contato com a totalidade do eu — e a estar sempre atenta a ela.

Cólicas

As cólicas menstruais — um suplício mensal para muitas jovens — varia muito em intensidade e forma. Minha filha tem cólicas agudas. Combinadas à prisão de ventre e ondas de diarréia, elas a deixam em posição fetal pelas primeiras 24 horas do período menstrual. Uma amiga dela sente uma dor amortecida, que se aloja na base das costas e faz com que ela se sinta letárgica, inchada e nauseada. Outras mulheres se queixam de enxaqueca, cãibras nas pernas e sensibilidade ou dor no peito, sintomas que sinalizam o começo do período menstrual.

Minha filha e sua amiga sofrem do que é chamado de dismenorréia primária, a forma mais comum de cólica menstrual. Ela não está associada a nenhum outro tipo de doença pélvica: é cólica menstrual, pura e simples. Dismenorréia secundária é dor menstrual causada por alguma outra coisa que está acontecendo no corpo — inflamação pélvica, endometriose ou adenomiose (neste caso, as glândulas do revestimento do útero crescem para dentro das paredes uterinas, fazendo-as sangrar na menstruação). Como a dismenorréia secundária pode ser muito séria, é importante consultar o médico em caso de cólicas muito fortes, acompanhadas de sangramento excessivo ou que não reagem a mudanças na dieta e na forma de lidar com o *stress.* Embora a yoga contribua para o alívio da dor associada à dismenorréia secundária, aqui o nosso foco está no tipo primário.

Patricia Diz

- A música instrumental suave pode ajudá-la a se voltar para dentro, aquietar a mente e relaxar mais profundamente.
- Quando você vai à aula de yoga durante o período menstrual, pode ser envolvida pela energia da classe e acabar se esforçando demais. Por isso, pratique em casa. Assim, você pode avaliar quanta força tem e ajustar sua prática de acordo com isso.
- Pratique com atenção. Trabalhe internamente e não de maneira agressiva ou muscular quando tiver sangramentos intensos, cólicas, fadiga ou agitação.

Os médicos ocidentais acreditam que a dismenorréia primária é causada por uma superabundância do hormônio prostaglandina $F_2\alpha$ no sangue menstrual. Quando esse hormônio entra na corrente sangüínea, o músculo do útero se contrai e você tem cólicas. O excesso de prostaglandina $F_2\alpha$ no organismo pode ser provocado por uma dieta rica em proteínas animais e derivados do leite ou por um estilo de vida cheio de *stress* contínuo.

A dra. Susan Lark, autora de vários livros de auto-ajuda para mulheres, diz que a dismenorréia primária ocorre na forma de cólicas espasmódicas ou congestivas. As cólicas espasmódicas são mais comuns em adolescentes e mulheres ainda na casa dos vinte. Em geral, esse tipo de cólica regride depois da primeira gravidez. As cólicas congestivas, por outro lado, assolam mulheres na casa dos trinta ou quarenta anos e parecem piorar depois da gravidez. Essas cólicas abafadas são acompanhadas de inchaço, sensibilidade nos seios, ganho de peso, irritabilidade e dores de cabeça.

Como a Yoga Pode Ajudar Uma postura especial para mulheres que têm sangramentos intensos ou cólicas menstruais é a Postura Reclinada em Ângulo Fechado (Supta Baddha Konasana), usando cintos, almofadas, cobertores e bolsas para os olhos. Epítome das posturas revigorantes (Patricia a chama de "Mãe de Todas as Asanas"), ela proporciona apoio ao corpo inteiro e permite que você relaxe completamente. É muito boa em caso de dores na base das costas durante a menstruação, segundo Judith Hanson Lasater, autora de *Relax and Renew: Restful Yoga for Stressful Times.* Judith acredita que essas dores são causadas pela distensão dos ligamentos que unem o sacro ao osso pélvico. Em seu livro, ela explica que as mudanças hormonais durante o período menstrual geram instabilidade nesses ligamentos, deixando-os muito suscetíveis aos traumas. Em geral, é essa instabilidade que provoca a dor abafada que muitas mulheres sentem na base das costas antes do período menstrual. Usando um cinto e almofadas para apoiar o sacro e as pernas, você permite que o corpo permaneça passivo. Geeta Iyengar vai mais longe e recomenda que as pernas também fiquem apoiadas numa almofada.

Qualquer uma das posturas da Seqüência para uma Menstruação Saudável pode ajudar a aliviar as cólicas. Experimente várias para escolher quais são as que funcionam melhor para você. Algumas mulheres encontram alívio nas flexões para a frente, com alguma coisa pressionando a barriga. Se isso não funcionar para você, experimente a Postura da Criança (Adho Mukha Virasana), abraçando uma ou duas almofadas, ou qualquer uma das posturas sentadas com flexão para a frente. Para criar espaço no abdômen, permitindo que o ar flua livremente para soltar seus músculos, você pode fazer as posturas reclinadas com apoio, como a Postura da Ponte (Setu Bandha Sarvangasana) ou a Postura Invertida do Bastão (Viparita Dandasana). Se você tem dores abafadas nas costas, é bom fazer uma torção suave, como a Postura Sentada com Torção Simples (Bharadvajasana) da Seqüência Básica da Mulher (ver p. 33). Experimente até encontrar alguma coisa que alivie o tipo de dor que você sente.

Sejam quais forem as posturas que escolher, não se preocupe em melhorá-las agora e nem em incrementar sua prática. Agora não é a hora de deixar a perna mais reta ou as costas mais abertas, mas de cuidar de si mesma, purificando cada célula do corpo e banhando-a com a respiração. Bri Maya Tiwari, praticante da cura ayurvédica, me disse, anos atrás, que se eu me poupasse durante todo o primeiro dia do período menstrual — nada de trabalho, nada de preocupações, nada de cozinhar, nada de escrever — minha saúde reprodutiva melhoraria enormemente. Ela estava certa. Por isso, faça essas posturas como se estivesse se permitindo uma hora de pura indulgência.

TENSÃO PRÉ-MENSTRUAL

Com um nome que tudo abarca, se é que isso é possível, a TPM inclui mais de 150 sintomas. Você está irritada, sensível ou sem paciência? É TPM. Ansiosa, instável, avoada e incapaz de lembrar até do próprio nome? É TPM. Ou inchada, dolorida e deprimida, bastando alguém a olhar de esguelha para você cair em prantos? Adivinhou: é TPM. Você pode também ter surtos periódicos de acne, fibrilações ventriculares, insônia, herpes, urticária, enxaqueca, asma ou vontade incontrolável de comer sal e açúcar e tudo não passar de sintomas da TPM.

Segundo Christiane Northrup, o tipo de sintoma não interessa muito, mas sim como ele ocorre. Falando de maneira genérica, ela explica que dá para perceber que, todos os meses, os sintomas seguem um padrão. Algumas mulheres ficam ansiosas e distraídas cerca de uma semana antes do período menstrual e melhoram logo que o sangramento começa. Outras ficam incontrolavelmente nervosas duas semanas antes da menstruação, caem em depressão na semana seguinte e melhoram bastante no primeiro ou segundo dia do período menstrual. Eu tenho uma vontade louca de comer doces — especialmente chocolate — uns dez dias antes da menstruação. Mas, se ceder à tentação, eu acabo tendo uma terrível dor de cabeça daí a alguns dias, além de dor e inchaço nas articulações, até o primeiro ou segundo dia do período menstrual.

Para aliviar a síndrome pré-menstrual, é importante compreender suas causas físicas e emocionais. A maioria dos médicos acha que, no nível físico, o desequilíbrio de hormônios e o fígado preguiçoso contribuem para o surgimento dos sintomas dessa síndrome. Se você está ansiosa, irritada e instável, é possível que tenha excesso de estrogênio no corpo ou uma quantidade insuficiente de progesterona para contrabalançá-lo. Se você está deprimida e confusa, não consegue dormir e não consegue se lembrar de nada, pode ser que esteja com excesso de progesterona. Seja qual for o hormônio que predomine, esse desequilíbrio indica que o sistema endócrino não está funcionando eficientemente, deixando de produzir a quantidade necessária de hormônios. Se o seu mal é inchaço, sensibilidade nos seios e aumento de peso, a culpa pode ser da glândula pituitária. Susan Lark diz que a pituitária segrega o hormônio adrenocorticotrópico (ACTH), que vai para as glândulas supra-renais acima dos rins. As supra-renais, por sua vez, reagem com uma produção exagerada dos próprios hormônios, cujo excesso acaba indo para os rins que, por sua vez, retêm sal e água, produzindo menos urina.

O estudioso e praticante da cura ayurvédica Robert Svoboda chama a TPM de "síndrome da disfunção mensal" e acredita que ela vem da desarmonia criada durante a primeira parte do ciclo menstrual. Em outras palavras, se nesse período você comer muito *junk food*, tomar muitas bebidas com cafeína, dormir pouco, interromper a rotina de exercícios e deixar de enfrentar seus sentimentos (especialmente os negativos, como raiva e mágoa), pode ter a certeza de que vai ter problemas na segunda parte do ciclo.

A medicina ayurvédica postula que o ritmo biológico da mulher é sintonizado ao da própria natureza. Nancy Lonsdorf, co-autora de *A Woman's Best Medicine: Health, Happiness, and Long Life through Ayurveda*, explica que "tudo o que não leva em conta nosso ritmo biológico pode criar problemas menstruais. Como cada ciclo transcorre em conjunto com todos os outros ciclos, sair do ritmo no ciclo do sono pode facilmente defasar o ciclo menstrual". Assim, segundo a Ayurveda, regulando a rotina diária, você pode corrigir os desequilíbrios mensais e minimizar os sintomas da TPM. Mas, quem já tem há muito tempo os sintomas da TPM, precisa da ajuda de remédios de ervas, de mudanças na dieta e no estilo de vida para voltar aos trilhos.

Minha definição favorita de TPM é a de Joan Borysenko, autora de *A Woman's Book of Life: The Biology, Psychology, and Spirituality of the Feminine Life Cycle*, que a vê como uma "faxina emocional", o período do ciclo em que é mais fácil a mulher se livrar do que a incomoda. Você se lembra da imagem do ciclo menstrual ligado ao ciclo lunar? É uma imagem maravilhosa. Na medida em que a Lua atinge a totalidade, você também a atinge. Na fase estrógino-dominante, você fica viva, sexy, criativa e energizada. Quando a Lua começa a minguar, você entra na fase luteinizante do ciclo. Nessa fase, que é progesterona-dominante, você vai para dentro de você mesma, ficando mais sintonizada aos sonhos, mais em contato com as emoções mais profundas e até mesmo mais sombrias. De repente, alguma coisa que você reprimiu durante o mês inteiro chega a um ponto em que tem que ser expressa, posta para fora, trabalhada. As mulheres que entram em contato com as próprias emoções e necessidades durante esse período, percebem que muitos dos sintomas físicos da TPM diminuem.

Como a Yoga Pode Ajudar

A yoga contribui de várias maneiras para o alívio da TPM. No nível físico, ela relaxa o sistema nervoso, equilibra o sistema endócrino, aumenta o fluxo de sangue e oxigênio para os órgãos reprodutores, purifica o fígado e fortalece os músculos em torno de todos esses órgãos. Em termos psicológicos, a yoga diminui o *stress* e promove o relaxamento, o que permite ao hipotálamo regular os hormônios com mais eficiência. Ela lhe dá o tempo — e muitas vezes a permissão — de que você precisa para entrar em contato consigo mesma, ouvir o seu corpo e responder a ele.

A seqüência da p. 120 foi planejada para aliviar os sintomas que você já tem. Mas, para diminuir a freqüência da TPM, é importante praticar yoga regularmente. Praticadas regularmente, as seqüências básica e revigorante dos Capítulos 1 e 2 ajudam bastante. Se estiver irritada e zangada, faça essas posturas com apoio (veja as modificações), descansando a cabeça sobre uma cadeira ou almofada, o que esfria o cérebro e diminui a tensão.

As inversões — virar de cabeça para baixo — são ótimas para equilibrar e estabilizar os sistemas do corpo. Se você fica irritada e ansiosa durante a TPM, siga a recomendação de Patricia: faça inversões com apoio, como mostramos neste capítulo. Você vai obter os mesmos resultados sem tanto esforço. A Parada de Cabeça (Sirsasana) estimula a glândula pituitária e a glândula pineal, vitais para a boa saúde menstrual, e aumenta a circulação no cérebro. Algumas mulheres, no entanto, não gostam de fazer a Parada de Cabeça durante a TPM, sentindo-se desestabilizadas. Neste caso, a Parada de Ombros (Sarvangasana) com total apoio para o corpo, dá mais liberdade à região da garganta (equilibrando assim a tireóide e as paratireóides), abre o peito e suaviza o abdômen. A Postura do Arado (Halasana) estimula as glândulas supra-renais e os rins. Se você está deprimida e letárgica, qualquer uma das posturas que abrem o peito e os ombros pode ajudá-la, já que criar espaço no corpo costuma acalmar a agitação e melhorar o ânimo.

A VOLTA AO NORMAL

Quando o período menstrual acaba, é provável que você esteja morrendo de vontade de voltar à rotina normal, incluindo a prática diária de yoga. Patricia acredita que é melhor não apressar as coisas. O corpo precisa recuperar a força e a resistência. No final do capítulo, você vai encontrar algumas posturas indicadas para os três a cinco primeiros dias depois do fim do sangramento. Nesse meio tempo, tenha em mente os seguintes *sins* e *nãos*:

- Não faça ainda flexões para trás — elas são muito agressivas. Dê tempo para o corpo se recuperar da fadiga do período menstrual.
- Incorpore as inversões imediatamente porque elas ajudam a enxugar o útero, a restaurar o sistema endócrino e a aumentar a circulação na região abdominal, além de ajudar o corpo a recuperar sua força.
- Se ainda estiver fatigada, não faça muitas posturas em pé nos primeiros dois dias. Comece com calma.

Patricia Diz

Para aproveitar ao máximo as seqüências relacionadas à menstruação, concentre-se em criar espaço entre a caixa torácica e o abdômen. Relaxe o abdômen, a região pélvica e as paredes vaginais. Preste atenção especial à respiração. Dirija a respiração aos pontos mais contraídos. Se o abdômen estiver tenso, dirija o ar para ele, para confortá-lo e suavizá-lo. Se a tensão estiver no diafragma, no peito ou na região do coração, dirija o ar para essas regiões. Se tiver cólicas, faça o ar descer até o útero. Dirigir a respiração dessa forma dá um foco interior à prática e permite que você relaxe profundamente, descansando o corpo inteiro. A Seqüência para uma Menstruação Saudável é suave e reconfortante, para que você se sinta cuidada.

SAÚDE DURANTE O MÊS INTEIRO

A coisa mais importante que você pode fazer para minimizar problemas menstruais é cuidar do corpo e respeitar a si mesma todos os dias. Se você sabe, por exemplo, que o café lhe dá dores de cabeça pré-menstruais, procure um substituto descafeinado. Se você evitar alimentos gordurosos e sobremesas açucaradas, cortar o álcool e a cafeína e substituir a comida industrializada por refeições feitas em casa, vai ver que muito do seu desconforto físico e emocional desaparece. A seguir, outras sugestões que foram úteis para muitas mulheres.

1. *Descanse bastante.* Descanse durante o primeiro ou os dois primeiros dias do período menstrual que vai se sentir muito melhor durante o resto do mês. Descansar não significa dormir durante o dia, o que pode deixá-la lenta e deprimida. Significa relaxar, ler aquele livro que pretendia ler, fazer caminhadas sem um lugar determinado para ir. Se tiver filhos, invente atividades calmas que possam fazer juntos. Se for preciso trabalhar ou ir à escola, vá com calma, faça uma programação mais leve e tire a noite de folga.

2. *Seja egoísta.* Os primeiros dois dias do período menstrual são um tempo para a reflexão. Se você medita, agora é um bom momento para praticar a bondade com relação a si mesma, à família e aos amigos. Faça coisas que a deixem feliz por ser você.
3. *Exercite-se com moderação.* A menos que você tenha a infelicidade de ter cólicas debilitantes no primeiro dia do período menstrual, exercício é bom; mas não exagere. É melhor caminhar ou fazer os alongamentos suaves da yoga (ver a seqüência para uma menstruação saudável, que começa na p. 120). Durante o resto do mês, uma prática regular de yoga e exercícios aeróbicos moderados minimizam a TPM e outros problemas menstruais.
4. *Prefira alimentos calmantes.* Nos dois primeiros dias do período menstrual, prefira alimentos quentes que sejam fáceis de digerir, como arroz, legumes cozidos e sopas. Evite alimentos crus e frios e qualquer outra coisa difícil de digerir, como carne vermelha, queijo e chocolate. Tome pequenos goles de água morna durante o dia para ajudar a digestão.
5. *Modifique a rotina.* Banhos de banheira alteram o ritmo natural do ciclo menstrual. Por isso, tome banhos de chuveiro nos primeiros dias do período menstrual. Depois do banho, faça uma massagem com óleo aquecido para acalmar o sistema nervoso e a mente. Sempre que puder, use absorventes externos e não tampões, especialmente nos primeiros dias da menstruação, para favorecer o fluxo de sangue.

SEQÜÊNCIA PARA UMA MENSTRUAÇÃO SAUDÁVEL

1. Postura Reclinada em Ângulo Fechado (Supta Baddha Konasana)
2. Postura da Criança (Adho Mukha Virasana)
3. Postura com a Cabeça no Joelho (Janu Sirsasana)
4. Alongamento Intenso de Três Membros (Triang Mukhaikapada Paschimottanasana)
5. Postura Sentada com Flexão para a Frente (Paschimottanasana)
6. Postura Sentada em Ângulo Aberto I (Upavistha Konasana I)
7. Postura Sentada em Ângulo Aberto e Torção (Parsva Upavistha Konasana)
8. Postura Sentada em Ângulo Aberto II (Upavistha Konasana II)
9. Postura Invertida do Bastão (Viparita Dandasana)
10. Postura da Ponte (Setu Bandha Sarvangasana)
11. Postura do Cadáver (Savasana)

1. POSTURA RECLINADA EM ÂNGULO FECHADO (Supta Baddha Konasana)
Ponha uma almofada no chão atrás de você, no sentido vertical, e sente-se à frente dela, com os joelhos flexionados e o sacro tocando a ponta da almofada. Ponha um cobertor dobrado na outra ponta da almofada para apoiar o pescoço. Passe um cinto pelas costas, na altura do sacro; puxe-o para baixo, passando-o sobre os quadris, pelas pernas e sob as solas dos pés (ver p. 15). Junte as solas dos pés e deixe que os joelhos e as coxas caiam para os lados. Prenda o cinto com firmeza sob os pés. Deite-se com a cabeça e o torso apoiados na almofada e com as nádegas e as pernas no chão. (Caso sinta desconforto na base das costas, aumente a altura da almofada com um ou dois cobertores dobrados. Se sentir tensão muscular nas pernas, enrole dois cobertores na vertical e ponha um sob a parte de cima de cada coxa.) Fique nesta posição pelo tempo que quiser, respirando profundamente.

Para sair, junte os joelhos, tire o cinto e role lentamente para o lado. Sente-se, usando o apoio das mãos.

EFEITOS Esta postura alivia cólicas menstruais, espasmos e peso no útero; diminui a pressão na região pélvica; abre o peito, clareando a mente e acalmando os nervos em períodos de *stress*.

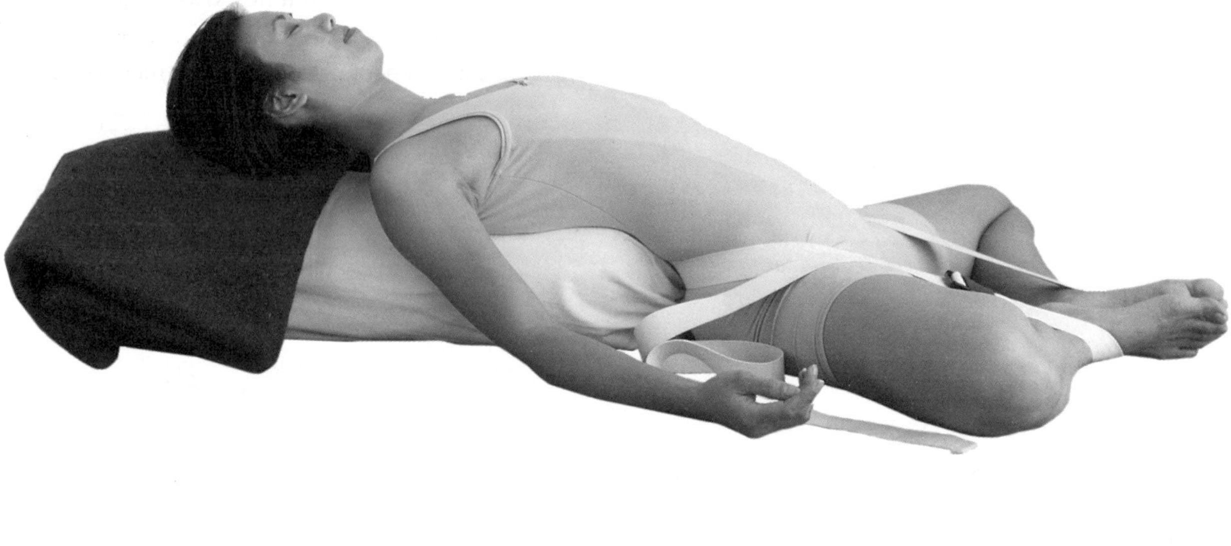

2. POSTURA DA CRIANÇA (Adho Mukha Virasana) Ajoelhe-se no chão com duas almofadas arrumadas em forma de T à sua frente, sendo que uma das extremidades da almofada vertical fica entre os seus joelhos e a outra em cima da almofada na horizontal. Separe bem os joelhos e suba na almofada, juntando os dedos dos pés. Flexione-se para a frente, estenda os braços e abrace a almofada, pressionando-a contra o abdômen. Descanse a cabeça nas almofadas e relaxe completamente. Feche os olhos, solte os músculos vaginais, relaxe os músculos abdominais e deixe o ar da respiração entrar na região pélvica. Fique nesta postura por vários minutos, ou pelo tempo que quiser.

EFEITOS Muitas mulheres sentem que abraçar a almofada e pressioná-la contra o abdômen alivia as cólicas menstruais e a tensão dos músculos.

➢

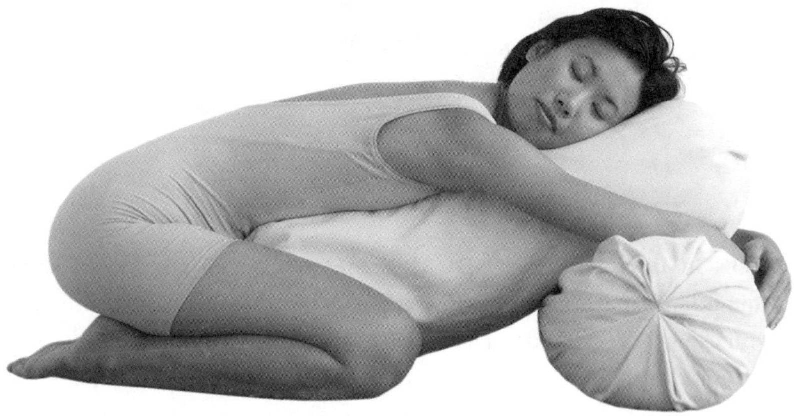

3. POSTURA COM A CABEÇA NO JOELHO† (Janu Sirsasana) Sente-se no chão, com as pernas estendidas à sua frente. Flexione o joelho direito para o lado, formando um ângulo de 45 graus com a perna esquerda e aproxime o calcanhar direito do lado direto da virilha. Empurre o joelho direito para trás o máximo possível e mantenha a perna esquerda reta.

Ponha um cobertor dobrado ou uma almofada sobre a perna estendida e vire o abdômen e o peito, alinhando o esterno ao centro da perna esquerda. Inspirando, erga o tronco a partir da base da pélvis; expirando, estenda os braços e incline o corpo para a frente. Flexione os braços sobre a almofada (ou cobertor) e descanse a cabeça sobre eles. A cabeça deve descansar sem forçar o pescoço e não deve haver pressão nem tensão nas costas ou na parte de trás das pernas. (Caso sinta qualquer tensão, aumente a altura do apoio, como na p. 68.)

Fique nesta postura de 1 a 2 minutos, descansando a cabeça, a base do crânio, os olhos e a mente. Inspire ao se levantar e troque de lado.

EFEITOS Esta postura renovadora tonifica os órgãos reprodutores e os músculos que os sustentam. Muitas mulheres acham que ela é boa para aliviar cólicas, a irritabilidade da TPM e a ansiedade.

†CUIDADO Não faça esta postura se estiver com diarréia ou náuseas.

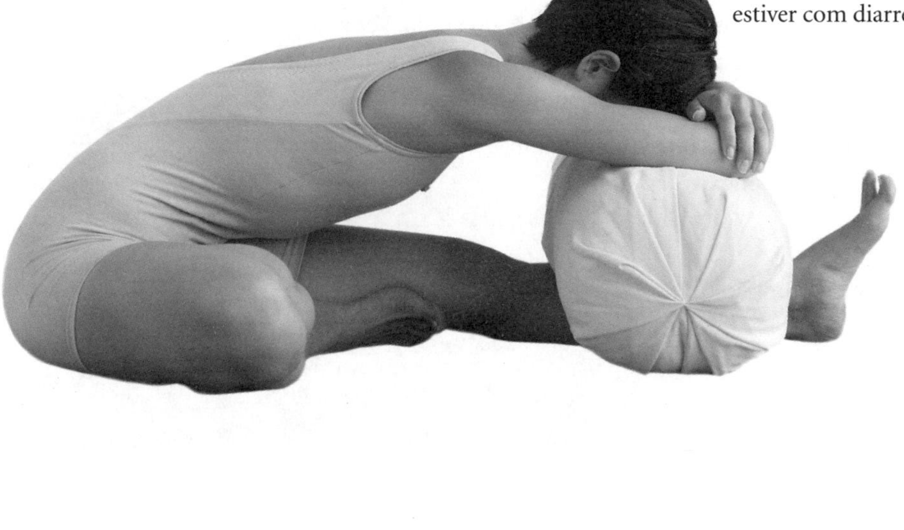

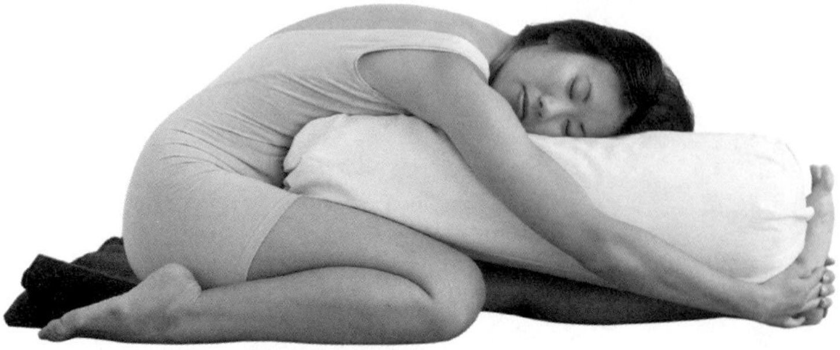

4. ALONGAMENTO INTENSO DE TRÊS MEMBROS† (Triang Mukhaikapada Paschimottanasana) Sente-se em um ou dois cobertores dobrados sobre a esteira, com as pernas estendidas. Dependendo de sua flexibilidade, ponha cobertores dobrados ou uma almofada ou duas sobre a perna esquerda para servir de apoio. Flexione o joelho direito e leve o pé direito para trás, ao lado do quadril direito, os dedos apontando para trás. Estenda o corpo para a frente, sobre a perna estendida, e segure o pé com as mãos. Vire a cabeça para o lado e descanse completamente sobre o apoio. Respire calmamente nesta postura por 1 ou 2 minutos, relaxando os ombros, a cabeça, o pescoço e o abdômen. Para sair, erga-se a partir da base da pélvis, levando o abdômen para dentro e para cima. Troque de lado.

EFEITOS Esta postura calmante e renovadora é boa para aliviar o *stress*, a ansiedade e cólicas menstruais moderadas.

†CUIDADO Não faça esta postura se estiver com sangramento intenso, cólicas muito fortes ou diarréia.

5. POSTURA SENTADA COM FLEXÃO PARA A FRENTE† (Paschimottanasana) Sente-se na esteira ou em um ou dois cobertores dobrados com as pernas estendidas à sua frente. Ponha um cobertor dobrado ou uma almofada sobre as canelas. Inspire profundamente e erga os braços acima da cabeça, alongando-se para cima através da coluna e erguendo o esterno e a cabeça. Deixe as costas ligeiramente côncavas. Expirando, flexione-se para a frente e estenda o torso sobre as pernas, apoiando a cabeça nos braços, que estão sobre a almofada. (Caso sinta tensão nas costas ou nas pernas, ou se tiver vontade de vomitar quando flexionar o corpo para a frente, aumente a altura do apoio. Ver p. 69.) Não deixe que as nádegas saiam do chão. Fique nesta postura pelo tempo que quiser, de preferência 3 a 5 minutos, deixando o abdômen relaxado.

EFEITOS Esta é uma postura repousante que diminui a ansiedade, a irritabilidade, as cólicas e as dores de cabeça.

†CUIDADO Não faça esta postura se estiver com diarréia ou náuseas.

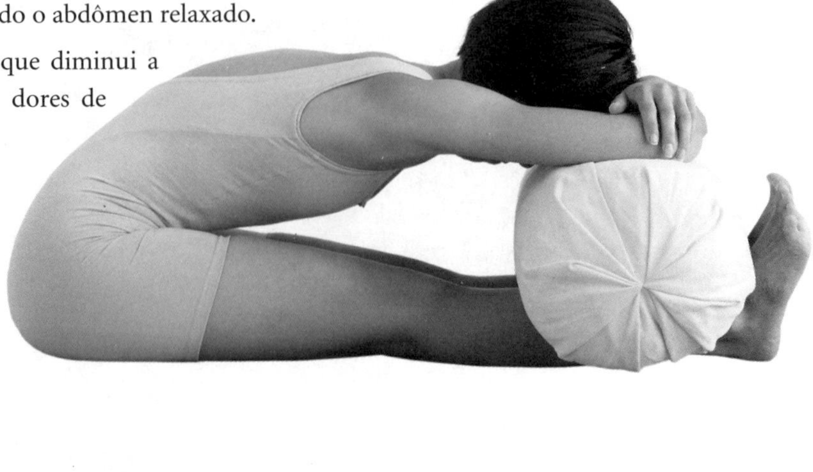

6. POSTURA SENTADA EM ÂNGULO ABERTO I (Upavistha Konasana I) Sente-se, encostada na parede, com as pernas afastadas; flexione os pés. Ajuste a parte carnuda das nádegas, levando-a para trás e para os lados. (Se for difícil ficar ereta nesta posição, sente-se em dois ou mais cobertores ou em um bloco apoiado na parede.) Ponha as mãos no chão atrás de você, leve o abdômen e as costelas flutuantes para cima em direção ao peito e as escápulas para dentro das costas. Sente-se ereta, fazendo pressão para baixo através das pernas e alongue-se para cima, através da coluna, por 30 segundos a 1 minuto. Para sair, relaxe os braços e solte as pernas.

EFEITOS Esta postura favorece a circulação na região pélvica, regula o fluxo menstrual e estimula os ovários.

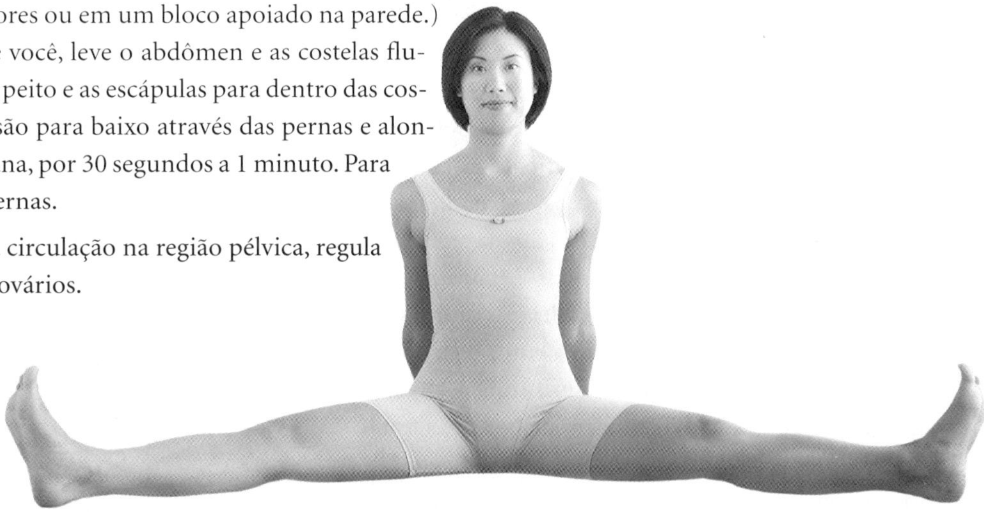

7. POSTURA SENTADA EM ÂNGULO ABERTO COM TORÇÃO (Parsva Upavistha Konasana) Sente-se ereta, com as pernas bem afastadas. Ponha uma almofada sobre a perna direita, no sentido do comprimento. Vire o abdômen, o peito e a caixa torácica, de maneira a ficar voltada para a perna direita. Expirando, estenda o tronco para a frente sobre a perna e flexione os braços sobre as almofada para apoiar a cabeça. Seu corpo deve descansar sem esforço; não deve haver tensão nos tendões das pernas, nem nos ombros e nem no pescoço. Descanse confortavelmente nessa postura de 30 segundos a 2 minutos, relaxando a cabeça, a base do crânio, os olhos e a mente. Inspire ao se levantar e mude de lado.

EFEITOS A leve ação de torção desta postura favorece a circulação na pélvis, regula o fluxo menstrual, estimula os ovários e os rins.

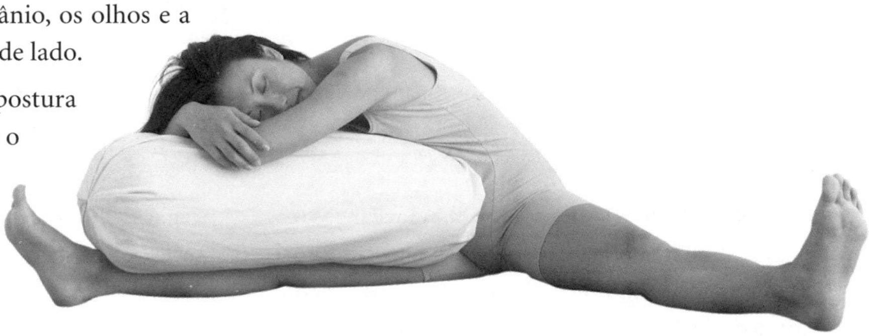

8. POSTURA SENTADA EM ÂNGULO ABERTO II (Upavistha Konasana II) Faça a Postura Sentada em Ângulo Aberto I conforme a descrição acima, mas ponha uma almofada à sua frente, no sentido vertical. Inspirando, erga o tronco a partir da base da pélvis; expire e estenda os braços, soltando completamente o torso para a frente. Descanse a cabeça na almofada, sobre os braços flexionados. Fique nesta postura de 2 a 5 minutos. Para levantar, ponha as mãos nos dois lados da almofada e volte devagar à posição sentada. Solte as pernas.

EFEITOS Esta posição favorece a circulação sangüínea na pélvis, regula o fluxo menstrual, acalma a agitação e a irritabilidade.

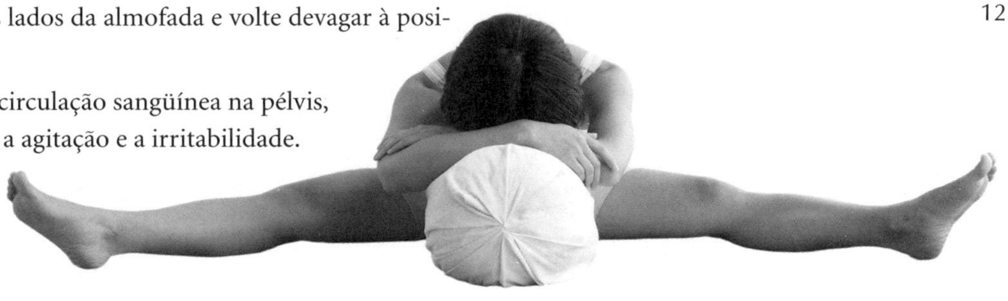

9. POSTURA INVERTIDA DO BASTÃO† (Viparita Dandasana) (Antes de começar, veja as pp. 54-55.) Ponha um cobertor dobrado sobre uma cadeira colocada a uns 60 centímetros da parede — uma distância que lhe permita pressionar a parede com os pés quando estiver com as pernas estendidas. Ponha duas almofadas contra a parede, uma sobre a outra, para apoiar os pés e uma almofada (e um cobertor dobrado, se necessário) à frente da cadeira para apoiar a cabeça. Sente-se de frente para a parede, passando os pés através do encosto. Segure os lados da cadeira, apóie-se nos cotovelos e incline-se para trás lentamente. A cabeça, o pescoço e os ombros devem ultrapassar o assento da cadeira e as escápulas devem tocar a borda da frente.

Segurando a cadeira pelos lados, arqueie as costas de forma que as escápulas se apóiem na borda da frente do assento e a cabeça fique sobre a almofada, ou cobertores. (Talvez você precise levar as nádegas mais para trás.) Ponha os pés sobre as almofadas, as pernas levemente flexionadas, e segure as pernas de trás ou os lados da cadeira. Alongue as pernas, pressionando os pés contra a parede, role as coxas para dentro, uma em direção à outra. Descanse a cabeça na almofada. Mantenha as mãos segurando os lados ou as pernas da cadeira. Respire calmamente, de 30 a 60 segundos.

Para sair, flexione os joelhos e apóie os pés no chão. Segure-se nos lados do encosto da cadeira e levante-se com cuidado a partir do esterno. Recline-se no encosto da cadeira e respire algumas vezes para soltar as costas.

EFEITOS Esta postura é excelente para aliviar a depressão e a fadiga. Ela abre o peito, o que favorece a respiração e a circulação, ajuda a levantar o ânimo e revigora o corpo inteiro.

†CUIDADO Busque o conselho de um professor experiente caso tenha algum problema no pescoço. Não faça esta postura se estiver com enxaqueca, dor de cabeça por tensão ou diarréia.

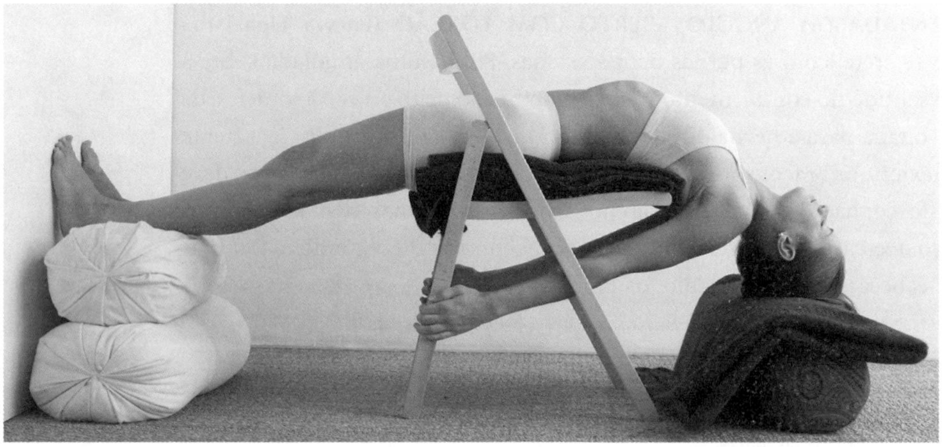

10. POSTURA DA PONTE (Setu Bandha Sarvangasana) Ponha uma almofada contra a parede, no sentido horizontal, e outra no sentido vertical, formando um T. Sente-se na ponta da almofada vertical que estiver mais próxima da parede. Com os joelhos flexionados, deite-se para trás, na almofada. Escorregue para baixo, até ficar com a extremidade da almofada no meio das costas e os ombros no chão. Descanse os ombros e a cabeça no chão. Alongue as pernas em direção à parede e ponha os calcanhares sobre a almofada horizontal, com os pés tocando a parede. As pernas devem ficar alinhadas aos quadris e os pés apontando para o teto. Feche os olhos e relaxe completamente, soltando o abdômen e respirando profundamente. Fique nessa posição pelo menos 5 minutos.

Para sair, flexione os joelhos, role devagar para o lado e sente-se.

EFEITOS Esta postura repousante pode ser benéfica em caso de depressão, ansiedade ou irritabilidade.

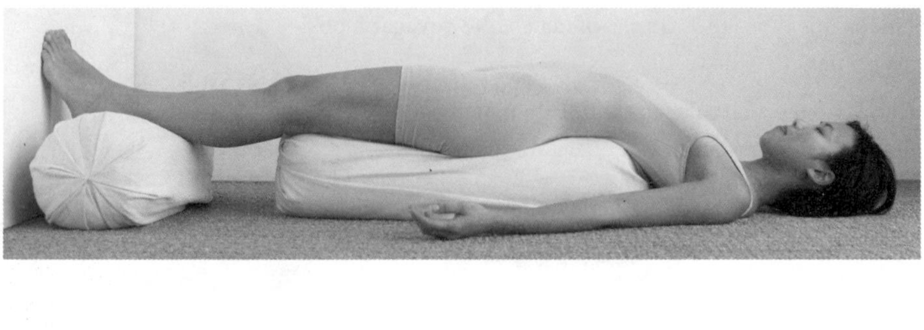

11. POSTURA DO CADÁVER (Savasana) Deite-se de costas, com as pernas estendidas à sua frente. (Se necessário, use um cobertor dobrado para apoiar a cabeça e uma bolsa sobre os olhos para bloquear as sensações externas.) Ponha os braços confortavelmente dos lados do corpo, levemente afastados do torso, com as palmas das mãos voltadas para cima. Alongue ativamente os braços e as pernas e depois deixe que relaxem completamente. Feche os olhos e relaxe o corpo inteiro. Respire profundamente algumas vezes, inspirando o ar para o peito sem contrair a garganta, o pescoço e o diafragma. Expire soltando o corpo no chão, principalmente os ombros, o pescoço e os músculos faciais. Mantenha o abdômen frouxo e relaxado e solte a base das costas. Fique nesta postura, respirando normalmente, de 5 a 10 minutos. Para sair, flexione os joelhos, role para o lado, respire algumas vezes, abra os olhos e levante-se devagar, com o apoio das mãos.

EFEITOS Esta postura profundamente relaxante permite que você solte os músculos abdominais e as paredes vaginais. Ela ajuda a aliviar a fadiga, assim como as cólicas abdominais e as dores na base das costas.

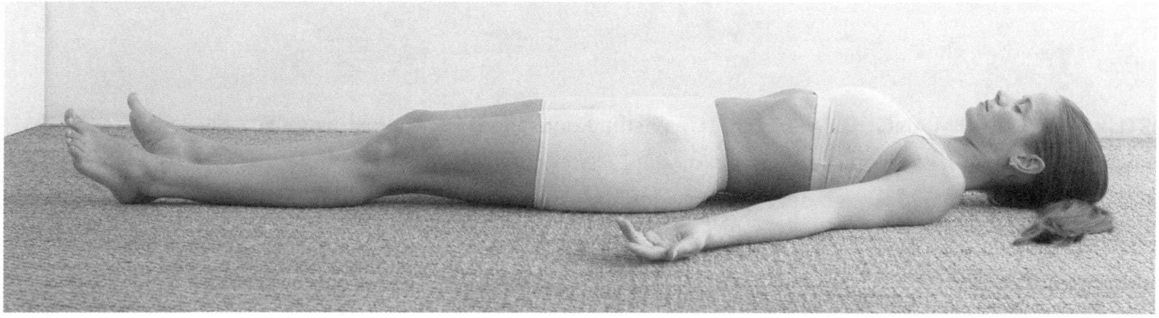

1. Postura em Ângulo Fechado (Baddha Konasana)
2. Postura Sentada em Ângulo Aberto I (Upavistha Konasana I)
3. Postura da Meia-Lua (Ardha Chandrasana)
4. Postura Reclinada em Ângulo Fechado (Supta Baddha Konasana)
5. Postura da Ponte (Setu Bandha Sarvangasana)
6. Postura do Cadáver (Savasana)

SEQÜÊNCIA PARA MENSTRUAÇÕES INTENSAS

1. POSTURA EM ÂNGULO FECHADO (Baddha Konasana) Sente-se com as costas apoiadas na parede e o abdômen levantado. Flexione as pernas, afaste os joelhos e junte as solas dos pés. Segure os pés e leve os calcanhares para dentro, em direção ao períneo (osso púbico). As bordas externas dos pés devem ficar no chão. Alongue a coluna para cima, conduzindo o movimento com o topo da cabeça. Alongue a parte interna das coxas, da virilha aos joelhos, abaixe gentilmente os joelhos, afastando-os ao máximo. Ponha as mãos no chão atrás de você para ficar ainda mais ereta e levante o abdômen. Fique nesta posição por 30 segundos ou mais, respirando normalmente. (Se você estiver menstruada ou se estiver com os quadris enrijecidos e não conseguir alongar a coluna, sente-se, encostada na parede, sobre um bloco ou cobertor dobrado, com uns 10 centímetros de espessura.)

EFEITOS Esta é uma ótima postura para aliviar cólicas, sangramentos intensos e sensação de peso no abdômen.

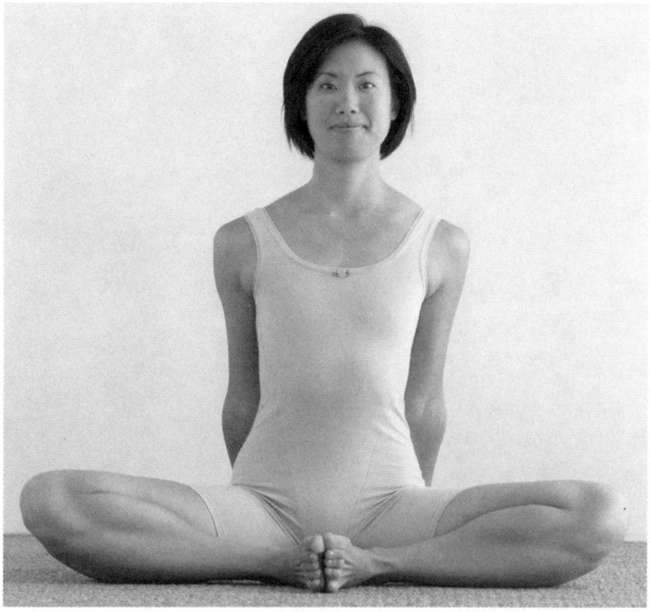

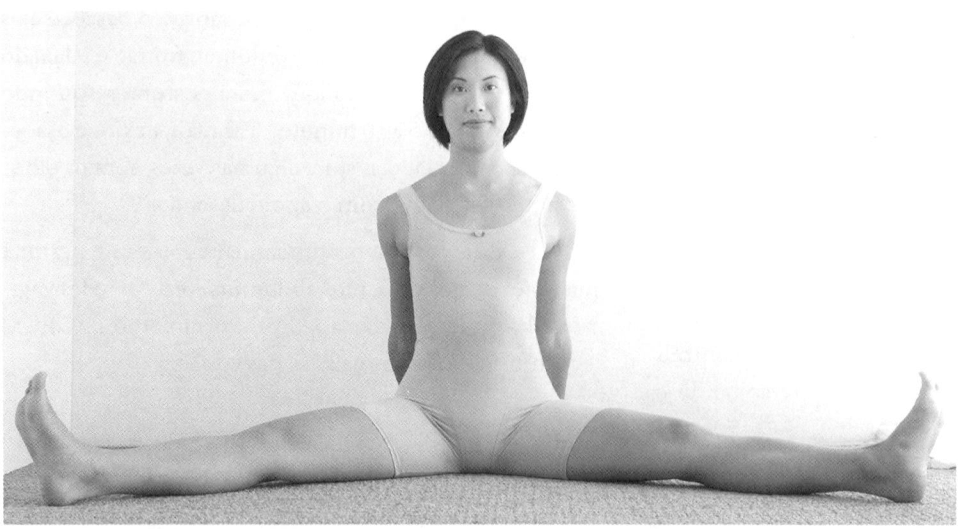

2. POSTURA SENTADA EM ÂNGULO ABERTO I (Upavistha Konasana I) Faça a Postura Sentada em Ângulo Aberto I, conforme a descrição da p. 123. Atenção para relaxar completamente a área pélvica, as paredes vaginais e os músculos abdominais.

EFEITOS Esta postura é especialmente benéfica em casos de sangramentos intensos associados a fibromas e endometriose. Ela massageia os órgãos reprodutores e ergue suavemente o útero, o que tem um efeito secativo.

3. POSTURA DA MEIA-LUA (Ardha Chandrasana) Faça a Postura do Triângulo Estendido (Utthita Trikonasana) para a esquerda (ver p. 26). Flexione o joelho esquerdo, ponha as pontas dos dedos da mão esquerda sobre um bloco apoiado na parede, uns trinta centímetros à frente da perna esquerda. Erga-se, apoiando-se nos dedos do pé esquerdo. Expirando, estique a perna esquerda e, ao mesmo tempo, levante a direita até que ela fique paralela ao chão. Gire a pélvis e o peito para o teto. Alongue o braço direito para cima, até que se alinhe aos ombros, e abra ainda mais o peito e a pélvis. Leve as escápulas para dentro das costas e expanda o peito. Olhe para cima, em direção à mão direita, ou à frente. Fique nesta posição de 10 a 15 segundos, respirando normalmente. Para sair, flexione a perna esquerda e leve a direita para trás. Volte à Postura do Triângulo Estendido (Utthita Trikonasana). Inspire, fique em pé, repita a postura do outro lado e volte à Postura da Montanha (Tadasana).

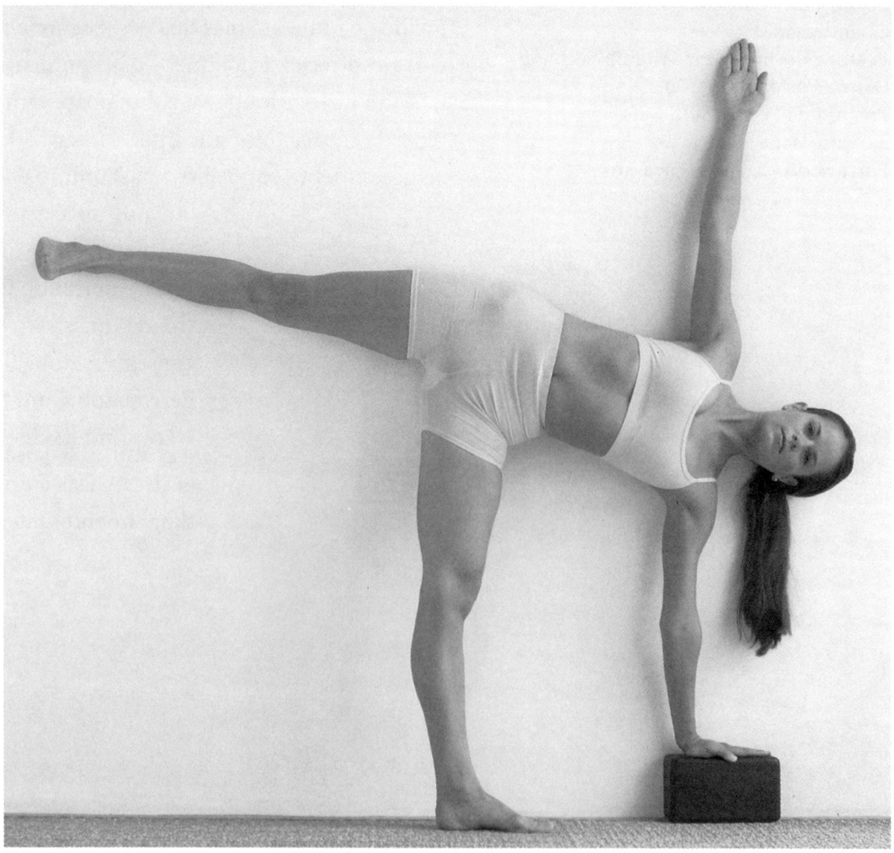

EFEITOS Esta postura é excelente para diminuir sangramentos muito fortes e para aliviar cólicas associadas a fibromas e endometriose.

4. POSTURA RECLINADA EM ÂNGULO FECHADO (Supta Baddha Konasana) Sente-se no meio de uma almofada vertical, que deve ter junto à borda de cima, um cobertor dobrado para você apoiar a cabeça. Passe um cinto pelas costas, à altura do sacro; leve-o para a frente, passando sobre os quadris, pelas pernas e sob os pés. (Para pôr o cinto, ver pp. 15 e 120.) Junte as solas dos pés e deixe que os joelhos e as coxas caiam para os lados. Prenda o cinto com firmeza sob os pés. Deite-se de costas, com a cabeça e os ombros fora da almofada (apoiados no cobertor) e os pés sobre ela. Respire normalmente, soltando a barriga e a base da pélvis. Fique nesta postura pelo tempo que quiser — 5 a 10 minutos no mínimo.

Para sair, junte os joelhos, tire o cinto e role lentamente para o lado. Use as mãos para se apoiar e sentar.

EFEITOS Esta postura modificada alivia cólicas menstruais, espasmos e peso no útero, pois alivia a pressão na área pélvica.

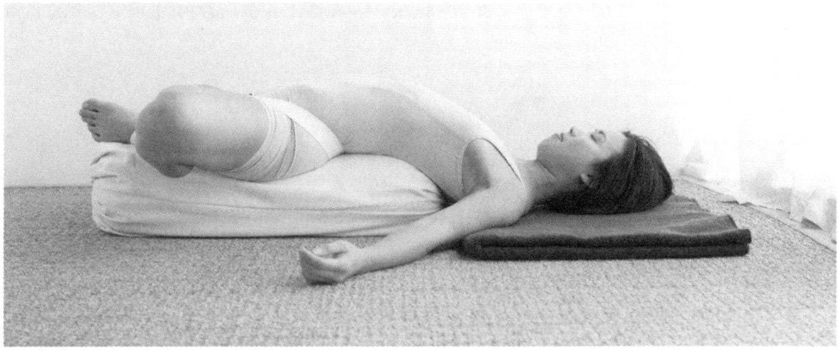

5. POSTURA DA PONTE (Setu Bandha Sarvangasana) Faça a Postura da Ponte conforme a descrição da p. 124. Respire, deixando que o ar acalme o abdômen e o peito. Fique nesta postura por 5 a 10 minutos ou pelo tempo que quiser.

EFEITOS Descansar nesta postura alivia a tensão no abdômen, o peso no útero e as cólicas menstruais.

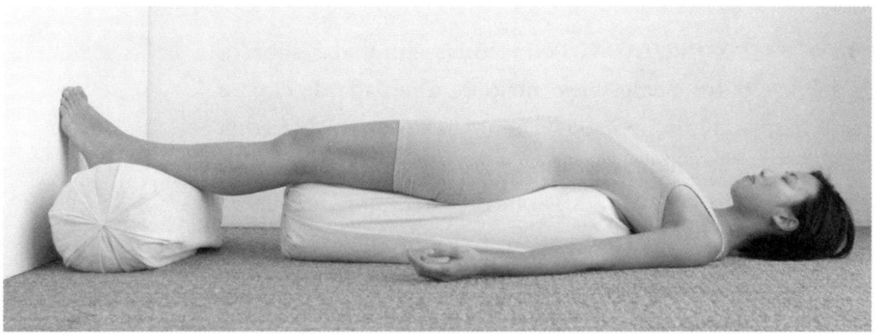

6. POSTURA DO CADÁVER (Savasana) Faça a Postura do Cadáver conforme a descrição da p. 125. Deixe o abdômen relaxado e solte as paredes vaginais. Fique nesta postura de 5 a 10 minutos, no mínimo, respirando e fazendo o ar ir até a barriga.

EFEITOS Esta postura relaxa e revigora o corpo inteiro, além de aquietar a mente.

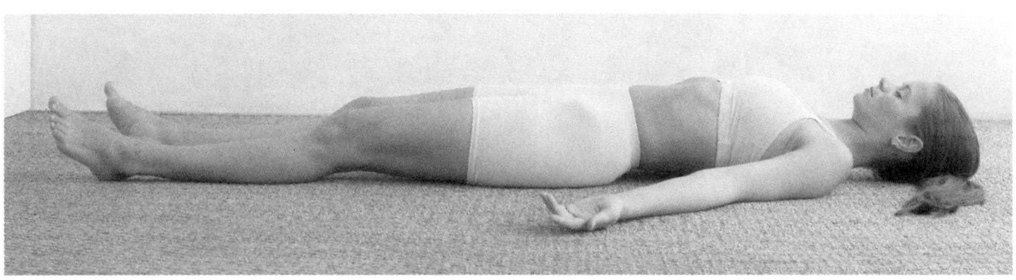

1. Postura Reclinada em Ângulo Fechado (Supta Baddha Konasana)
2. Postura com Almofadas Cruzadas
3. Postura Reclinada com o Dedão do Pé II (Supta Padangusthasana II)
4. Postura do Cachorro Olhando para Baixo (Adho Mukha Svanasana)
5. Parada de Cabeça (Sirsasana)
6. Parada de Ombros (Sarvangasana)
7. Postura do Arado (Halasana)
8. Postura Sentada em Ângulo Aberto II (Upavistha Konasana II)
9. Postura da Ponte (Setu Bandha Sarvangasana)
10. Postura do Cadáver (Savasana)

UMA SEQÜÊNCIA PARA A SÍNDROME PRÉ-MENSTRUAL

1. POSTURA RECLINADA EM ÂNGULO FECHADO (Supta Baddha Konasana) Faça a Postura Reclinada em Ângulo Fechado conforme a descrição da p. 120, tomando cuidado para suavizar o abdômen e soltar a base pélvica. Respire profundamente, fazendo com que o ar vá até o abdômen. Expirando, deixe o abdômen se estender e retroceder em direção à coluna. Fique nesta postura de 5 a 10 minutos, no mínimo.

EFEITOS Esta postura é excelente para diminuir a ansiedade, a irritabilidade, a fadiga e a depressão, associadas ao *stress* pré-menstrual.

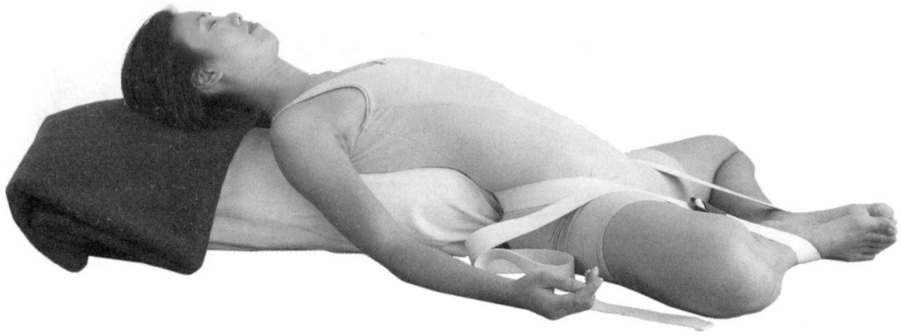

2. POSTURA COM ALMOFADAS CRUZADAS Ponha duas almofadas sobre a esteira, uma cruzada sobre a outra. Sente-se no meio da almofada de cima e deite-se cuidadosamente, com a coluna apoiada na almofada e a parte de trás da cabeça em contato com o chão. (Se o alongamento for excessivo ou forçar o pescoço, ponha um cobertor dobrado sob a cabeça.) Solte os braços, um de cada lado da cabeça, palmas das mãos voltadas para cima, cotovelos flexionados, e relaxe completamente. (Se achar que está forçando a base das costas, eleve os pés, apoiando-os sobre um bloco.) Relaxe nesta postura por vários minutos, soltando os músculos abdominais e respirando profundamente. Para sair da postura, flexione os joelhos e role para o lado. Sente-se com a ajuda das mãos.

EFEITOS Esta postura abre o peito, melhora a respiração e alivia a fadiga, as dores de cabeça e a depressão associadas à TPM.

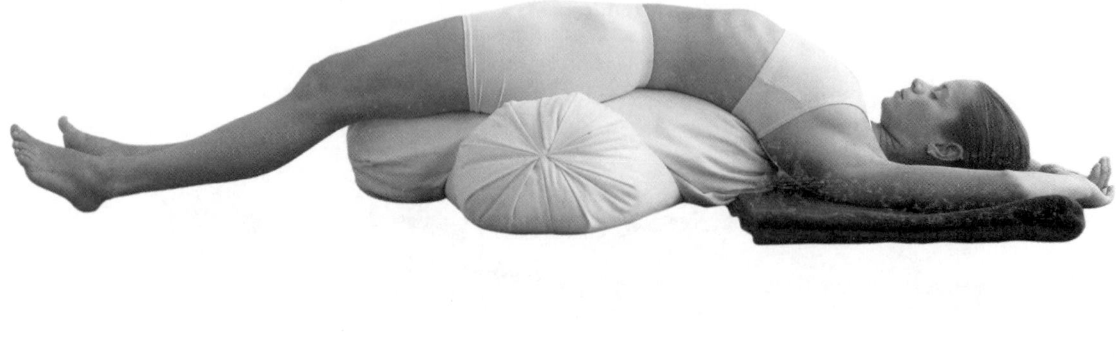

3. POSIÇÃO RECLINADA COM O DEDÃO DO PÉ II (Supta Padangusthasana II)

Ponha uma almofada no chão, uns 15 centímetros à sua direita, com a borda inferior alinhada ao quadril direito. Passe um cinto pelo pé direito, como na foto, segurando a ponta mais comprida com a mão esquerda. Sem flexionar a perna erga-a em direção ao teto, passe o cinto atrás da cabeça e estique o braço esquerdo para o lado. Expirando, leve a perna direita para o lado e para baixo, até apoiá-la na almofada. Puxe suavemente o cinto com a mão esquerda para aumentar um pouquinho a resistência. Descanse confortavelmente durante 1 a 2 minutos, no mínimo. Repita a postura com a perna esquerda.

EFEITOS Esta postura alivia dor nas costas, cólicas e desconforto pélvico em geral.

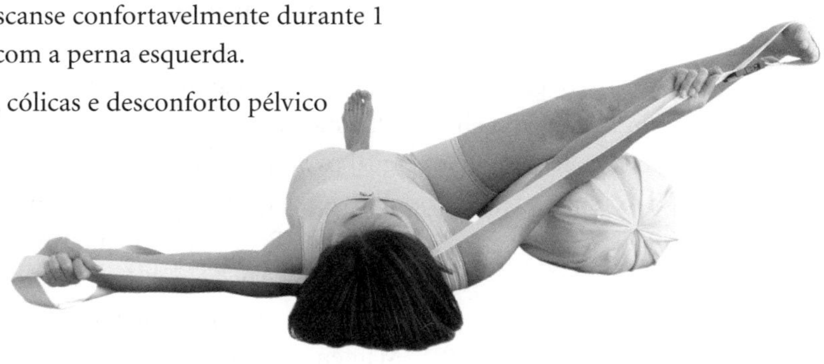

4. POSTURA DO CACHORRO OLHANDO PARA BAIXO (Adho Mukha Svanasana)

Para encontrar a distância correta entre as mãos e os pés nesta postura, deite-se de barriga para baixo. Ponha as palmas das mãos no chão, dos lados do peito, com os dedos separados apontando para a frente. Erga-se usando as mãos e os joelhos como apoio, e vire os dedos dos pés para baixo. (Se você estiver agitada, com dor de cabeça ou cansada, devido à TPM, ponha um ou dois cobertores dobrados (ou uma almofada no sentido vertical) no chão, em linha com o esterno, para apoiar a cabeça. Ver p. 104.)

Expire, pressione as mãos com firmeza na esteira e alongue-se para cima, através da parte interna dos braços. Expire novamente, erga as nádegas e leve as coxas para cima e para trás. Continue alongando-se através das pernas e leve os calcanhares em direção ao chão. Mantenha as pernas firmes e os cotovelos retos ao erguer as nádegas. A ação dos braços e das pernas serve para alongar a coluna e soltar a cabeça. Mantenha a postura de 30 segundos a 1 minuto, respirando profundamente. Deixe a cabeça descansar completamente e solte a base do pescoço. Para sair, apóie-se nas mãos e nos joelhos e sente-se nos calcanhares.

EFEITOS Esta postura ajuda a tonificar e a relaxar o sistema nervoso, aliviando a ansiedade, a irritabilidade e a depressão.

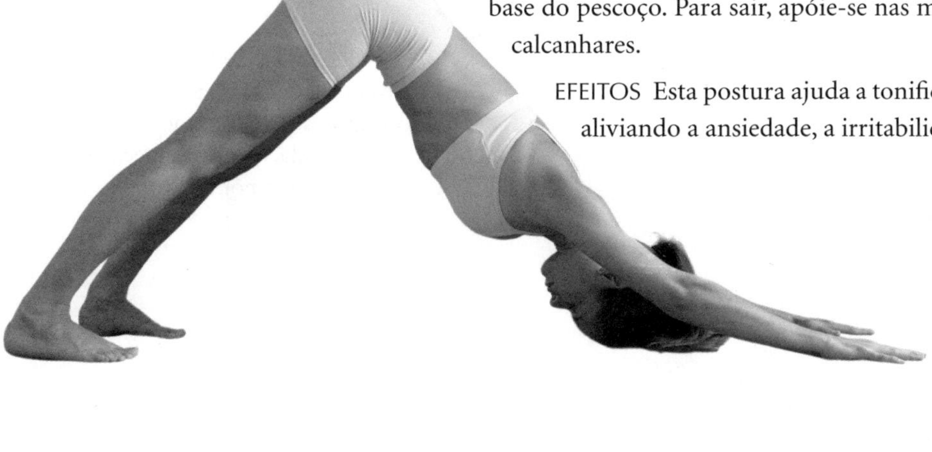

5. PARADA DE CABEÇA† (Sirsasana) (Antes de começar, veja as pp. 36-37.) Ponha um cobertor dobrado junto à parede. Ajoelhe-se à frente dele, com os pés e os joelhos juntos. Entrelace os dedos firmemente, com os polegares se tocando e as mãos em concha. As mãos não devem ficar a mais de 10 centímetros da parede e os cotovelos devem ficar alinhados aos ombros. Os pulsos, os antebraços e os cotovelos formam a base desta postura.

Alongue o pescoço e apóie o topo da cabeça no cobertor. A parte de trás da cabeça deve ficar em contato com as mãos. Pressione os antebraços no chão e erga os ombros, afastando-os do chão. Mantenha essa ação enquanto estiver nesta postura. Estique as pernas, erga os quadris em direção ao teto e leve os pés em direção à cabeça, até que a coluna esteja quase perpendicular ao chão. Expirando, erga uma perna por vez, levando os pés à parede.

Mantenha os calcanhares e as nádegas contra a parede. Role as coxas para dentro, erga o cóccix, alongue as pernas para cima e mantenha os pés juntos. Lembre-se de se equilibrar sobre o topo da cabeça, de se apoiar pressionando os antebraços no chão e de continuar a erguer os ombros, afastando-os das orelhas. Mantenha a respiração regular, os olhos e a garganta soltos e o abdômen relaxado. Praticando regularmente, aos poucos você aprende a afastar as nádegas e os calcanhares da parede. Mantenha a posição pelo maior tempo possível, até 5 minutos.

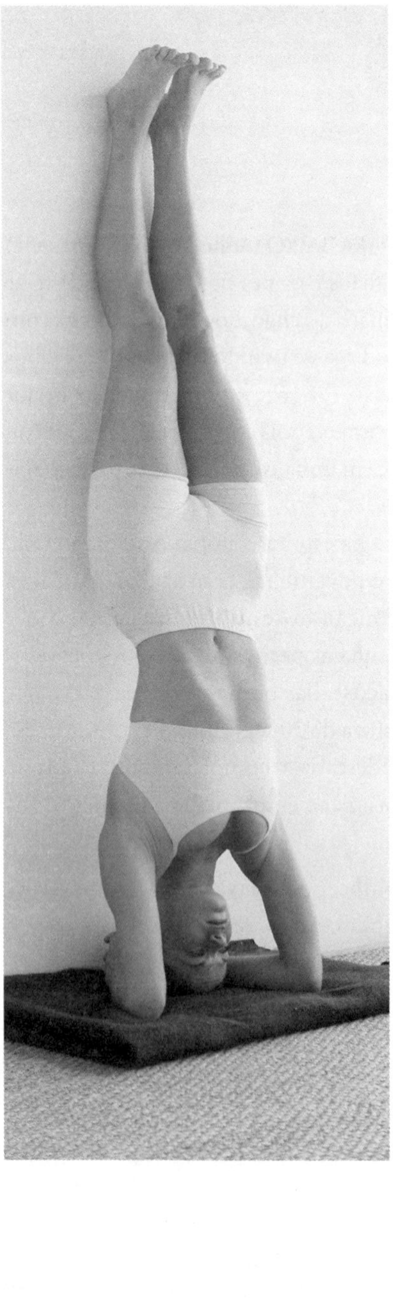

Para sair, expire e leve as pernas para baixo, uma por vez. Flexione os joelhos, sente-se nos calcanhares e descanse, respirando algumas vezes, antes de levantar a cabeça.

EFEITOS Neutralizando os efeitos da gravidade, esta postura ajuda a recircular o sangue para o coração, favorecendo assim a circulação em geral. Além disso, ela faz com que você se sinta energizada e renovada, aliviando a depressão e a confusão.

†CUIDADO Só faça esta postura se ela já fizer parte de sua prática de yoga. Se você tiver algum problema no pescoço, procure o conselho de um professor experiente. Não faça esta postura se estiver menstruada, com enxaqueca ou com problemas nas costas.

6. PARADA DE OMBROS† (Sarvangasana) (Antes de começar, veja as pp. 38-39.) Deite-se de costas com dois cobertores dobrados sob os ombros e os braços estendidos dos lados do corpo. Ao expirar, flexione os joelhos e erga as pernas em direção ao peito. Pressionando as mãos no chão, dê um impulso com as pernas flexionadas, fazendo com que ultrapassem a cabeça. Apóie as costas com as mãos e, com firmeza, pressione os cotovelos no cobertor. Erga o torso até que ele fique perpendicular ao chão e os joelhos estejam próximos do peito. Apoiando as costas, erga as pernas até que as coxas fiquem paralelas ao chão; erga-as mais um pouco, até que os joelhos apontem para o teto. Agora, estique totalmente as pernas e alongue-se a partir dos calcanhares, até que o corpo inteiro esteja perpendicular ao chão. Erga o cóccix para cima e para dentro e use as mãos para elevar as costelas de trás. Sinta que o corpo inteiro está reto e alongado. Afaste os ombros das orelhas. Fique nesta postura o máximo possível, por no mínimo 2 minutos.

Para sair, expire enquanto flexiona os joelhos e vá descendo devagar. Fique deitada durante várias inspirações e expirações.

EFEITOS Esta postura aumenta o suprimento de sangue recém-oxigenado para a tireóide e para as paratireóides. Além disso, acalma os nervos, estimula os rins e tranqüiliza a mente.

†CUIDADO Não faça esta postura se tiver problemas no pescoço ou nos ombros, se tiver pressão alta, se estiver menstruada, com enxaqueca ou com dor de cabeça por tensão.

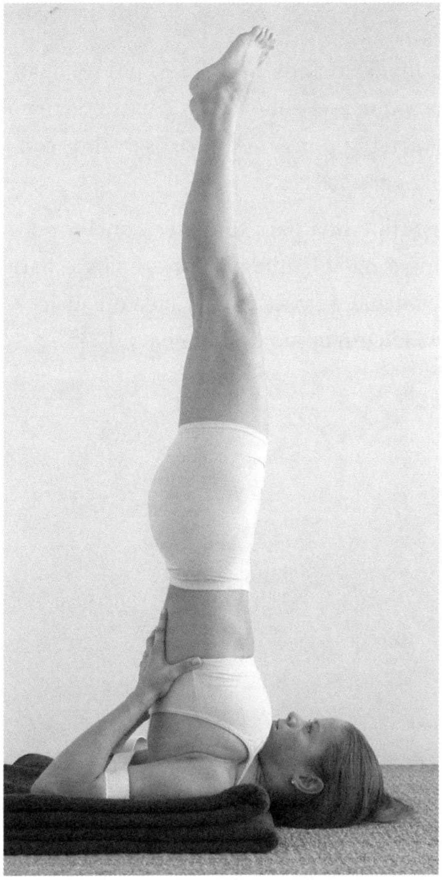

7. POSTURA DO ARADO† (Halasana)
Deite-se de costas, com dois cobertores dobrados sob os ombros; a cabeça fica na esteira e os braços estendidos dos lados do corpo e as palmas das mãos voltadas para baixo, pressionando o chão. Flexione os joelhos e leve as coxas para o peito. Expirando, erga as nádegas e as pernas, apoiando as costas com as mãos, e estenda as pernas por sobre a cabeça, até que os dedos dos pés toquem o chão atrás de você. Mantenha as coxas ativas, esticando os joelhos para criar espaço entre o rosto e as pernas. Fique nesta postura, respirando profundamente, por vários minutos. Para sair, role lentamente uma vértebra por vez. Descanse com as costas totalmente apoiadas no chão, respirando profundamente várias vezes.

EFEITOS Esta postura ajuda a equilibrar o sistema endócrino e a aquietar o sistema nervoso simpático, deixando a cabeça desobstruída e o corpo profundamente relaxado. Ela alivia problemas de garganta e pode melhorar o funcionamento da tireóide e das paratireóides.

†CUIDADO Não faça esta postura se tiver problemas nos ombros ou no pescoço, ou se estiver menstruada.

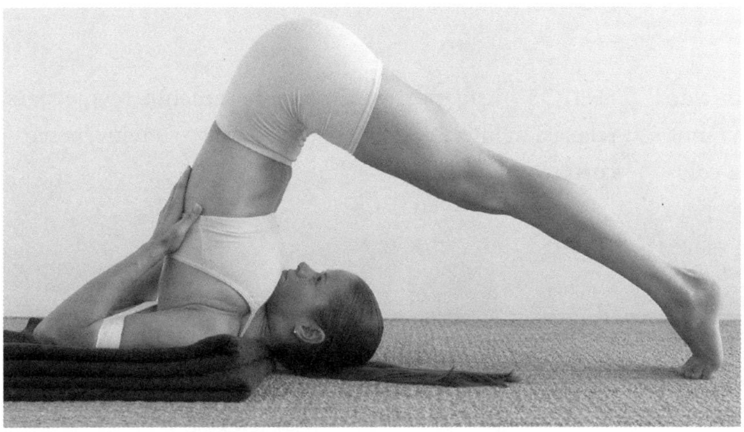

8. POSTURA SENTADA EM ÂNGULO ABERTO II (Upavistha Konasana II)
Faça a Postura Sentada em Ângulo Aberto II conforme a descrição da p. 123.

EFEITOS Esta postura acalma o sistema endócrino e acalma as glândulas supra-renais. Ela é boa também para regular a menstruação.

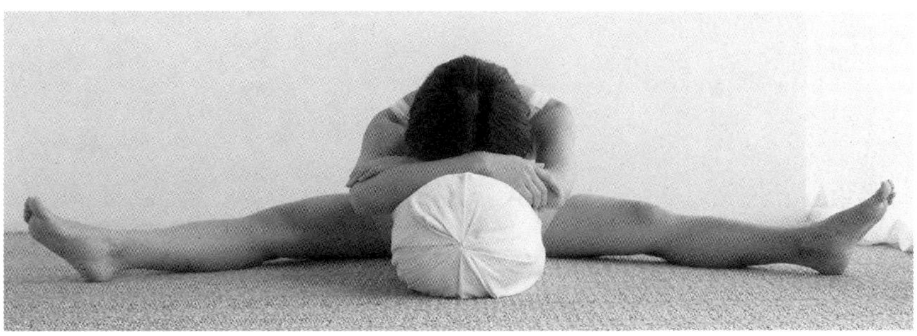

9. POSTURA DA PONTE (Setu Bandha Sarvangasana) Ponha um bloco de pé contra a parede, no sentido vertical e outro ao seu lado. Deite-se de costas, com os joelhos flexionados e os braços estendidos dos lados do corpo. Erga os quadris e o peito o máximo possível e apóie as costas com as mãos. Com a cabeça e os ombros apoiados no chão, erga ainda mais a coluna, aumentando o arco, e ponha o outro bloco, na vertical, sob a parte carnuda das nádegas. Estenda uma perna por vez, apoiando os calcanhares no bloco que está apoiado na parede. Solte os braços, de forma que as mãos fiquem logo além do bloco sob o sacro. Mantenha a posição durante, no mínimo, 30 segundos, respirando normalmente.

Para sair, flexione os joelhos e ponha os pés no chão. Depois, tire o bloco que está sob o sacro e baixe o corpo lentamente, uma vértebra por vez. Abrace os joelhos contra o peito e respire várias vezes.

EFEITOS Esta postura é boa para tonificar e melhorar a circulação nos rins e nas glândulas supra-renais e para regular o ciclo menstrual. Se você está irritada ou ansiosa, experimente a versão com apoio descrita na p. 124.

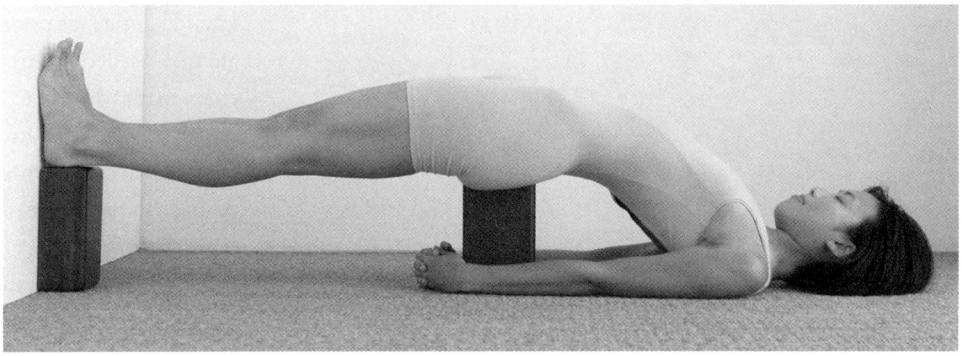

10. POSTURA DO CADÁVER (Savasana) Faça a Postura do Cadáver conforme a descrição da p. 125, mas ponha uma almofada sob as costas, com uma ponta na base da coluna, e um cobertor dobrado sobre a outra ponta para apoiar o pescoço e a cabeça. Mantenha a respiração suave.

EFEITOS Esta postura maravilhosamente revigorante relaxa a mente, aquieta o sistema nervoso e rejuvenesce o corpo inteiro.

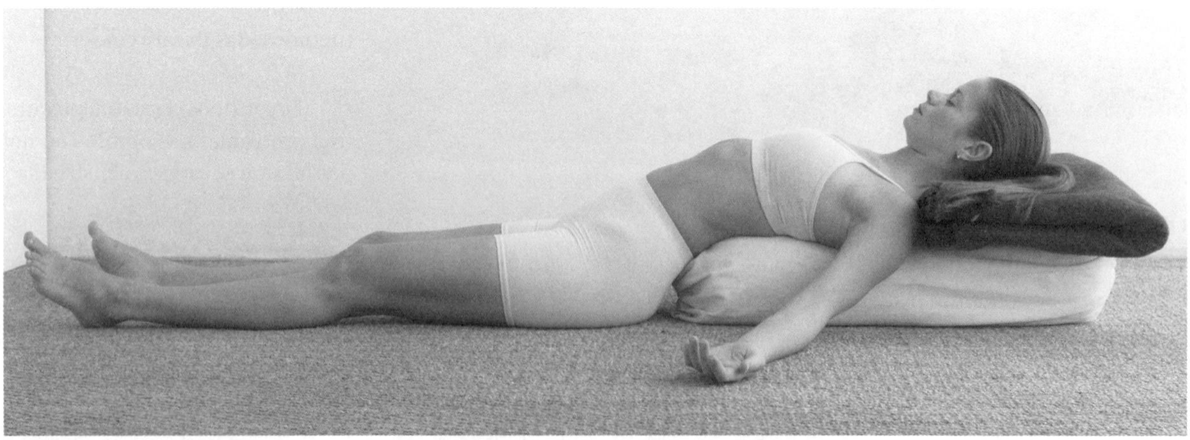

1. Postura do Cachorro Olhando para Baixo (Adho Mukha Svanasana)
2. Postura em Pé com Flexão para a Frente (Uttanasana)
3. Postura em Pé com Flexão para a Frente em Ângulo Aberto (Prasarita Padottanasana)
4. Parada de Cabeça (Sirsasana)
5. Parada de Ombros (Sarvangasana)
6. Postura do Arado (Halasana)
7. Postura com a Cabeça no Joelho (Janu Sirsasana)
8. Postura do Cadáver (Savasana)

UMA SEQÜÊNCIA PARA O PERÍODO PÓS-MENSTRUAL (3 A 4 DIAS DEPOIS DE PARAR O SANGRAMENTO)

1. POSTURA DO CACHORRO OLHANDO PARA BAIXO (Adho Mukha Svanasana) Faça a Postura do Cachorro Olhando para Baixo conforme a descrição da p. 129. Se estiver cansada ou sem flexibilidade, apóie a cabeça em uma almofada ou em um cobertor dobrado.

EFEITOS Esta postura ajuda a aumentar o suprimento de sangue para o cérebro e favorece a circulação no peito.

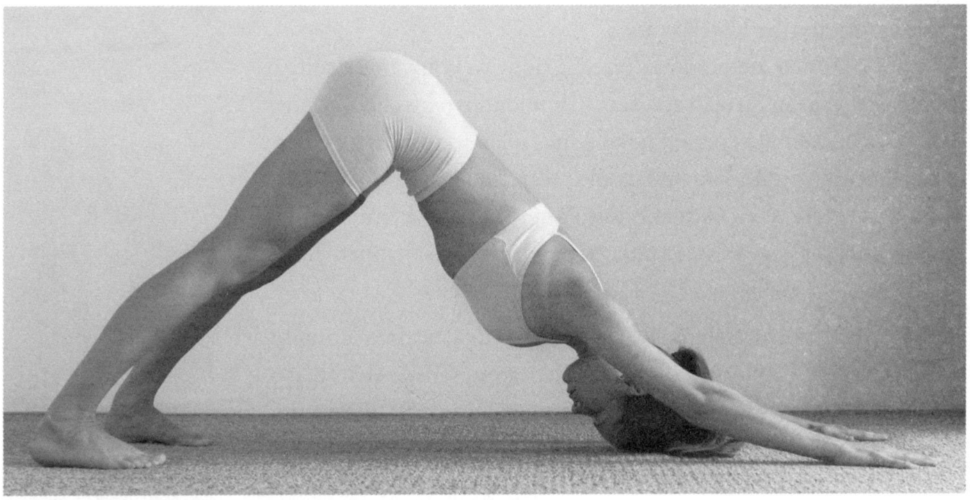

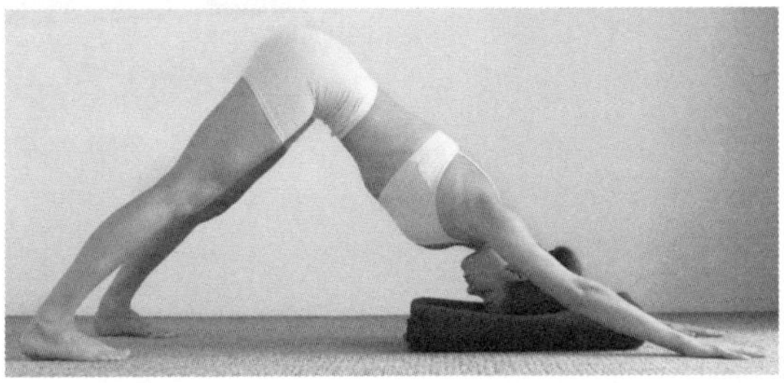

Modificação

2. POSTURA EM PÉ COM FLEXÃO PARA A FRENTE (Uttanasana) Fique na Postura da Montanha (Tadasana). Distribua o peso por igual entre os pés, alongue-se para cima através da parte interna das coxas e gire-as para dentro. Deixe as pernas e os joelhos bem firmes e erga os braços acima da cabeça, alongando-se através da cintura e das costelas. Ao expirar, flexione-se para a frente dos quadris, com as pernas retas e solte o corpo e a cabeça para baixo, em direção aos joelhos. Pressione as mãos no chão, junto aos pés. (Se não conseguir tocar o chão, descanse as mãos sobre os blocos ou nas canelas.) Respire normalmente, durante 30 a 60 segundos. Para sair, mantenha as pernas ativas, ponha as mãos nos quadris e levante-se devagar.

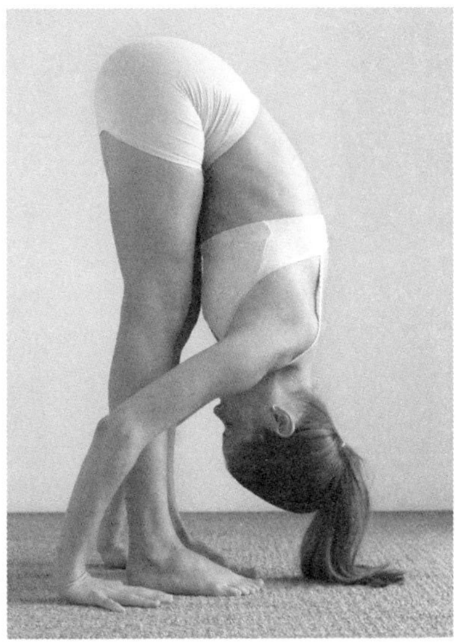

EFEITOS Esta postura traz uma sensação de paz quando você está agitada ou ansiosa. Ela tonifica o fígado, o baço e os rins, além de tonificar e levantar o útero.

A

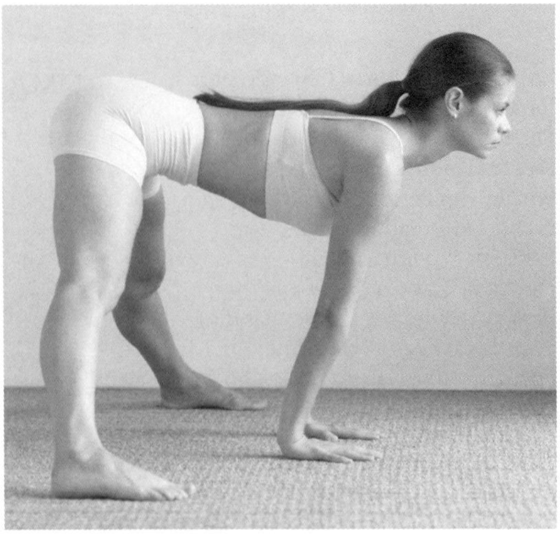

3. POSTURA EM PÉ COM FLEXÃO PARA A FRENTE EM ÂNGULO ABERTO (Prasarita Padottanasana) Fique em pé, deixando uma distância de mais ou menos 1,20 metro entre os pés (ou a maior distância possível), mantendo paralelas as bordas externas dos pés. Contraia o quadríceps para trazer as patelas dos joelhos para cima e manter as coxas bem elevadas. Ao expirar, flexione-se para a frente dos quadris e ponha as mãos no chão — alinhadas aos ombros (A). (Caso sinta muita tensão na base das costas, apóie as mãos nos blocos.) Erga os quadris em direção ao teto, leve as escápulas para dentro das costas e olhe para cima, mantendo a coluna côncava. Fique assim de 10 a 15 segundos.

Com o tronco estendido, expire, flexione os cotovelos e solte o topo da cabeça em direção ao chão — apoiando-o no chão, se possível (B). Mantenha as pernas firmes, mas relaxe os ombros e o pescoço. Respire profundamente e solte o tronco para baixo. Fique nessa postura de 30 a 60 segundos. Para sair, volte a ficar com as costas côncavas, leve as mãos para os quadris e erga o tronco. Junte os pés.

EFEITOS Esta postura ajuda a combater a fadiga, acalma a mente, tonifica a região abdominal e alivia a tensão nervosa. Além disso, ela ergue o útero, melhora a circulação na pélvis e restaura o equilíbrio do sistema nervoso central.

B

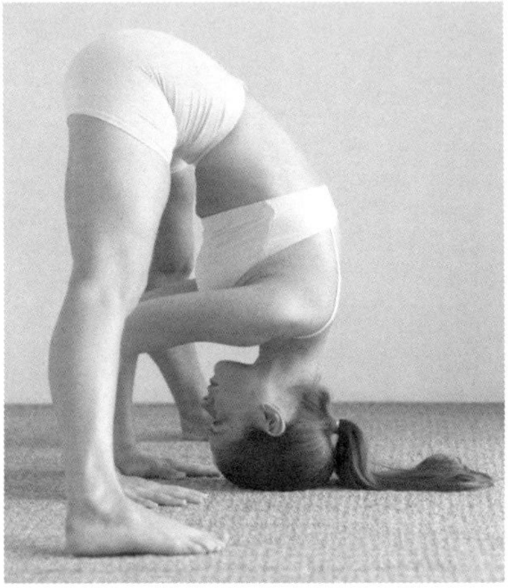

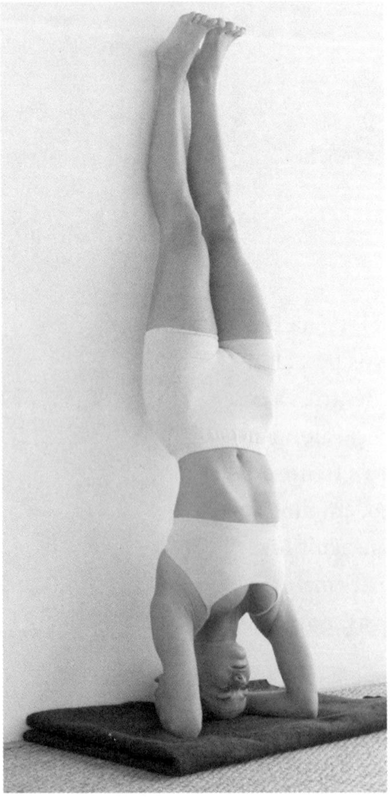

4. PARADA DE CABEÇA† (Sirsasana) Faça a Parada de Cabeça conforme a descrição da p. 130.

EFEITOS Esta postura rejuvenescedora é excelente para reequilibrar o sistema endócrino e para ajudar a recircular o sangue para o coração.

†CUIDADO Só faça esta postura se ela já fizer parte de sua prática de yoga. Busque o conselho de um professor experiente caso tenha algum problema no pescoço. Evite-a se estiver menstruada, com enxaqueca ou com problemas nas costas.

Parada de Cabeça para Praticantes Avançadas

Se você tem uma prática de yoga vigorosa, que já inclua a Parada de Cabeça (Sirsasana), pode acrescentar estas posturas à seqüência pós-menstrual.

PARADA DE CABEÇA COM PERNAS ESTENDIDAS PARA OS LADOS (Upavistha Konasana em Sirsasana) Faça a Parada de Cabeça conforme a descrição da p. 130. Afaste bem as pernas, alongando da virilha aos calcanhares. Com as pernas retas, alongue a coluna e alargue o peito. Fique nesta postura de 10 a 15 segundos.

PARADA DE CABEÇA COM AS SOLAS DOS PÉS UNIDAS (Baddha Konasana em Sirsasana) A partir da postura anterior, flexione as pernas, leve os joelhos para os lados e junte as solas dos pés, pressionando-as com firmeza. Fique nesta posição mais 15 a 20 segundos, com os joelhos bem afastados, respirando normalmente. Estique as pernas e volte à posição anterior e depois à Parada de Cabeça original, antes de descer.

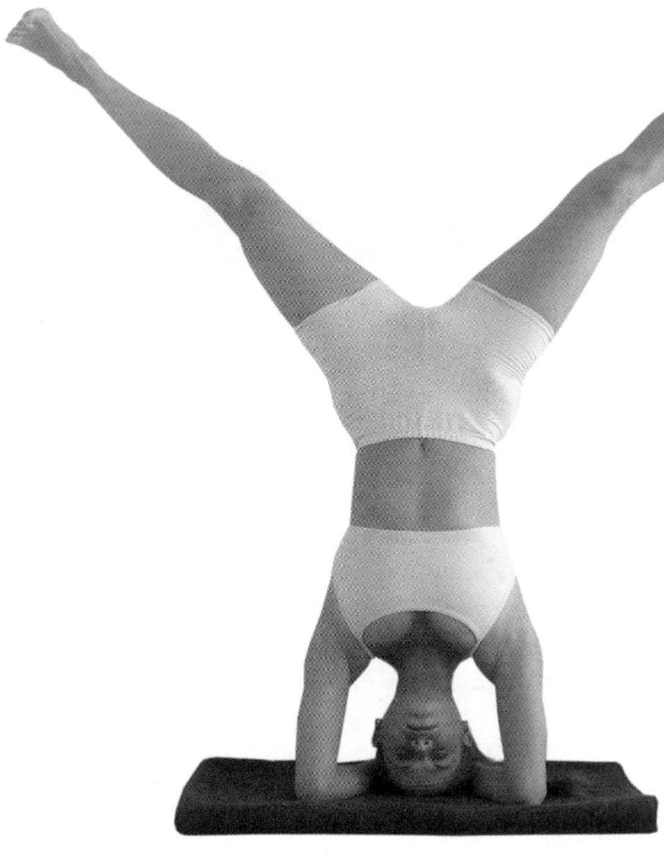

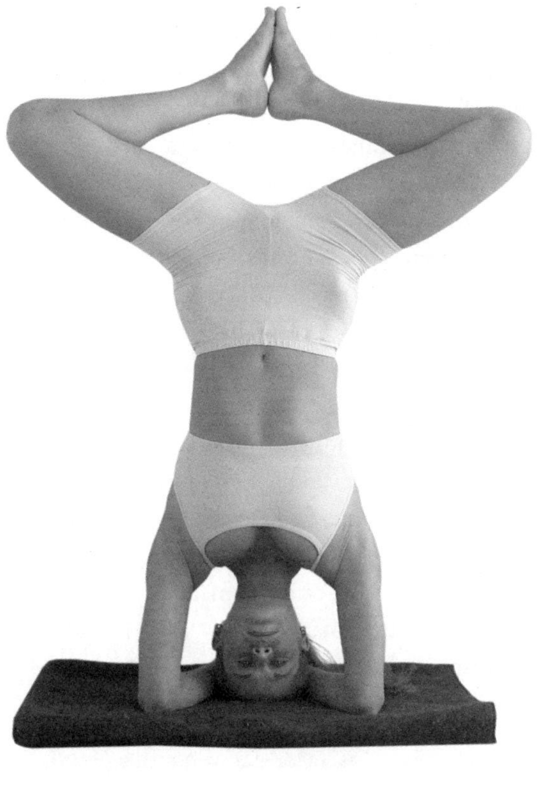

5. PARADA DE OMBROS† (Sarvangasana) (Antes de começar, veja as pp. 38-39.) Deite-se de costas, com dois cobertores dobrados sob os ombros e os braços estendidos para os lados do corpo. Ao expirar, flexione os joelhos e erga as pernas em direção ao peito. Pressionando as mãos no chão, ultrapasse a cabeça com as pernas flexionadas. Apóie as costas com as mãos e, com firmeza, pressione os cotovelos nos cobertores. Erga o torso até que ele fique perpendicular ao chão e os joelhos estejam próximos do peito. Apoiando as costas, erga as pernas até que as coxas fiquem paralelas ao chão; erga-as mais um pouco, até que os joelhos apontem para o teto. Agora, estique totalmente as pernas e alongue-se através dos calcanhares, até que o corpo inteiro esteja perpendicular ao chão. Erga o cóccix e use as mãos para elevar as costelas de trás. Sinta que o corpo inteiro está reto e alongado. Afaste os ombros das orelhas. Fique nesta postura o máximo possível, 2 minutos no mínimo. Para sair, expire e vá flexionando os joelhos. Role lentamente para baixo. Fique deitada, respirando várias vezes.

Se esta versão da postura for muito difícil, experimente a versão modificada da Seqüência Básica da Mulher (ver p. 70).

EFEITOS Esta postura favorece o funcionamento da tireóide e das paratireóides. Além disso, ela acalma os nervos, estimula os rins e tranqüiliza a mente, trazendo força e uma nova disposição quando você está cansada, desatenta, instável ou nervosa.

†CUIDADO Não faça esta postura se tiver problemas no pescoço ou nos ombros, se tiver pressão alta, se estiver menstruada, com enxaqueca ou com dor de cabeça por tensão.

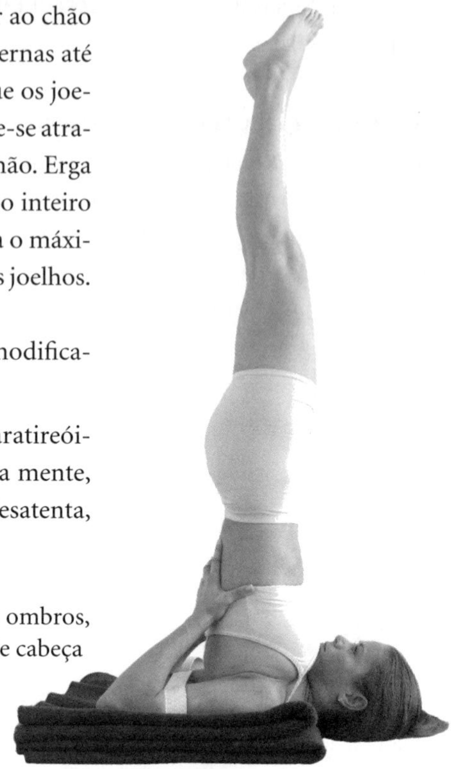

6. POSTURA DO ARADO† (Halasana) Deite-se de costas, com dois cobertores dobrados sob o pescoço e os ombros; a cabeça fica no chão e os braços estendidos dos lados do corpo, com as palmas das mãos para baixo. Flexione os joelhos e leve as coxas para o peito. Expirando, erga as nádegas e as pernas, apoiando as costas com as mãos, e estenda as pernas por sobre a cabeça, até que os dedos dos pés toquem o chão atrás de você. (Para manter os cotovelos junto ao corpo, você pode usar um cinto em torno dos braços, logo acima dos cotovelos. Ponha o cinto no lugar antes de começar.) Mantenha as coxas ativas esticando os joelhos para criar espaço entre o rosto e as pernas. Fique nesta postura, respirando lentamente, de 30 segundos a 2 minutos. Para sair, role para baixo, uma vértebra por vez. Descanse com as costas totalmente apoiadas no chão, respirando profundamente várias vezes.

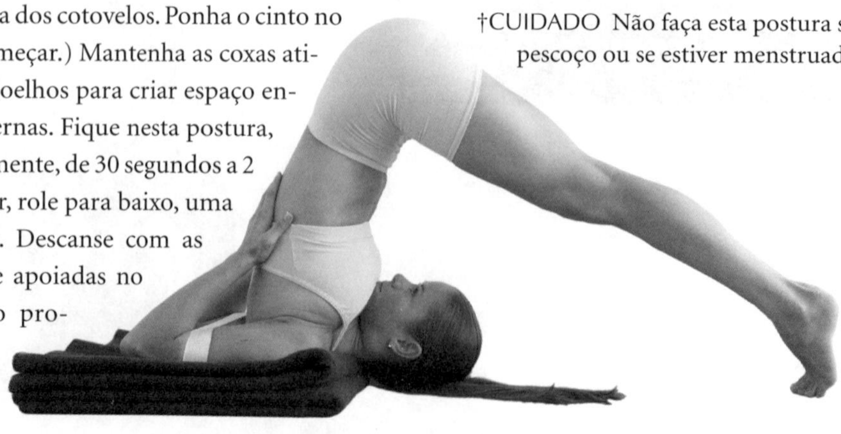

Se esta postura for muito difícil, experimente a Postura do Meio Arado (Ardha Halasana), descrita na Seqüência Revigorante da Mulher (p. 71).

EFEITOS Esta postura ajuda a equilibrar o sistema endócrino e a aquietar o sistema nervoso simpático. Descansar desta forma diminui a irritabilidade e a ansiedade. Além disso, ela tonifica os órgãos abdominais, alonga e fortalece a coluna e alivia a fadiga.

†CUIDADO Não faça esta postura se tiver problemas no pescoço ou se estiver menstruada.

7. POSTURA COM A CABEÇA NO JOELHO (Janu Sirsasana) Sente-se no chão com as pernas estendidas à sua frente. Flexione o joelho direito para o lado, formando um ângulo de 45 graus com a perna esquerda e aproxime o calcanhar direito do lado direito da virilha. Empurre o joelho direito para trás o máximo possível; passe um cinto pelo pé esquerdo (como na foto) e depois estique a perna esquerda.

Vire o abdômen e o peito, alinhando o esterno ao centro da perna esquerda. Expirando, flexione-se para a frente dos quadris e puxe o cinto para trás, esticando os braços; deixe a cabeça e as costas erguidas. Inspire e levante ainda mais o tronco, a partir da base da coluna. Fique assim de 15 a 20 segundos, se possível.

EFEITOS Graças à suave torção, esta postura tem um efeito tonificante sobre os órgãos reprodutores e os músculos que os sustentam.

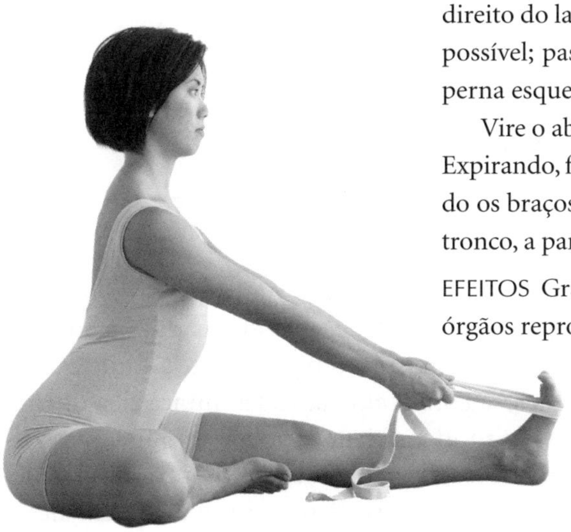

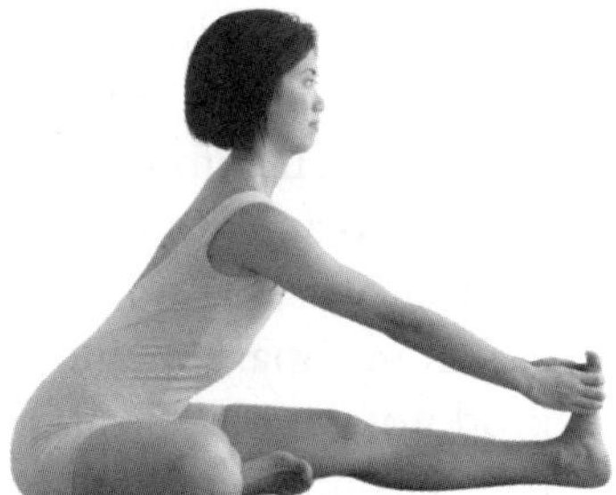

Modificação

8. POSTURA DO CADÁVER (Savasana) Faça a Postura do Cadáver conforme a descrição da p. 125, tomando cuidado para relaxar completamente os músculos faciais e solte os lados do sacro no chão para soltar as nádegas. Se não conseguir relaxar os olhos no começo, ponha uma bolsa sobre eles para bloquear qualquer distração externa. Fique nesta postura, respirando normalmente, de 5 a 10 minutos. Para sair, flexione os joelhos, role para o lado e descanse, respirando várias vezes. Depois, levante-se suavemente, com o apoio das mãos.

EFEITOS Esta postura revigorante relaxa a mente, aquieta o sistema nervoso, renova e revigora o corpo inteiro.

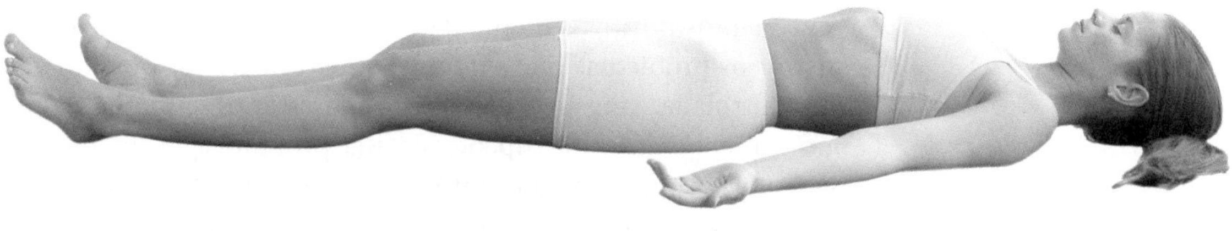

Capítulo 6 Ajude o Sistema Imunológico

CARRIE E HELEN SEMPRE FORAM GRANDES AMIGAS. ELAS MORAM juntas desde que começaram a faculdade, estando as duas, agora, na pós-graduação. Apesar de se darem muito bem, Carrie admite que há uma coisa que a deixa furiosa com a amiga. Helen nunca fica doente. "Nunca mesmo. Eu vivo pegando resfriado, gripe, bronquite; mas Helen não. Nos dois primeiros anos de faculdade, nós morávamos no alojamento e eu odiava aquele lugar porque sempre que alguém ficava doente, eu ficava também." Helen, por outro lado, sempre escapava, aparentemente imune aos vírus e bactérias que vagavam pelos corredores do alojamento em busca de alunas estressadas, nutricionalmente prejudicadas, privadas de sono. Mesmo agora, que as duas jovens alugaram um apartamento de bom tamanho e dividem de tudo, desde os produtos para cabelo até o cortador de unhas, os germes procuram Carrie e deixam Helen em paz. Carrie quer saber por que isso acontece. Afinal, para os vírus e as bactérias, tanto faz em quem vão morar. Não é?

Sim e não. Os vírus e as bactérias realmente montam residência no nosso corpo sem ligar muito para o fato de não terem sido convidados. Mas o que nos deixa doentes ou nos mantém com saúde é a interação combinada do sistema imunológico, do bem-estar emocional e da saúde mental. Os praticantes holísticos — orientais e ocidentais — dão a isso o nome de conexão mente-corpo. Os cientistas ocidentais usam o termo técnico psiconeuroimunologia (PNI), o estudo da influência da mente (psique) sobre o funcionamento do corpo. Os cientistas dessa área, como Candace Pert, autora de *Molecules of Emotion: Why You Feel the Way You Feel*, pesquisadora e professora do centro médico da Georgetown University, demonstraram que as emoções e as opiniões da mulher com relação a si mesma influenciam diretamente a sua saúde.

Assim, o seu estado emocional tem tanta influência sobre a sua saúde física quanto a virulência de um organismo invasor, seja ele um vírus ou uma bactéria. Por exemplo, você já percebeu que quando tem sentimentos positivos diante da vida, não tem dificuldade para administrar os problemas que surgem no dia-a-dia? Mas quando você está descontrolada, zangada e incapaz de expressar os sentimentos, até mesmo a menor das interrupções na sua programação pode causar um *stress* fora de proporção e sintomas físicos como palpitações, suor nas palmas das mãos e incapacidade de pensar direito?

Carrie sabe disso muito bem. Ela reconhece que sua suscetibilidade a resfriados e gripes vem de seu estado mental. Ela nem sempre administra o *stress* muito bem e muitas vezes sente que perdeu o controle sobre a própria vida. Sua carga de trabalho a deixa exausta e os problemas financeiros a preocupam o tempo todo. Como nunca foi capaz de compartilhar seus sentimentos, ela os guarda e segue em frente. Correr para não chegar atrasada na aula é o único exercício que ela consegue fazer. Além disso, ela tem TPM, que se manifesta como um caso grave de "pobre de mim" que se estende por uma semana antes da menstruação.

Helen, por outro lado, é quase sempre otimista. Com uma programação tão sobrecarregada quanto a de Carrie, ela tem pouco tempo para si mesma, mas todas as noites, antes de ir para a cama, escreve o seu diário, onde pode processar as emoções e atividades do dia. Ela raramente perde a aula de yoga, de manhã bem cedinho, e faz aulas de dança duas vezes por semana. No geral, ela diz que tem controle sobre a própria vida. Na verdade, ela gosta do que está fazendo e aprendendo. Embora preferisse ter um horário mais folgado, ela faz questão (especialmente em épocas de exame) de dar atenção ao que come, de perceber as próprias emoções e de fazer coisas que respeitem seu corpo.

Patricia Diz

Cultivar os seguintes hábitos pode ajudá-la a desenvolver um sistema imunológico saudável:

• Tenha boas noites de sono. Os médicos ayurvédicos dizem que o melhor período para um sono repousante é entre 10 da noite e 6 da manhã. É nesse período que o seu corpo se revigora e rejuvenesce.

• Coma alimentos ricos em antioxidantes e pobres em gordura.

• Entre em contato com as próprias emoções e procure expressá-las regularmente. Se precisar de ajuda para iniciar esse processo, procure praticantes holísticos que se especializam em modalidade mente-corpo.

Há, claramente, três grandes diferenças de comportamento entre as duas amigas. Em primeiro lugar, Carrie sente que perdeu o controle sobre a própria vida e Helen não. Em segundo lugar, Helen expressa facilmente seus sentimentos e Carrie não. E, em terceiro lugar, Helen se exercita e pratica yoga regularmente, enquanto Carrie raramente tem tempo para isso. Mas, mesmo assim, por que só Carrie fica doente quando um vírus está por perto — ainda mais que as duas dividem os mesmos alimentos, utensílios e até cosméticos? Porque a saúde do sistema imunológico da mulher e sua capacidade de afastar a doença depende da saúde de todos os seus sistemas corporais — incluindo o sistema nervoso, o sistema endócrino (ovários, pituitária, supra-renais, hipotálamo e tireóide), o sistema circulatório e o sistema linfático. E todos esses sistemas proporcionam informações valiosas para ajudar a função imunológica. E, é claro, a forma de administrar o *stress* e expressar as emoções tem efeitos profundos sobre a eficiência do sistema imunológico.

Carrie e Helen estão expostas a mais ou menos a mesma quantidade de *stress*, mas elas o enfrentam de maneiras muito diferentes. Carrie acha que o *stress* a que está exposta escapa ao seu controle: é determinado por forças externas e o máximo que ela pode fazer a esse respeito é faltar na escola e tomar remédios. Helen acredita que o *stress* é uma parte natural da vida, uma parte até mesmo necessária do processo criativo que a impele a mudar e crescer. Ela acredita que, embora nem sempre tenha controle sobre a quantidade de *stress* a que é exposta, pode controlar sua maneira de reagir a ele.

A REAÇÃO IMUNOLÓGICA

O que acontece interiormente com Carrie e Helen? De que forma os sentimentos guardados e fora de controle fazem com que o sistema imunológico de Carrie funcione mal? Por que o hábito de expressar as emoções ajuda o sistema imunológico de Helen a funcionar melhor? E por que a yoga faz diferença? A dra. Mary Schatz, autora de *Back Care Basics: A Doctor's Gentle Program for Back and Neck Pain Relief* e praticante de yoga há muito tempo, acredita que cada um de nós opera a partir de um *locus* de controle, que pode ser externo ou interno. Carrie tem um *locus* externo. Ela acredita que forças externas controlam seus níveis de *stress* e que, faça o que fizer, não vai conseguir mudar os acontecimentos. Helen, por outro lado, vive com um *locus* de controle interno. Ela sabe que pode influenciar diretamente as reações do corpo ao *stress* externo de sua vida. Subconscientemente, Carrie envia duas mensagens distintas ao corpo — primeiro, que ele está em perigo, segundo, que ele é fraco e imprestável demais para enfrentar esse perigo. Helen também envia mensagens subconscientes ao corpo, mas elas dizem que tudo está sob controle e que ela tem certeza de que seu corpo e sua mente podem enfrentar qualquer coisa que acontecer. Valendo-nos de hipóteses e pesquisas na área da PNI sobre como o sistema imunológico protege o corpo de organismos invasores, é fácil perceber por que a atitude positiva e a prática diária de yoga são poderosas aliadas do sistema imunológico.

O sistema imunológico realiza uma tarefa complexa. Ele tem que distinguir tudo o que é você de tudo o que não é. Em geral, você consegue coexistir alegremente com o ar que respira, a comida que come, as roupas que veste, até mesmo com as bactérias amigáveis que vivem no seu intestino. Mas, às vezes, um organismo nocivo entra furtivamente e invade suas células. É então que o sistema imunológico — baço, medula, nódulos linfáticos e diferentes tipos de células brancas do sangue — começa a trabalhar.

É reconfortante ter, no corpo, a própria equipe de segurança, sempre diligente e à espreita de invasores nocivos. Até mesmo a pele, a primeira linha de defesa, age no sentido de afastar os germes que não são bem-vindos. As glândulas sebáceas e sudoríparas expelem substâncias que impedem que as bactérias entrem no organismo. As mucosas filtram a maior parte dos organismos que ameaçam o trato respiratório e o estômago aumenta a produção de sucos gástricos para tornar inócuas as bactérias dos alimentos. Os órgãos respirató-

A História de Kim

Depois do nascimento de seu segundo filho (por cesariana), o sistema imunológico de Kim entrou em greve. Ela ficava doente pelo menos uma vez por mês, às vezes a cada duas semanas. Diz ela: "Minhas doenças não representavam um risco de vida. Era só um resfriado atrás do outro, uma gripe atrás da outra. Eu experimentei vitaminas, ervas, antibióticos, remédios naturopáticos, massagem, sessões de yoga mais longas, períodos de folga maiores. Nada parecia ajudar. Depois de perder 70 por cento da audição por causa de uma dupla infecção no ouvido (minha audição acabou voltando) e de uma infecção por estafilococos tomar conta do meu rosto, fiquei desesperada.

Eu me voltei para a yoga. Minha professora, Claudia Kuhns, dá aula para pessoas com doenças imunodepressoras. Eu expliquei meus problemas e Claudia recomendou uma série de inversões diárias. Ugh! Depois de oito anos de yoga, as inversões e as flexões para trás eram as posturas de que eu menos gostava. Mas eu estava determinada a me curar, por isso comecei a fazer uma série de inversões curtas (10 a 30 segundos) todo dia. No início, eu ficava exausta fazendo algumas poucas posturas, mas depois de algumas semanas as posturas começaram a ficar um pouco mais fáceis. Conversamos e chegamos à conclusão de que eu vivia tão exausta porque o meu corpo estava passando por uma grande reformulação.

O primeiro benefício das inversões foi fazer com que meus períodos menstruais, que estavam muito freqüentes, voltassem a um ciclo de 28 dias. Isso aconteceu no primeiro mês de inversões. Lá pelo terceiro mês, à medida que a duração de minhas posturas aumentava, eu me dei conta de que não tinha ficado doente desde o começo da nova prática! De um ano para cá, eu passei dois dias doente. De vez em quando, sinto como se estivesse expulsando alguma doença e então faço uma parada de cabeça a mais, tomo mais vitaminas e sigo em frente."

No caso de Kim, a recomendação da professora incluía posturas mais avançadas como Parada de Mão (Adho Mukha Vrksasana), Equilíbrio no Cotovelo (Pincha Mayurasana), Cachorro Olhando para Baixo (Adho Mukha Svanasana) e Parada de Cabeça (Sirsasana), por pelo menos 30 segundos cada uma e Postura Invertida do Bastão (Viparita Dandasana) com uma cadeira, Postura da Ponte (Setu Bandha Sarvangasana) sobre blocos, Parada de Ombros com Apoio (Sarvangasana) e Postura com as Pernas Levantadas contra a Parede (Viparita Karani) por dois a cinco minutos cada.

rios, intestinos e órgãos reprodutores também contêm enzimas poderosas que eliminam o invólucro de proteína das bactérias invasoras. Se um vírus ou bactéria consegue passar pela primeira linha de defesa, terá um exército inteiro de células brancas à sua espera. Essas células buscam e eliminam os organismos nocivos, depois limpam a área e reparam o dano causado.

Para realizar bem a sua tarefa, destruindo apenas os invasores e reparando os tecidos do corpo, o sistema imunológico precisa ter uma boa comunicação com o sistema nervoso e com o sistema endócrino. As células imunológicas não se localizam apenas no revestimento dos pulmões e dos intestinos, na pele e nas membranas mucosas, mas percorrem o corpo inteiro, reagindo ao que for necessário.

Só que essa reação parece ser automática. Então, como os sentimentos descontrolados ou sufocados modificam o funcionamento do sistema imunológico? Em primeiro lugar, como diz Candace Pert em seu livro, os neuropeptídios que transportam pensamentos e emoções pelo corpo controlam também o trajeto e a migração das células brancas que eliminam os organismos portadores de doenças. E, a exemplo dos vírus, esses neuropeptídeos se prendem aos receptores das células. Por exemplo, os vírus que causam o resfriado se prendem aos mesmos receptores a que se prende a norepinefrina, que o corpo produz quando você está feliz e cheia de energia. Assim, é possível que os sentimentos positivos e otimistas de Helen ocupem, em suas células, o espaço que seria normalmente ocupado por esses vírus. Se o vírus não encontra uma célula hospedeira para se reproduzir, ele não pode fazer mal.

Em segundo lugar, parece que as células imunológicas não se limitam a reagir aos neuropeptídeos que vêm do cérebro, mas produzem os seus. Edward Blalock, imunologista da Universidade do Texas, comenta: "Não existe um único estado mental que não seja refletido por um estado do sistema imunológico."

LUTAR OU FUGIR

Todo mundo já ouviu falar da reação que os cientistas chamam de *lutar-ou-fugir*. Se você já escapou por pouco de ser atropelada, conhece essa reação: a adrenalina sobe e, com ela, a pressão sangüínea, o coração dispara, o suor começa a escorrer, a mente fica hiperalerta, a respiração se acelera. Para aumentar o poder do sistema nervoso simpático (que controla essa reação), de forma que você possa reagir com rapidez e eficiência, o corpo desvia energia dos outros sistemas, digestivo, reprodutor e imunológico, reduzindo-os a um nível de simples manutenção.

Quando você percebe que está fora de perigo, começa a se acalmar e o sistema nervoso volta ao normal. Pessoas como Carrie, no entanto, que se vêem constantemente ameaçadas por estressores externos, não dão ao sistema nervoso a chance de se acalmar e voltar a um estado de equilíbrio. São pessoas que estão sempre hiperalertas. Nelas, as glândulas supra-renais ficam exaustas de tanto bombear adrenalina para o corpo; o sistema digestivo e o sistema imunológico estão sempre trabalhando devagar; e os neurotransmissores que entregam mensagens de bem-estar se tornam escassos. Caso esse estado perdure, a vigilância imunológica pode ficar paralisada, criando no corpo uma abertura de entrada para os vírus e as bactérias.

Atualmente, desafios sem precedentes do mundo externo — pesticidas, poluição, radiação, alimentos industrializados, drogas lícitas ou não — bombardeiam nosso corpo, sendo, às vezes, demais para o sistema imunológico.

Algumas evidências sugerem que a falta de sono é tão prejudicial ao sistema imunológico quanto o *stress* constante. Segundo pesquisas da National Sleep Foundation, o sono profundo (não-REM) permite que o sistema imunológico se reabasteça e aumente a produção de prolactina e interleucina-1, hormônios que estimulam a função imunológica. Outras evidências sugerem que a falta de sono retarda a fagocitose (destruição de organismos invasores) e impede a produção de linfócitos.

Em essência, o corpo físico recebe sinais do eu emocional que diz "Está tudo bem, feliz e saudável" ou "Eu não dou conta. Corro o risco de perder." Esses sinais podem ser sutis, como uma respiração lenta e profunda (tudo vai bem) ou o ato de apertar os maxilares (sinal de perigo), ou evidentes, como estar louca de paixão ou acabrunhada de dor. Sinais de bem-estar permitem que as células imunológicas circulem livremente; indicações de *stress* ou perigo desviam recursos do sistema imunológico para o sistema nervoso simpático, que faz soar o alarme lutar-ou-fugir.

Alimentos para um Sistema Imunológico Saudável

- Frutas e vegetais ricos em vitamina A e C, antioxidantes que estimulam a imunidade e contrabalançam os efeitos dos radicais livres no corpo.
- Ácidos graxos essenciais — especialmente o ômega 3, encontrado em peixes de água fria, em sementes de linhaça e em certos óleos, como o de prímula — que, segundo se descobriu, regulam a função imunológica do corpo.
- Grãos integrais, que são ricos em vitaminas e fibras e melhoram a digestão, permitindo que o corpo elimine mais rapidamente as toxinas e os resíduos.
- Vegetais marinhos — kelp, hizake e dulse, por exemplo —, que são ricos em oligoelementos e vitaminas. As algas são um bom alimento para as glândulas endócrinas, especialmente a tireóide e as paratireóides. Inclua vegetais marinhos de sabor mais suave em sopas ou cozidos. O hizake e a dulse têm muito sabor, mas o gosto do kelp é mais bem aceito. Há também cápsulas de algas.

Evite produtos que desfazem o bem que os alimentos saudáveis fazem ao corpo. Esses produtos incluem o açúcar refinado e qualquer coisa que contenha cafeína.

ENTÃO, O QUE SE PODE FAZER?

Este é provavelmente um bom momento para reavaliar seu estilo de vida e descobrir a melhor maneira de fortalecer e ajudar o sistema imunológico. Uma dieta acertada, a prática diária de yoga, suplementos de vitaminas e ervas são passos importantes. No entanto, os pesquisadores estão descobrindo que não é tanto o que você faz — ou seja, a que terapia você recorre ou em que dieta embarca — que favorece a cura, mas o quanto acredita na eficácia do que faz. Como diz Patricia às suas alunas, o corpo e o espírito recebem um poderoso sinal de que são amados quando você aprende a expressar as emoções, respeita a sabedoria do corpo e reserva um tempo para a reflexão e para o relaxamento. Nesse sentido, a prática da yoga pode ajudá-la de muitas maneiras, reconduzindo a mente e o corpo a um estado de equilíbrio e bem-estar.

COMO A YOGA PODE AJUDAR?

Melhora a Circulação

Uma boa vigilância — a missão busca-e-destrói das células imunológicas — depende de uma boa circulação. Lembre-se: as células imunológicas não vivem apenas em locais específicos do corpo, mas vagam pela corrente sangüínea e pelos fluidos linfáticos à procura de organismos estranhos. Assim, como o sistema imunológico depende de informações do sistema endócrino e do sistema nervoso central, a boa circulação permite que as células imunológicas se comuniquem livremente com a glândula pituitária, com a glândula pineal, com o hipotálamo, com os tecidos linfáticos, com o trato gastrointestinal, com o trato respiratório e com a pele.

As inversões são uma dádiva da yoga para o sistema circulatório. A Parada de Cabeça (Sirsasana), a Parada de Ombros (Sarvangasana) e a Postura do Arado (Halasana) melhoram o fluxo sangüíneo para as glândulas endócrinas. Quando você está numa postura, diz Patricia, é muito bom visualizar o que os mestres da yoga chamam de ação de comprimir, inundar e massagear dessa postura. Na Parada de Ombros, por exemplo, dá para sentir que a suave pressão na garganta, exercida pelo travamento do queixo, expulsa o sangue usado. Quando você sai da postura, visualize a área sendo inundada de sangue e de células imunológicas saudáveis, para regular a sua função. Ao virar tudo de ponta-cabeça, as inversões energizam e estabilizam o organismo inteiro. Segundo o pesquisador de yoga Krishna Raman, autor de *A Matter of Health*, a ação pressiona-inunda é mais eficaz do que outros exercícios para expulsar as toxinas das células.

Ele escreve também que a ação massageadora em geral traz sangue recém-oxigenado à pele, que favorece a "produção saudável de secreções antibacterianas", facilita o fluxo sangüíneo para o trato respiratório e envia sangue à medula, aumentando a produção de células imunológicas. Muitas mulheres ficam ao mesmo tempo alegres e equilibradas, energizadas e tranqüilas depois de fazer a Parada de Ombros (Sarvangasana).

Patricia Diz

- Fique, o mais que puder, em contato com a natureza. Vá a um parque, a uma reserva florestal que não seja muito distante ou até mesmo ao quintal da sua casa. Cheirar as flores, ouvir os pássaros ou ver um belo pôr-do-sol é calmante e ajuda a restaurar o senso de conexão com o mundo à sua volta.
- Caminhe, ande de bicicleta ou corra — o exercício favorece a função imunológica e produz endorfinas, que indicam ao corpo que você está feliz e satisfeita consigo mesma.
- Tenha uma prática de yoga regular e harmoniosa, que não se concentre apenas nas posturas, mas na respiração consciente. A yoga, a meditação e o hábito de escrever um diário ajudam a recuperar o contato com o eu superior.
- Pratique a bondade diariamente — não apenas para com os outros, mas também para consigo mesma. Conte suas bênçãos, todas elas, a cada dia.
- Ria muito. A risada estimula a imunidade, enquanto a dor prolongada a suprime.

Equilibra o Sistema Nervoso Central

B. K. S. Iyengar, mestre em aplicações terapêuticas da yoga, acredita que certas posturas aquietam o sistema nervoso simpático (o instigador do impulso lutar-ou-fugir), recarregam as glândulas supra-renais e promovem uma sensação geral de bem-estar. Ele diz que as flexões para a frente acalmam as reações do sistema nervoso simpático e impedem que as supra-renais fiquem estimuladas demais. Patricia observa que as flexões para a frente com apoio (usando almofadas ou uma cadeira para poupar os músculos das costas) dão à praticante a sensação de estar a salvo dos estressores externos.

Assim como as flexões para a frente acalmam as supra-renais, as torções as recarregam e as flexões para trás as energizam. Krishna Raman dá uma explicação semelhante: "As flexões para a frente recuperam, as flexões para trás estimulam, as posturas passivas energizam e as posturas invertidas revigoram."

Enche o Coração, Limpa a Mente e Anima o Espírito

Nada melhor do que a yoga quando se trata de lhe devolver sua natureza essencial, seu verdadeiro eu. Em *A Woman's Best Medicine: Health, Happiness, and Long Life through Ayurveda*, a co-autora Nancy Lonsdorf explica por que o amor, por nós mesmas ou pelos outros, nos mantém saudável. Ela diz que um sentimento de amor no coração cria um ambiente favorável à vida, um desejo de viver coletivo em todas as suas células. Patricia ensina repetidamente que a yoga pode ajudá-la a encontrar o amor que vem de dentro. Ela diz que as posturas em pé proporcionam a força que você precisa para se apoiar sobre os próprios pés; com as flexões para trás, você aprende a ficar aberta e flexível diante de situações difíceis; as inversões a ensinam a manter o seu centro mesmo quando a vida vira de ponta-cabeça; as posturas de equilíbrio lhe dizem que é possível ficar concentrada e equilibrada em meio ao *stress*; as flexões para a frente e as posturas revigorantes oferecem a você um porto seguro, uma oportunidade de voltar ao âmago e se recarregar.

Patricia acredita que a aula de yoga funciona como um "laboratório de crescimento pessoal", ou seja: as lições que você aprende por meio da prática da yoga podem ser aplicadas à vida diária. Ellen, uma garota de dezesseis anos, de Massachusetts, diz que as flexões para a frente são uma boa ferramenta de aprendizado. Ela acha que as evita porque não consegue fazê-las tão bem — ou tão graciosamente — quanto as flexões para trás. Sabendo disso, ela consegue ver com mais clareza quais são as outras situações que costuma evitar.

Deixe que a Respiração Faça a Diferença

Ao estudar os efeitos do relaxamento e da respiração profunda sobre o corpo, os cientistas descobriram que é possível alterar conscientemente funções que antes eram consideradas autonômicas (inconscientes), como o ritmo cardíaco, a digestão e até mesmo as funções celulares. Muitas mulheres conseguem controlar a intensidade da dor que sentem durante o parto natural. E todos já ouviram falar de yogues e swamis que conseguem reduzir significativamente o ritmo cardíaco por meio da meditação. Outros estudos sugerem que a respiração profunda, o *biofeedback* e a auto-hipnose podem tornar as células brancas mais eficazes na vigilância imunológica. O bom senso vai lhe mostrar que é impossível apertar o punho, o maxilar ou o estômago quando você inspira lentamente e se concentra na expiração.

A respiração relaxada e consciente diz ao corpo que a vida é boa, que você está segura. A respiração rasa e rápida indica perigo e empurra o corpo para a resposta lutar-ou-fugir, suprimindo a função imunológica e ativando o sistema nervoso simpático. Os exercícios respiratórios (pranayama) e as posturas repousantes, como a Postura do Cadáver (Savasana) e a Postura Reclinada em Ângulo Fechado (Supta Baddha Konasana), ajudam a equilibrar o sistema nervoso sim-

Patricia Diz

Patañjali, sábio do século II e autor da *Yoga Sutra*, escreveu que entoar a sílaba OM remove todos os obstáculos à prática, ajuda a voltar a mente para dentro e leva o praticante diretamente à fonte da sabedoria, ao verdadeiro eu (Sutras 1:27/28). Escolha uma palavra ou frase para você, uma que possa ajudá-la a atravessar um momento difícil. Escolha outra que sirva de princípio-guia para a sua vida. Deixe que elas sigam as ondas de sua respiração; deixe que elas sejam o veículo para acalmá-la e confortá-la.

pático e o parassimpático, iniciando a reação de relaxamento, e favorecem a oxigenação do sangue, necessária à boa saúde. Patricia diz que respirar enviando o ar para o peito aumenta o fluxo de sangue oxigenado para essa área e dá ao corpo e à mente uma sensação de bem-estar e abertura. Essas técnicas fazem, ainda, que você concentre a atenção em um único ponto, deixando de reagir às investidas dos estímulos externos.

As posturas que Patricia sugere neste capítulo foram idealizadas para equilibrar o sistema imunológico e para acalmar e restaurar o sistema nervoso simpático. Está além do alcance deste livro sugerir seqüências para disfunções imunológicas específicas, como artrite reumática, esclerose múltipla, mal de Crohn ou câncer. No entanto, a prática das posturas revigorantes que sugerimos proporciona apoio e equilíbrio ao organismo e contrabalança os sentimentos de desespero e ansiedade que muitas vezes acompanham esses problemas. (O Capítulo 8 traz algumas sugestões para quem sofre de artrite reumática e os portadores do mal de Crohn vão encontrar conselhos úteis no Capítulo 12.)

1. Postura Reclinada em Ângulo Fechado (Supta Baddha Konasana)
2. Postura com a Cabeça no Joelho (Janu Sirsasana)
3. Postura do Cachorro Olhando para Baixo (Adho Mukha Svanasana)
4. Parada de Cabeça (Sirsasana)
5. Parada de Ombros (Sarvangasana)
6. Postura do Arado (Halasana)
7. Posição Sentada com Torção Simples (Bharadvajasana)
8. Postura com as Pernas Levantadas contra a Parede (Viparita Karani) e Ciclo
9. Postura do Cadáver (Savasana)

UMA SEQÜÊNCIA PARA AUMENTAR A IMUNIDADE

1. POSTURA RECLINADA EM ÂNGULO FECHADO (Supta Baddha Konasana) Ponha uma almofada no chão atrás de você, no sentido vertical, e sente-se à frente dela, com os joelhos flexionados e o sacro tocando na ponta da almofada. Ponha um cobertor dobrado na outra ponta da almofada para apoiar o pescoço. Passe um cinto pelas costas, na altura do sacro; puxe-o para a frente passando-o sobre os quadris, pelas pernas e sob as solas dos pés (ver p. 15). Junte as solas dos pés e deixe que os joelhos e as coxas caiam para os lados. Prenda o cinto com firmeza sob os pés. Deite-se com a cabeça e o torso repousando confortavelmente sobre a almofada e com as nádegas e as pernas apoiadas no chão. (Caso sinta algum desconforto na base das costas, aumente a altura da almofada com um ou dois cobertores dobrados. Se sentir tensão muscular nas pernas, enrole dois cobertores na vertical e ponha um sob a parte de cima de cada coxa.) Fique nesta posição pelo tempo que quiser, respirando profundamente.

Para sair, junte os joelhos, tire o cinto e role lentamente para o lado. Sente-se, usando as mãos como apoio.

EFEITOS Esta postura aquieta a mente, acalma os nervos e alivia a ansiedade em momentos de *stress.*

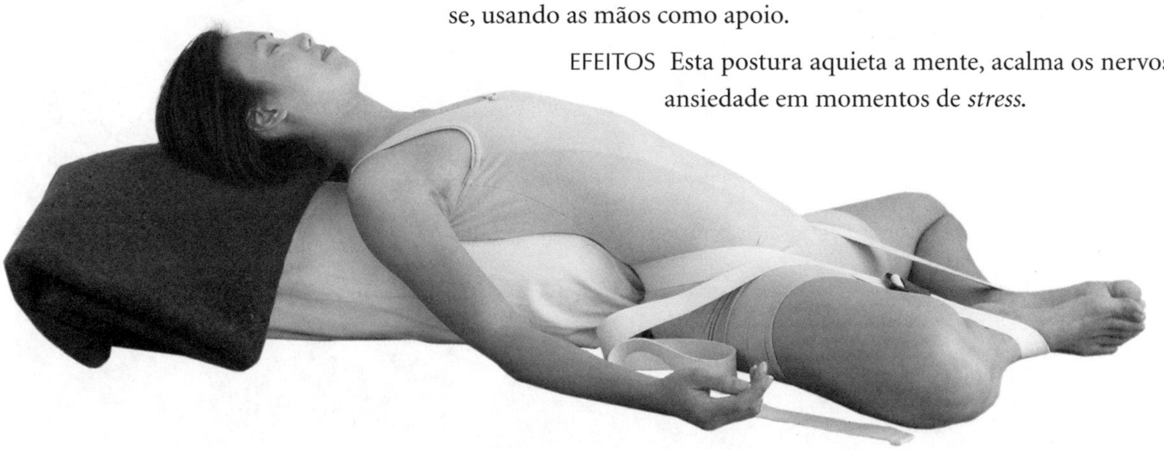

2. POSTURA COM A CABEÇA NO JOELHO† (Janu Sirsasana) Sente-se no chão, com as pernas estendidas à sua frente. Flexione o joelho direito para o lado, formando um ângulo de 45 graus com a perna esquerda e aproxime o calcanhar direito do lado direito da virilha. Mantenha a perna esquerda esticada.

Ponha um cobertor dobrado ou uma almofada sobre a perna estendida e vire o abdômen e o peito, alinhando o esterno ao centro da perna esquerda. Inspirando, erga o tronco a partir da base da pélvis; expirando, estenda os braços e incline o corpo para a frente. Flexione os braços sobre a almofada e descanse a cabeça sobre eles. A cabeça deve descansar sem forçar o pescoço e não deve haver pressão nem tensão nas costas ou na parte de trás das pernas. (Caso sinta qualquer tensão, aumente a altura do apoio ou descanse a cabeça em uma cadeira com um cobertor dobrado sobre o assento.)

Fique nesta postura pelo tempo que quiser, 2 a 3 minutos de preferência, descansando a cabeça, a base do crânio, os olhos e a mente. Inspire ao se levantar e troque de lado.

EFEITOS Esta postura traz uma sensação de calma e paz ao corpo inteiro.

†CUIDADO Não faça esta postura se estiver com diarréia.

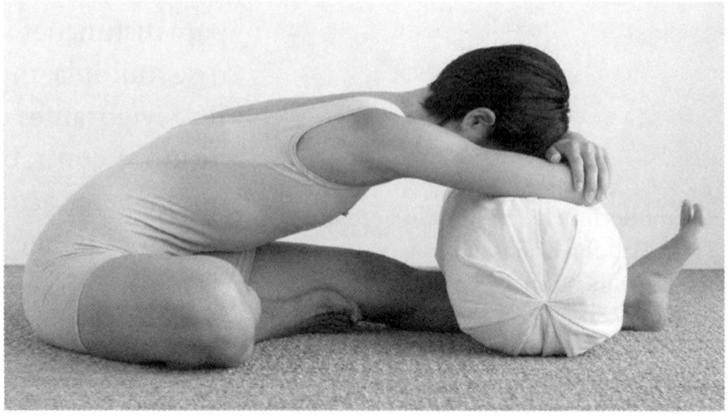

3. POSTURA DO CACHORRO OLHANDO PARA BAIXO (Adho Mukha Svanasana) Apoiada nas mãos e nos joelhos, vire os dedos dos pés para baixo. (Caso não se sinta bem, ponha no chão, em linha com o seu esterno, uma almofada ou um ou dois cobertores dobrados, para você apoiar a cabeça.)

Expire, pressione as mãos com firmeza na almofada e alongue-se para cima através da parte interna dos braços. Expire novamente, erga as nádegas e leve as coxas para cima e para trás. Continue alongando-se através das pernas e leve os calcanhares em direção ao chão. Mantenha as pernas firmes e os cotovelos retos, erguendo ainda mais as nádegas. A ação oposta dos braços e das pernas serve para alongar a coluna e para soltar a cabeça. Fique nesta postura de 30 segundos a 1 minuto, respirando profundamente. Deixe a cabeça descansar completamente e solte a base do pescoço. Para sair, volte a se apoiar nas mãos e nos joelhos e sente-se nos calcanhares.

EFEITOS Esta postura favorece a circulação para o coração e para os pulmões, acalma a mente e energiza suavemente o corpo inteiro.

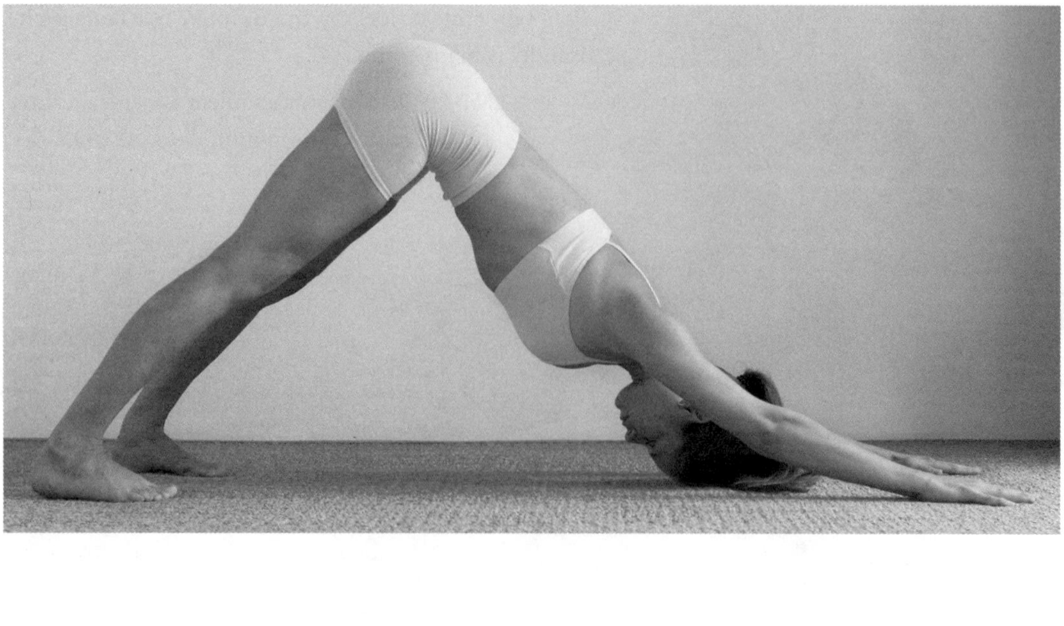

4. PARADA DE CABEÇA† (Sirsasana) (Antes de começar, veja as pp. 36-37.) Ponha um cobertor dobrado junto à parede. Ajoelhe-se à frente dele, com os pés e os joelhos juntos. Entrelace os dedos firmemente, com os polegares se tocando e as mãos em concha. As mãos não devem ficar a mais de 10 centímetros da parede e a abertura dos cotovelos não deve ultrapassar a linha dos ombros. Os pulsos, os antebraços e os cotovelos formam a base desta postura.

Alongue o pescoço e apóie o topo da cabeça no cobertor. A parte de trás da cabeça deve ficar em contato com as mãos. Pressione os antebraços no chão e erga os ombros, afastando-os do chão. Mantenha essa ação enquanto estiver nesta postura. Endireite as pernas, erga os quadris em direção ao teto e leve os pés em direção à cabeça, até que a coluna esteja quase perpendicular ao chão. Expirando, erga uma perna por vez, levando os pés à parede.

Mantenha os calcanhares e as nádegas contra a parede. Role as coxas para dentro, erga o cóccix, alongue as pernas para cima e mantenha os pés juntos. Lembre-se de se equilibrar sobre o topo da cabeça, de se apoiar pressionando os antebraços no chão e de continuar a erguer os ombros, afastando-os das orelhas. Mantenha a respiração regular, os olhos e a garganta soltos e o abdômen relaxado. Praticando regularmente, aos poucos, você aprende a afastar as nádegas e os calcanhares da parede. Mantenha a postura pelo maior tempo possível, até 5 minutos.

Para sair, expire e leve as pernas para baixo, uma por vez. Flexione os joelhos, sente-se nos calcanhares e descanse, respirando algumas vezes, antes de levantar a cabeça.

EFEITOS Esta postura é boa para a circulação e para a saúde respiratória; ela faz com que o corpo inteiro se sinta energizado e renovado.

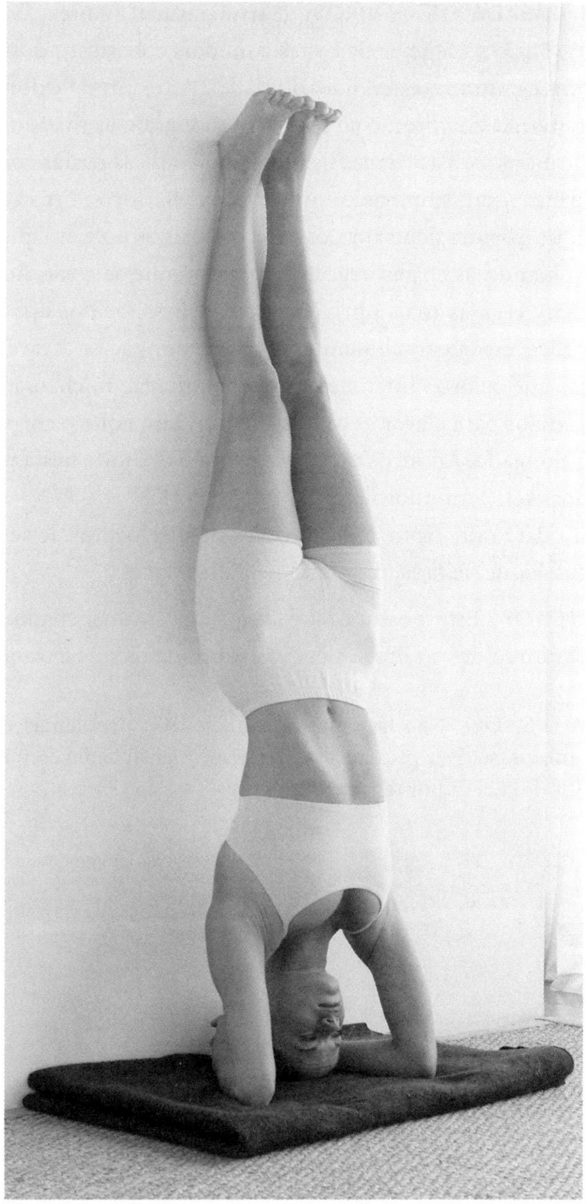

†CUIDADO Só faça esta postura se ela já fizer parte de sua prática de yoga. Se você tiver algum problema no pescoço, procure o conselho de um professor experiente. Não faça esta postura se estiver menstruada, se tiver enxaqueca ou problemas nas costas.

Modificação

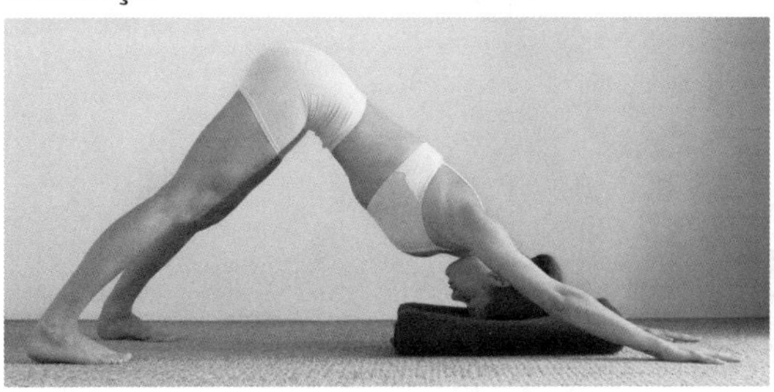

5. PARADA DE OMBROS† (Sarvangasana) (Antes de começar, veja as pp. 38-39.) Deite-se de costas com dois cobertores dobrados sob os ombros e os braços estendidos dos lados. Ao expirar, flexione os joelhos e leve as pernas em direção ao peito. Pressionando as mãos no chão, ultrapasse a cabeça com as pernas flexionadas. Apóie as costas com as mãos e, com firmeza, pressione os cotovelos nos cobertores. Erga o torso até que ele fique perpendicular ao chão e os joelhos estejam próximos do peito. Apoiando as costas, erga as pernas até que as coxas fiquem paralelas ao chão; erga-as mais um pouco, até que os joelhos apontem para o teto. Agora, estique totalmente as pernas e alongue-se através dos calcanhares, até que o corpo inteiro esteja perpendicular ao chão. Erga o cóccix e use as mãos para elevar as costelas de trás. Sinta que o corpo inteiro está reto e alongado. Afaste os ombros das orelhas. Fique nesta postura o máximo possível, 2 minutos no mínimo.

Para sair, expire enquanto flexiona os joelhos. Role para baixo, devagar. Fique deitada, respirando algumas vezes.

EFEITOS Esta postura leva sangue recém-oxigenado para a tireóide e paratireóides, acalma os nervos, estimula os rins e tranqüiliza a mente.

†CUIDADO Não faça esta postura se tiver problemas no pescoço ou nos ombros, se tiver pressão alta, se estiver menstruada, com enxaqueca ou com dor de cabeça por tensão.

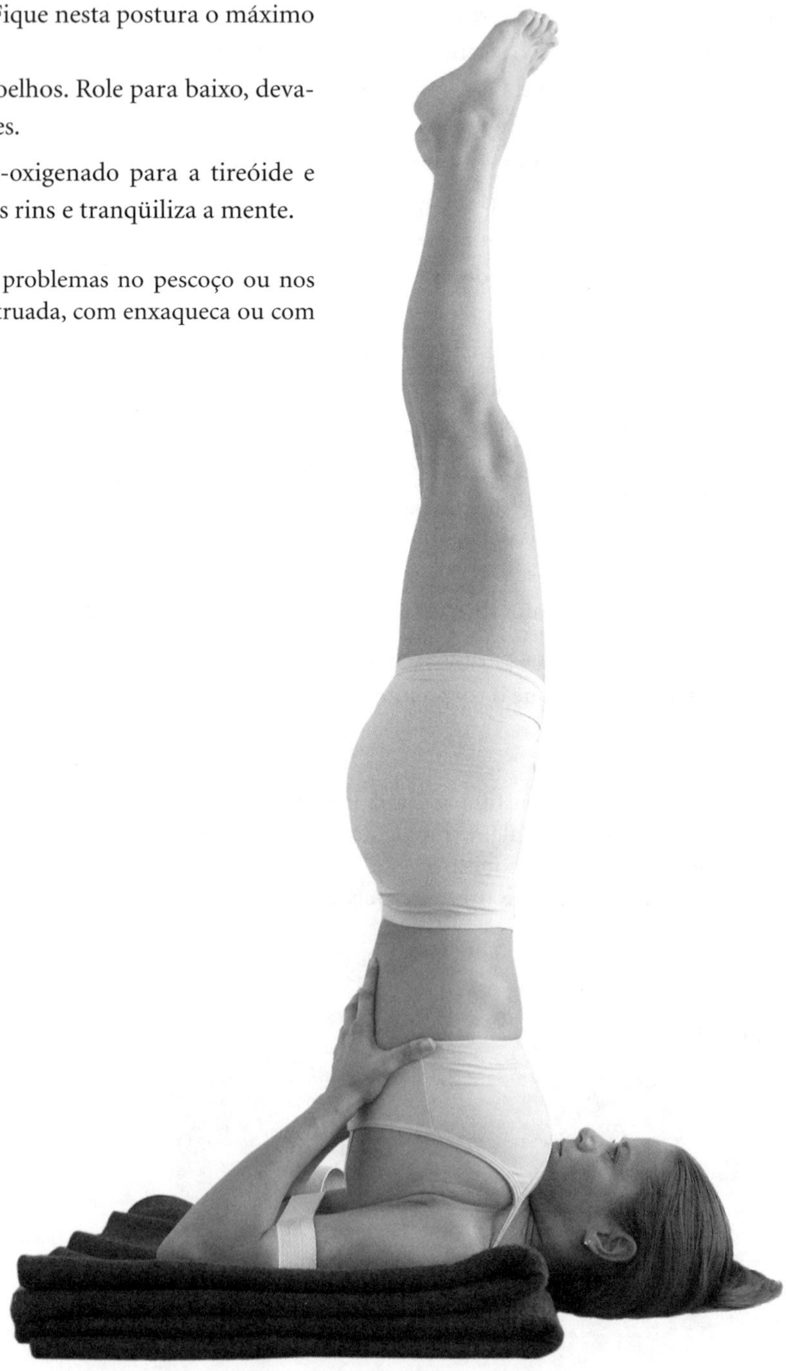

6. POSTURA DO ARADO† (Halasana) Deite-se de costas, com dois cobertores dobrados sob o pescoço e os ombros; a cabeça fica no chão e os braços estendidos dos lados do corpo. Flexione os joelhos e leve as coxas para o peito. Expirando, impulsione ou erga as nádegas e as pernas em direção ao teto, apoiando as costas com as mãos, e estenda as pernas por sobre a cabeça, até que os dedos dos pés toquem o chão atrás de você. (Para manter os cotovelos junto ao corpo, você pode usar um cinto em torno dos braços, logo acima dos cotovelos. Ponha o cinto no lugar antes de começar.) Mantenha as coxas ativas esticando os joelhos para criar espaço entre o rosto e as pernas. Fique nesta postura de 30 segundos a 2 minutos. Para sair, role lentamente para baixo, uma vértebra por vez. Descanse com as costas totalmente apoiadas no chão, respirando profundamente várias vezes.

EFEITOS Esta postura é boa para equilibrar o sistema endócrino e para acalmar o sistema nervoso simpático. Assim, a mente se esvazia e você consegue relaxar completamente. Ela ajuda também a aliviar problemas de garganta e congestão.

†CUIDADO Não faça esta postura se tiver problemas no pescoço ou nos ombros. Evite-a, também, se estiver menstruada.

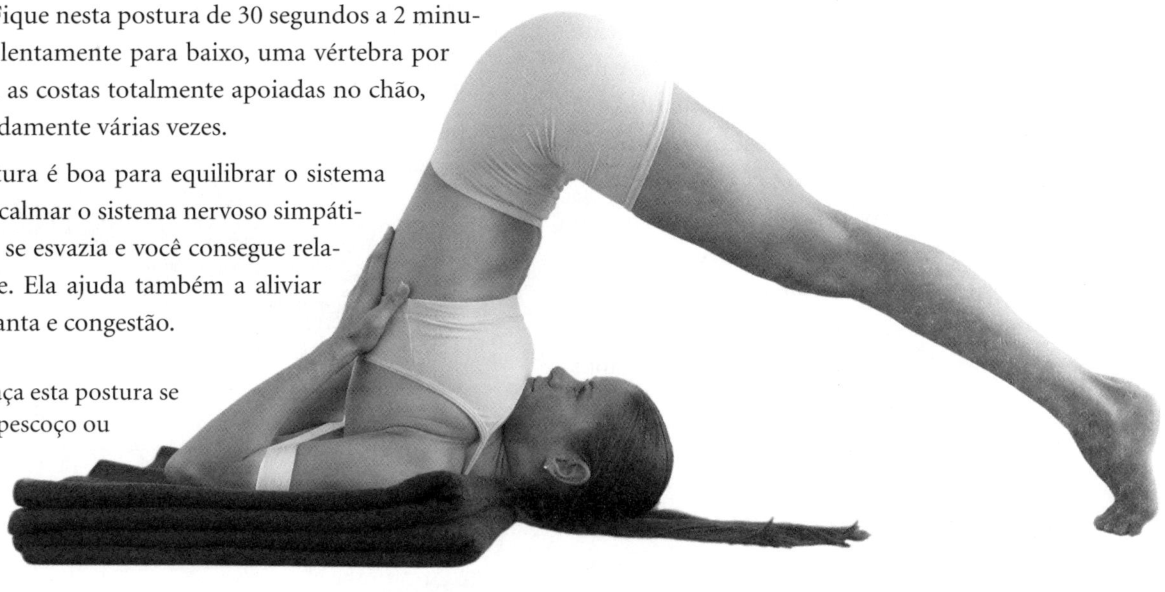

7. POSTURA SENTADA COM TORÇÃO SIMPLES† (Bharadvajasana) Sente-se ereta, com as pernas estendidas à sua frente e o quadril esquerdo sobre um ou dois cobertores dobrados. Flexione as pernas para a direita, aproximando os pés do quadril direito. Com as coxas e os joelhos voltados para a frente, verifique se o tornozelo direito está sobre o arco do pé esquerdo e se as nádegas estão apoiadas no chão, e não no pé.

Leve as escápulas para dentro das costas, alargue o peito e estenda a coluna para cima. Ao expirar, vire o abdômen, as costelas, o peito e os ombros (nessa ordem) para a esquerda; ponha a mão direita na parte externa da coxa esquerda e a mão esquerda no chão atrás de você (ou sobre um bloco). Respire várias vezes, mantendo a postura por 20 ou 30 segundos. Relaxe o rosto, o pescoço e a garganta. Volte à posição central, estenda as pernas e mude de lado.

EFEITOS Esta postura favorece a circulação no abdômen, nos rins, no fígado e no baço. Ela melhora o sistema digestivo, caso ele esteja comprometido por causa do *stress*.

†CUIDADO Não pratique torções se estiver com diarréia.

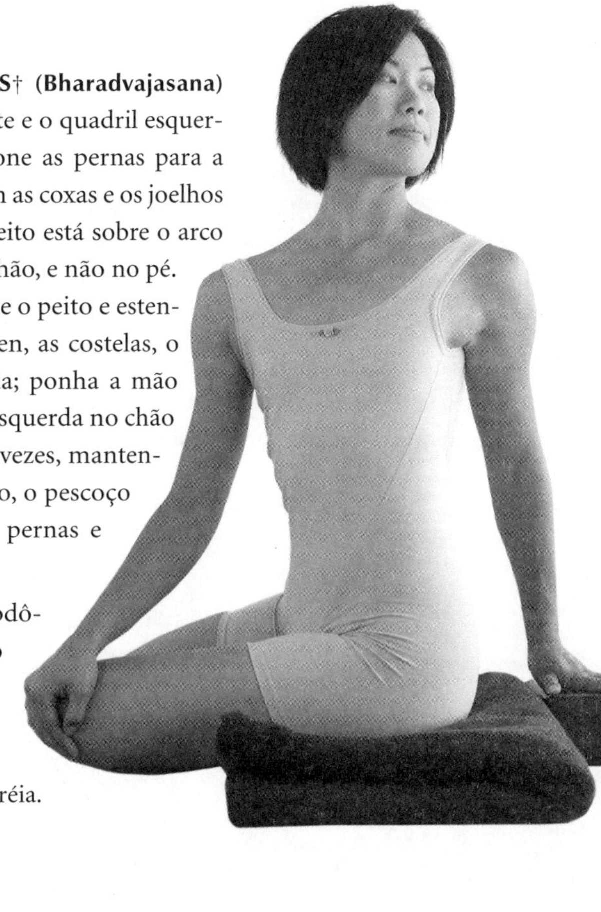

8. POSTURA COM AS PERNAS LEVANTADAS CONTRA A PAREDE† (Viparita Karani) E CICLO

Ponha uma almofada a uns 10 centímetros da parede. Sente-se na almofada, com o lado do corpo e o quadril direito em contato com a parede. Usando as mãos para se apoiar, incline-se para trás e gire o corpo, levantando e apoiando na parede, primeiro a perna direita e depois a esquerda. As nádegas devem ficar bem perto da parede ou apoiadas nela. (Caso sinta rigidez ou desconforto nas pernas, afaste ligeiramente as nádegas da parede.) Deite-se com a base das costas e as costelas apoiadas na almofada, o cóccix descendo para o chão e os ombros e a cabeça apoiados no chão (A). (Se o pescoço ficar desconfortável, ponha uma toalha ou cobertor dobrado sob ele.) Alongue-se através das pernas e ponha os braços para os lados, com os cotovelos flexionados e as palmas das mãos para cima. Fique nesta postura, de olhos fechados, por 5 minutos.

A

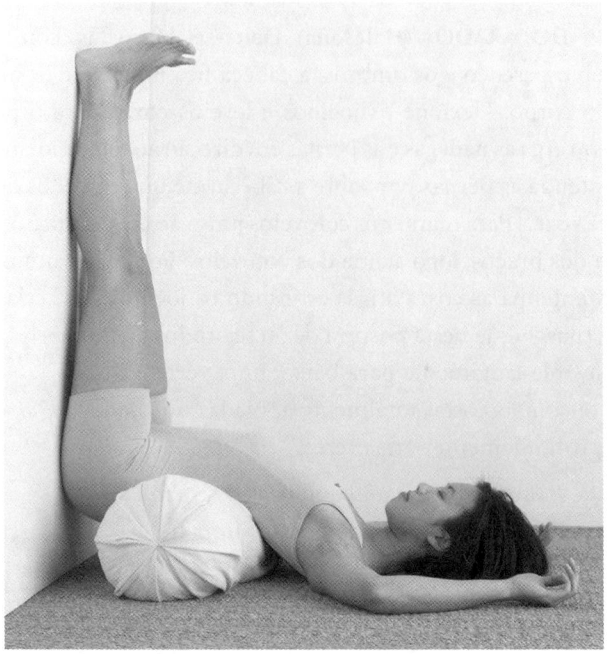

B

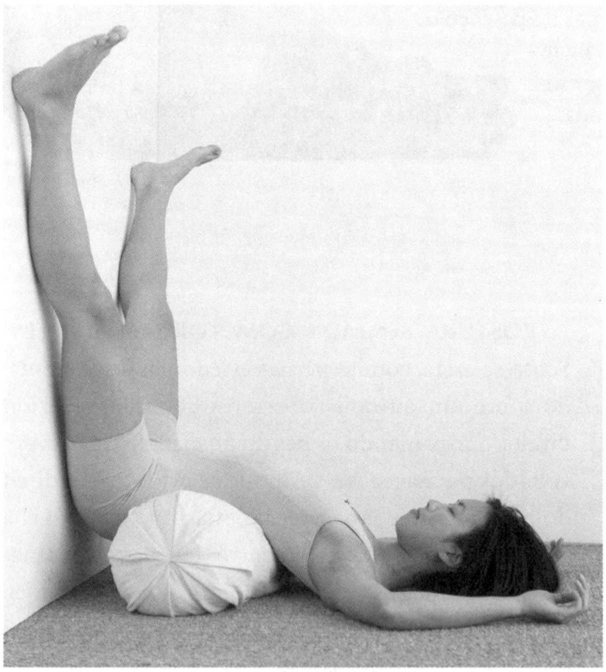

CICLO Sem mover o torso, deixe que as pernas se afastem para os lados (B). Fique nesta posição, respirando normalmente, de 3 a 5 minutos.

Flexione os joelhos, cruze as pernas nos tornozelos e continue nesta postura por mais 3 a 5 minutos (C).

Afaste-se suavemente da parede, até tirar as nádegas da almofada e apoiá-las no chão; a parte de cima das coxas e as pernas continuam na almofada (D). Fique nesta posição por 5 minutos ou pelo tempo que quiser.

Para sair, descruze as pernas, afaste-se suavemente da almofada e role para o lado. Respire algumas vezes e depois sente-se, usando o apoio dos braços.

EFEITOS Esta postura profundamente relaxante acalma o sistema nervoso simpático e ajuda a interromper a resposta lutar-ou-fugir.

†CUIDADO Não faça esta postura se estiver menstruada.

C

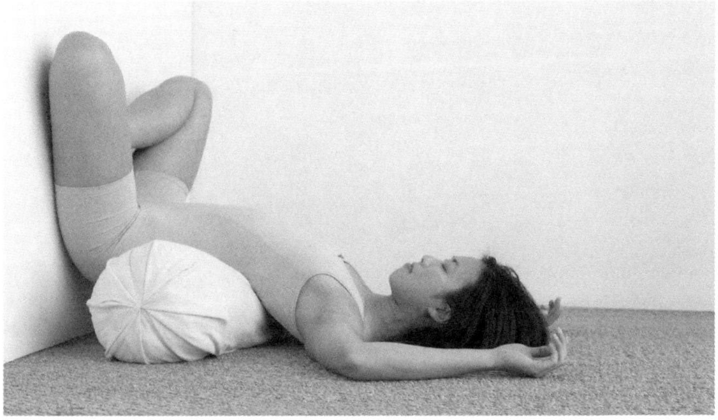

D

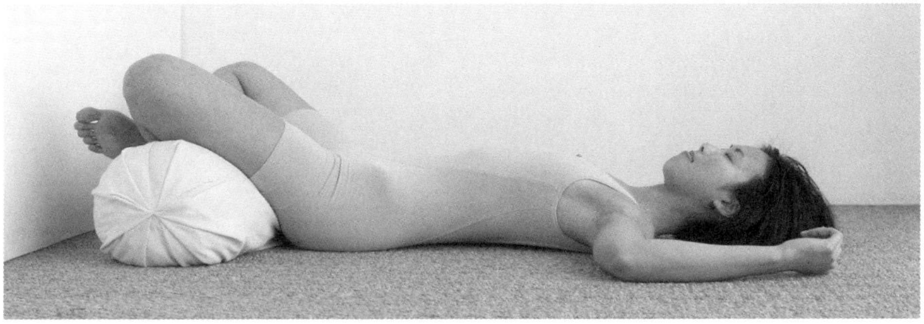

9. POSTURA DO CADÁVER (Savasana) Deite-se de costas, com as pernas estendidas à sua frente. (Se necessário, use um cobertor dobrado para apoiar a cabeça.) Ponha os braços confortavelmente dos lados do corpo, levemente afastados do torso, com as palmas das mãos voltadas para cima. Alongue ativamente os braços e as pernas e depois deixe que relaxem completamente. Feche os olhos e relaxe o corpo inteiro. Respire profundamente, inspirando para o peito, sem contrair a garganta, o pescoço e o diafragma. Expire soltando o corpo no chão, principalmente os ombros, o pescoço e os músculos faciais. Mantenha o abdômen frouxo e relaxado e solte a base das costas. Fique na postura, respirando normalmente, de 5 a 10 minutos. Para sair, flexione os joelhos, role para o lado e, depois de respirar algumas vezes, abra os olhos e levante-se devagar usando os braços como apoio.

EFEITOS Esta postura ajuda a tranqüilizar o sistema nervoso simpático, rejuvenesce o corpo inteiro e revigora a mente.

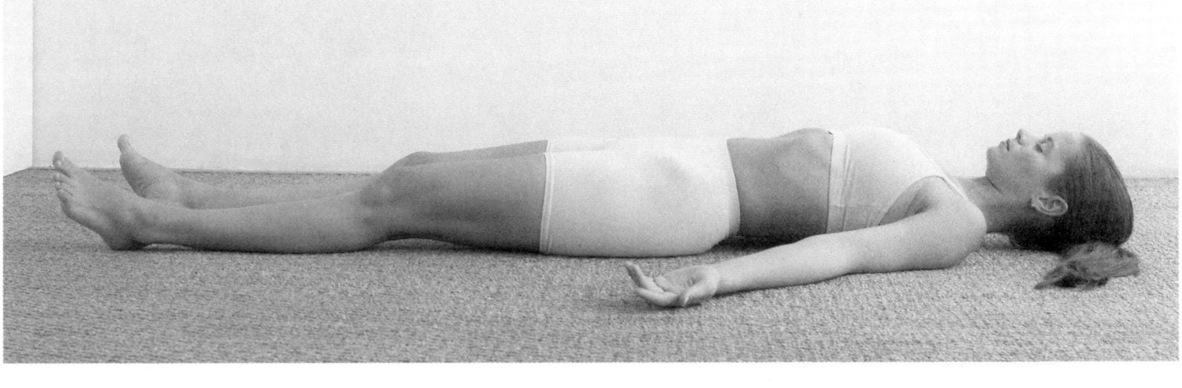

PARTE TRÊS

A Entrada na Maturidade

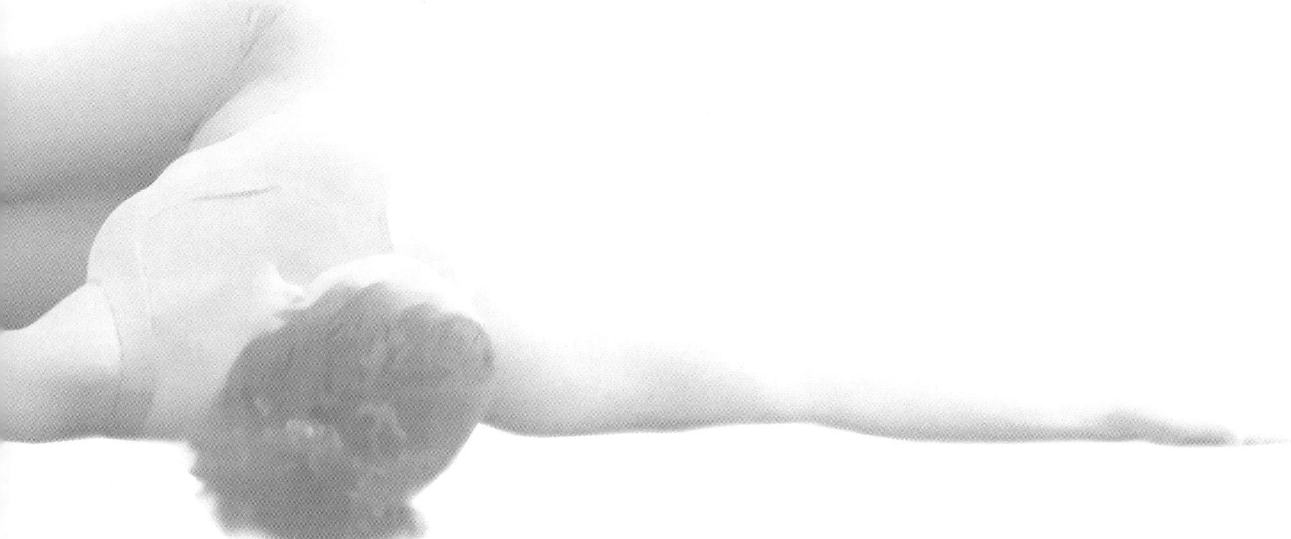

Introdução

Anos atrás, fui consultar uma médica ayurvédica, treinada na arte e na ciência médica da antiga Índia. Eu estava péssima, mas não conseguia explicar o que sentia ao médico de minha família. Eu mal me reconhecia — estava dispersa, ansiosa e chorosa; não conseguia dormir; tinha dores nas costas que irradiavam para as pernas; e tinha perdido cinco quilos que não precisava perder. Depois de ler demoradamente os meus pulsos, a médica olhou para mim e disse: "Minha querida, parece que você tem um problema no coração." Vendo minha expressão de susto, ela logo explicou que o problema não era nenhum mau funcionamento do músculo e as artérias estavam totalmente desobstruídas. A causa do meu problema era levar ao coração os problemas das pessoas à minha volta. "Quer dizer que eu absorvo a dor dos outros?", perguntei. "Não." Ela suspirou. "Você a inala. E não vai fazer bem a ninguém, muito menos a você mesma, se, nesse processo, você acabar se perdendo."

Alguém disse que a saúde de uma mulher é um barômetro do seu ambiente, criado e moldado a partir de seus relacionamentos e das alegrias, medos e tragédias das pessoas que a cercam. Quando tudo vai bem no mundo, ela está calma. Quando aqueles que ela ama estão perturbados, ela internaliza o *stress* e fica doente. Na superfície, não há nada errado na vontade de tornar tudo melhor. Mas eu precisei ficar doente para perceber que tinha sucumbido ao mito da mulher que cuida de todos, à mentalidade "não se preocupe, eu dou um jeito" que durante anos definiu a esposa perfeita e a mãe perfeita e, depois, o mito da Supermulher. E eu precisei ficar do jeito que fiquei para perceber o que estava faltando na equação — eu tinha deixado, como muitas mulheres, de cuidar de mim mesma.

Lá pelos trinta anos, torna-se muito fina a linha que separa a atuação no mundo da possibilidade de ser engolida por ele. Quem entra nesse estágio em equilíbrio (e com a voz interior intacta), está preparada para explorar o que o mundo tem a oferecer e pronta a compartilhar seus dons com o mundo. Para quem perdeu o contato com a voz interior, este estágio da vida traz muitos desafios, físicos e emocionais. Não por acaso, as queixas físicas mais comuns entre mulheres deste grupo etário estão relacionadas ao *stress*. As dores de cabeça por tensão e as enxaquecas lhe dão a sensação de que você está literalmente arrebentando nas costuras. A dor nas costas vem da tensão, do *stress*, de exercícios inadequados (ou de total ausência de exercícios) e do excesso de trabalho. E até mesmo os momentos de alegria, como a gravidez, estressam seu corpo e suas emoções.

A prática de yoga constante e cuidadosa lhe oferece um descanso do mundo, uma folga das responsabilidades e uma forma de retornar a si mesma. A yoga lhe dá a oportunidade de se concentrar em seu âmago, de recarregar, de encher o tanque de compaixão e de reavaliar corretamente as coisas.

A yoga traz também benefícios a longo prazo. Quem entra no climatério com as glândulas supra-renais esgotadas pelo *stress*, por exemplo, tem mais probabilidade de ter ondas de calor, fadiga e ansiedade, características desse período de transição. Quem, ao contrário, chega a esse estágio da vida equilibrada e saudável, tem mais probabilidade de passar por ele relativamente incólume.

Até mesmo as principiantes podem colher os benefícios da yoga. Em primeiro lugar, a yoga a põe, imediatamente, em comunicação direta com o corpo e a respiração. Stephen Cope, autor de *Yoga: The Quest for the True Self*, observa que a única maneira de voltar ao *eu* é sair da cabeça e entrar no corpo; é experimentar o ser físico, fisicamente e cinestesicamente. E, muitas vezes, o que experimentamos fisicamente reflete o que sentimos emocionalmente e o que precisamos espiritualmente.

A dedicação à prática da yoga é o supremo cuidado consigo mesma; a prática é um momento de fazer alguma coisa só por você. E basta isso, diz Patricia, para mudar seu relacionamento com os outros. Fisicamente, a yoga abre o peito e traz flexibilidade aos quadris. Espiritualmente e emocionalmente, ela abre a mente e o coração, e você fica com mais amor para dar e com mais capacidade para recebê-lo.

Capítulo 7 *Preparando o Parto, o Nascimento e o Pós-Parto*

GRAVIDEZ

Eu percebi, quase que imediatamente, que estava grávida do meu segundo filho. Meus seios ficaram doloridos e, alguns dias depois, uma dor aguda e conhecida me atravessou a barriga quando pulei para desligar o despertador. O médico me disse que eu estava louca, que não havia como saber tão cedo. Mas o exame de sangue confirmou o que eu já tinha sentido dentro de mim. Àquela altura da vida, como já meditava e fazia yoga há muito tempo, era comum para mim perceber mudanças no corpo e flutuações no estado emocional. Embora aqueles sintomas fossem típicos de problemas pré-menstruais, eu sabia, no momento em que surgiram, que não se tratava disso.

Intuições como essa não são incomuns, ainda mais para mulheres que praticam yoga. Embora, nas primeiras semanas ou até nos primeiros dois meses depois da concepção, os sinais de gravidez não sejam visíveis, há muita atividade no corpo. Na verdade, bem antes do óvulo fertilizado descer pela tuba uterina e entrar no útero, o corpo começa a se preparar para essa ocasião monumental. Assim que o óvulo e o esperma se juntam, com sucesso, exércitos de hormônios entram em marcha acelerada, não apenas para criar um ambiente favorável para o feto se desenvolver, mas também com o objetivo de preparar o útero para o parto e os seios para a produção de leite. O cérebro, as supra-renais, os pulmões e o coração se juntam ao sistema endócrino para dar suporte ao útero e para criar o espaço e o alimento que o feto precisa para crescer.

Não senti necessidade alguma de descontinuar a prática de yoga. Na verdade, a yoga era a melhor coisa que eu poderia fazer por mim mesma e pelo bebê — fisicamente, emocionalmente e espiritualmente. Fisicamente, eu precisava da yoga para manter o corpo forte e flexível, capaz de enfrentar o peso extra e a hiperatividade dos hormônios. Eu sabia que as asanas me dariam ferramentas para combater a fadiga, a dor nas costas, os distúrbios digestivos e as dores de cabeça que certamente viriam em algum momento da gravidez; e que os exercícios respiratórios seriam poderosos aliados durante o parto. A prática diária fortaleceria o sistema endócrino e o sistema nervoso, vitais para a saúde na gravidez e no parto. Agachando, flexionando e esticando, os músculos se soltariam e alongariam, deixando a respiração fluir com os movimentos e acalmar os medos e as ansiedades que eu tinha com relação aos meses — e aos anos — que viriam.

Emocionalmente, a yoga libera sentimentos acumulados de raiva, medo, ansiedade e tristeza, por meio da suave atenção ao corpo e à respiração. Essas fortes emoções negativas nos afetam também no nível físico. Como a professora de yoga Janet Balaskas explica no livro *Preparing for Birth with Yoga: Exercises for Pregnancy and Childbirth*, quando uma mulher está triste ou zangada, seu corpo age no sentido de protegê-la da dor, contraindo os músculos, os ombros e a respiração. Segundo Balaskas, "a tensão física amortece os sentimentos... que ficam profundamente enterrados". Segundo a maioria dos professores de meditação, na medida em que essas emoções vêm à tona por meio das posturas de yoga e da respiração, os próprios músculos se soltam e seu corpo fica mais livre, mais leve.

Liberando emoções contidas, você entra em contato com a própria intuição e o próprio poder interior. À medida que os músculos relaxam e a respiração fica mais profunda, você consegue se sintonizar ao corpo e começa a entender o que se passa dentro de você. Uma de minhas professoras de yoga, Jill Minye, costuma dizer às alunas que yoga é despertar o corpo, é sentir o espírito dentro de nós. Ela diz que a yoga desperta a consciência da sensação, da respiração e do eu. Na medida em que se firma na prática, você sente o poder do corpo e passa a confiar nele, você aprende a ouvir seus instintos e a se ligar à vida que cresce dentro de você. A prática diária de yoga proporciona pelo menos uma hora por dia para você se comunicar com o bebê no útero e se entregar ao processo.

A História Interior

Mesmo antes de você saber que está grávida, seu corpo começa a se preparar para manter e alimentar a pequena vida que cresce dentro de você. Embora a maioria das mudanças aconteça nos órgãos reprodutores, os sistemas digestivo, circulatório, cardiovascular e respiratório também se modificam bastante, reagindo ao aumento na produção de hormônios.

Quando as pequenas células embriônicas descem pela tuba uterina para o útero — depois de 21 dias — elas já se multiplicaram várias vezes, formando um aglomerado. Algumas dessas células vão se transformar no feto, outras vão formar a membrana amniótica que serve para protegê-lo e outras vão criar o saco embrionário. Entre o saco embrionário e a membrana amniótica, algumas células se juntam para criar o cordão umbilical.

Patricia Diz

• Não pratique yoga no primeiro trimestre caso já tenha tido uma gravidez interrompida; depois do primeiro trimestre, faça apenas posturas revigorantes e com apoio.

• Escolha posturas que ajudem a criar espaço entre a caixa torácica e o abdômen, o que vai aumentar seu nível de conforto e criar mais espaço para o bebê.

Quando a placenta se forma (lá pelo terceiro mês), ela passa a produzir enormes quantidades de estrogênio — mais do que uma mulher não grávida produziria em cem anos — usando as suas glândulas suprarenais e mais as do bebê. A placenta produz também progesterona, em níveis superiores aos do período pré-gravidez. O aumento de estrogênio faz com que o útero cresça e produz mudanças no colo do útero, na vagina e nos seios. A progesterona alimenta o feto, impede que o útero se contraia e mantém a saúde dos vasos sangüíneos e do revestimento uterino. Juntos, os dois hormônios relaxam o tecido muscular, fazendo com que seja mais fácil para o útero se expandir e para o corpo suprir a crescente demanda de fluidos e de sangue.

Outro hormônio da placenta, convenientemente chamado de relaxina, amolece os ligamentos e o tecido conectivo em torno da pélvis e da coluna, para que acomodem o útero que cresce e se expande. O hipotálamo contribui com uma dose extra de endorfinas, para produzir uma sensação de bem-estar durante a gravidez e até para diminuir a dor do parto. As supra-renais trabalham em conjunto com o hipotálamo, produzindo adrenalina e noradrenalina para que as funções involuntárias do corpo — digestão, circulação, respiração e, quando chegar o momento, contrações uterinas — sejam realizadas corretamente.

A glândula pituitária também contribui para que o bebê nasça com eficiência. Ela produz oxitocina para que o útero se contraia durante o parto e para que, depois, as glândulas mamárias produzam leite. Como o hipotálamo e a pituitária se localizam perto do centro emocional do cérebro, o *stress* pode impedir que a oxitocina realize bem a sua tarefa, dificultando o parto e, depois, impedindo o fluxo de leite para os canais galactóforos. A oxitocina provoca, também, uma leve excitação sexual, que Joan Borysenko chama de "um truquezinho da natureza para nos fazer gostar de amamentar nossos bebês". Esse aumento de oxitocina produz uma sensação de contentamento e conforto e aprofunda seu vínculo com o bebê.

O Primeiro Trimestre

Eu tive a sorte de não ter enjôos matinais, mas mesmo assim fiquei bem enjoada nos dois primeiros meses. A sensibilidade nos seios e as contrações na barriga me davam a impressão de estar em constante TPM e, embora nunca tenha sido de cochilar à tarde, lá pelas quatro horas eu mal conseguia manter os olhos abertos. Às vezes eu exultava de pura alegria, mas em outros momentos caía em lágrimas à menor provocação.

Minha amiga Angie, por outro lado, sofreu muito. Em geral, ela só melhorava tomando chá quente de gengibre, comendo bolachas salgadas (quando conseguia) e ficando na Postura da Criança (Adho Mukha Virasana), com uma almofada sob a barriga. Como eu tinha uma espécie de vertigem, as flexões para a frente me deixavam tonta, mas me fazia muito bem respirar profundamente na Postura da Meia-Lua (Ardha Chandrasana), com a cabeça e o corpo apoiados na parede. Amy Cooper, uma professora de yoga da Califórnia, diz que, em geral, suas alunas preferem posturas em pé quando estão com náuseas. Essas posturas trazem estabilidade ao corpo e favorecem a circulação.

Ninguém sabe ao certo o que causa o enjôo matinal, um sintoma muito comum nos três primeiros meses de gravidez. Os médicos, em sua maioria, acham que parte da culpa é do hormônio gonadotrófico coriônico (*hormone chorionic gonadotropin* — HCG). A placenta produz esses hormônios nos primeiros estágios da gravidez para impedir que o organismo dissolva o corpo lúteo cedo demais e rejeite o feto. As náuseas e os vômitos costumam diminuir lá pela décima segunda semana, que é quando a produção de HCG diminui e a placenta já está bem formada. A lentidão do sistema digestivo também contribui para o enjôo matinal, assim como a ansiedade. As flexões para a frente com apoio e outras posturas revigorantes ajudam a aliviar esses sintomas.

Nesse período, o aumento de hormônios faz com que a musculatura lisa relaxe para que o útero tenha capacidade — e espaço — para se expandir. Esse relaxamento beneficia o útero mas faz com que o trato digestivo, formado em grande parte por tecido muscular liso, fique mais lento. Isso provoca prisão de ventre, gases e indigestão, sintomas que podem se prolongar durante toda a gravidez. A urinação constante, causada pelo excesso de hormônios e pelo aumento de fluidos no corpo, começa muito antes do feto ter tamanho suficiente para pressionar a bexiga. Na verdade, algumas mulheres percebem que estão grávidas quando começam a fazer xixi a toda hora.

Com tanta atividade no corpo, não é de espantar que você se sinta exausta, especialmente no começo. Como eu já fazia yoga antes da gravidez, continuei com a minha rotina de sempre nos primeiros meses, acrescentando algumas posturas revigorantes e meditativas, para visualizar melhor o que estava acontecendo dentro de mim. Eu me sentia melhor sabendo que estava com os seios sensíveis porque eles estavam aumentando de tamanho e se preparando para alimentar o meu bebê; a pontada do lado deixava de ser tão dolorida quando eu percebia que ela vinha do útero, que estava aumentando e mudando de lugar; e eu não me importava de fazer tanto xixi quando me lembrava de que esse excesso de fluido facilitava o transporte de alimentos para o bebê.

O Bebê Durante as duas primeiras semanas de gravidez, o óvulo desce pela tuba uterina e se implanta no revestimento uterino. Antes da nona semana, as células passam por rápidas mudanças, criando novos órgãos e sistemas quase que diariamente. Da nona semana em diante, o feto se concentra no aperfeiçoamento dos órgãos e sistemas já criados. No final do terceiro trimestre, o bebê está totalmente formado, mas é muito pequeno. Como o desenvolvimento do feto é uma prioridade, é importante, nesses primeiros meses, que você se cuide muito bem — abstendo-se de álcool, drogas e substâncias químicas ambientais e suplementando sua dieta com um bom composto de vitaminas para o período pré-natal.

A Prática de Yoga de Cada Uma Minha amiga Carole, grávida do primeiro filho, não sentiu necessidade de alterar a prática de yoga nos primeiros três meses. Como tinha muito sono no meio da tarde, ela recuperava a energia com flexões para trás; quando ficava desatenta e ansiosa, fazia inversões para manter a cabeça no lugar; e, com as flexões para a frente, minimizava o enjôo que sentia de manhã quando esquecia de comer logo que acordava.

Donna Fone, uma conhecida professora de yoga, mãe de três filhos, diz que não precisou modificar a prática no início da gravidez. Mas ela recomenda também aulas de yoga pré-natal, seja você uma novata ou uma praticante veterana. "É bom fazer parte de um grupo de mulheres grávidas," explica Donna. "Eu acho que, como o enfoque é diferente, você aprende coisas que não aprenderia em aulas normais, como se ajustar à gravidez, modificando as posturas na medida em que a barriga cresce." Embora a yoga em geral crie espaço para o bebê dentro do seu corpo, a yoga pré-natal cria espaço para o bebê em sua mente. Além disso, as aulas trazem um sentimento de comunhão entre mulheres que estão passando por experiências semelhantes. Donna diz que é melhor evitar as torções no primeiro trimestre. Ela explica que a torção lava o organismo e, na gravidez, não é bom dar ao corpo sinais para lavar ou expelir. Mas a Postura Sentada com Torção Simples (Bharadvajasana) é boa já que, neste caso, a ênfase é a elevação e o alongamento da coluna, o que abre espaço para o bebê. A ação parte das costas, não da pélvis.

Donna recomenda a inclusão de posturas que abram o peito e os ombros, o mais cedo possível. Essas posturas ajudam a manter o peito aberto e as articulações flexíveis, como você vai perceber depois de alguns meses alimentando e carregando o bebê (o que tende a afundar o peito, a deixar os ombros caídos e a contrair os músculos e as articulações).

Jen, mãe pela primeira vez aos 32 anos, preferiu retomar a prática de yoga só depois do primeiro trimestre. Mesmo sabendo que a yoga é suave e não representa perigo, a possibilidade de um aborto a preocupava — tinha demorado muito para ficar grávida e não queria correr nenhum risco. Se você tiver algum sangramento no primeiro trimestre ou já tiver abortado, é melhor esperar que a gravidez se firme antes de fazer yoga.

O Segundo Trimestre

Nesta fase, as mulheres em geral sentem-se fabulosamente bem — cheias de energia e muito *sexies*. Eu me sentia assim; na verdade, nunca me senti mais saudável. Meu cabelo ficou mais espesso, minha pele ficou mais rosada e o mundo me fazia feliz. Até o meu apetite voltou, logo que a produção do hormônio HCG diminuiu.

Lá pelo quarto mês, se você prestar bastante atenção, vai sentir o bebê se mexendo. Algumas mulheres dizem que a sensação é de borboletas esvoaçando ou de suaves correntes de ar. Mas, depois de mais ou menos um mês, você vai sentir chutes, cutucões e empurrões. Nessa fase, o bebê já consegue ouvir o som da sua voz.

Durante o segundo trimestre, o útero continua a se expandir, ultrapassando o umbigo lá pelo sexto mês. Você vai continuar a ganhar peso, sendo que mais da metade desse peso vem do aumento na produção de fluidos. Esses fluidos circulam pela corrente sangüínea e penetram nos tecidos moles, nos músculos e nos órgãos. Com isso, amolecem os ligamentos, tornam o corpo mais receptivo para o bebê e permitem que a placenta receba um bom suprimento de san-

Posturas que Você Deve Evitar Depois do Primeiro Trimestre

- Posturas em que precise deitar sobre a barriga.
- Posturas em que precise deitar de costas, sem apoio.
- Posturas que contraiam os músculos abdominais.
- Torções que comprimam os músculos abdominais.
- Qualquer postura em que você não se sinta bem.

gue e de alimentos, fazendo assim com que você fique mais preparada para as durezas do parto. O corpo começa a armazenar gorduras com mais eficiência, pois o bebê vai precisar delas no fim da gravidez. Como o corpo precisa de mais sangue (para você e para o bebê), no fim do trimestre o volume sangüíneo terá aumentado em 40%. As paredes dos vasos sangüíneos relaxam para acelerar o fornecimento de oxigênio e nutrientes para o bebê. Infelizmente, como muitas mulheres sabem, as válvulas das grandes veias das pernas e do ânus também relaxam, resultando em varizes e hemorróidas. Em certos casos as gengivas sangram com mais facilidade e a motivação sexual diminui.

O Bebê A esta altura, os órgãos sexuais do bebê já estão formados, as costelas e a coluna já endureceram. Sua pele é vermelha e enrugada, ele tem cílios minúsculos, sobrancelhas muito tênues e cabelos. Ele já consegue ouvir sons vindos de fora e, definitivamente, se mexe e reage ao que ouve. Nestes três meses, a prioridade é mais o crescimento do que o desenvolvimento. Como a cabeça do bebê não é mais do tamanho de todo o resto do corpo, o pescoço e os ombros já conseguem sustentá-la — e ele já tem até as próprias impressões digitais.

A Prática de Yoga de Cada Uma Com a barriga cada vez maior, Carole e Donna começaram a eliminar da prática tudo o que pudesse comprimir o abdômen. No entanto, as duas continuaram a fazer inversões, pois sentiam alívio com o bebê suspenso na pélvis. Carole diz que o conforto do bebê passou a ser o ponto central da prática de yoga. Patricia concorda de coração. Ela diz que, durante a gravidez, o papel da yoga é criar mais espaço para o bebê. Ao fazer a Postura da Montanha (Tadasana), por exemplo, não fique com os pés juntos, pois isso fecha a área pélvica. Eles devem ficar alinhados aos quadris para criar mais espaço. Feita em sua forma tradicional, a Postura do Cachorro Olhando para Baixo (Adho Mukha Svanasana) pode ser boa durante os primeiros meses, mas à medida que a barriga cresce, é mais confortável usar blocos ou até mesmo o encosto de uma cadeira para apoiar as mãos. Daí em diante, escolha posturas que abram a parte da frente do corpo, que criem espaço para a barriga e que alonguem a coluna.

Patricia sugere modificações para as posturas, de forma a torná-las mais confortáveis para você e para o bebê. Faça a Postura do Triângulo Estendido (Utthita Trikonasana) ou a Postura da Meia-Lua (Ardha Chandrasana), por exemplo, com a mão apoiada em um bloco e o corpo encostado na parede. Tenha a segurança de uma parede atrás de você ao praticar inversões e lembre-se de abrir as pernas para criar espaço. As únicas torções recomendadas agora são a Postura Sentada com Torção Simples (Bharadvajasana) e a Postura em Pé com Torção Espinhal (Utthita Marichyasana) (ver Capítulo 8). Essas torções alongam a coluna e abrem os ombros sem comprimir o abdômen. Nos dois casos, use a parede como apoio.

O Terceiro Trimestre

Quando você chega ao terceiro trimestre, o mundo inteiro percebe que você está grávida! Seu útero — que cresceu quinhentas vezes — atingiu a caixa torácica, que é onde você vai sentir os pés do bebê. Às vezes isso dificulta um pouco a respiração. Os seios ficam maiores e mais sensíveis. Nesta fase, as queixas mais comuns são azia, indigestão, falta de ar, constipação, dificuldade para dormir e — já no nono mês — idas excessivas ao banheiro.

O amolecimento dos tecidos costuma causar desconforto porque faz com que a digestão fique mais lenta, causando prisão de ventre, indigestão e inchaço nas mãos e nos pés. Nenhum desses problemas é motivo de alarme, mas se o inchaço vier acompanhado de uma onda de hipertensão ou se for detectada a presença de proteína na urina, é melhor procurar o médico.

É, em geral, no início do nono mês, que o bebê vai para a posição certa, embora isso possa acontecer mais cedo ou mais tarde. Se, durante a gravidez, você sentiu muita pressão na caixa torácica e na parte superior do abdômen, é provável que agora fique aliviada, sentindo que tem mais espaço para respirar. Por outro lado, talvez sinta que o bebê está sentado exatamente sobre a bexiga, o que vai aumentar ainda mais suas idas ao banheiro.

Patricia Diz

Nos últimos meses, o critério mais importante para a prática da yoga é o conforto. Escolha posturas que lhe tragam bem-estar, que a ponham em contato com o corpo, aliviem a ansiedade causada pela proximidade do parto e que a ajudem a se comunicar com o bebê. O enfoque deve ser interior. Use esses meses para descansar, para se recarregar e para aceitar o que está acontecendo com você.

Muitas mulheres têm as contrações de Braxton-Hicks nos últimos três meses. Essas contrações "silenciosas" e indolores preparam o útero para o parto, pois amolecem e dilatam o colo do útero. Como são um sinal de que o final da gravidez está próximo, elas são, para muitas, um alívio.

O Bebê Agora os cinco sentidos já despertaram. Ele consegue enxergar, cheirar, ouvir, sentir os gostos e os toques. Ele está se preparando para estrear no mundo e já domina a técnica de sugar e engolir. No sétimo mês, o cérebro já está totalmente desenvolvido, o sistema nervoso já está quase formado e algumas pesquisas sugerem que ele já tem memória. Você já não sente tanto os seus movimentos porque ele dorme quase o tempo todo. Mas talvez sinta os seus soluços. O bebê engorda nos últimos dois meses, as unhas dos pés e das mãos crescem e ele recebe, de você, os anticorpos de que vai precisar para sobreviver no mundo.

A Prática de Yoga de Cada Uma Carole parou de fazer inversões lá pelo sétimo mês, quando a Parada de Cabeça (Sirsasana) deixou de ser confortável. Além disso, já no começo do nono mês, ela não queria confundir o bebê, já pronto para descer de cabeça pelo canal cervical. Patricia diz que as inversões devem ser interrompidas quando aumenta a sensação de peso na pélvis, no abdômen e na área do peito e quando a respiração se torna mais difícil. Para Carole e Donna, as flexões para trás nas versões tradicionais deram lugar a variações mais passivas, boas para manter o peito e os ombros abertos. Lá pelo quarto mês, as duas deixaram de fazer a Postura do Cadáver (Savasana) com as costas apoiadas diretamente no chão para não comprimir indevidamente a veia cava (a maior veia do corpo, responsável pelo bombeamento de sangue desoxigenado para o coração). Mas, deitadas de lado e apoiadas em montes de travesseiros, elas faziam essa postura várias vezes ao dia. A maioria das parteiras recomenda o máximo possível de descanso. Você precisa estar preparada não apenas para o parto, mas para as noites sem dormir que a aguardam no começo da maternidade.

Como a Yoga Pode Ajudar

A seqüência para a gravidez que apresentamos neste capítulo funciona para a maioria das mulheres, em todos os estágios da gravidez. Ela inclui uma grande variedade de posturas — de pé, sentadas, flexões para a frente, aberturas para trás e suaves torções para os lados. Pratique essas posturas com a freqüência que preferir, mas pare de fazer as que não forem mais confortáveis. Uma advertência, contudo: Antes de começar qualquer programa de exercícios — especialmente se ele for novidade para você — converse com o seu médico ou parteira.

Posturas em Pé Essas posturas fortalecem e energizam o corpo, abrem o peito e a área abdominal e estendem a coluna. Elas ajudam a realinhar a postura, a firmar a energia e a fortalecer o espírito. São boas para manter a coluna forte e flexível, uma necessidade, agora que ela precisa sustentar o útero e o peso extra. Em geral, elas fortalecem os músculos abdominais sem pressionar o feto. Nos últimos meses, algumas mulheres têm dificuldade para ficar muito tempo em pé. Se for esse o seu caso, use a parede como apoio, fique na postura só enquanto estiver confortável (10 a 20 segundos está bom) e saia dela devagar e com atenção a cada movimento, para não ficar tonta. Em todas as posturas em pé, deixe as pernas afastadas, alinhadas aos quadris.

Aprender a se agachar é de uma utilidade incalculável no parto. Comece cedo para pegar o jeito. As posturas em pé também são uma boa preparação para o parto, já que exigem resistência e determinação. Em geral, as posturas em pé com torção não são recomendadas depois do primeiro trimestre.

Posturas em Pé com Flexão para a Frente Feitas com as costas côncavas (com a cabeça erguida), essas posturas estendem a coluna, aliviam a pressão da base das costas e alongam os tendões das pernas. As flexões para a frente melhoram também a circulação para as pernas, rins e pélvis, pois relaxam os músculos, aumentam a energia e realinham a coluna. Elas dão mais espaço e elasticidade às paredes vaginais e cervicais e aliviam o peso do útero. Faça a Postura em Pé com Flexão para a Frente em Ângulo Aberto (Prasarita Padottanasana)com as mãos apoiadas em uma cadeira, de forma a deixar o máximo de espaço possível para o bebê e ainda assim aproveitar ao máximo os benefícios da postura.

Flexões para Trás As flexões para trás com apoio ajudam muito durante a gravidez. Elas tonificam os músculos da coluna e alongam o diafragma e os músculos da parede abdominal anterior para acomodar o útero na medida em que ele cresce. Elas fortalecem a coluna, aumentam a flexibilidade, melhoram a circulação para os rins, útero e pélvis, reduzem a retenção de água e, como abrem o peito, levantam o humor. Se a sua prática diária já inclui flexões para trás, Patricia diz que não há razão para cortá-las durante o primeiro trimestre, desde que você se sinta confortável. Depois disso, em geral são mais confortáveis as flexões passivas e com apoio, como a Postura Reclinada em Ângulo Fechado (Supta Baddha Konasana) ou a Postura Reclinada do Herói (Supta Virasana). Mesmo recorrendo a apoios, as flexões para trás aliviam a pressão do útero sobre os rins e a bexiga, além de aliviar a náusea e a sensação de repleção no abdômen.

Patricia Diz

- Não alongue demais os músculos abdominais: eles estão vulneráveis e você pode acabar forçando a musculatura lisa do útero.
- Apóie os quadris e a virilha ao soltar a parte interna das coxas. São comuns os problemas nos quadris, que podem ficar muito presos ou muito soltos.
- Não se alongue demais e nem tente ir mais fundo nas posturas só porque seus ligamentos estão mais soltos. Por exemplo: na Postura em Ângulo Fechado (Baddha Konasana), ponha uma almofada sob cada joelho.

Posturas Sentadas As posturas sentadas aliviam as dores na base das costas e o peso em torno do osso púbico. Elas tonificam e alongam a base da pélvis, amaciam e alongam a abertura vaginal e fortalecem a coluna para que você possa meditar sentada. Além disso, diminuem a rigidez nos quadris, virilha e joelhos. Seja gentil consigo mesma e não force o seu corpo a fazer o que for desconfortável para ele. Patricia diz às suas alunas que a gravidez não é uma boa época para melhorar as posturas, mas para colher os benefícios do que você já aprendeu. Se, para se manter ereta nas posições sentadas, você sentir que está se forçando, ponha as mãos na parede à sua frente para ter apoio e estabilidade — e para não se forçar.

Posturas Sentadas com Extensão para a Frente Feitas com as costas côncavas, essas posturas estimulam o fluxo de sangue para os rins; reduzem a rigidez na base das costas, nos quadris e na virilha; erguem e tonificam o útero; relaxam a base da pélvis; e melhoram a circulação na parte inferior do corpo. Essas posturas podem lhe dar mais firmeza. E algumas mulheres acham que a Postura da Criança (Adho Mukha Virasana) combate a náusea, alivia a ansiedade e aquieta a mente.

Torções Mulheres grávidas devem evitar torções que criem uma ação de compressão na barriga ou na pélvis. Lembre-se de que a yoga pré-natal serve para criar espaço para o bebê crescer e se mexer. Algumas torções suaves, como a Postura Sentada com Torção Simples (Bharadvajasana), no entanto, aliviam a dor na base das costas, especialmente no primeiro trimestre, e aumentam o fluxo de sangue recém-oxigenado para as glândulas supra-renais, para o útero e para os ovários.

Inversões Você pode praticar inversões até que ficar de ponta-cabeça não seja mais confortável para você ou para o bebê. Em geral, isso acontece lá pelo sétimo ou oitavo mês, mas algumas mulheres precisam cortar as inversões já no quinto ou sexto mês. As inversões aliviam a tensão no pescoço, nos ombros e na coluna; estimulam o sistema endócrino (pituitária, hipotálamo e tireóide), o que é vital na gravidez e no parto;

proporcionam a tão necessária energia; erguem o útero, aliviando o peso que você sente na base da pélvis; e aumentam o suprimento de sangue para os rins e para o hipotálamo, aumentando a eliminação de sais e água. A inversão mais simples e suave para mulheres grávidas é a Postura com Pernas Levantadas Contra a Parede (Viparita Karani) com uma almofada sob o sacro.

Exercícios Respiratórios Não espere até as primeiras dores do trabalho de parto para começar a aprender técnicas respiratórias. Para serem eficazes, os exercícios respiratórios têm que ser quase automáticos na hora do parto. Por isso, é melhor começar a praticar no começo da gravidez. Aprendendo e praticando a respiração da yoga (pranayama) nos primeiros meses, você passa ao bebê uma respiração saudável e acolhedora (prana) à medida que ele vai crescendo dentro de você. Geeta Iyengar recomenda a Respiração com Intervalos (Viloma), enfatizando as expirações, e a Respiração Expansora da Força Vital (Ujjayi Pranayama). Incluímos as duas neste capítulo. Minha amiga Carole usou essas técnicas com bons resultados, mas preferiu acrescentar sons às expirações. Às vezes ela soltava um lamento, um gemido ou um suspiro bem alto; em outros momentos, ela emitia um som especial que tinha escolhido para ajudá-la a enfrentar a dor.

TRABALHOS DE PARTO

Quando estava para dar à luz ao primeiro filho, Carole aprendeu um método natural que consistia em se concentrar em um objeto externo para desviar a atenção das dores do parto e aprendeu também uma técnica respiratória. Assim, na hora do parto ela começou a arquejar, usando a técnica de respiração. Ela conta: "De repente, meu corpo ficou rígido de dor e comecei a me agitar incontrolavelmente. A enfermeira me disse que teria que me amarrar, para impedir que eu me machucasse ou machucasse o bebê, e saiu para buscar equipamento para isso." Mas, enquanto a enfermeira estava fora do quarto, Carole compreendeu que a respiração curtinha tinha disparado o seu sistema nervoso simpático, levando o corpo a ter uma reação lutar-ou-fugir diante da dor. Começou, então, a respirar conforme a técnica que usava em sua prática de yoga diária, a respiração por narinas alternadas (sem prender a respiração no fim). Quando a enfermeira voltou com o equipamento para contê-la, Carole estava com o corpo inteiro relaxado e sua filha nasceu vinte minutos depois.

A yoga oferece várias posturas que são úteis durante o parto, mas sua maior dádiva é o poder da respiração correta. Janet Balaskas escreve que, durante a gravidez, além de comer por dois você respira por dois, fornecendo ao bebê o oxigênio e o prana (força vital) que ele precisa para crescer. A inspiração traz sustento e vitalidade para vocês dois e a expiração permite que você "solte a tensão, limpe e purifique" o corpo. É a respiração, explica Balaskas, que prende a sua energia à terra, permitindo que o seu espírito suba aos céus.

Se você começou a praticar yoga durante a gravidez (ou há mais tempo), sabe como a respiração é importante para a prática. Quantas vezes você achou que não ia conseguir fazer uma postura mas depois, respirando devagar e com calma, fez a postura com facilidade? Quando você está tensa, agitada ou distraída, a respiração sobe para o peito e seus movimentos se tornam rasos, mecânicos e rígidos. Banhando os movimentos no ar da respiração, você permite que o corpo dance o movimento, que o leve mais para dentro, que se solte e aproveite os sentimentos que o movimento traz. Seus músculos reagem alongando, suavizando-se e relaxando. De repente, você percebe que está mais flexível e relaxada.

Durante a gravidez, as posturas da yoga e a respiração atenta deixaram seus músculos mais relaxados e abertos, seus ligamentos mais macios e alongados, e o seu corpo mais forte e mais bem alinhado. Agora, nos trabalhos de parto, você vai continuar a se mover e a respirar do mesmo jeito.

O Que Acontece nos Trabalhos de Parto?

Nos últimos nove meses, seu corpo se ajustou e se acomodou à vida que cresce dentro de você. O sistema endócrino e as supra-renais produziram a quantidade correta de hormônios, o volume de sangue e fluidos aumentou para transportar nutrientes para o bebê, os ligamentos e os músculos ficaram mais macios — e alguns até se deslocaram para abrir caminho — permitindo a expansão do útero e o crescimento do bebê. Agora é o momento do útero se contrair. A parte inferior do útero fica mais larga e o cérvix se abre para que o bebê possa sair. É um bebê de três a quatro quilos, em média, que vai passar por essa abertura.

O hipotálamo e a glândula pituitária, tão ativos no ciclo menstrual e durante a gravidez, também participam do nascimento do seu filho. Como as emoções afetam o funcionamento dessas glândulas, a tensão, o medo, o nervosismo e o *stress* têm um impacto direto sobre o sistema nervoso e sobre o sistema endócrino (e sobre os do bebê), inibindo a produção dos hormônios, que estimulam as contrações do útero, e das endorfinas, que tornam mais fácil suportar a dor.

Uma técnica respiratória inadequada fez com que Carole ficasse com o corpo rígido de dor, anulando a eficácia das contrações. Felizmente, a respiração lenta, deliberada e profunda a pôs de volta nos trilhos e permitiu que o corpo completasse o processo do parto sem incidentes.

Em outras palavras, se você ficar tensa ou com medo durante o parto, o sistema nervoso simpático vai entrar em marcha acelerada, iniciando a reação lutar-ou-fugir. Se você ficar calma e relaxada, o sistema nervoso parassimpático vai cooperar, permitindo a dilatação do canal cervical e da vagina.

Preparação para o Parto

As contrações pré-parto, ou contrações de Braxton-Hicks, mencionadas antes, são, em geral, o primeiro sinal de que o bebê está pronto para nascer. Essas contrações indolores dão a sensação de que alguém está apertando e soltando a barriga do lado de dentro. Quando a parte inferior do útero se dilata e o bebê consegue descer confortavelmente para a pélvis, essas contrações ficam mais freqüentes. Em geral, isso marca o início do parto, embora possa acontecer várias semanas antes do início do verdadeiro trabalho de parto. Muitas mulheres têm a sorte de ter um pré-parto bem ativo. Outras não sentem nada. Minhas contrações Braxton-Hicks, que pareciam fortes puxões na barriga, foram bastante vigorosas nas últimas semanas. Na verdade, quando entrei em trabalho de parto, já tinha uma dilatação de três centímetros e o cérvix estava completamente retraído (rarefeito).

Agora é hora de descansar. Use a yoga para acalmar o corpo cansado e as emoções exaustas, permitindo que você se ligue à respiração e se comunique com o bebê dentro de você. Deixe que o seu parceiro cuide de você com massagens e comidas calmantes. As posturas revigorantes, como a Postura Reclinada em Ângulo Fechado (Supta Baddha Konasana), vão relaxá-la e energizá-la; e a Postura da Grinalda (Malasana) é um agachamento que vai prepará-la para o parto.

Muitas mulheres acham difícil distinguir entre o trabalho de parto falso e o verdadeiro. Dizem que a dor do verdadeiro trabalho de parto continua mesmo que você mude de posição, mas que a do falso pára. Caminhar é uma atividade que intensifica as dores do verdadeiro trabalho de parto, mas que, em geral, interrompe o falso trabalho.

O Primeiro Estágio do Trabalho de Parto (Fase Latente)

A maioria dos médicos e das parteiras vai lhe dizer que não é preciso fazer nada de especial no início dos trabalhos de parto, a menos que você tenha um histórico de partos muito rápidos. Em geral, este estágio (chamado de fase latente) dura várias horas, às vezes um dia ou mais. As contrações são espaçadas no início e a dor varia em intensidade. Algumas mulheres chegam a dormir durante boa parte desta fase, que é precisamente o que você deve fazer. Janet Balaskas tem uma sugestão: ponha vários travesseiros na cama, para que possa abraçá-los e segurá-los contra a barriga, caso as contrações a acordem durante a noite.

Mesmo quando as contrações ficam mais fortes e mais ritmadas, não é preciso fazer muita coisa. Esse é um bom momento para praticar a respiração da yoga, com expirações mais lentas. Se você já praticava yoga antes de ficar grávida, sabe que a respiração ritmada, constante e lenta ajuda a fazer as posturas. Essa mesma respiração pode ajudá-la agora. Relaxe os músculos da base da pélvis e descanse o máximo possível entre as contrações. Eu criei um mantra muito simples para usar durante o parto. Eu inspirava as palavras *eu estou* e expirava a palavra *relaxada.* A leve aspiração da palavra *relaxada* me ajudava a mandar o ar para a barriga, onde ele era mais necessário. A Respiração Expansora da Força Vital (Ujjayi Pranayama) e a Respiração com Intervalos (Viloma) ajudam muito nesse momento.

Patricia Diz

• Nos dois últimos meses, não pratique inversões sem a orientação de um professor experiente. No entanto, você pode fazer uma versão modificada da Postura do Cachorro Olhando para Baixo (Adho Mukha Svanasana), apoiada na parede. Nos primeiros dois trimestres, só faça inversões se elas já fizerem parte da sua prática ou se você contar com a orientação de um professor.

A fase latente do trabalho de parto é a que dura mais tempo. Para algumas mulheres, dura de três a quatro horas; para outras, dura mais de 24 horas. Não fique desanimada se, depois de tanto tempo e tanta dor, o cérvix tiver dilatado só um ou dois centímetros. Isso é normal. Segundo Emanuel Friedman, professor da Harvard University, que deu nome a essa fase, a latência prepara o corpo para os estágios mais rápidos e ativos dos trabalhos de parto; os músculos do útero usam esse tempo para aperfeiçoar seu trabalho conjunto. Nesse meio tempo, o cérvix se prepara bioquimicamente para a intensa dilatação que logo vai ocorrer. É como o estágio inicial de uma maratona.

Muitas mulheres acham que é mais fácil suportar as contrações ficando na posição vertical. Outras preferem ficar sentadas, com as pernas afastadas, e se inclinar para a frente, pois acham que assim é mais fácil mandar o ar para a barriga. Mas não fique de costas, pois essa posição vai contra a gravidade e impõe pressão à parte de trás da pélvis. É bom também agachar ou ajoelhar na posição vertical. Entre as contrações, descanse, descanse, descanse. Se quiser uma massagem, peça a seu parceiro. Algumas mulheres preferem a introspecção nesse momento e acham qualquer toque dispersivo; outras acham reconfortante respirar com uma massagem do parceiro. Quando a dor ficava intensa demais, eu não conseguia me concentrar na respiração. Por isso, foi bom quando meu marido começou a fazer respiração pranayama comigo, com inspirações e expirações audíveis para que eu pudesse acompanhá-lo.

A Fase Ativa

Com uma dilatação de três ou quatro centímetros, as dores se aceleram e o cérvix começa a se dilatar mais rapidamente. Para algumas mulheres, esta fase dura muito pouco, uns 45 minutos, mas para outras dura até cinco horas. A dilatação tem que ser suficiente para permitir que o bebê entre pelo canal cervical. Algumas parteiras chamam este estágio de Fase de Transição, quando as dores são constantes e furiosas — de dois em dois minutos, durando uns seis segundos cada uma. A esta altura, não dá mais para você descansar!

Em geral, a dificuldade para andar é cada vez maior durante o estágio ativo dos trabalhos de parto, pois o intervalo entre as dores é cada vez menor. Os agachamentos, que alargam a pélvis, funcionam para algumas mulheres, mas para outras intensificam demais as contrações. Janet Balaskas sugere o seguinte: agache entre as contrações e fique em pé, segurando no seu parceiro, durante as contrações.

Empurre o Bebê para Fora

Quando o cérvix estiver totalmente dilatado (10 cm) e completamente retraído, você pode começar a fazer força. Em geral, as mulheres sabem disso instintivamente. Mas eu não. Acho que se a parteira não tivesse me dito para fazer força, eu ainda estaria naquela mesa! Dizem as parteiras que é mais eficaz fazer força junto com as contrações. Seja como for, não segure a respiração. Pelo contrário, faça expirações completas e vá soltando a base da pélvis, visualizando o bebê passar pelo canal cervical e entrar no mundo.

A prática de yoga vai lhe valer muito nesses momentos intensos. As posturas em pé, agachadas e sentadas que você tem feito vão lhe permitir manter a posição que quiser durante o parto — você pode agachar, ajoelhar apoiada nos joelhos e nas mãos ou deitar meio de lado. Para sair, o bebê precisa da ajuda da gravidade. Por isso, evite deitar de costas ou ficar em qualquer posição em que seu peso incida sobre o sacro ou sobre o cóccix.

A VIDA DEPOIS DO PARTO

O que você fizer nas primeiras semanas depois do parto vai determinar a sua capacidade para cuidar de si mesma e do bebê nos meses que virão. Ter o bebê exige uma tremenda energia física e mental, mas as verdadeiras exigências começam depois que a parteira vai para casa e você fica sozinha para alimentar, acalentar, carregar, trocar e amar o bebê e então alimentar, acalentar, carregar, trocar e amar o bebê mais ainda, com um intervalo para dormir que parece não passar de alguns minutos. Mesmo que você tenha um parceiro carinhoso, capaz de participar das novas responsabilidades e alegrias, o bebê precisa de você — fisicamente e emocionalmente. Só que ele precisa de uma mãe descansada, calma e saudável, mas você está estressada, subnutrida e emocionalmente um trapo. Mas não precisa ser assim.

Depois que a minha filha mais velha, Sarah, nasceu, eu logo voltei ao trabalho e me orgulhava muito disso. O parto foi abençoadamente rápido, eu me recuperei muito depressa e logo retomei a vida normal, com uma bebezinha no porta-bebê, aconchegada em meu peito. Depois de três semanas de Supermãe, eu pifei e acabei entrando em depressão.

Uma amiga minha teve uma experiência bem diferente. Criada pela mãe chinesa e pela avó russa, Anna teve seu filho em casa. A avó e a mãe se encarregaram de tudo. A avó dava banho em Anna e no bebê ao mesmo tempo, cozinhava para ela, massageava seus pés e providenciava para que Anna dormisse sem interrupções sempre que o bebê caía no sono. Nos primeiros dez dias depois do parto, Anna nem chegou a descer para a sala! Suas únicas tarefas eram alimentar, amar e cuidar de seu filho e de si mesma. Sua mãe se encarregou de limpar a casa, lavar as fraldas e trocar o bebê, mas também embalava o neto, cantava para ele e o levava para tomar um pouco de ar fresco todos os dias.

É claro que, agora, eu percebo quem é que fez o melhor negócio mas, na época, eu achava que devia ser muito estranho não precisar fazer tudo sozinha. No entanto, a mãe e a avó de Anna sabiam instintivamente que as emoções e o corpo da mulher precisam de tempo para se recuperar e se fortalecer. Nas primeiras seis semanas depois do parto, há muitas mudanças fisiológicas e você precisa de tempo para se ajustar. Em primeiro lugar, não espere perder o peso que ganhou durante a gra-

Patricia Diz

O bebê nasceu e você está louca para retomar a prática de yoga. Estas dicas vão ajudá-la a praticar com consciência.

• Durante a gravidez, você se concentrou em posturas que aumentavam o espaço, entre a caixa torácica e a pélvis, para o útero que crescia, e que abriam as articulações dos quadris. Agora você precisa tonificar e fortalecer, e trazer o útero de volta ao lugar. Concentre-se em puxar para dentro e para cima. Evite posturas que alongam a virilha, como a Postura Reclinada em Ângulo Fechado (Supta Baddha Konasana), a Postura em Ângulo Fechado (Baddha Konasana), a Postura Sentada em Ângulo Aberto I ou II (Upavistha Konasana I ou II) e a Postura Reclinada com o Dedão do Pé II (Supta Padangusthasana II).

videz logo depois do parto. É provável que você perca de cinco a seis quilos no ato e mais dois ou três na primeira semana, eliminando pela urina todo o excesso de água que vinha retendo (uns três litros). Muitas mães transpiram profusamente nas primeiras semanas, o que elimina ainda mais fluidos. E quando o útero voltar ao formato e ao tamanho que tinha antes da gravidez, você vai perder ainda mais peso.

A Restauração do Útero

Nas primeiras semanas depois do parto, o corpo tem como prioridade a própria recuperação, especialmente a reestruturação do útero. Nesse processo, o útero expele sangue, coágulos e células da camada superficial. Os lóquios, como são chamados, lembram uma menstruação forte e duram cerca de dez dias. A cor do corrimento muda gradualmente de vermelho-escuro para rosa-claro e finalmente para uma cor leitosa, e o cheiro começa forte e gradualmente diminui. Depois de três semanas os lóquios devem desaparecer.

O útero precisa também voltar ao tamanho normal. À medida que ele amolece, você vai sentir contrações, como as que teve no trabalho de parto (mas não tão dolorosas). A amamentação ajuda o útero a se contrair mais rápido e muitas mulheres sentem essas contrações nas duas primeiras semanas. Essas "dores residuais" são causadas pela oxitocina, o poderoso hormônio que regula o fluxo do leite. É possível diminuir a dor massageando o útero com freqüência. A Postura Reclinada do Herói (Supta Virasana), bem apoiada, ou a Postura do Cadáver (Savasana) podem ajudar. Beba muito líquido, mas urine com freqüência — a bexiga cheia aumenta o desconforto. Como é de se esperar, o *stress* intensifica a dor. Por isso, pratique posturas revigorantes, como a Postura do Cadáver ou a Postura Sentada com Flexão para a Frente (Paschimottanasana) com um travesseiro pressionado contra a barriga.

De Volta à Boa Forma

Se, por um lado, muitas mulheres se acham cansadas e ocupadas demais para pensar em exercícios, por outro lado a vontade de emagrecer e ficar em forma faz com que muitas recomecem a se exercitar cedo demais. Resista a essa vontade. Espere até que o útero esteja curado e de volta ao tamanho normal e que os níveis hormonais tenham se estabilizado — em geral, os especialistas recomendam seis semanas. Geeta Iyengar diz que é bom esperar de duas a três semanas para retomar a yoga. Então, comece devagar com um pouco de respiração pranayama e a Postura do Cadáver (Savasana), para tonificar os músculos abdominais, ajudar o útero a diminuir de tamanho e aumentar o fluxo de leite. Posturas revigorantes que abrem o peito, como a Postura Reclinada do Herói (Supta Virasana), podem ser praticadas logo, assim como os antiquados *exercícios Kegel.* Donna Fone recomenda as flexões para a frente com apoio. Ela achou que, no caso dela, foram boas para enxugar e "fechar" o útero.

Depois de seis semanas, se não estiver exausta, você pode começar a seqüência pós-parto deste capítulo, que inclui posturas que fortalecem

Patricia Diz

• Nas posturas que tonificam e fortalecem os músculos abdominais e fazem os órgãos reprodutores voltar para o lugar, visualize os músculos se reaproximando uns dos outros. Quando levar o abdômen para cima e para trás, em direção à coluna, visualize o útero subindo e voltando ao seu lugar. A Postura do Cachorro Olhando para Baixo (Adho Mukha Svanasana) e a Postura do Grande Selo (Maha Mudra) tonificam ativamente a base da pélvis e os órgãos pélvicos.

• Prefira posturas que abram o peito, alonguem a parte superior das costas e levem as escápulas em direção às costelas de trás. Isso relaxa os músculos que são forçados durante a amamentação e levanta o seu humor quando você está deprimida.

• O que você faz com o seu corpo tem um impacto profundo sobre as emoções — fique em pé ereta, ande com dignidade, abra o peito e erga periodicamente os braços acima da cabeça. Concentre-se na inspiração para trazer ao corpo o prana que cura (energia) e para encher o espírito de alegria.

o abdômen, erguem e tonificam o útero. Seis a sete semanas depois do parto, se o sangramento já tiver parado, você pode acrescentar inversões. E pode começar as torções lá pela oitava semana. Em geral, três meses depois do parto (dependendo do seu nível de energia), dá para retomar a rotina de yoga habitual. Você pode até mesmo incluir seu bebê na prática; os dois vão se divertir muito fazendo as posturas juntos em vários momentos do dia. Depois, quando ele tirar uma soneca ou à noite, quando seu marido estiver em casa, você pode praticar sozinha.

Para quem fez cesariana ou teve alguma complicação no parto, Patricia aconselha não fazer yoga até a total recuperação, com exceção da Postura do Cadáver (Savasana), da Postura Reclinada do Herói (Supta Virasana) e de suaves exercícios pranayama. Depois de se recuperar totalmente (o que leva uns dois meses), você pode acrescentar a Parada de Ombros com apoio (Sarvangasana), a Postura da Ponte com apoio (Setu Bandha Sarvangasana), a Postura com Pernas Levantadas contra a Parede (Viparita Karani) e a Postura do Grande Selo (Maha Mudra) para equilibrar os hormônios, tonificar o útero e fortalecer os músculos abdominais. Espere seis meses para retomar a rotina completa.

Amy Cooper, uma professora de yoga da Califórnia, especializada em yoga pré-natal e pós-natal, acha que é importante alongar e fortalecer os músculos iliopsoas (comumente chamados de psoas, eles vão da coluna até a virilha), que ficam mais curtos e mais fracos durante a gravidez. Faça a Postura Reclinada do Herói (Supta Virasana), que aparece neste capítulo, e a Postura do Cachorro Olhando para Cima (Urdhva Mukha Svanasana), conforme a descrição no Capítulo 8.

Para uma Boa Digestão

Infelizmente, muitas mulheres ficam com prisão de ventre depois do nascimento do filho — um efeito colateral comum mas desagradável. Esse mal é provocado pela enorme quantidade de estrogênio produzida durante o trabalho de parto e agravado pelo longo período que a mulher passa sem comer nem beber (depois do início dos trabalhos). Assim, as mães novatas podem ter hemorróidas ou, se fizeram episiotomia, medo de que os pontos arrebentem.

A yoga alivia os distúrbios digestivos associados à recuperação pós-parto. (Veja, no Capítulo 12, as posturas que podem ajudá-la.)

Amamentação

Como há muitos livros e conselhos para mães que amamentam pela primeira vez, eu não vou repetir tudo aqui. No entanto, quero dizer que amamentar é uma das coisas mais incríveis que já fiz mas, no começo, não é nada fácil. Não fique desanimada nem desista logo de cara. Assim como controlam tantas outras reações fisiológicas, os hormônios controlam a quantidade de leite que você produz e o ritmo dessa produção. E qualquer *stress* pode afetar a atuação desses hormônios. Quando o bebê mama, os nervos autônomos enviam um sinal ao hipotálamo, indicando que é hora de produzir mais leite. Quando você está calma e relaxada, o hipotálamo (lembre-se de que ele fica perto do centro emocional do cérebro) faz com que a pituitária libere oxitocina, que provoca a contração dos músculos do seio. Quando você está estressada, exausta ou preocupada, o leite não é facilmente liberado, frustrando o bebê e você também.

Tudo isso remete à reação lutar-ou-fugir (discutida em detalhe no Capítulo 6). Quando há algum perigo, o sistema nervoso autônomo da mãe reage, preparando-a para correr ou proteger o bebê. Nas eras primitivas, as ameaças eram súbitas e inesperadas. Hoje em dia, o *stress* decorrente do excesso de trabalho, da falta de sono, da ansiedade e de tantas outras situações, tende a provocar a reação lutar-ou-fugir e inibir o fluxo de leite.

Ainda mais se você é mãe novata, é importante criar um ambiente calmo e livre de interrupções, onde você possa relaxar e deixar que o leite flua para o bebê. Qualquer uma das posturas revigorantes apresentadas neste livro, especialmente a Postura Reclinada do Herói (Supta Virasana), a Postura Sentada com Flexão Fácil para a Frente (Adho Mukha Sukhasana) e a Postura do Meio Arado (Ardha Halasana) propicia um estado mental favorável à amamentação. Veja as instruções na Seqüência Revigorante da Mulher (Capítulo 3). Além disso, dê ao corpo (e às emoções) algumas semanas para se ajustar às novas exigências. Em outras palavras, seja paciente.

Depressão Pós-Parto

Quando Sarah tinha umas três semanas, eu desmoronei, despreparada que estava para enfrentar as exigências de um bebê (ainda mais de um bebê que chorava o tempo inteiro). Eu, que sempre tinha sido auto-suficiente, precisava agora do apoio do meu marido. Fora isso, eu precisava muito da companhia de adultos e o meu corpo não estava forte e enxuto como antes (como eu esperava que estivesse, depois de três semanas). A depressão me pegou e precisei de quase três meses de yoga, de meditação e da compreensão do meu marido para sair daquele desalento. Minha amiga Kathryn acha que todas as mulheres deveriam ser informadas sobre a depressão pós-parto. A dela se manifestou como puro terror. Ela ficou apavorada com a idéia de ser responsável por um bebê tão pequeno — uma responsabilidade que duraria o resto da vida. E com a certeza de que a vida nunca mais seria só dela, sem saber se daria conta da assustadora tarefa de cuidar, alimentar e orientar sua filha ano após ano.

Nós duas nos consolamos com o fato desses sentimentos serem bastante comuns. Os médicos atribuem os incríveis altos e baixos de mães novatas aos altos e baixos dos hormônios pré- e pós-natais. Mas eu acho que a causa da depressão que sentimos não é só essa. Em geral, essa depressão vem mais ou menos na época em que o leite enche os seios, obstruindo-os e provocando muita dor; ao mesmo tempo, o bebê começa a ficar mais irrequieto e a novidade da situação já se desgastou — todos já voltaram à rotina de sempre e a mãe está sozinha com seu bebê. A vida começa a pesar, assim como a responsabilidade de cuidar de um ser humano tão pequeno.

Prefira as posturas que abrem o peito, expandem a respiração e reenergizam o espírito, como a Postura Reclinada do Herói (Supta Virasana), a Parada de Ombros (Sarvangasana), a Postura da Ponte (Setu Bandha Sarvangasana) e outras do Capítulo 10. Eu me sentia melhor quando reservava um tempinho para fazer alguma coisa por mim mesma — dar uma caminhada, meditar, visitar uma amiga, ir a uma aula pós-natal — qualquer coisa que me clareasse a cabeça e recarregasse minhas baterias. Não tenha medo de pedir ajuda; ninguém disse que seria fácil e nem que você teria que fazer tudo sozinha. As aulas de yoga pós-natal oferecem uma oportunidade maravilhosa — vá você sozinha ou com o bebê — para praticar e, o que é igualmente importante, para entrar em contato com outras mães. Se a depressão durar mais do que duas semanas, procure ajuda.

1. Postura do Herói (Virasana) e Ciclo
2. Postura Reclinada do Herói (Supta Virasana)
3. Postura da Criança (Adho Mukha Virasana)
4. Postura Reclinada em Ângulo Fechado (Supta Baddha Konasana)
5. Postura da Guirlanda (Malasana)
6. Postura Sentada com Torção Simples (Bharadvajasana)
7. Postura da Montanha (Tadasana)
8. Postura do Triângulo Estendido (Utthita Trikonasana)
9. Postura da Meia-Lua (Ardha Chandrasana)
10. Postura em Pé com Flexão para a Frente em Ângulo Aberto (Prasarita Padottanasana)
11. Postura Sentada em Ângulo Aberto I (Upavistha Konasana I)
12. Postura em Ângulo Fechado (Baddha Konasana)
13. Postura com as Pernas Levantadas contra a Parede (Viparita Karani)
14. Postura do Cadáver (Savasana)

UMA SEQÜÊNCIA PARA A GRAVIDEZ

1. POSTURA DO HERÓI† (Virasana) E CICLO Ajoelhe-se sobre um cobertor dobrado, com os joelhos juntos e os pés apontando para trás e alinhados aos quadris. (Caso sinta pressão nos joelhos, nas pernas ou na base das costas, afaste mais os joelhos.) Você vai passar desta postura diretamente para a seguinte. Por isso, ponha uma almofada atrás de você, no sentido vertical, e outra sob ela para formar um T — e uma superfície inclinada. Você não vai usar as almofadas nesta postura, mas na seguinte. Sente-se entre os pés, sobre um bloco ou almofada. ➢

BRAÇOS ACIMA DA CABEÇA (Parvatasana) Estenda os braços à sua frente com as palmas das mãos voltadas para você; entrelace os dedos (A). Vire as palmas das mãos para fora e alongue os braços acima da cabeça. Pressione as palmas em direção ao teto e estique os cotovelos. Leve as escápulas para dentro das costas, erga o esterno e alongue o tronco para cima, a partir dos ossos das nádegas. Fique nessa postura de 10 a 20 segundos. Sentada, alongando-se para cima a partir da cintura, leve os braços para baixo, inverta o entrelaçamento das mãos e repita.

BRAÇOS EM CARA-DE-VACA (Gomukhasana) Leve o braço esquerdo para as costas e alongue o antebraço para cima, o máximo que puder; as costas da mão ficam contra as suas costas. Passe o braço direito por sobre a cabeça e, flexionando o cotovelo, faça-o descer pelas costas em direção à mão esquerda. Entrelace os dedos (ou segure um cinto caso não consiga juntar as mãos). Mantenha o cotovelo direito apontando para o teto e a cabeça erguida (B). Role os ombros para trás e abra o peito. Respire normalmente nessa postura, por 30 segundos a um minuto. Repita com os braços invertidos.

MÃOS EM PRECE (Namaste) Junte as mãos às costas com os dedos apontando para baixo, em direção à cintura. Gire as mãos, apontando os dedos para dentro, em direção à cintura, e depois para cima, na direção do teto. Suba as mãos pelo meio das costas, pressionando as palmas uma contra a outra. Role os ombros para trás enquanto alarga e levanta o peito. Empurre os cotovelos para trás (C). (Se esta posição for muito difícil, flexione os braços atrás de você e segure um cotovelo em cada mão para alargar o peito.) Mantenha os braços nesta posição por 60 segundos. Depois solte-os e alongue-os para os lados, com as palmas das mãos para cima. Não sacuda os pulsos: alongue os cotovelos, pulsos e dedos.

EFEITOS Esta postura é boa para aliviar o inchaço nas pernas e prevenir varizes. As diferentes posições dos braços são excelentes para manter o peito aberto e os ombros flexíveis. No pós-parto, elas são especialmente úteis para quem pretende amamentar no peito, pois contrabalançam a posição dos ombros, que vêm para a frente, e do peito, que se fecha, uma parte inevitável da amamentação.

†CUIDADO Caso sinta que está forçando os joelhos, afaste-os um pouco e sente-se sobre uma almofada ou bloco. Se você é iniciante, não fique nesta postura por mais de 1 minuto.

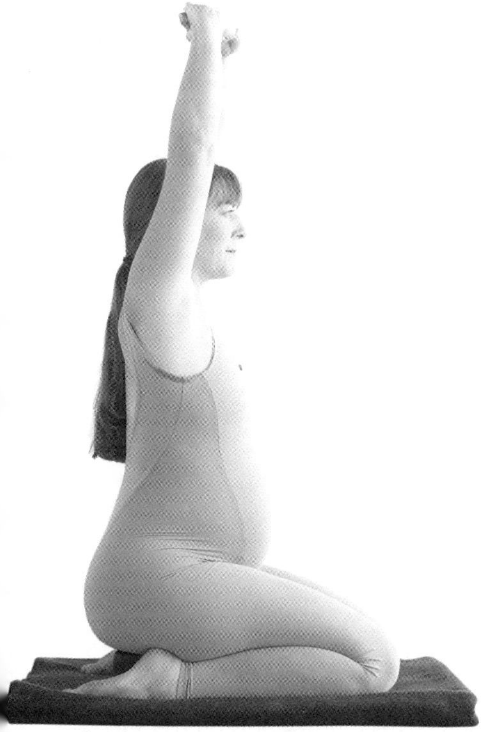

A

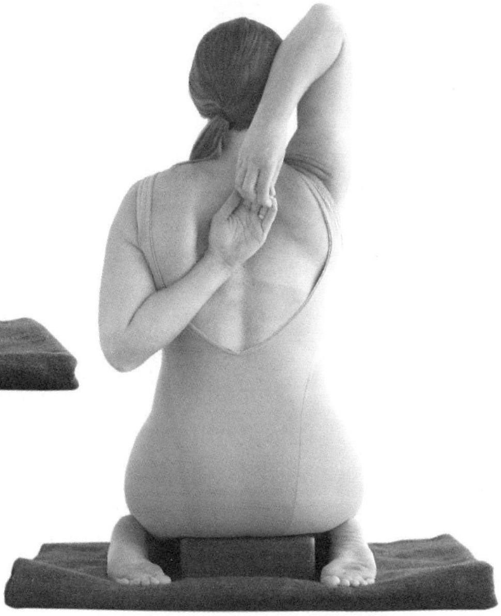

B

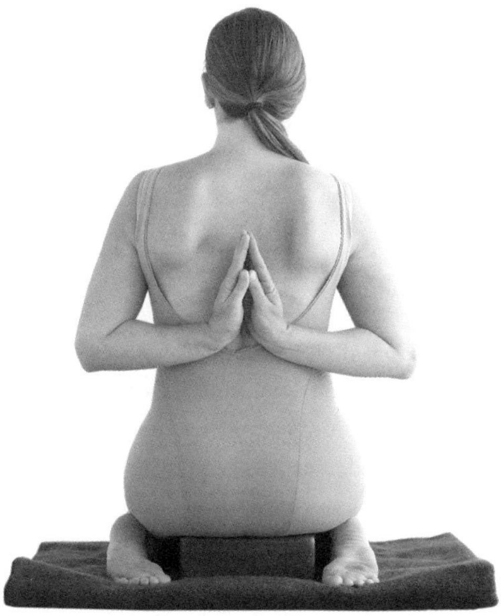

C

2. POSTURA RECLINADA DO HERÓI (Supta Virasana) Da Postura do Herói (Virasana), incline-se para trás, apoiando-se nos antebraços, e deixe que o tronco e a cabeça descansem nas almofadas arrumadas atrás de você. Deixe os braços caídos para os lados, em posição relaxada. Feche os olhos e concentre-se em acalentar o bebê com inspirações profundas. Inicialmente, fique nesta postura de 1 a 2 minutos. Se for confortável, pode aumentar o tempo para 5 minutos.

EFEITOS Esta posição alivia o inchaço nas pernas e previne varizes. Ela acalma a azia e o enjôo matinal, já que ergue o diafragma e livra o estômago, diminui as perturbações digestivas e a prisão de ventre. Além disso, ela alonga os flexores dos quadris, que costumam ficar tensos durante a gravidez por causa das mudanças posturais.

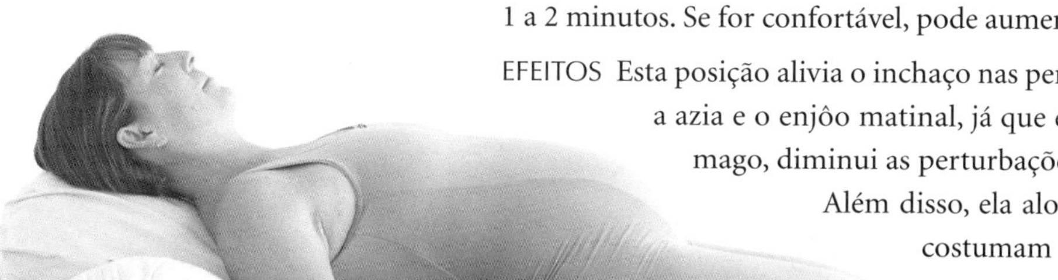

3. POSTURA DA CRIANÇA (Adho Mukha Virasana) Da Postura Reclinada do Herói (Supta Virasana), apóie-se nos braços para se levantar, conduzindo o movimento com o esterno. Deixe a cabeça para trás até estar sentada. Afaste os joelhos, que devem ultrapassar a linha dos quadris (dando bastante espaço para a barriga), e aproxime os dedões dos pés o máximo que puder. Ponha as duas almofadas à sua frente, empilhando uma em cima da outra. Flexione-se para a frente dos quadris e estenda os braços, alongando a coluna. Ao levar o torso para a frente, em direção às almofadas, mantenha a pélvis junto aos calcanhares. Solte e alongue a parte de trás do pescoço e relaxe os ombros. Descanse a cabeça nas almofadas à sua frente. Mantenha essa postura por vários minutos, ou pelo tempo que achar confortável. Levante-se muito devagar e fique sentada, enquanto respira algumas vezes.

EFEITOS Esta postura relaxa as costas e alonga a coluna. Ela alivia a tensão nas articulações dos quadris e na área da virilha, além de favorecer o alargamento do canal pélvico.

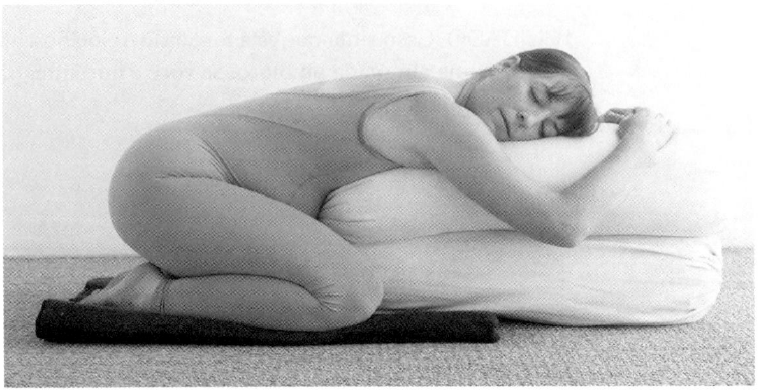

4. POSTURA RECLINADA EM ÂNGULO FECHADO (Supta Baddha Konasana) Volte a pôr as almofadas atrás de você, formando uma superfície inclinada, em forma de T, com a almofada vertical por cima. Sente-se à frente delas, com os joelhos flexionados e o sacro tocando a ponta da almofada vertical. Prenda o cinto como é mostrado na p. 15. Deite-se de costas, com a cabeça e o torso repousando confortavelmente na almofada e com as nádegas e as pernas no chão. Você não deve sentir nenhum desconforto na base das costas. (Caso sinta que está forçando o pescoço, ponha um cobertor dobrado sob a cabeça e o pescoço. Se os músculos das pernas ficarem tensos, enrole dois cobertores na vertical e ponha um sob a parte de cima de cada coxa.) Repouse nesta postura pelo tempo que quiser, respirando profundamente. Nos últimos dois ou três meses da gravidez, ponha um bloco entre os pés, para alargar a pélvis em preparação para o parto.

Para sair, flexione os joelhos para soltar o cinto e afaste o bloco dos pés. Role para o lado, descanse, respirando algumas vezes, e levante-se.

EFEITOS Esta é uma excelente maneira de abrir a pélvis no sentido vertical e no horizontal, criando mais espaço para o bebê. Ela alivia a náusea e permite que você respire com facilidade. Como é uma suave flexão para trás, ela abre os ombros e alivia a tensão na parte superior das costas.

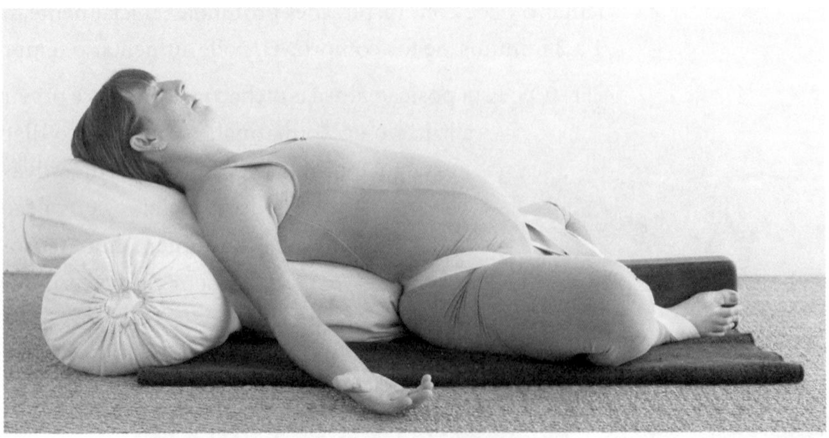

5. POSTURA DA GUIRLANDA† (Malasana) Fique em pé com as costas apoiadas na parede e os pés a uns 40 centímetros um do outro. Lentamente, deixe que o seu peso caia sobre os calcanhares, como se fosse sentar numa cadeira. Se quiser, pode se inclinar um pouco para a frente a partir das articulações dos quadris, deixando as costas livres, mas sem desencostar as nádegas e o sacro da parede. Junte as mãos em posição de prece na altura do peito. Pressione levemente os cotovelos contra os joelhos, para mantê-los afastados. Fique nesta posição, com os arcos dos pés erguidos e os calcanhares pressionados contra o chão, por 30 segundos ou mais, até 3 minutos. Alternativamente, você pode entrar e sair desta postura várias vezes, até que ela fique mais fácil. (Se você tiver dificuldade para manter os calcanhares no chão, ponha uma toalha dobrada sob eles. Algumas mulheres preferem usar uma ou duas almofadas, ou até mesmo um banquinho, para sentar em cima.) Respire o mais normalmente possível, com ênfase na expiração, soltando os músculos da base pélvica e alongando a coluna.

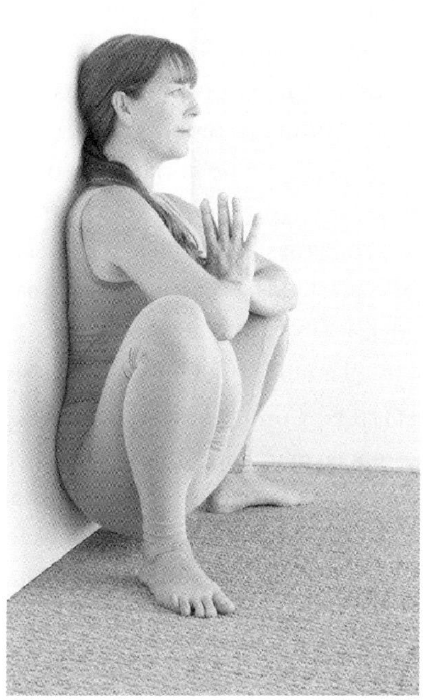

EFEITOS Durante a gravidez, esta postura ajuda a manter a mobilidade das articulações dos quadris e da pélvis. No nono mês, ela pode facilitar a descida do bebê pelo canal cervical. É uma postura ideal para os trabalhos de parto.

†CUIDADO Não pratique esta postura se tiver hemorróidas, varizes doloridas ou dor na região cervical.

6. POSTURA SENTADA COM TORÇÃO SIMPLES† (Bharadvajasana) Sente-se em dois cobertores dobrados, com as pernas estendidas à sua frente e a parede à sua direita. Flexione as duas pernas e leve-as para o lado, junto ao quadril esquerdo. Mantendo as nádegas nos cobertores, leve as escápulas para dentro das costas, alargue o peito e estenda a coluna para cima. Expirando, vire o abdômen, as costelas, o peito e os ombros para a direita, e ponha as duas mãos na parede, na altura dos ombros. Respire várias vezes, mantendo a postura por 60 segundos. Tenha consciência de que, ao virar o abdômen, está virando o bebê. Relaxe o rosto, o pescoço e a garganta. Volte à posição central, endireite as pernas e mude de lado.

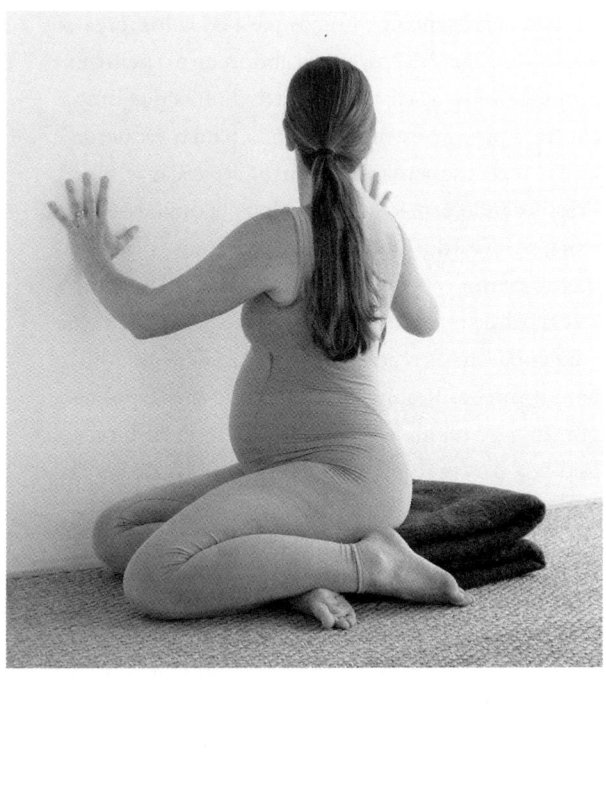

EFEITOS Esta postura deixa a coluna flexível e alivia a tensão nas costas. Além disso, ajuda a fortalecer os músculos oblíquos sem pressionar o feto.

†CUIDADO Não pratique torções se tiver diarréia.

7. POSTURA DA MONTANHA (Tadasana) De pé, fique ereta e com as costas apoiadas na parede. Os pés devem manter entre si uma distância igual à largura dos quadris e estar paralelos um ao outro. Distribua o peso por igual entre as solas dos pés e os calcanhares. Estique os joelhos puxando os quadríceps (músculo da parte da frente das coxas) para cima. Erga o esterno e alargue o peito rolando os ombros para trás em direção à parede e levando os omoplatas para dentro do corpo. Erga o abdômen e leve o cóccix para dentro e para baixo, sem empurrar as coxas para a frente. Estenda os braços para baixo com as palmas das mãos voltadas para as coxas e os dedos juntos. Mantenha os ombros afastados das orelhas. É normal haver algum espaço entre a base das costas e a parede, mas só o suficiente para que a mão passe. Fique nesta postura por 30 segundos ou mais, respirando normalmente.

EFEITOS Como a distribuição do seu peso está mudando constantemente, é essencial manter uma boa postura para evitar problemas nas costas, e esta postura ajuda a corrigir problemas de alinhamento. Além disso, ela vai fazer com que você se sinta fisicamente mais leve e psicologicamente mais otimista.

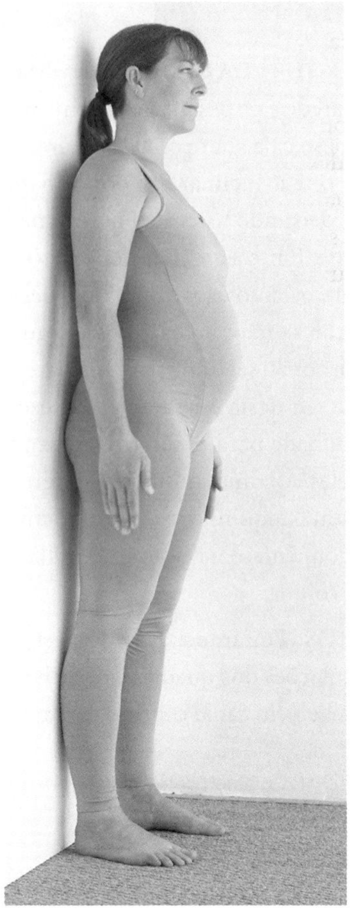

8. POSTURA DO TRIÂNGULO ESTENDIDO (Utthita Trikonasana) De pé, fique ereta e com as costas apoiadas na parede. Os pés devem ficar a mais ou menos um metro um do outro. Gire o pé esquerdo 90 graus para fora, de forma que fique paralelo à parede, e gire o pé direito levemente para dentro. O calcanhar do pé esquerdo deve ficar alinhado ao arco do direito. Ponha um bloco entre a borda externa do pé esquerdo e a parede. Estenda os braços para os lados, erga-se através dos quadríceps, erga o abdômen e o peito. Expirando, deixe as costas e a parte de trás dos braços contra a parede, estenda o tronco para a esquerda e leve a mão esquerda para baixo, até tocar o bloco. Pressionando a mão sobre o bloco, alongue-se para cima, através do braço direito, sentindo o alongamento cruzar o peito. Leve as escápulas para dentro, vire o peito em direção ao teto e olhe para a frente ou para cima, em direção à mão direita. Gire o abdômen para a direita. Respire normalmente nessa posição, por 20 a 30 segundos. Levante-se numa inspiração. Repita a postura do lado direito. Gire os dedos dos pés para dentro e junte os pés.

EFEITOS Esta postura fortificante tem como objetivo energizar o corpo inteiro, fortalecer as pernas, abrir o peito, melhorar a respiração e a circulação, e alargar os ombros. Além disso, ela ajuda a coluna a se manter flexível.

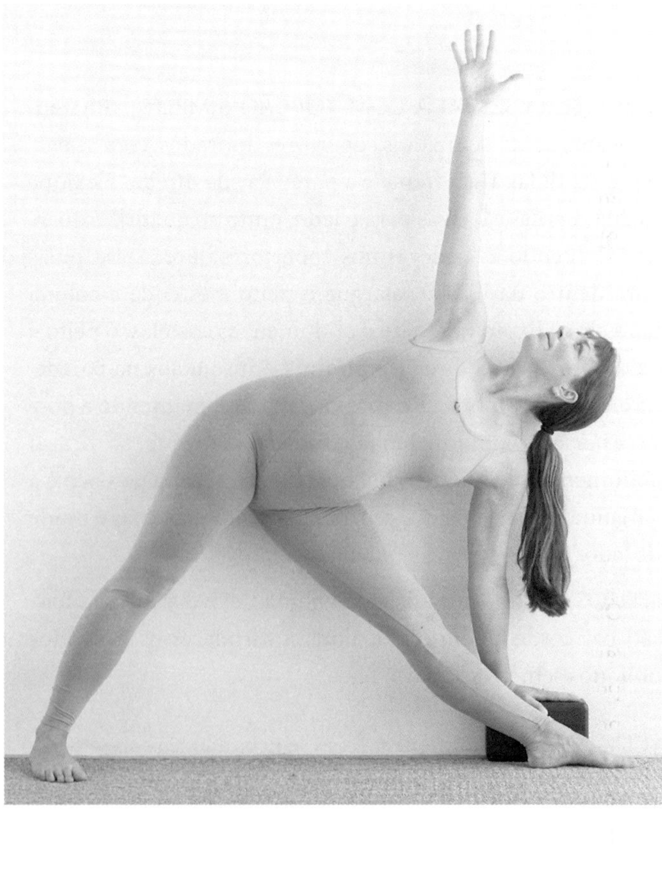

9. POSTURA DA MEIA-LUA (Ardha Chandrasana) ➢

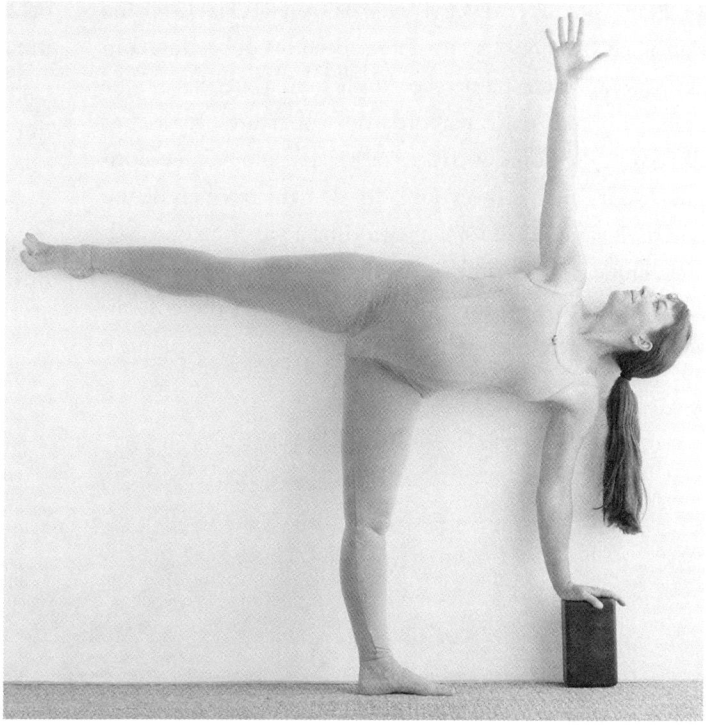

Comece fazendo a Postura do Triângulo Estendido (Utthita Trikonasana) para a esquerda, com as costas contra a parede. Ponha a mão esquerda sobre o bloco que está entre o seu pé esquerdo e a parede. Expirando, flexione o joelho esquerdo e afaste o bloco, sempre junto à parede, até que ele fique a uns 30 centímetros do seu pé. Leve o pé direito para dentro, em direção ao esquerdo, trazendo mais peso para a perna esquerda. Apóie-se nos dedos do pé direito, com o calcanhar erguido do chão. Expirando, endireite a perna esquerda a erga a direita até que fique paralela ao chão. Mantenha as costas e a perna direita contra a parede e vire a pélvis e o peito para o teto. Alongue o braço direito para cima, em linha com os ombros, e abra ainda mais a pélvis e o peito. Vire o abdômen em direção ao teto, afastando-o da coxa direita. Leve as escápulas para dentro das costas e expanda o peito. Fique nessa posição de 30 a 60 segundos, respirando profundamente.

Para sair, use a parede como apoio e flexione a perna esquerda, baixando, ao mesmo tempo, a perna direita. Volte à Postura do Triângulo Estendido (Utthita Trikonasana). Inspire e erga lentamente o torso, até ficar em pé. Faça a postura do outro lado.

EFEITOS Esta postura alivia o enjôo matinal, abre a pélvis e o peito. Fortalece as pernas e solicita os músculos abdominais, sem pressionar o feto.

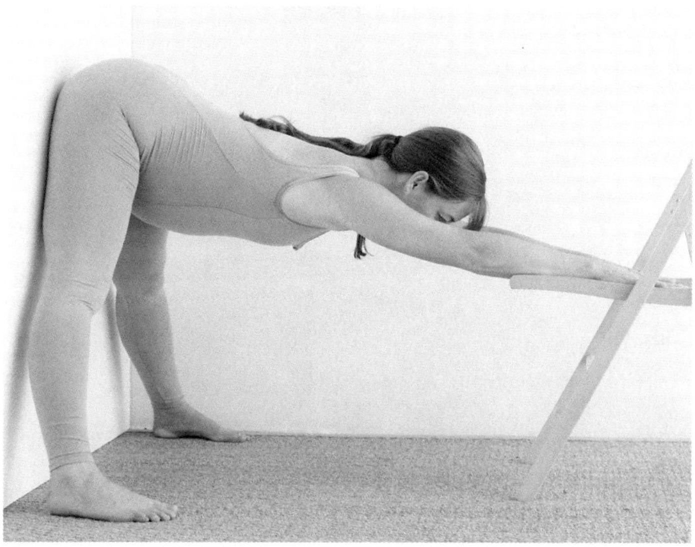

∨ **10. POSTURA EM PÉ COM FLEXÃO PARA A FRENTE EM ÂNGULO ABERTO† (Prasarita Padottanasana)**

Fique em pé com as pernas afastadas, os pés paralelos, as costas apoiadas na parede e uma cadeira a mais ou menos um metro à sua frente. Ponha as mãos nos quadris, firme-se no chão através dos calcanhares e alongue-se para cima, através do topo da cabeça. Flexione-se para a frente nas articulações dos quadris, afastando os ombros das orelhas e apoiando as nádegas na parede. Estenda os braços à sua frente e ponha os antebraços no assento da cadeira. O torso deve estar paralelo ao chão e as pernas perpendiculares a ele. A coluna deve estar alongada, a barriga aberta e os ombros relaxados. Você deve sentir um alongamento gostoso nos tendões das pernas. Olhe na direção das mãos e respire normalmente, enfatizando levemente a expiração, durante 30 a 60 segundos.

Para sair da postura, solte os braços, ponha as mãos nos quadris e levante-se lentamente. Descanse, apoiada na parede, respirando algumas vezes.

EFEITOS Esta postura favorece a circulação nas pernas, relaxa os músculos da base da pélvis e energiza o corpo inteiro.

†CUIDADO Não pratique esta postura se ficar tonta ou se estiver com a pressão baixa durante a gravidez.

11. POSTURA SENTADA EM ÂNGULO ABERTO I (Upavistha Konasana I) Sente-se sobre dois cobertores dobrados, com as costas apoiadas na parede. Afaste bem as pernas e fique ereta. Ponha as mãos na borda dos cobertores, logo atrás das coxas. Pressione as coxas e os braços para baixo e alongue-se para cima através dos lados do tronco. Vá erguendo o bebê, levando o abdômen para cima a partir da base pélvica. Fique nesta postura o máximo de tempo possível, de 1 a 3 minutos, sem forçar. Respire normalmente, visualizando o espaço interior do seu útero aumentar para que o bebê possa crescer. Para sair da postura, flexione os joelhos, um por vez.

EFEITOS Esta postura alarga e tonifica a área pélvica, para que o bebê tenha espaço para se mover. Ela também fortalece a coluna, a base pélvica e a parte interna das coxas, além de aumentar a mobilidade dos quadris. Dizem que ela alivia as dores do parto, se for praticada regularmente durante toda a gravidez.

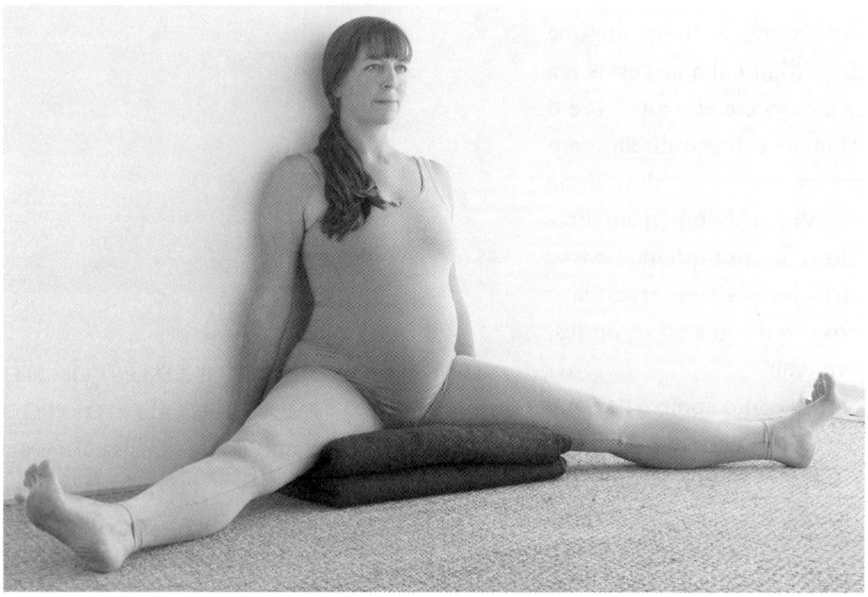

12. POSTURA EM ÂNGULO FECHADO (Baddha Konasana) Sente-se encostada na parede, sobre dois cobertores dobrados, com as costas retas e o abdômen levantado. Flexione as pernas, afaste os joelhos e junte as solas dos pés. (Depois do quinto mês, ponha um bloco entre as solas dos pés para alargar ainda mais a pélvis.) Mantenha as bordas externas dos pés no chão. Alongue a coluna para cima, conduzindo o movimento com o topo da cabeça. Erga-se através do abdômen, a partir da base pélvica, visualizando o bebê, que é erguido também. Alongando a parte interna das coxas, da virilha aos joelhos, afaste suavemente os joelhos, o máximo possível. Ponha as mãos no chão atrás de você, para ficar ainda mais ereta, e erga o abdômen. Fique nesta postura por 30 segundos ou mais, respirando normalmente. Para sair, ponha os pés no chão e estenda as pernas à sua frente.

EFEITOS Esta postura ajuda a ampliar a pélvis, fortalece a coluna, melhora a postura, relaxa os músculos da região pélvica e tonifica a região abdominal. Além disso, ela ajuda a posicionar a pélvis para o processo do parto.

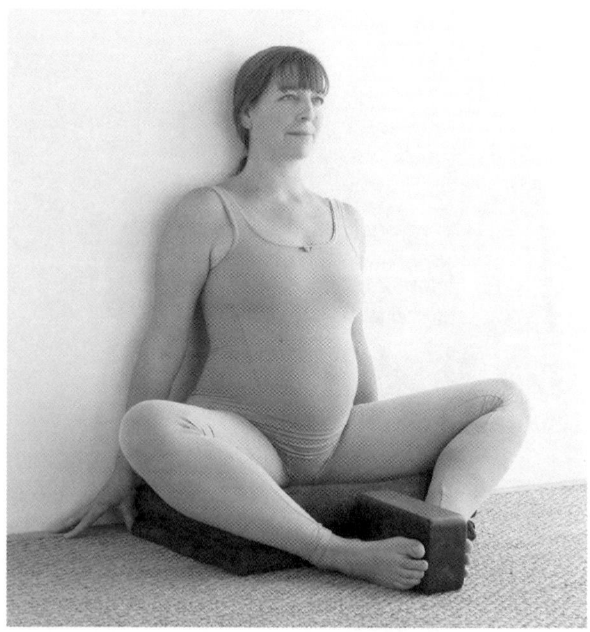

13. POSTURA COM AS PERNAS LEVANTADAS CONTRA A PAREDE (Viparita Karani) Ponha uma almofada a uns 10 centímetros da parede, tendo à frente um cobertor dobrado para você apoiar a cabeça e os ombros. Sente-se na almofada, com o quadril direito e o lado do corpo em contato com a parede. Usando as mãos como apoio, incline-se para trás e gire o corpo, levantando e apoiando na parede, primeiro a perna direita e depois a esquerda. Mantenha as nádegas junto à parede ou apoiadas nela; caso elas tenham se afastado da parede quando você ergueu as pernas, ponha os pés na parede e use as mãos como apoio para erguer os quadris e levar as nádegas de volta à posição correta. (Caso sinta rigidez ou desconforto nas pernas, afaste ligeiramente as nádegas da parede.) Recline-se, apoiando a base das costas e as costelas na almofada; o cóccix fica descendo em direção ao chão, as pernas ficam separadas, ultrapassando a linha dos quadris, os ombros e a cabeça descansam sobre o cobertor. Estenda as pernas e ponha as mãos na barriga para se comunicar com o bebê. Fique nesta posição, de olhos fechados, por 5 minutos.

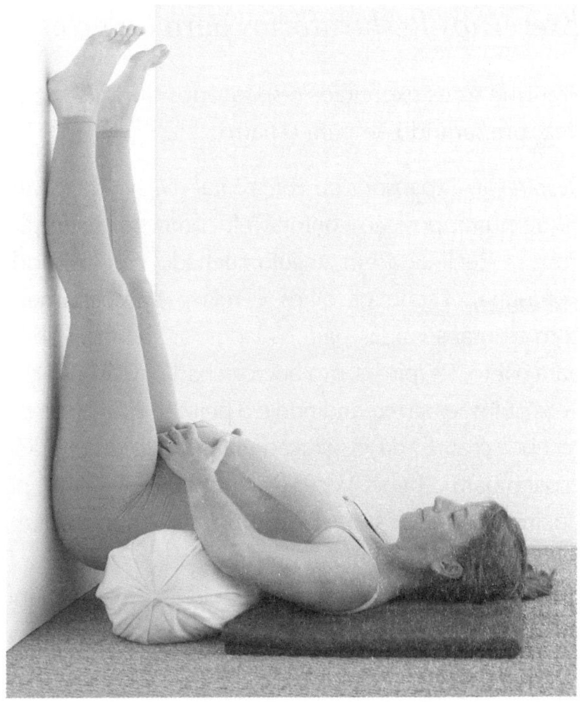

EFEITOS Esta postura calmante alivia a fadiga em geral e especialmente a das pernas, diminuindo o inchaço. Além disso, alivia a náusea. Ela pode ser feita em vez da Postura do Cadáver (Savasana), se você preferir.

14. POSTURA DO CADÁVER (Savasana) No primeiro trimestre da gravidez, você pode praticar esta postura conforme a descrição da Seqüência Básica da Mulher (p. 43). Do quarto mês em diante, pratique-a deitada de lado. Sente-se sobre um dos quadris, com os joelhos flexionados para um lado. Ponha uma almofada entre os joelhos e uma à sua frente. Usando os braços como apoio, deite-se de lado e depois abrace a almofada com os dois braços. Apóie a cabeça confortavelmente e fique nessa postura pelo tempo que quiser. Aqui, a chave é o máximo de conforto. Por isso, use quantas almofadas quiser, contanto que o corpo inteiro — incluindo a cabeça e o pescoço — fique em linha reta. Pratique esta postura de relaxamento profundo quantas vezes quiser, trocando de lado para ficar mais confortável. Concentre-se na respiração, que vai banhar a sua barriga e o bebê com ternura. Para sair desta postura, sente-se suavemente, apoiando-se nas duas mãos. Fique sentada, respirando algumas vezes, antes de levantar.

EFEITOS Esta postura profundamente relaxante acalma o sistema nervoso simpático, alivia a fadiga e a ansiedade e restaura o equilíbrio emocional.

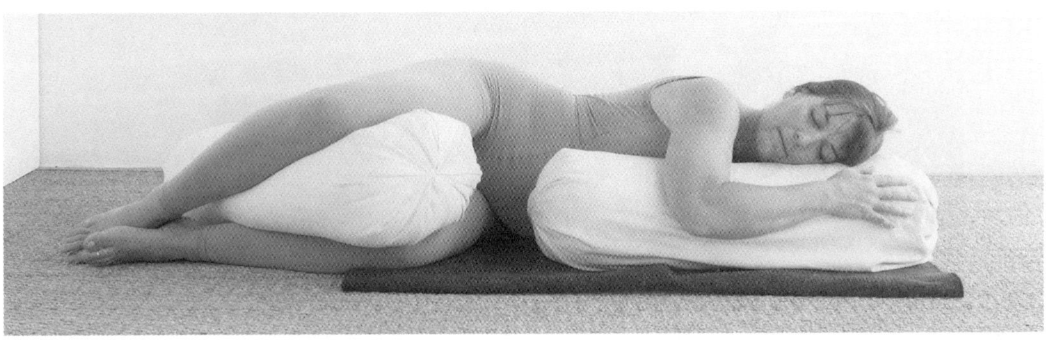

Exercícios Respiratórios para o Parto

Pratique estes exercícios respiratórios durante a gravidez, preparando-se para o parto.

Respiração Expansora da Força Vital (Ujjayi Pranayama) Fique numa posição confortável, como por exemplo a Postura Reclinada em Ângulo Fechado (Supta Baddha Konasana). Feche os olhos e relaxe completamente, com as mãos caídas para os lados, as palmas voltadas para o teto. Respire com a boca fechada. Ao inspirar, sinta os pulmões se expandindo e o peito se alargando para receber o ar. Cada inspiração alonga a coluna, criando espaço para o bebê. Você vai sentir o ar no palato, produzindo um leve som de assobio. Ao expirar, solte os fêmures (ossos das coxas) no chão. Cada expiração a firma na terra, oferecendo-lhe apoio e força. Quando você expira, o ar faz um som que vem do fundo da garganta. Algumas praticantes dizem que ele as faz lembrar de Darth Vader em *Guerra nas Estrelas*.

Respire regularmente, várias vezes. Quando estiver relaxada, inspire normalmente. Faça uma pausa de um segundo e depois expire devagar, soltando o ar dos pulmões. Sua respiração deve ser regular, com as expirações mais longas do que as inspirações. Repita este ciclo de 12 a 15 vezes.

Agora inverta: inspire profundamente, pare por um segundo e então expire normalmente, de forma que a inspiração seja mais longa do que a expiração. Mantenha o peito erguido e deixe que o ar expanda os lados do torso. Repita este ciclo de 12 a 15 vezes.

Na última fase, a inspiração deve ser lenta e profunda e a expiração lenta e silenciosa, deixando os pulmões completamente vazios. A inspiração e a expiração devem levar o mesmo tempo. Repita este ciclo de 12 a 15 vezes, terminando com uma expiração.

Respiração com Intervalos (Viloma) Comece inspirando profundamente. Expire a partir do ponto máximo da respiração, esvaziando os pulmões em três partes. Expire um pouquinho e faça uma pausa de 2 segundos. Expire um pouco mais e faça outra pausa. Continue a expirar, até que os pulmões estejam vazios, e faça uma pausa de 3 segundos. Respire normalmente várias vezes e depois comece de novo. Continue a prática, até completar de 5 a 6 ciclos.

Depois da última expiração, faça a inspiração seguinte em três partes: leve o ar até a base dos pulmões, pare por 1 segundo, leve mais ar até o meio dos pulmões, pare de novo, e depois inspire de vez, até a parte de cima do peito, e faça outra pausa. Expire completamente, soltando a parte de baixo do corpo no chão e deixando que a parte superior se eleve. Respire normalmente várias vezes, depois comece de novo. Pratique 5 a 6 ciclos do exercício.

Sempre que terminar os exercícios pranayama, faça 5 a 10 minutos de Postura do Cadáver (Savasana), apoiada em travesseiros e almofadas.

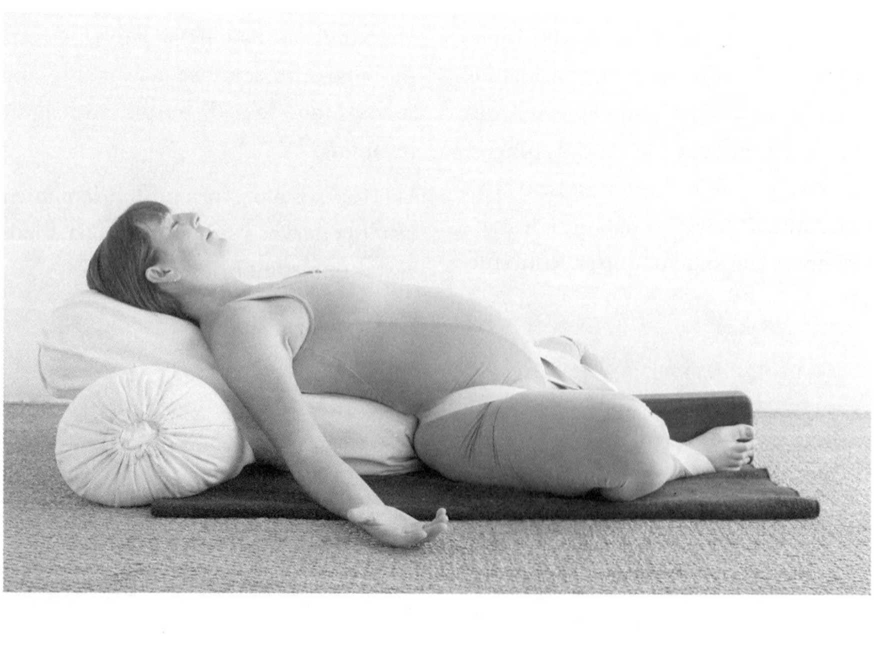

UMA SEQÜÊNCIA PARA A RECUPERAÇÃO PÓS-PARTO (DEPOIS DE 6 SEMANAS)

1. Postura da Árvore (Vrksasana)
2. Postura do Cachorro Olhando para Baixo (Adho Mukha Svanasana)
3. Postura do Grande Selo (Maha Mudra)
4. Alongamento das Pernas com o Rosto para Cima (Urdhva Prasarita Padasana)
5. Parada de Ombros (Sarvangasana)
6. Postura do Meio Arado (Ardha Halasana)
7. Postura da Ponte (Setu Bandha Sarvangasana)
8. Postura com as Pernas Levantadas contra a Parede (Viparita Karani)
9. Postura do Cadáver (Savasana)

1. POSTURA DA ÁRVORE (Vrksasana)
Fique em pé, com os pés alinhados aos quadris. Flexione o joelho direito, pondo o calcanhar do pé direito na parte superior da coxa esquerda. Pressione o pé na coxa, com os dedos apontando para baixo. Equilibre-se na perna esquerda e levante os dois braços acima da cabeça. Você pode também juntar as mãos à frente do peito, em posição de prece, ou segurar o bebê com um braço. Fique nesta postura de 10 a 15 segundos, se possível.

EFEITOS Esta postura ajuda a fortalecer a coluna, melhora a postura e energiza o corpo inteiro.

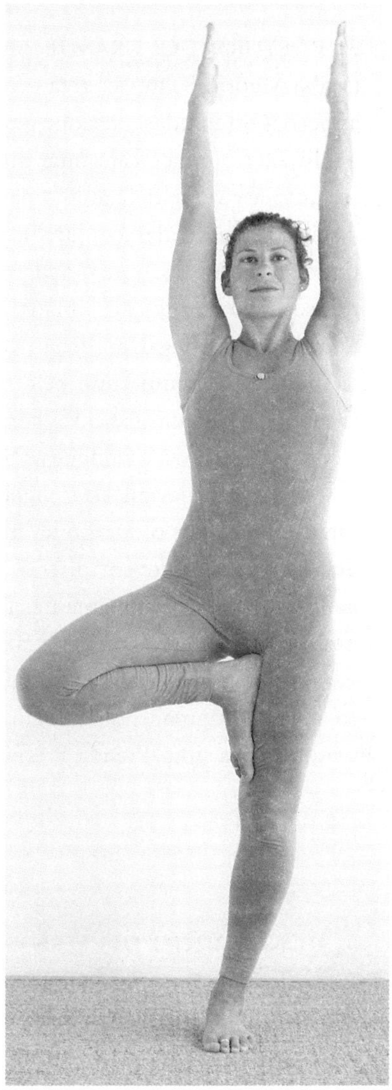

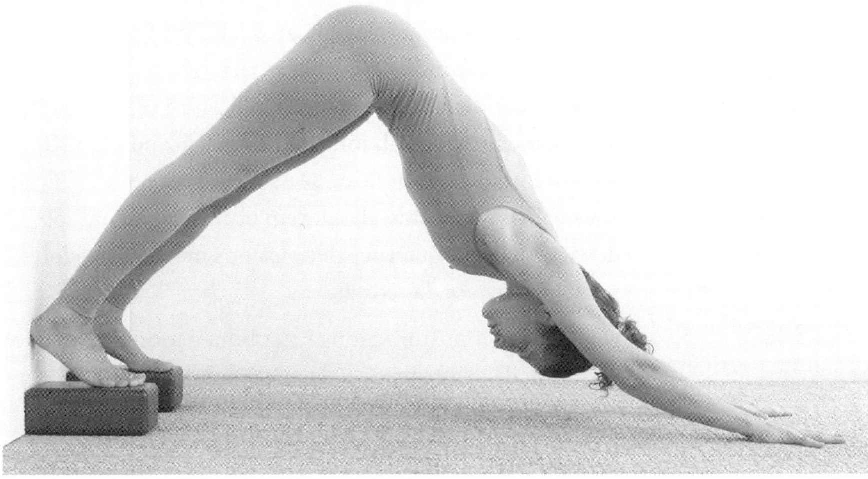

2. POSTURA DO CACHORRO OLHANDO PARA BAIXO (Adho Mukha Svanasana) Ponha dois blocos junto à parede para apoiar os pés durante a postura. Deite-se de rosto para baixo, com os pés logo à frente dos blocos. Ponha as palmas das mãos no chão, uma a cada lado do peito, com os dedos estendidos e apontando para a frente. Levante-se, apoiando-se sobre as mãos e os joelhos, e ponha os pés sobre os blocos.

Expire e pressione ativamente as mãos no chão e os dedos dos pés nos blocos. Inspire e, ao expirar, erga as nádegas bem alto. Leve as coxas para cima e para trás, continue alongando através das pernas e aproxime os calcanhares dos blocos, levantando ainda mais as nádegas. A ação dos braços e das pernas serve para alongar a coluna e soltar a cabeça. Fique nesta postura de 30 segundos a 1 minuto, respirando profundamente. Deixe a cabeça descansar completamente e solte a base do pescoço.

Para sair, desça dos blocos e volte a se apoiar nas mãos e nos joelhos, juntando os pés. Mantenha os joelhos levemente afastados e sente-se nos calcanhares.

EFEITOS Pôr os pés sobre os blocos ajuda a levantar o útero, tonifica a base pélvica e fortalece a coluna.

3. POSTURA DO GRANDE SELO (Maha Mudra) Sente-se ereta e com as pernas estendidas. Flexione a perna direita e ponha o calcanhar direito junto à virilha, deixando a perna direita perpendicular à esquerda. Estique os braços e segure o dedão do pé esquerdo com as duas mãos. (Se não der para chegar ao dedão com facilidade, passe um cinto pela sola do pé.) Pressionando as coxas contra o chão, erga o torso e alongue os braços. As costas devem estar ligeiramente côncavas e o esterno levantado. Baixe o queixo em direção ao peito e expire completamente. Inspire e contraia o abdômen, puxando para dentro, da ponta do osso púbico até o diafragma, enquanto alonga a coluna para cima. Prenda a respiração por 3 a 5 segundos. Expire e comece o ciclo mais uma vez. Relaxe, endireite a perna direita a repita do outro lado.

EFEITOS Como os exercícios Kegel, esta postura ajuda a realinhar o útero, a tonificar a base pélvica e os músculos abdominais.

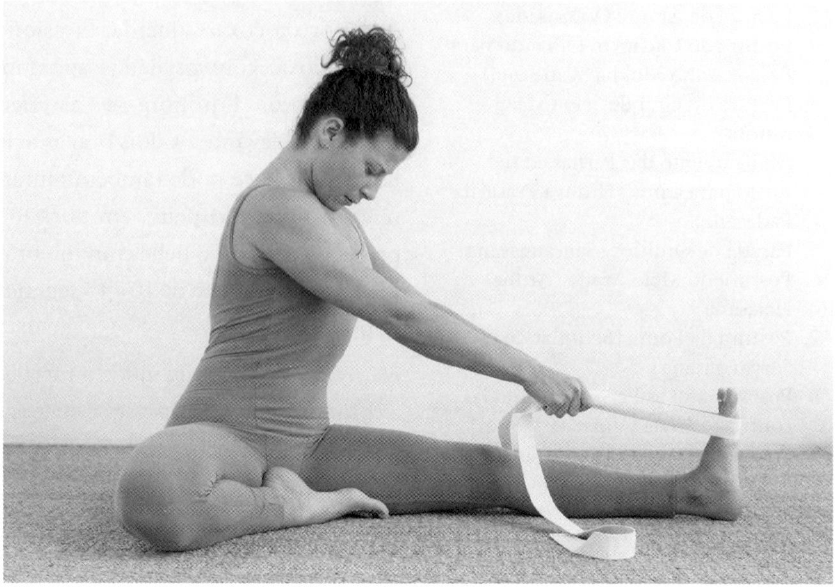

4. ALONGAMENTO DAS PERNAS COM O ROSTO PARA CIMA (Urdhva Prasarita Padasana) Deite-se de costas, com as pernas juntas e os calcanhares tocando a parede em um ângulo de mais ou menos 60 graus. Alongue os braços acima da cabeça, com as palmas das mãos voltadas para cima, e sinta o corpo se estender também (A). Pressione entre si as coxas, os joelhos, os tornozelos e os dedões dos pés, e respire algumas vezes nesta posição. Expirando, levante as pernas até que fiquem perpendiculares ao chão (B); fique assim de 5 a 10 segundos, respirando normalmente. Expirando, desça as pernas para a parede. Respire normalmente, de 5 a 10 segundos, e erga as pernas, até que fiquem de novo perpendiculares ao chão. Repita 3 ou 4 vezes. À medida que os músculos abdominais forem ficando mais fortes, você vai conseguir fazer de 15 a 20 repetições. Atenção aos quadris e às costas; eles devem ficar firmemente apoiados na esteira, já que você deve usar os músculos abdominais e não a base das costas.

EFEITOS Esta postura alonga a coluna e tonifica a região abdominal, a cintura, as coxas e as nádegas.

A

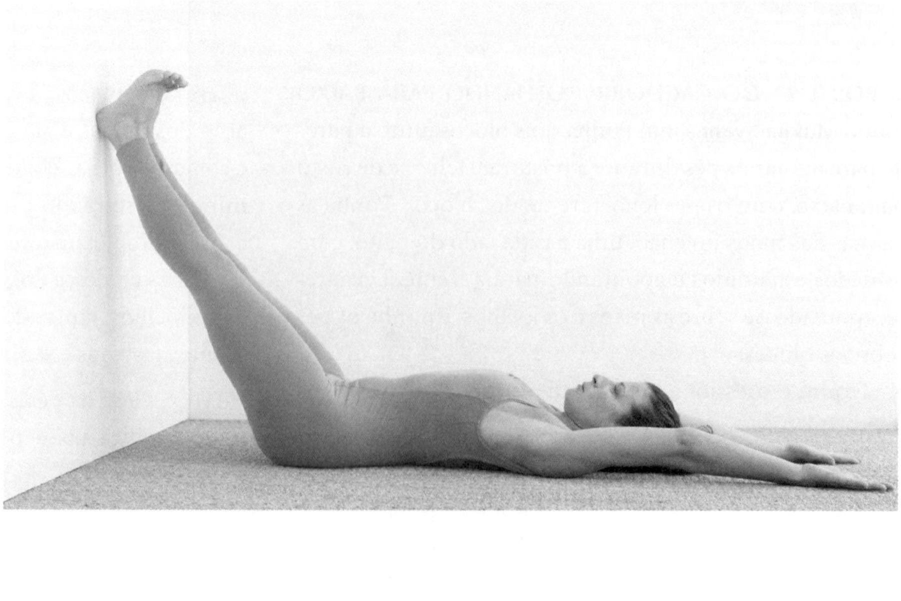

5. PARADA DE OMBROS† (Sarvangasana) (Antes de começar, veja a p. 70). Ponha uma cadeira com o encosto a uns 20 a 25 centímetros da parede. Ponha um cobertor dobrado sobre o assento da cadeira e dois ou três cobertores à frente dela. Sente-se na cadeira de trás para a frente, com as pernas flexionadas sobre o encosto; leve as nádegas bem para o centro do assento.

Segurando a cadeira pelos lados e depois pelas pernas da frente, leve o torso para baixo, apoiando o pescoço e os ombros nos cobertores e a cabeça no chão. Para chegar à posição correta, você deve, enquanto isso, estender a coluna e abrir o peito. Segure com as mãos, uma por vez, as pernas de trás da cadeira, passando os braços entre as pernas da frente. Girando as coxas para dentro, alongue as pernas para cima. Mantenha as pernas juntas e estendidas, da virilha aos calcanhares. Feche os olhos, respire normalmente e leve o peito em direção ao queixo. Fique nesta postura por 5 minutos.

Para sair da postura, flexione os joelhos, ponha os pés no encosto da cadeira, solte as mãos e escorregue para baixo até que o sacro repouse nos cobertores e as panturrilhas no assento da cadeira. Descanse um momento e depois role para o lado e sente-se devagar.

EFEITOS Esta inversão é excepcionalmente útil quando você está fatigada ou exausta. Ela ajuda a diminuir as varizes porque favorece a circulação. Ajuda também a desenvolver a paciência, a estabilidade emocional e a força de vontade — que são ótimas qualidades para as mães novatas.

†CUIDADO Não faça esta postura se ainda tiver algum sangramento, se tiver pressão alta, enxaqueca ou dor de cabeça por tensão.

➢

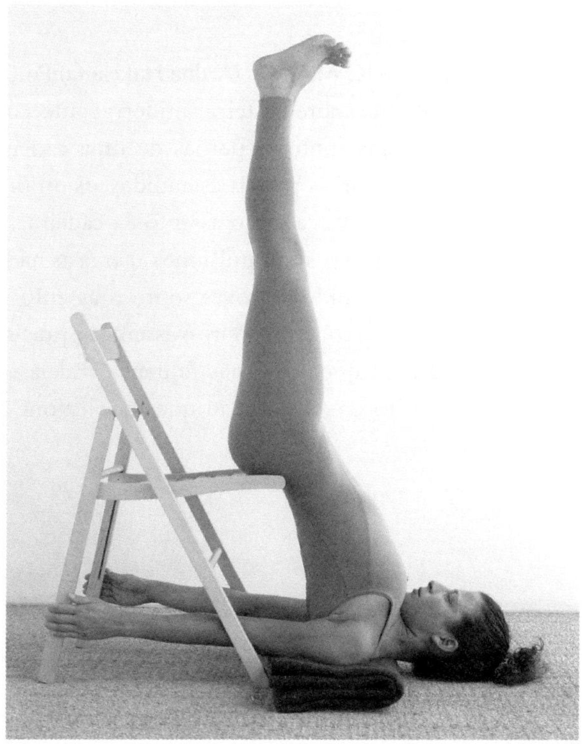

B

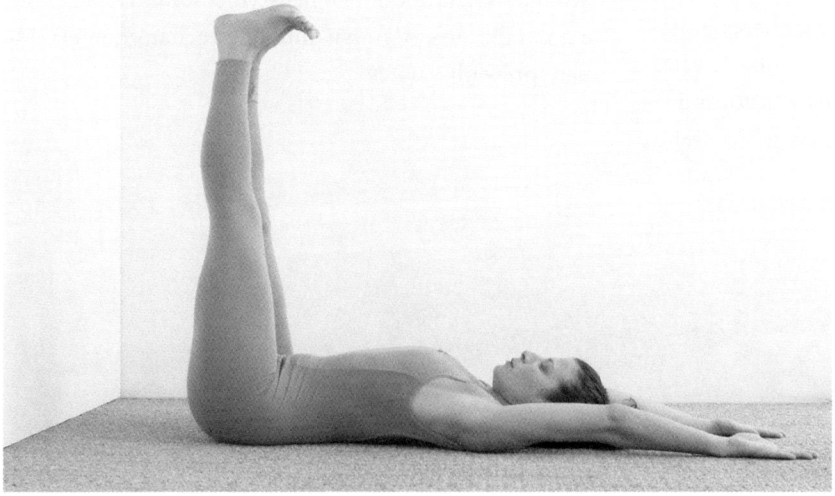

6. POSTURA DO MEIO ARADO† (Ardha Halasana) Ponha um cobertor dobrado sobre a esteira antiderrapante, com a borda arredondada junto às pernas de uma cadeira. Deite-se de costas, com as pernas estendidas, os ombros sobre o cobertor e a cabeça sob o assento da cadeira. Ao expirar, flexione os joelhos e impulsione ou erga as nádegas e as pernas, apoiando as coxas sobre o assento da cadeira. (Ponha outro cobertor sobre o assento se precisar de mais altura para que as pernas fiquem paralelas ao chão.) Leve o peito em direção ao queixo. Flexione os cotovelos em ângulos retos e relaxe, com as palmas das mãos para cima e os olhos fechados. Descanse de 3 a 5 minutos, respirando fundo para aquietar a mente. Para sair, ponha as mãos nas costas e role lentamente para baixo, uma vértebra por vez. Role para o lado e sente-se.

EFEITOS Esta postura acalma os nervos, alivia a fadiga e diminui a rigidez nos ombros e nos braços.

†CUIDADO Não faça esta postura se tiver problemas no pescoço ou nos ombros, ou se o sangramento ainda não tiver terminado.

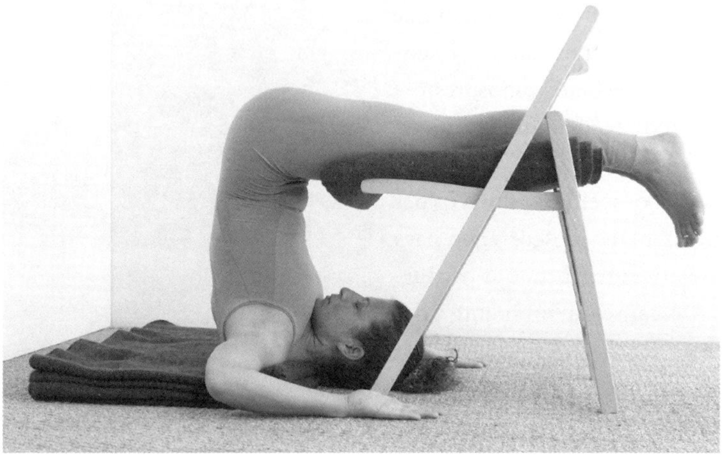

7. POSTURA DA PONTE (Setu Bandha Sarvangasana) Deixe duas almofadas e um cobertor à mão. Ponha outra almofada junto à parede, no sentido horizontal, e outra no sentido vertical, formando um T. Sente-se na ponta, mais próxima à parede, da almofada vertical. Com os joelhos flexionados, deite-se para trás, sobre a almofada. Deslize para baixo, até ficar com a almofada no meio das costas e os ombros apoiados no chão. Descanse os ombros e a cabeça no chão. Com os pés e os calcanhares juntos, alongue as pernas em direção à parede e ponha os calcanhares na almofada horizontal, com os pés tocando a parede. As pernas devem ficar estendidas à sua frente. Deixe os braços em qualquer posição que seja confortável. Feche os olhos e relaxe, amolecendo o abdômen, soltando as paredes vaginais e respirando profundamente. Fique nesta posição pelo tempo que quiser.

Para sair, flexione os joelhos e role lentamente para o lado. Sente-se, usando as mãos como apoio.

EFEITOS Esta postura revigorante tranqüiliza a mente, acalma os nervos e abre o peito (melhorando a respiração e a circulação). Algumas mulheres acham que ela é boa para prevenir varizes.

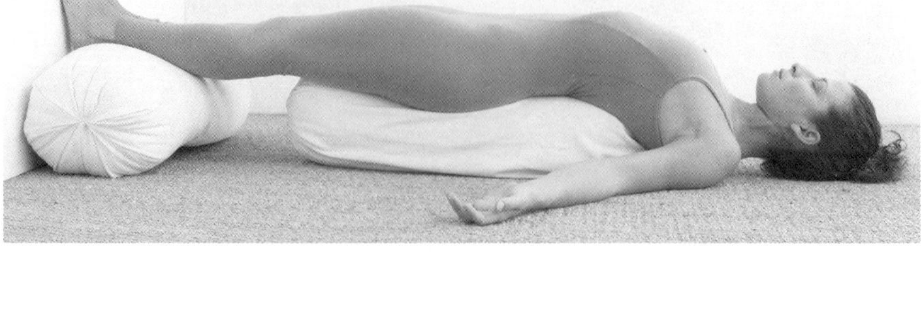

8. POSTURA COM AS PERNAS LEVANTADAS CONTRA A PAREDE† (Viparita Karani) Ponha uma almofada a uns 10 centímetros da parede. Sente-se na almofada com o lado do corpo e o quadril direito em contato com a parede. Usando as mãos como apoio, incline-se para trás e gire o corpo, levantando e apoiando na parede primeiro a perna direita e depois a esquerda. As nádegas devem ficar bem perto da parede ou apoiadas nela; caso elas tenham se afastado da parede quando você ergueu as pernas, ponha os pés na parede e use as mãos como apoio para levar as nádegas de volta à posição certa. (Caso sinta rigidez ou desconforto nas pernas, afaste ligeiramente as nádegas da parede.) Deite-se, com a base das costas e as costelas apoiadas na almofada, o cóccix descendo para o chão e os ombros e a cabeça apoiados no chão. (Se o pescoço ficar desconfortável, ponha um cobertor sob ele.) Alongue-se através das pernas e ponha os braços para os lados, com os cotovelos flexionados e as palmas das mãos para cima. Fique nesta postura, de olhos fechados, pelo tempo que quiser.

EFEITOS Esta inversão com apoio equilibra o sistema endócrino, acalma os nervos, abre o peito, melhora a respiração e a circulação. Algumas mulheres acham que ela ajuda a aliviar a depressão pós-parto.

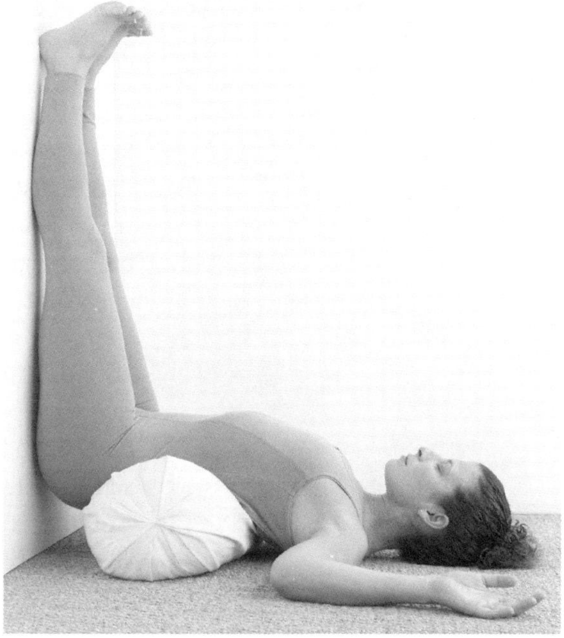

†CUIDADO Não faça esta postura se o sangramento ainda não tiver terminado.

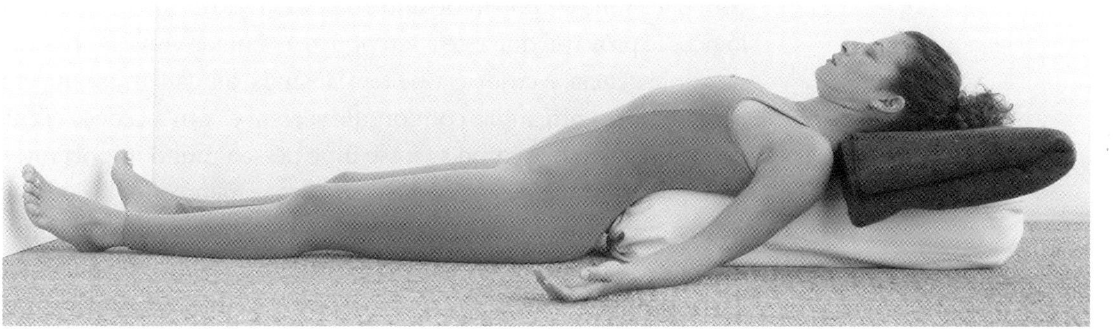

9. POSTURA DO CADÁVER (Savasana) Ponha uma almofada atrás de você, no sentido vertical, com um cobertor dobrado na outra ponta, para você apoiar a cabeça. Sente-se, com a ponta da almofada em contato com as nádegas. Deite-se sobre a almofada, com a cabeça apoiada no cobertor. Relaxe os braços para os lados, as palmas das mãos para cima, e deixe que os pés relaxem e caiam para os lados. Concentrando-se na respiração, relaxe completamente os ombros, o pescoço e os músculos do rosto. Mantenha o abdômen relaxado. Ao inspirar, deixe o ar encher o peito, mas mantenha a garganta, o pescoço e o diafragma livres de tensão. Deixe que os olhos descansem e respire normalmente de 5 a 10 minutos.

EFEITOS Esta postura revigorante alivia a fadiga física e mental; acalma o sistema nervoso simpático, o que diminui a ansiedade; e favorece uma saudável produção de leite.

Capítulo 8 Cuidados com as Costas

SE VOCÊ SOFRE DE DOR NAS COSTAS, CONSOLE-SE SABENDO QUE não está sozinha. Os problemas nas costas lideram a lista de queixas entre os adultos norte-americanos; são a principal causa de faltas ao trabalho; e garantem o sustento de milhares de ortopedistas, quiropráticos, fisioterapeutas, acupunturistas e professores de yoga.

A dor nas costas, como tudo no corpo, não está relacionada apenas com os músculos e ossos das costas, mas com o que você sente, com o que você pensa e com a sua atitude diante do mundo. Patricia costuma dizer às suas alunas que os pensamentos afetam os sentimentos e que os sentimentos afetam a fisiologia — e que o inverso também é verdade. Em outras palavras, se você pensa que é uma perdedora, vai começar a se sentir como uma perdedora e sua linguagem corporal vai refletir a falta de auto-estima. Seus sentimentos vão acabar se traduzindo em ombros caídos, dor na base das costas e até mesmo comprometimento da capacidade pulmonar. Mas se você começar a andar com passos decididos e uma boa postura, suas emoções vão se adaptar a isso e você vai acabar ficando mais confiante e capaz.

Para muitas mulheres, os problemas nas costas começam na adolescência. Se você é um caso típico, abusou fisicamente das costas carregando mochilas pesadas, em geral penduradas em um ombro só, e ficando horas curvada sobre a carteira. Agora, por necessidade ou prazer, você anda com o telefone empoleirado entre o pescoço e o ombro. Em termos psicológicos, é provável que esteja tão pouco à vontade consigo mesma quanto na adolescência. Marjorie, que tem 35 anos, ainda lembra que a mãe lhe dizia sempre para andar com orgulho; ereta e com a cabeça erguida. "Ela dizia para eu andar como se fosse uma pessoa muito importante. Mas eu não queria que as pessoas olhassem para o meu peito. Eu odiava o meu peito e ainda odeio. Seja como for, ninguém quer chamar a atenção quando não se acha grande coisa." Será que isso lhe parece familiar?

Marjorie diz que sempre quis ocupar o mínimo de espaço possível, e sua postura reflete essa atitude. Seus ombros são caídos para a frente, ela anda com os olhos baixos e, quando está sentada ou em pé, cruza os braços com força sobre o peito. Criando uma fortaleza física e emocional contra o mundo quando era adolescente, Marjorie passou anos se protegendo do julgamento dos outros. Ao mesmo tempo, prejudicou as costas e o pescoço, abusando dos músculos dessa região. Ela sofre do que o professor de yoga e quiroprata Thomas Alden chama de *overholding* (excesso de controle). Ninguém precisa ser fisioterapeuta para perceber que o passado de Marjorie afetou sua postura que, por sua vez, reforçou o sentimento de inadequação.

Os sentimentos podem afetar a postura e a saúde das costas em qualquer idade. Quando, aos trinta e poucos anos, minha amiga Joyce começou a praticar yoga, tinha problemas no sacro. Ela mal conseguia tocar os dedos dos pés. Embora tivesse consciência de que tinha odiado as mudanças ocorridas em seu corpo depois do parto — a barriga não era mais reta, as coxas tinham começado a ficar onduladas — ela não sabia que esses sentimentos tinham lhe afetado a postura, trazendo com eles dor física e emocional. A curvatura natural da região lombar da coluna tinha diminuído e a curvatura torácica tinha se acentuado porque ela punha a barriga para dentro para parecer mais magra.

Outras mulheres têm problemas relacionados ao trabalho — e aos esportes. Como o dr. Alden me explicou, elas tendem a abusar das articulações. Suzanne, uma professora de yoga que tinha sido bailarina, é um bom exemplo disso. Os joelhos superestendidos e os pés voltados para dentro tinham causado um desgaste excessivo nas articulações. Estas, que são muito mais frágeis do que os ossos, sustentam o peso do corpo e o mantêm alinhado.

Se o seu trabalho é muito estressante, você pode ter aquilo que Tom Alden chama de "necessidade de manter o padrão da performance". Pressionada a ter um bom desempenho, em geral em um ambiente predominantemente masculino, você acaba se isolando dos próprios sentimentos e do próprio corpo. Essa postura "eu-contra-o-mundo" parece ser forte, autoconfiante e firme para quem vê, mas é caracterizada, internamente, pela respiração rasa, pelos músculos tensos (especialmente na parte de cima das costas) e pelo maxilar apertado. A respiração superficial e a má circulação, típicas dessa postura, provocam a reação lutar-ou-fugir no sistema imunológico (ver Capítulo 6), além de muita dor nos músculos e nas articulações.

A síndrome do "excesso de controle", que Marjorie descreveu, afeta também mulheres que cuidam de bebês e crianças pequenas. Qualquer mulher que já amamentou sabe que o pescoço e a parte superior das costas podem ficar muito doloridos. Erguer a criança e carregá-la apoiada em um dos quadris pode ter efeitos desastrosos sobre o alinhamento da coluna. Se você trabalha em casa (especialmente no computador) e cuida dos filhos, precisa ter muito cuidado. Eu nunca dei muita atenção às costas até recentemente, quando as minhas três ou quatro horas no computador se transformaram em oito ou nove. Eu esquecia de fazer intervalos e, no final do dia, o pescoço doía, os ombros estavam tensos e a base das costas enrijecida. Até o meu pulso me incomodava. Foi só quando conversei com a minha professora de yoga, que percebi que todos esses problemas estavam relacionados à minha maneira de sentar.

Quando uma mulher chega aos quarenta ou cinqüenta anos, a rigidez e a dor que ela carregou ao longo da vida se juntam à flutuação dos hormônios para causar ainda mais problemas. As pontadas nas articulações, ombros e costas se transformam em artrite e a osteoporose mostra a sua cara (ver Capítulo 14). Muitas mulheres de mais idade tremem diante das modificações de sua aparência e, como Marjorie, procuram ocupar o mínimo de espaço possível (quem sabe ninguém nota a flacidez, as sobras e o aumento de medidas que a idade inevitavelmente traz).

A dor nas costas tem muitos disfarces — da rigidez no pescoço e na parte de cima das costas à ciática no sacro; do afundamento típico da lordose à corcunda da cifose; dos problemas estruturais da escoliose aos efeitos debilitantes da osteoartrite, da osteoporose e da estenose da coluna. Embora muitos problemas nas costas possam ser atribuídos a traumatismos, defeitos congênitos e até mesmo distúrbios imunológicos, a maioria está relacionada à postura e à tonicidade muscular. E muitos deles são agravados pelo *stress*, pela gravidez, pela má alimentação, pela tristeza, pelo trabalho e pela disposição genética. Até mesmo sérias doenças degenerativas podem melhorar se você cuidar da postura, poupar as articulações, descansar o suficiente, comer direito e administrar seu nível de *stress*. Não esqueça: antes de começar um programa de yoga, é importante que um profissional avalie os problemas que você tem nas costas.

VERIFIQUE A POSTURA

O que é, exatamente, uma postura saudável? Como saber se tudo está alinhado como deveria estar? Fique em pé, com os calcanhares contra a parede. Se as panturrilhas, as nádegas e a parte de trás da cabeça encostarem na parede — e se cabe a mão entre a parede e a base das costas — você tem um bom alinhamento. A cabeça se apóia simetricamente sobre os ombros, que descansam sobre os quadris, que, por sua vez, ficam centralizados sobre os joelhos. Os joelhos se posicionam sobre os calcanhares com o peso distribuído igualmente pelos quatro cantos dos pés. Sentar-se na postura correta (com os joelhos flexionados) significa poder traçar uma linha reta imaginária do centro do lóbulo da orelha, passando pelo ombro, até o meio do quadril.

Para manter uma boa postura, a coluna tem que ser flexível e estável, mas nunca rígida. A estabilidade sustenta o peso da cabeça e das cinturas escapulares, além de manter o corpo ereto. A flexibilidade permite torcer e flexionar o torso, movê-lo para a frente e para trás e alongá-lo de um lado para o outro. Vanda Scaravelli, uma renomada professora de yoga e autora de *Awakening the Spine*, comparava a coluna a uma árvore. Suas raízes penetram no sacro e nas pernas, trazendo apoio, estabilidade e equilíbrio ao corpo. O tronco se eleva até a base do crânio, sustentando a cabeça; os galhos se estendem para manter os ombros no lugar.

Uma prática diária de yoga é ideal para manter uma boa postura. A yoga ajuda a manter a coluna estável e flexível porque oferece uma rotina equilibrada de movimentos naturais em todas as direções.

O MAPA DAS COSTAS

Se você não passou no teste da postura, qual é o prognóstico? Como os efeitos da má postura não são irreversíveis, você não está destinada a uma vida de dor e sofrimento. É claro que não é fácil alterar os efeitos de maus hábitos cultivados durante a vida inteira — mas não é impossível. Antes de entender os benefícios da yoga, com suas flexões e extensões, contrações e expansões, você precisa ter um conhecimento rudimentar de como a coluna funciona e do que está ligado ao quê.

A coluna, uma complexa interconexão de ossos, nervos, músculos e ligamentos, começa no topo do pescoço, onde a cabeça se apóia, e termina no cóccix, no final do sacro. Ligados à coluna estão os braços (através das cinturas escapulares), o peito (através das costelas) e as pernas (através da cintura pélvica). Os ossos salientes da coluna são as vértebras, que você pode sentir com os dedos quando se inclina para a frente. Esses ossos em forma de carretel, engrenados uns aos outros, são sustentados no lugar pelos músculos e ligamentos que os circundam e têm, cada um, um arco ósseo que, juntos, formam o canal espinhal, que abriga os nervos e a medula.

COMO A COLUNA SE ARTICULA

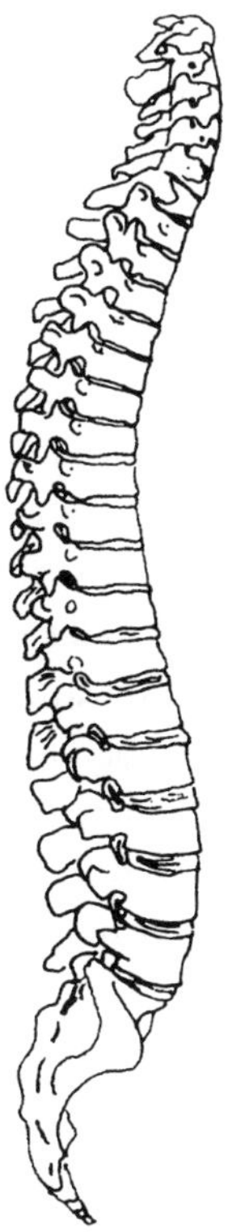

Sua coluna não foi projetada para ficar perfeitamente reta quando você fica em pé. Três curvaturas naturais lhe dão força e resistência, para que você consiga flexioná-la e alongá-la e para que ela possa absorver as pressões que sofre continuamente, por sustentar o resto do corpo. Olhe para as suas costas no espelho (ou observe as costas de uma amiga). Você vai ver que a coluna cervical faz uma curva para dentro (uma curva côncava) na parte de trás do pescoço. Depois, na região torácica — parte superior das costas —, ela faz uma curva para fora (uma curva convexa). Uma terceira curva para dentro na região lombar (base das costas) termina esse movimento, seguido de outro, ligeiramente convexo, na ponta do cóccix. Quando alguma dessas curvaturas é mais acentuada ou mais achatada do que deveria ser, outras partes da coluna têm que compensar por isso, provocando dor nas costas, nos ombros e até mesmo nas pernas. Por exemplo, eu percebi que a curvatura exagerada da coluna cervical provoca dor não apenas no pescoço, mas também no sacro, na parte de trás das pernas, na clavícula e nas articulações dos ombros. Uma curvatura lombar exagerada, por outro lado, afeta os músculos abdominais e flexores dos quadris, às vezes os joelhos e, com certeza, os músculos que ficam ao longo da coluna e os discos intervertebrais na base das costas (ver pp. 18 e 19).

No consultório de muitos quiropráticos e terapeutas corporais há um modelo tridimensional da coluna, que mostra como ela trabalha. Nesses modelos, dá para ver as curvaturas naturais da coluna, assim como o tamanho e o formato das vértebras, que são menores na região cervical, um pouco maiores na região torácica e bem maiores na região lombar, onde sustentam mais peso. As vértebras se encaixam perfeitamente uma em cima da outra, separadas e protegidas por discos intervertebrais.

A saúde da coluna depende da saúde dos discos, que servem para absorver o impacto. Os discos são proteções intervertebrais compostas de cartilagem e tecido fibroso, que dão mobilidade à coluna e impedem que as vértebras raspem umas nas outras. Cada disco tem uma resistente camada externa de fibrocartilagem, que abriga e protege uma polpa macia. Se a camada externa se rompe, a substância gelatinosa interna sai para fora, pressionando os nervos e causando muita dor. É isso que se chama hérnia de disco.

Como tudo no corpo, os discos intervertebrais precisam de uma boa alimentação para se manterem fortes, flexíveis e funcionais. Sem um suprimento próprio de sangue, o interior macio do disco absorve nutrientes, como uma esponja, dos tecidos vizinhos. A dra. Mary Schatz, autora de *Back Care Basics: A Doctor's Gentle Program for Back and Neck Pain Relief*, explica que quando o corpo está em repouso, os discos ficam repletos de nutrientes e se expandem (é por isso que você é mais alta logo que acorda de manhã); quando o corpo está ativo, o fluido sai para os tecidos e vértebras. Quando você volta a descansar, o processo recomeça: é uma ação que lembra um fole. Se os discos estão comprometidos — por má postura, rigidez da coluna ou trauma — a ação de esponja também é comprometida e o disco fica desnutrido. A dra. Schatz diz que esse estado frágil e quebradiço dos discos leva a uma síndrome chamada de doença degenerativa dos discos.

DISCOS E VÉRTEBRAS

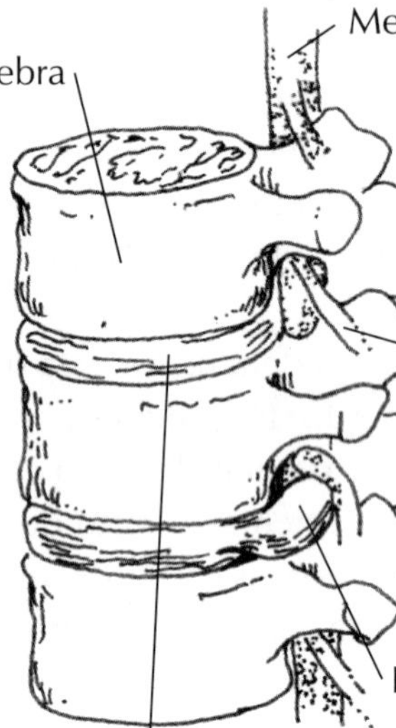

Esquema de Apoio

A coluna não consegue manter um bom alinhamento sem a ajuda dos músculos que a cercam incluindo eretores espinhais, abdominais, flexores dos quadris e tendões das pernas. Os eretores espinhais correm paralelos à coluna. São neles que você sente aquela sensação gostosa quando alguém lhe faz uma massagem nas costas. Eles mantêm a coluna ereta e com as suas curvaturas enquanto ela gira, se alonga e se flexiona para todos os lados. Se eles estiverem muito contraídos, as curvaturas da coluna se acentuam demais e as costas ficam envergadas. Se estiverem alongados demais, a curvatura da base das costas fica muito achatada. Se um lado estiver mais contraído do que o outro, o problema pode ser uma escoliose funcional (explicada mais adiante neste capítulo).

Os músculos da parte superior das costas controlam a estabilidade e a flexibilidade dos ombros e do pescoço. Os músculos da parte de trás das pernas (tendões das pernas), os flexores dos quadris (que trabalham quando você ergue a perna) e os abdominais afetam a curvatura lombar da coluna ao levar a pélvis para a frente ou para trás. Se os tendões das pernas estiverem muito contraídos, eles repuxam a base das costas, achatando a curvatura lombar e acentuando a curvatura torácica. Quando os flexores do quadril perdem a flexibilidade, a pélvis tende a se inclinar para a frente, aumentando demais a curvatura lombar. Quando são pouco desenvolvidos, os músculos abdominais não oferecem apoio suficiente para a coluna lombar, fazendo com que ela vá para a frente e crie uma curvatura exagerada, potencialmente dolorida.

Igualmente importantes são os músculos flexores, extensores e rotatórios que controlam os movimentos das articulações. Os músculos flexores flexionam as articulações, os extensores as endireitam e os rotatórios permitem que os ossos girem em seus encaixes. A saúde e o equilíbrio desses músculos determinam a postura e a saúde das costas. Segundo Mary Schatz, o desequilíbrio entre flexores, extensores e rotatórios enfraquece as articulações e as tornam mais vulneráveis a traumas. Com o tempo, esse desequilíbrio impede que os ossos sustentem o peso por igual. A longo prazo, isso pode resultar em artrite.

PROBLEMAS COMUNS DAS COSTAS

Como eu já mencionei, a maior parte das dores nas costas reage muito bem ao realinhamento postural — especialmente por meio da yoga. Embora a yoga faça muito mais do que simplesmente aliviar a dor imediata, às vezes você tem que primeiro se livrar da dor para depois pensar em soluções a longo prazo. Patricia e Chris Saudek, outra professora de yoga Iyengar, criaram a seqüência para as costas deste capítulo, que é eficaz para a maior parte dos casos. No entanto, caso você tenha dor ciática ou sacro-ilíaca, procure um especialista em yoga terapêutica para saber quais as melhores posturas para você.

Lordose A lordose é uma curvatura anormal na região lombar da coluna, que em geral se deve à fraqueza dos músculos abdominais e flexores dos quadris. Nas mulheres grávidas esse problema é comum porque os músculos da base das costas não são fortes o bastante para segurar o peso extra, que puxa a pélvis para a frente. Quem tem uma lordose pronunciada costuma apoiar o peso nos dedos dos pés em vez de distribuí-lo pela sola dos pés.

Se você tiver esse problema, inclua, em sua prática diária, posturas que fortaleçam os músculos abdominais, alonguem a base das costas e os flexores dos quadris. Posturas em pé, como a Postura do Triângulo Estendido (Utthita Trikonasana) e a Postura da Meia-Lua (Ardha Chandrasana) com apoio na parede, e flexões para trás, como a Postura da Ponte (Setu Bandha Sarvangasana), alongam os flexores dos quadris. Faça a Postura da Criança (Adho Mukha Virasana) para alongar a base das costas.

CIFOSE

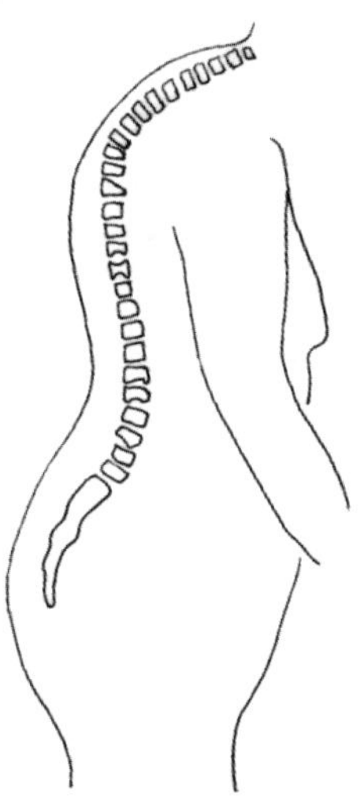

Cifose Curvatura exagerada da região superior, ou torácica, da coluna. O sinal revelador da cifose é a chamada corcunda. Esse problema aparece com mais freqüência em mulheres que têm os tendões das pernas ou os músculos dos ombros muito contraídos, que andam com a cabeça caída para a frente ou que têm osteoporose ou escoliose torácica. Comum entre operadoras de computador, mulheres muito preocupadas com o peito ou com a barriga e mulheres idosas, a cifose pode interferir na respiração e restringir os movimentos da caixa torácica.

As posturas da yoga que alargam o peito, rolam os ombros para trás e alongam os tendões das pernas e os músculos das costas, podem ajudar. Posturas em pé, como a Postura do Triângulo Estendido (Utthita Trikonasana), a Postura em Giro e em Triângulo (Parivrtta Trikonasana) e a Postura do Cachorro Olhando para Cima (Urdhva Mukha Svanasana) — na versão completa ou modificada, com a ajuda de uma cadeira — abrem o peito e fortalecem a parte superior das costas. Posturas sentadas, como a Postura do Herói com Braços em Cara-de-Vaca (Virasana com Braços Gomukhasana) aliviam a rigidez nas costas e nos ombros.

Ciática A dor ciática ocorre quando alguma coisa pressiona o nervo ciático, que vai dos músculos das nádegas até os músculos da parte de trás das pernas. Segundo Mary Schatz, essa alguma coisa pode ser um disco intervertebral proeminente, que acaba pressionando a raiz do nervo ou o músculo piriforme (o músculo, ao lado do sacro, que gira a perna para fora). Nos últimos estágios da gravidez, muitas mulheres têm uma intensa dor ciática, quando o peso do feto incide sobre o nervo. Mas se você acha que o seu problema é uma hérnia de disco, consulte um especialista.

Como a ciática é muito individualizada, as posturas que aliviam a dor de uma mulher podem agravar a dor de outras. As posturas apresentadas neste capítulo aliviam a pressão, mas Patricia recomenda que você procure um professor de yoga terapêutica se a dor persistir.

Dor Sacro-Ilíaca Uma queixa comum entre as mulheres, a dor sacroilíaca (SI) é causada por uma torção ou rotação na pélvis ou por um trauma na articulação dos quadris ou na região lombar da coluna. As bailarinas são fortes candidatas a lesões de *stress* rotacional na articulação SI. As mulheres grávidas também se queixam de problemas nessa articulação, pois ficam com os ligamentos mais frouxos causados pela ação do hormônio relaxina. As articulações SI — os pontos em que o sacro encontra os ossos íleos da pélvis — são duas saliências ósseas logo abaixo da cintura, uma de cada lado da coluna. Uma dor persistente, logo acima das nádegas, junto à coluna, indica possíveis problemas sacro-ilíacos. Uma das articulações fica mais proeminente e mais dolorida, indicando para que lado a pélvis está torcida. A dor, que raramente é aguda, pode também aparecer na virilha, nos tendões das pernas e até mesmo nos músculos abdominais, tornando difícil o diagnóstico. Infelizmente, é impossível criar uma seqüência de yoga que funcione para todos os casos de dor SI porque essa dor é muito individualizada.

Kathryn Arnold, editora do *Yoga Journal*, acha que parte de seus problemas sacro-ilíacos se devem à natureza sedentária do seu trabalho. Ela acha que o tempo que passa sentada contrai demais as nádegas (gluteus maximus) e desgasta os músculos da base das costas. Ao mesmo tempo, ela pouco usa os músculos abdominais e adutores (músculos da parte interna das coxas), o que os enfraquece. A exemplo de muitas mulheres, Kathryn sente que as posturas em pé pioram a dor SI porque, como são difíceis para ela, fazem com que contraia e aperte os músculos que deveria relaxar. Ela consegue alguns resultados (e muitos benefícios) fazendo posturas em pé com apoio na parede, porque o apoio lhe dá a segurança que precisa para soltar os músculos das costas e das pernas.

Ao contrário da sabedoria terapêutica convencional, as posições sentadas com torções e flexões para a frente aliviam a dor de Kathryn. Ela explica: "Tenho mais mobilidade quando estou no chão e consigo soltar as costas e usar os abdominais". Mas, segundo ela, quem tem dor SI deve trabalhar individualmente com um especialista em yoga, já que as posturas que funcionam para outras pessoas nem sempre funcionam para ela, e as que lhe dão mais mobilidade podem agravar os problemas de outra pessoa.

Cabeça Caída para a Frente A cabeça caída para a frente é uma característica típica de mulheres deprimidas que têm uma imagem negativa de si mesmas ou que sofrem de depressão, assim como de usuárias de computador e de viciadas em sofá. As mães que amamentam também sofrem os efeitos dessa postura, assim como as que carregam o porta-bebê nas costas. E não pense que esse problema de postura afeta apenas os músculos da parte superior das costas e do pescoço, pois ele afeta o corpo inteiro. Lembre-se de que para se flexionar, torcer e girar, a coluna tem que estar alinhada. As vértebras têm que se sobrepor corretamente, seus segmentos lombar, torácico e cervical da coluna têm que manter suas curvaturas, e os músculos de sustentação têm que ter a oportunidade de relaxar completamente. Se você anda, fica em pé ou sentada com a cabeça caída para a frente, muitas coisas acontecem. Os músculos da parte superior das costas e do pescoço se contraem na tentativa de manter a cabeça levantada. Quando se torna crônica, essa contração acarreta dores de cabeça por tensão e até mesmo artrite nessa região. Depois de algum tempo, esses mesmos músculos ficam por demais alongados e cansados de tanto trabalho, o que prejudica os discos intervertebrais do pescoço. Quando a cabeça sai do alinhamento, a curvatura cervical diminui, a curvatura torácica se acentua e a curvatura lombar se achata. Uma curvatura torácica acentuada compromete a sua capacidade de torcer e girar a parte superior das costas, pressionando indevidamente a região lombar da coluna para realizar essas funções.

Como se isso não bastasse, essa posição da cabeça impede que outras partes do corpo realizem suas funções. As escápulas saem de alinhamento, causando inflamação nos tecidos à sua volta. A clavícula avança para a frente, o peito afunda e os pulmões — sem espaço para funcionar — pressionam o diafragma, forçando-o contra a parede abdominal. Os músculos abdominais enfraquecem e isso, por sua vez, causa outros problemas na região lombar da coluna. E tudo isso porque você vive com a cabeça caída para a frente.

Há posturas de yoga que minimizam esse problema, como as posturas em pé, que corrigem a postura, posturas que abrem o peito e os ombros, flexões para trás e inversões. A seqüência para as costas no final do capítulo é excelente para cuidar de problemas associados a essa posição incorreta da cabeça, especialmente se já vem acompanhada de dor. Qualquer postura indicada para casos de cifose é indicada também para resolver problemas causados pela inclinação da cabeça. Uma prática diária de posturas (ver Seqüência Básica da Mulher e Seqüência Energizante da Mulher) que flexionem, alonguem e girem a coluna é ideal para prevenir esse problema.

Dor nas Costas na Menstruação

A dor nas costas também pode ser causada pelos hormônios. Para algumas mulheres, a dor na base das costas faz parte da TPM. Embora ninguém saiba ao certo, muitos médicos acham que essa dor está relacionada ao hormônio prostaglandina $F_2\alpha$, liberado logo depois da ovulação.

Outras mulheres sentem uma dor abafada nos primeiros dias do período menstrual, que pode ser causada pelas mudanças hormonais que ocorrem no início do sangramento. Segundo Judith Hanson Lasater, autora de *Relax and Renew: Restful Yoga for Stressful Times*, os ligamentos da articulação sacro-ilíaca ficam alongados e instáveis demais durante esse período, favorecendo a dor e os traumas. A endometriose (quando partes do revestimento uterino se alojam fora do útero) também provoca dor nas costas quando o revestimento uterino se prende à parte de trás da parede da pélvis. Procure, nas seqüências apresentadas no Capítulo 5, as posturas que aliviam cólicas e dores nas costas.

Mulheres grávidas e em fase de amamentação também se queixam de dores crônicas nas costas. Os hormônios que deixam instáveis as articulações e os ligamentos são parte do problema, mas o peso do bebê no útero pode exercer uma pressão desconfortável no nervo ciático ou na base pélvica. Muitas das posturas apresentadas neste capítulo são indicadas para mulheres grávidas, mas não faça posturas supinas (deitada de costas) depois do segundo mês. O Capítulo 7 também traz alternativas úteis, além de uma seqüência para o pós-parto, que pode ajudar as mães novatas.

Escoliose

ESCOLIOSE

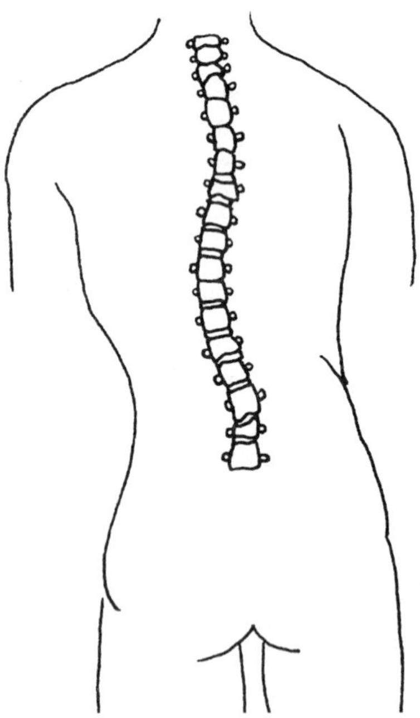

A escoliose é sete vezes mais comum nas mulheres do que nos homens. Pesquisadores descobriram que há três períodos na vida de uma mulher em que a escoliose pode piorar: puberdade, gravidez e climatério (épocas em que os hormônios flutuam drasticamente). Muitas vezes, essas flutuações fazem com que as articulações fiquem mais soltas e os ossos menos estáveis.

Lembre-se de que a coluna tem que manter suas curvaturas naturais para que o alinhamento seja correto. Essas curvaturas ficam todas na mesma linha, que começa no pescoço e termina no cóccix. Mas a escoliose é caracterizada por uma curvatura anormal para os lados da coluna. Em algumas mulheres, essa curvatura provoca muita dor; outras não sentem quase nada; outras sentem dificuldade para respirar. O tipo mais sério de escoliose é a estrutural, ou escoliose verdadeira, em que os ossos e os músculos têm um desenvolvimento anormal. Elise Miller, uma professora de yoga especializada em tratamentos para escoliose, diz que a verdadeira escoliose se deve a traumas do nascimento, predisposição congênita ou doença. É claro que muitos casos de escoliose são idiopáticos, ou seja, ninguém sabe o que os causou. Embora nada consiga reverter a escoliose estrutural, muitas vezes a yoga diminui sensivelmente a curvatura. A de Elise passou de uma curvatura de 49 graus, que exigia uma cirurgia, para uma de 32 graus, com a qual ela consegue conviver. É uma escoliose idiopática que começou na adolescência, depois de um período de crescimento acelerado, sem ninguém saber por quê.

A escoliose funcional se desenvolve por várias razões. Uma perna pode ser mais curta do que a outra, o que faz com que a pélvis fique caída para um lado. Neste caso, para compensar, a coluna se curva na direção contrária. Essa discrepância no comprimento das pernas, por sua vez, pode ser estrutural ou funcional. As discrepâncias funcionais vêm de problemas posturais — um pé é mais chato ou mais voltado para dentro do que o outro, uma das articulações dos quadris é um pouquinho virada para dentro ou um dos joelhos é estendido demais. Minha filha Sarah, que tem escoliose funcional desde os seis anos, tem espasmos intensos no lado das costas que é mais contraído. Eles passam quando os músculos se acalmam.

As costas de quem tem escoliose estrutural ou funcional parecem estar inclinadas para o lado. De um lado da coluna escoliótica, os músculos paraespinhais são superalongados e fracos, formando uma elevação convexa; no outro lado (côncavo), os músculos são contraídos e usados em excesso, criando uma área afundada. Você pode descobrir se a sua escoliose é estrutural ou funcional flexionando o corpo. Quando a curvatura para o lado desaparece, ela é provavelmente funcional, causada por mau alinhamento das vértebras, maus hábitos de postura ou por músculos que repuxam a coluna.

Segundo Elise Miller, há dois tipos de curvatura: a curvatura-S e a curvatura-C. A *S* é composta de uma curvatura maior para um lado (para a direita, em 90% dos casos) e de uma curvatura menor para o outro, que compensa a primeira. Na escoliose torácica, por exemplo, a curvatura maior fica na região torácica e a menor na lombar. Uma curvatura-C começa na parte inferior da área torácica e continua até a região lombar. A maior parte das curvaturas escolióticas têm também um elemento de rotação.

Yoga para Escoliose As posturas que alongam e fortalecem os músculos paraespinhais são as melhores. A regra prática, diz Elise, é alongar os músculos para diminuir a curvatura, fortalecê-los para manter o alongamento, reverter a rotação da coluna e realinhar a postura. Estabilizar e fortalecer a postura é essencial. A respiração da yoga é indicada porque fortalece os pulmões — em geral, quem tem escoliose tem um dos pulmões menos desenvolvido — e leva a atenção para as costas.

A seqüência para as costas, apresentada no final deste capítulo, é muito eficaz, especialmente as posturas em pé, como a Postura do Triângulo Estendido (Utthita Trikonasana), feita contra a parede. Muitas mulheres com escoliose recomendam qualquer variação da Postura do Cachorro Olhando para Baixo (Adho Mukha Svanasana). Elise Miller ensina às suas alunas uma variação dessa postura usando uma cadeira e também uma versão com apoio da Postura com a Cabeça no Joelho (Janu Sirsasana) e versões feitas com a ajuda de uma cadeira da Postura Sentada com Torção Simples (Bharadvajasana) e da Parada de Ombros (Sarvangasana).

Ao fazer essas posturas, você pode ter sensações diferentes em cada um dos lados, especialmente se a sua rotina incluir torções. Mesmo sendo mais fácil torcer o corpo para um lado do que para o outro, pratique sempre a postura dos dois lados. Elise Miller explica que torcer para um lado reverte a rotação da coluna e torcer para o outro a realinha. No início, é provável que você ache muito mais fácil torcer a coluna para um lado do que para o outro; seja paciente consigo mesma e continue a trabalhar os dois lados para ter um bom resultado.

ARTRITE

A artrite, uma doença degenerativa ou inflamatória da coluna, aparece em duas variedades: artrite reumatóide e osteoartrite. A artrite reumatóide é, na verdade, um distúrbio do sistema imunológico, que faz com que o corpo se volte contra si mesmo e destrua o revestimento das articulações, como se ele fosse um invasor estranho. Quando acontece na coluna, esse distúrbio é chamado de ancilose espondilite. Essa doença enrijece progressivamente a coluna e provoca dor e perda de mobilidade, primeiro no centro do corpo e depois nas extremidades.

Segundo o dr. James Gordon, diretor do Centro de Medicina Mente-Corpo de Washington, a yoga é o tratamento do momento para artrite reumatóide. A razão? Ele acredita que a yoga oferece "todos os benefícios dos exercícios que trabalham todas as possibilidades do movimento. Ela restaura a flexibilidade, melhora a circulação nas articulações, que passam a receber mais nutrientes e mais oxigênio, e facilita a liberação de endorfinas, os analgésicos naturais do corpo". A yoga alivia também a tensão e o *stress* da mente e do corpo. Como já foi mencionado, a tensão muscular crônica gera mais dor, que causa mais tensão muscular. A yoga, observa o dr. Gordon, rompe esse círculo vicioso, pois relaxa e espaça a dor.

A osteoartrite é caracterizada pela degeneração das articulações. Alguns médicos acreditam que ela é um efeito colateral inevitável da idade; outros especialistas culpam os defeitos de postura e de alinhamento do corpo; outros acham que ela surge quando as articulações são solicitadas em excesso — é o caso da lordose, da cifose e do hábito de deixar a cabeça caída para a frente.

A História de Pam

Pam é, literalmente, um testemunho vivo do que a yoga pode fazer. Aos 26 anos, ela recebeu um diagnóstico de ancilose espondilite, uma forma degenerativa da artrite. Depois de experimentar vários medicamentos diferentes, o médico optou por um poderoso antiinflamatório, além de aconselhar a prática de exercícios moderados. Para ela, cada dia era um desafio. Ficou grávida três vezes e cada gravidez foi um pesadelo. Depois de algum tempo, não conseguia mais andar, vivia se arrastando pela casa e, em público, usava duas bengalas. Durante anos ela nadou na ACM. Em casa, ela pedalava milhares de quilômetros na bicicleta ergométrica. Mas mesmo assim não conseguia tocar os dedos dos pés: as mãos não passavam dos joelhos. Mas, com os exercícios, ela reduziu o processo de enrijecimento, perdendo apenas alguns milímetros de movimento a cada ano.

Aos 42 anos, ela começou a fazer massagens e Reiki, tratamentos que lhe aliviaram bastante a dor. Então começou a fazer yoga — do tipo lento e suave — com mulheres de setenta ou oitenta anos que eram bem mais flexíveis do que ela. "A professora mandava fazer flexões para a frente," conta Pam, "mas eu não conseguia tocar os dedos dos pés. Fazíamos a Postura do Cachorro Olhando para Baixo e eu ficava com as costas curvadas e os calcanhares a metros do chão." As outras alunas faziam flexões e torções conforme as instruções da professora, mas os braços de Pam tinham pouco alcance, a respiração era rasa, os quadris doloridos. Além de perder a mobilidade da coluna, ao longo dos anos ela perdeu a mobilidade da caixa torácica, o que lhe restringiu a respiração. "Minha professora dizia para não desistir porque, dentro de dez anos, eu seria mais flexível. Mas eu não acreditava nela." No entanto, depois de dez semanas, Pam começou a se achar mais flexível. O médico não notou nenhuma diferença mensurável, mas ela estava determinada a continuar.

Agora, depois de três anos, cada aula é uma festa para Pam. Ela consegue fazer flexões para a frente e respirar fundo sem sentir dor. A yoga não curou a artrite, mas ela toma apenas um quarto dos remédios que tomava quando começou. As dores são menos freqüentes: ela chega a passar dias sem sentir nada.

Alívio Natural

Seguem-se algumas indicações para casos de artrite inflamatória.

- Antiinflamatórios como o gengibre e a cúrcuma (encontrada no açafrão) podem diminuir o inchaço e favorecer a mobilidade.

Corte uma fatia de gengibre fresco, deixe-o mergulhado em água recém-fervida por cinco a dez minutos e beba antes de dormir. Consuma açafrão como tempero ou em cápsulas de 400 gramas (encontradas em lojas de produtos naturais) para aumentar a mobilidade e reduzir a rigidez e o inchaço. Segundo o dr. James Duke, conhecido herborista e botânico, que fez parte do Departamento de Agricultura dos Estados Unidos, a cúrcuma, como a capsaicina, esgota a substância P dos nervos, responsável pelos sinais de dor enviados ao cérebro.

- Ponha compressas frias nas áreas afetadas para reduzir a inflamação.
- Logo de manhã, tome um banho de chuveiro morno para aumentar a circulação.
- Aumente a ingestão diária de ômega-3, em forma de óleo ou comendo pelo menos uma porção de peixe por dia. Segundo C. Leigh Broadhurst, pesquisador convidado do Departamento de Agricultura, pacientes que tomavam 6 mg de óleo de peixe por dia melhoraram sensivelmente. Mas o dr. Broadhurst diz que é preciso tomar óleo de peixe por alguns meses antes que os primeiros resultados apareçam.
- Aumente a ingestão de cálcio, selênio e de vitaminas C, E e A, que são antioxidantes. Os antioxidantes neutralizam os radicais livres que pioram a inflamação.
- Preste atenção na dieta. Algumas pessoas percebem uma piora nos sintomas quando comem tomate, batata ou berinjela. Outras são sensíveis à cafeína, ao açúcar branco, ao álcool ou a produtos animais.
- Pratique yoga mesmo nos dias de muita dor. A yoga mantém a mobilidade das articulações e alivia o inchaço. Para quem sofre de artrite reumatóide, é melhor praticar yoga no final da tarde ou no começo da noite do que praticar de manhã, quando os músculos estão mais rígidos.

Patricia Diz

Se você tem algum tipo de artrite, a yoga pode ajudá-la. Pensar em praticar yoga pode deixá-la constrangida, já que está dolorida e rígida. Por isso, é melhor trabalhar com um professor com experiência em yoga terapêutica. É importante aumentar o espaço entre as articulações, trabalhá-las com extensões e flexões e fortalecer os ligamentos e tecidos à volta delas. Faça posturas que estimulem o movimento nas articulações. Não fique muito tempo em uma só postura e mantenha as articulações em movimento. Por exemplo: se você fizer a Postura Reclinada com o Dedão do Pé I (Supta Padangusthasana I), da seqüência deste capítulo, não segure a perna para cima em posição fixa. Movimente-a suavemente para a frente e para trás. Escolha posturas que solicitem todas as possibilidades de movimento da coluna — muito devagar no início — para melhorar a circulação do sangue e ganhar mobilidade.

COMO A YOGA PODE AJUDAR

As costas só são saudáveis quando tudo trabalha junto: quando os músculos paraespinhais, flexores, extensores e rotatórios estão equilibrados; quando a curvatura natural da coluna é mantida; quando os estados mentais e emocionais contribuem para que o corpo seja forte, bonito e flexível. A yoga traz o apoio fisiológico e psicológico que você precisa para desenvolver uma postura saudável, uma auto-imagem capaz e um estado mental equilibrado.

Alívio Físico

Os benefícios da yoga vão muito além de receitas para controlar a dor, mas quando alguma coisa dói, o que você mais quer é que a dor passe, e as posturas da yoga podem ajudá-la nesse sentido. Para fortalecer as costas, Elise Miller recomenda posturas que estabilizem áreas flexíveis demais e solicitem o movimento das áreas rígidas e pouco flexíveis. Tanto Patricia quanto Elise recomendam que você faça, todos os dias, uma seqüência harmoniosa de yoga, que solicite todas as possibilidades de movimento das costas.

Você não é obrigada a fazer toda a seqüência para as costas que apresentamos aqui. Algumas mulheres encontram alívio nas posturas em pé que, no entanto, agravam a dor de outras mulheres, que preferem ficar deitadas de costas. Outras melhoram quando fazem torções, em pé ou sentadas. Escolha as posturas que lhe fazem bem, sem se preocupar em seguir uma determinada seqüência.

Alívio Emocional

Como já foi mencionado, a sua postura e as suas emoções se influenciam mutuamente. Trazendo equilíbrio, flexibilidade e alinhamento aos músculos e ossos, a yoga traz as mesmas qualidades à mente. Um corpo mais flexível leva a mente a ser mais flexível e vice-versa. Um corpo mais forte restaura aquela fonte interior de força que você pensou que tinha perdido.

Consciência Corpo-Mente

Preste atenção nas sensações do corpo durante as seqüências diárias, porque assim vai ter uma percepção incomparável de suas necessidades físicas e emocionais. A yoga vai muito além do exercício físico, fazendo com que a mente e o espírito participem do processo de recuperação. Ela usa a respiração para trazer uma consciência interior aos movimentos, permitindo que você perceba não apenas a fonte da dor, mas as suas ligações com os sentimentos e as expectativas. Com mais consciência do corpo, você vai perceber quais são os hábitos, movimentos e atitudes que aumentam a dor e quais são os que a aliviam. Não é só na esteira de yoga que isso é possível, mas no mundo de todo o dia. Pense na esteira como um espaço de treino, um laboratório para criar ações saudáveis. Aprendendo a estar presente em cada postura e a passar de uma para a outra, você vai começar a descobrir o que lhe faz bem e o que não faz, podendo, então, aplicar esse conhecimento para se mexer, ou para ficar em pé ou sentada, corretamente.

Patricia Diz

A ênfase da sociedade ocidental na magreza das mulheres deixou sua marca em nossas costas e em nossa psique. Quem vive preocupada com os seios, por exemplo, tende a andar com a cabeça para a frente, os ombros caídos e as costas encurvadas. Quem tem a barriga proeminente, costuma forçá-la para dentro ao andar, achatando a base das costas e prejudicando a circulação para os órgãos abdominais e pélvicos. A yoga não cuida apenas dos problemas físicos que você desenvolveu — como a cifose — mas a ajuda a ficar de bem consigo mesma, do jeito que é.

UMA SEQÜÊNCIA PARA DOR NAS COSTAS EM GERAL

1. Postura Sentada com Torção Simples (Bharadvajasana)
2. Postura em Pé com Torção Espinhal (Utthita Marichyasana)
3. Postura em Pé com o Dedão do Pé I (Utthita Hasta Padangusthasana I)
4. Postura em Pé com o Dedão do Pé II (Utthita Hasta Padangusthasana II)
5. Postura do Triângulo Estendido (Utthita Trikonasana)
6. Postura do Cachorro Olhando para Cima (Urdhva Mukha Svanasana)
7. Postura Reclinada com o Joelho no Peito (Eka Pada Supta Pavanmuktasana)
8. Postura Reclinada com o Dedão do Pé I (Supta Padangusthasana I)
9. Alongamento da Perna com o Rosto para Cima (Urdhva Prasarita Padasana)
10. Postura com o Estômago Torcido (Jathara Parivartanasana)
11. Postura do Cadáver (Savasana)

POSTURAS ADICIONAIS — PARA CIFOSE

Postura em Giro e em Triângulo (Parivrtta Trikonasana)
Postura do Herói com Braços em Cara-de-Vaca (Virasana com Braços Gomukhasana)

POSTURAS ADICIONAIS — ESCOLIOSE

Postura do Cachorro Olhando para Baixo (Adho Mukha Svanasana)
Postura com a Cabeça no Joelho (Janu Sirasana)
Parada de Ombros (Sarvangasana)

Lembre-se: faça apenas as posturas que aumentam o seu bem-estar e evite as que têm efeito contrário. Seu tipo particular de dor pode responder melhor a posturas em pé, enquanto outras mulheres precisam de posturas supinas. Trabalhar com um professor especializado em yoga terapêutica, ou específica para as costas, é especialmente importante para quem sofre de dor sacro-ilíaca, ciática, artrite reumatóide ou osteoartrite.

1. POSTURA SENTADA COM TORÇÃO SIMPLES† (Bharadvajasana) Sente-se de lado (para a direita) numa cadeira, com os pés no chão, alinhados aos quadris. Alongue o torso para cima, conduzindo o alongamento com o topo da cabeça. Respire uma ou duas vezes nessa posição. Inspire mais uma vez e, ao expirar, gire o torso para a direita (em direção ao encosto da cadeira), iniciando o movimento no fundo da barriga e não na cabeça ou nos ombros. Fique nesta postura de 20 a 30 segundos. Mude de lado, agora com o encosto da cadeira à sua esquerda, e repita do lado esquerdo.

EFEITOS Esta postura ajuda a liberar a tensão e a dor na base das costas, no pescoço e nos ombros.

†CUIDADO Se você sofre de dor sacro-ilíaca, solte a pélvis sempre que fizer uma torção. Não pratique torções se estiver com diarréia.

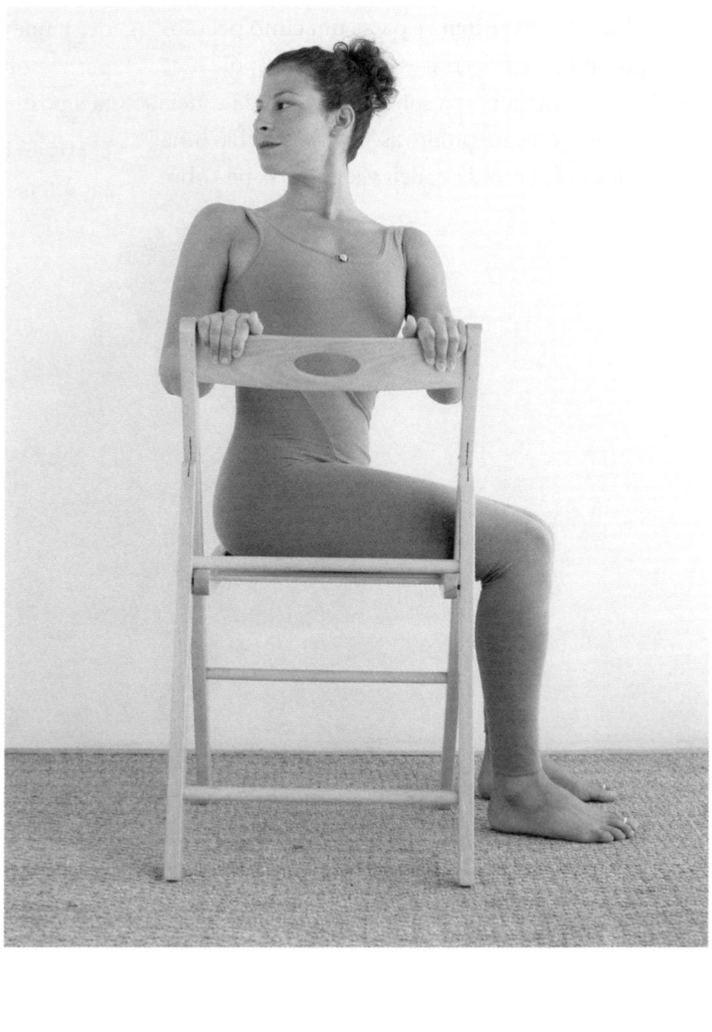

2. POSTURA EM PÉ COM TORÇÃO ESPINHAL (Utthita Marichyasana) Ponha uma cadeira com as pernas de trás encostadas na parede. Ponha um bloco sobre a cadeira, na borda do assento que estiver mais perto da parede. (Se o assento da cadeira for muito liso, ponha uma proteção antiderrapante sob o bloco.) Fique em pé, voltada para a cadeira, com o lado direito do corpo junto à parede. Mantendo firme a perna esquerda, ponha o pé direito sobre o bloco e a mão esquerda sobre o joelho direito. Um bloco sob o calcanhar esquerdo aumenta a rotação da pélvis. Inspire e alongue-se para cima, expire e vire o torso (coluna e pélvis juntos) em direção à parede e apóie as mãos nela. Continue a respirar nesta posição por 30 a 60 segundos, alongando a cada inspiração e virando o torso um pouco mais a cada expiração. (Se você sofre de dor aguda nas costas, é melhor ficar menos tempo na posição e repeti-la várias vezes.) Saia da postura, vá para o outro lado da cadeira e repita do lado esquerdo. Repita esta postura duas vezes de cada lado.

EFEITOS Esta postura alivia a tensão e a rigidez dos ombros, do pescoço e da parte superior das costas. Ela diminui também a dor ciática, na base das costas, nos quadris e articulações sacro-ilíacas.

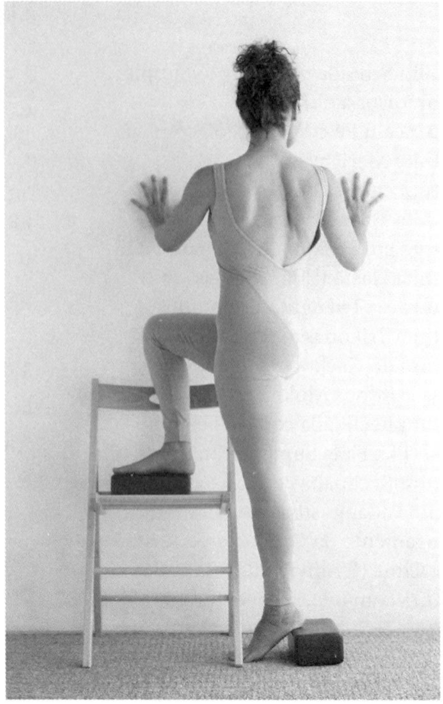

3. POSTURA EM PÉ COM O DEDÃO DO PÉ I (Utthita Hasta Padangusthasana I) Ponha uma cadeira com as pernas de trás encostadas na parede. Fique em pé, voltada para a cadeira. Flexione a perna direita e passe um cinto pela sola do pé. Segurando o cinto com as duas mãos, apóie o pé direito na parede, com a perna sobre o encosto da cadeira. (Se achar que está forçando as costas, ponha uma almofada sobre o assento da cadeira e apóie o pé sobre ela.) Endireite as pernas e alongue-se para cima através do torso. O joelho direito e o dedão do pé direito devem ficar voltados para o teto; empurre o calcanhar contra a parede. Fique nesta postura de 30 a 60 segundos. Flexione a perna, solte o cinto e fique em pé, com os pés juntos. Repita a postura com a outra perna.

EFEITOS Esta postura diminui a rigidez nos quadris e alivia a tensão na parte de trás das pernas.

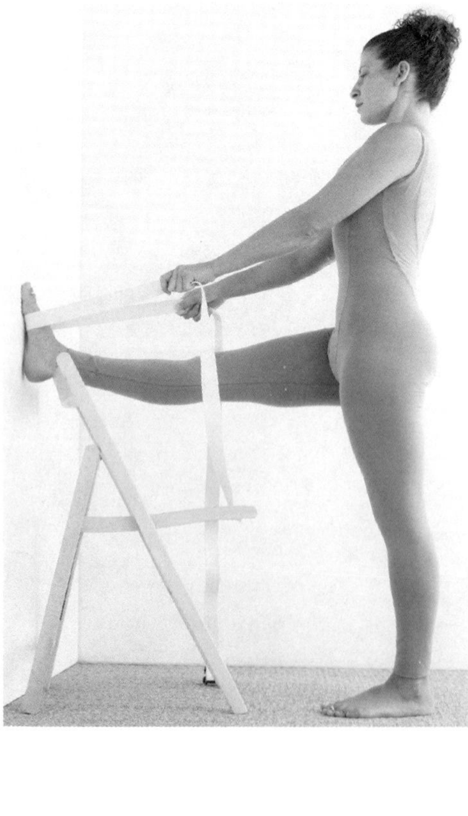

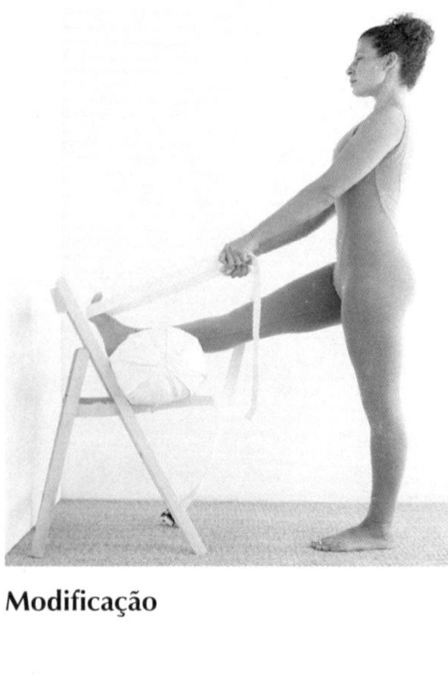

Modificação

4. POSTURA EM PÉ COM O DEDÃO DO PÉ II (Utthita Hasta Padangusthasana II) Ponha uma cadeira com o encosto junto à parede. Fique em pé, com a cadeira à sua direita. Flexione a perna direita e passe um cinto pela sola do pé. Expirando, ponha o pé direito na parede, com a perna apoiada no encosto da cadeira, segurando o cinto com a mão direita. (Caso sinta que está forçando as costas ou os tendões da perna, apóie o pé sobre uma almofada posta sobre o assento da cadeira.) Endireite as pernas e alongue-se para cima através do torso. O joelho e o dedão do pé direito devem ficar voltados para o teto; empurre o calcanhar contra a parede. Mantenha essa postura de 30 a 60 segundos, com os pés juntos. Repita a postura com a outra perna.

EFEITOS Esta postura é boa para aliviar a rigidez dos quadris e a tensão na parte de trás das pernas.

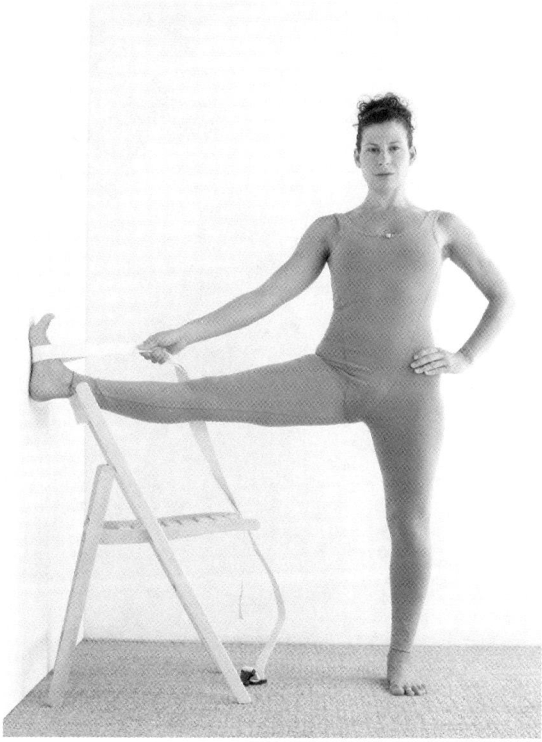

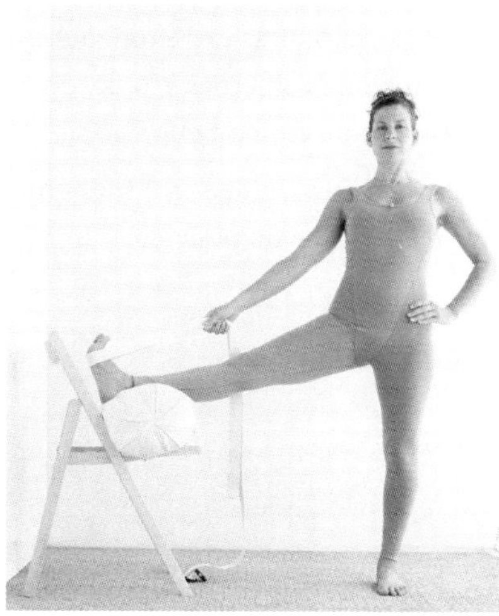

Modificação

5. POSTURA DO TRIÂNGULO ESTENDIDO (Utthita Trikonasana) Fique em pé, a uns 10 centímetros da parede, mantendo entre os pés uma distância mais ou menos de 1 metro. Ponha um bloco em pé contra a parede, atrás do pé esquerdo. Gire o pé esquerdo 90 graus para fora e o pé direito ligeiramente para dentro; para ter mais estabilidade, apóie o pé direito contra a outra parede. Erga os braços para os lados, em linha com os ombros. Mantenha as pernas firmes. Inspire, alongue-se para cima através do torso e, ao expirar, flexione o tronco para a esquerda, apoiando a palma da mão esquerda sobre o bloco. Alongue o braço direito acima da cabeça e apóie as nádegas e o torso na parede. Vire a cabeça suavemente e olhe para a frente ou para cima, em direção à mão direita. Fique na postura de 30 a 60 segundos. Para sair, flexione os joelhos e pressione o corpo contra a parede para se levantar. Repita a postura do lado direito.

Se esta postura for muito difícil, experimente a versão modificada descrita no Capítulo 14 (p. 355).

EFEITOS Esta postura alivia a rigidez do pescoço, dos ombros e dos joelhos. É excelente também para melhorar a postura.

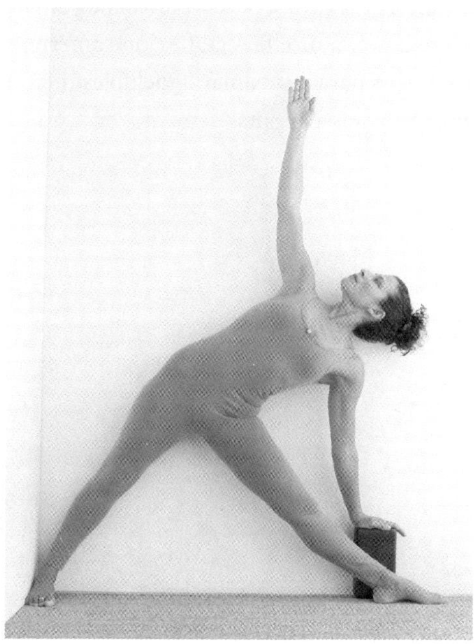

6. POSTURA DO CACHORRO OLHANDO PARA CIMA (Urdhva Mukha Svanasana) Ponha uma cadeira, com a frente do assento encostada na parede. Fique em pé, a uns 30 centímetros do encosto da cadeira (dependendo de sua flexibilidade). Segurando o encosto da cadeira e com as pernas firmes, arqueie-se para a frente e para cima, até ficar nas pontas dos pés, com a parte de cima das coxas em contato com a parte de cima do encosto da cadeira. Pressione o encosto da cadeira para baixo; arqueie-se e erga o esterno e a clavícula. Fique nesta postura de 30 a 60 segundos, respirando regularmente. Volte para a posição em pé. Repita esta postura duas ou três vezes.

NOTA É importante perceber a ação de arquear a coluna e, ao mesmo tempo, afastar as extremidades uma da outra. Para isso, mantenha as pernas e o cóccix firmes enquanto alonga para cima com o peito.

EFEITOS Esta postura alivia a rigidez e a dor dos ombros, da parte superior das costas e do pescoço.

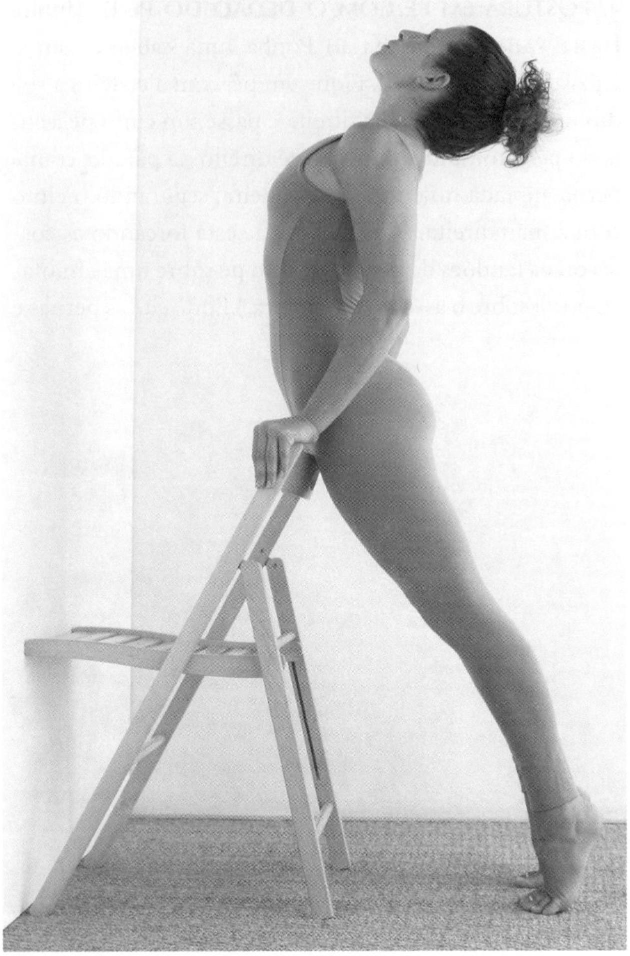

7. POSTURA RECLINADA COM O JOELHO NO PEITO (Eka Pada Supta Pavanmuktasana) Deite-se de costas e pressione os pés na parede, juntando os calcanhares e os dedões. Pressione as coxas para baixo, em direção ao chão. Com a perna direita reta, flexione a perna esquerda e use os braços para aproximar o joelho esquerdo do peito — o máximo possível, mas sem mover a outra perna. Fique nessa posição de 30 a 60 segundos. Solte a perna esquerda e volte à posição inicial, pressionando de novo os pés na parede; inverta as pernas. Repita duas ou três vezes de cada lado.

EFEITOS Esta postura é boa para aliviar a dor e a tensão na base das costas.

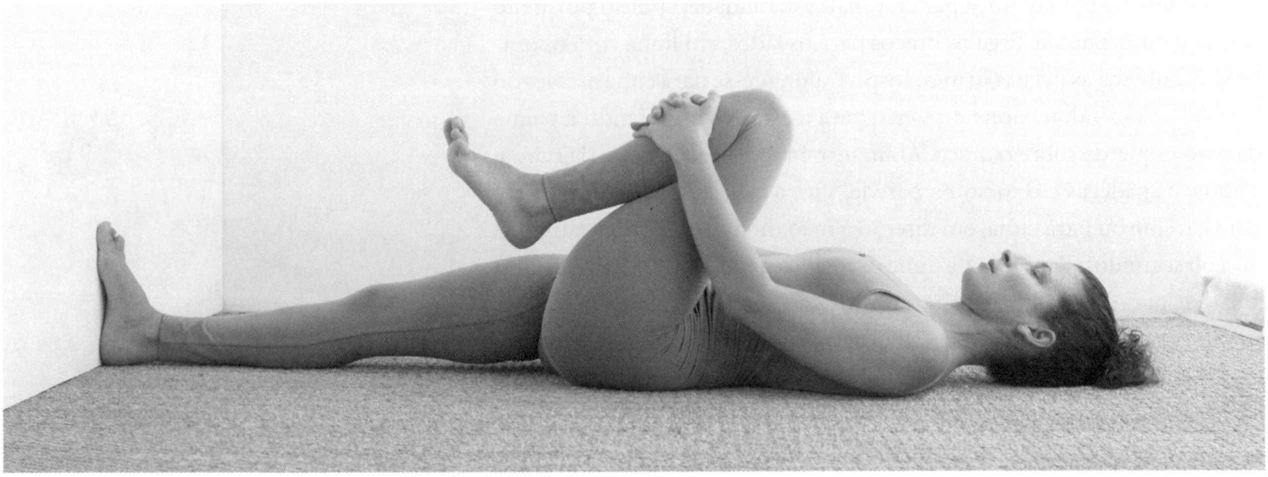

8. POSIÇÃO RECLINADA COM O DEDÃO DO PÉ I (Supta Padangusthasana I) Deite-se de costas e pressione os pés contra a parede, com os dedões e os calcanhares juntos. Passe um cinto longo pela parte de cima da coxa esquerda. Flexione levemente o joelho direito e passe a outra ponta do cinto em volta do pé direito. Levante a perna esquerda, flexione o joelho e passe um segundo cinto, mais curto, em volta do pé esquerdo. Aperte o cinto mais comprido de forma a criar tração na perna e no quadril esquerdos quando você endireitar a perna esquerda. Endireite as duas pernas ao mesmo tempo. Pressione os dois cintos e flexione o pé esquerdo até sentir um bom alongamento na parte de trás da perna. Fique nesta postura de 1 a 2 minutos. Flexione as pernas para soltar os cintos e depois estenda-as à sua frente. Fique deitada, respirando regularmente várias vezes. Repita duas vezes de cada lado.

EFEITOS Esta postura alivia a rigidez na base das costas e ajuda a realinhar a área pélvica. Além disso, ela alonga a parte de trás das pernas, os quadris e as panturrilhas. Ela é boa para quem sofre de dor ciática.

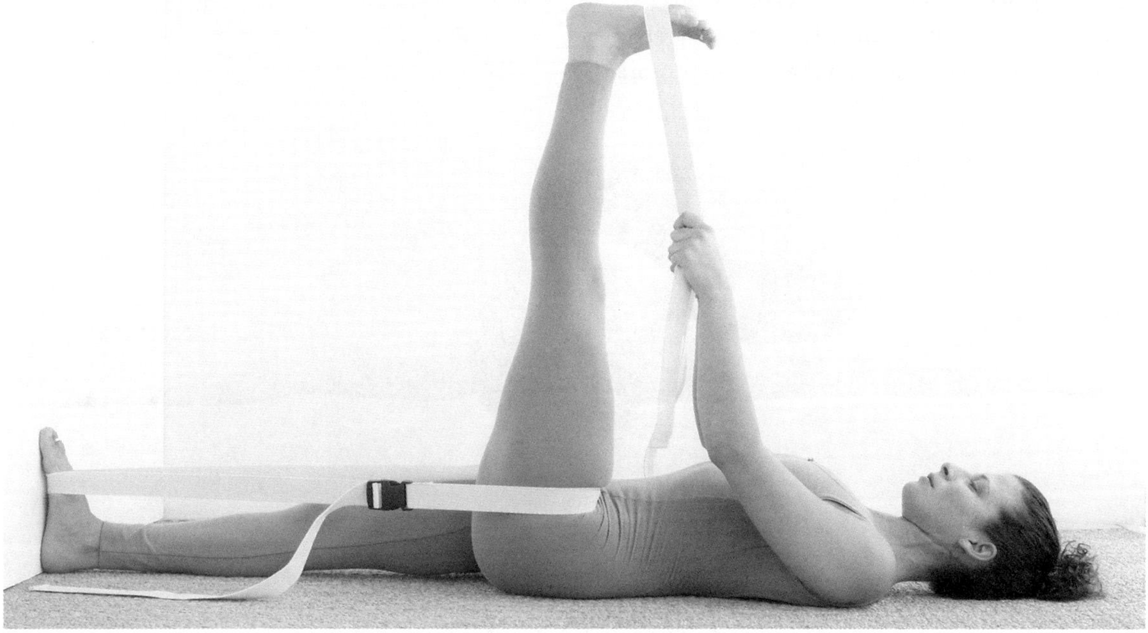

9. ALONGAMENTO DA PERNA COM O ROSTO PARA CIMA (Urdhva Prasarita Padasana) Deite-se de costas e levante as pernas, alongando-as junto à parede. Aproxime as nádegas da parede o máximo possível. Mantenha o sacro no chão e as pernas retas. Alongue os ossos das nádegas em direção à parede e pressione as coxas na parede enquanto alonga os braços acima da cabeça. Depois de alongar durante 30 a 60 segundos, relaxe os braços em posição confortável, feche os olhos e descanse, respirando normalmente. Fique nesta postura por 5 minutos, soltando a base das costas no chão.

EFEITOS Esta postura alivia a rigidez na base das costas e nos tendões das pernas.

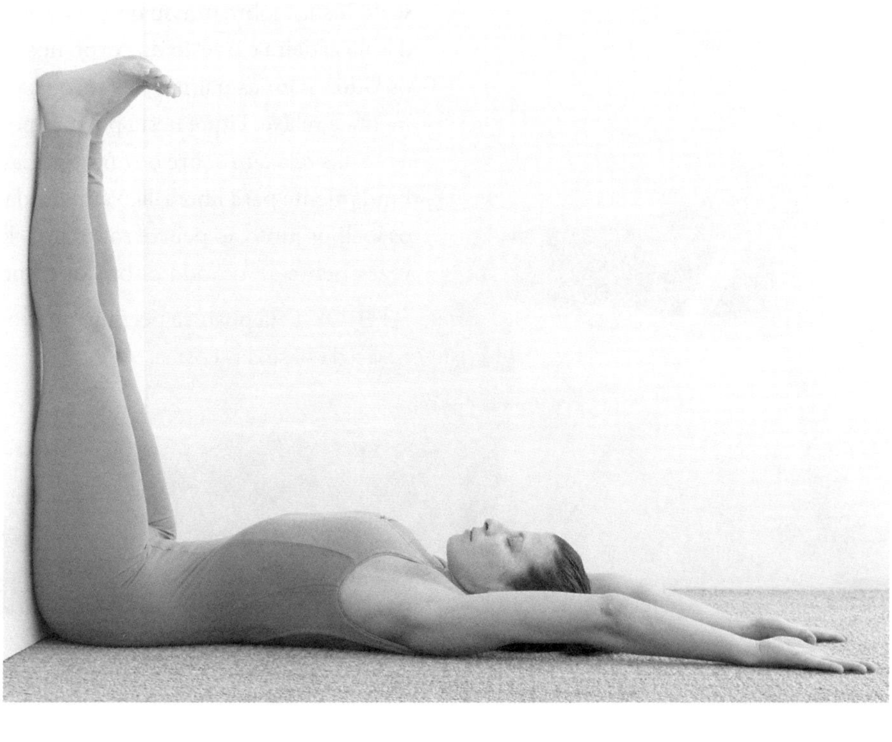

10. POSTURA COM ESTÔMAGO TORCIDO† **(Jathara Parivartanasana)** Deite-se de costas e flexione os joelhos, apoiando as solas dos pés no chão. (Caso sinta dor ou compressão no pescoço, ponha um cobertor ou uma toalha dobrada sob ele.) Com os joelhos juntos, estenda os braços para os lados, com as palmas das mãos para cima. Use os músculos abdominais, pressionando o umbigo contra a coluna. Ao expirar, leve os joelhos para a esquerda o máximo possível, mantendo a escápula direita no chão. Faça uma pausa e, ao inspirar, erga os joelhos para o centro; então, expire suavemente e leve-os para a direita, mantendo a escápula esquerda no chão. Nesta postura, é essencial que você use os músculos abdominais e não apenas a base as costas, ainda mais se tem dor sacro-ilíaca. (Ponha as mãos sob o sacro para aumentar o apoio — às vezes isso ajuda.) Repita várias vezes para aliviar a tensão nos músculos da coluna.

EFEITOS Esta postura ajuda a tonificar os músculos abdominais e fortalece os músculos da base das costas.

†CUIDADO Caso sinta dor ao fazer esta postura, deixe-a de lado.

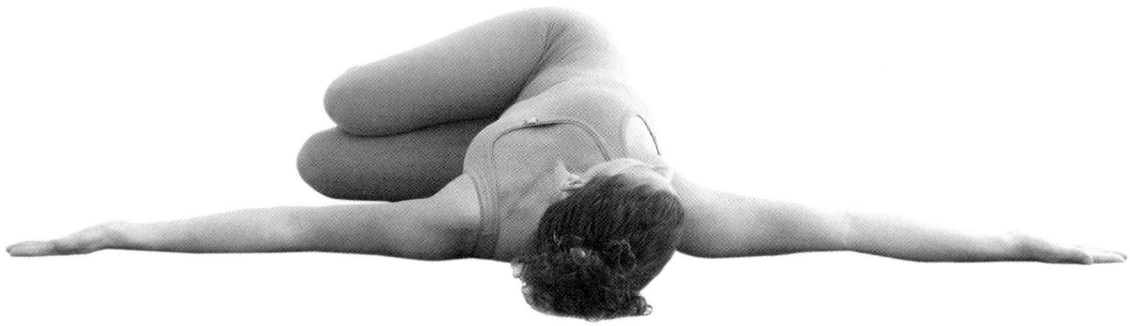

11. POSTURA DO CADÁVER (Savasana) Ponha uma cadeira à sua frente, com um cobertor dobrado sobre o assento, que deve estar voltado para você. Deite-se de costas, sobre um ou dois cobertores dobrados, com as panturrilhas apoiadas na cadeira e o resto do corpo nos cobertores do chão. Relaxe os braços para os lados, com as palmas das mãos para cima. Feche os olhos, respire normalmente e relaxe. Fique nesta postura por 10 minutos, no mínimo, deixando que as costas relaxem sobre o cobertor. Caso sinta alguma tensão, expire mais profundamente para liberá-la. Para sair da postura, abra os olhos devagar, flexione os joelhos junto ao peito e role para o lado. Descanse de lado, respirando várias vezes. Sente-se, usando os braços como apoio para levantar sem esforço.

EFEITOS Esta postura permite que você relaxe completamente ao tirar a pressão da base das costas.

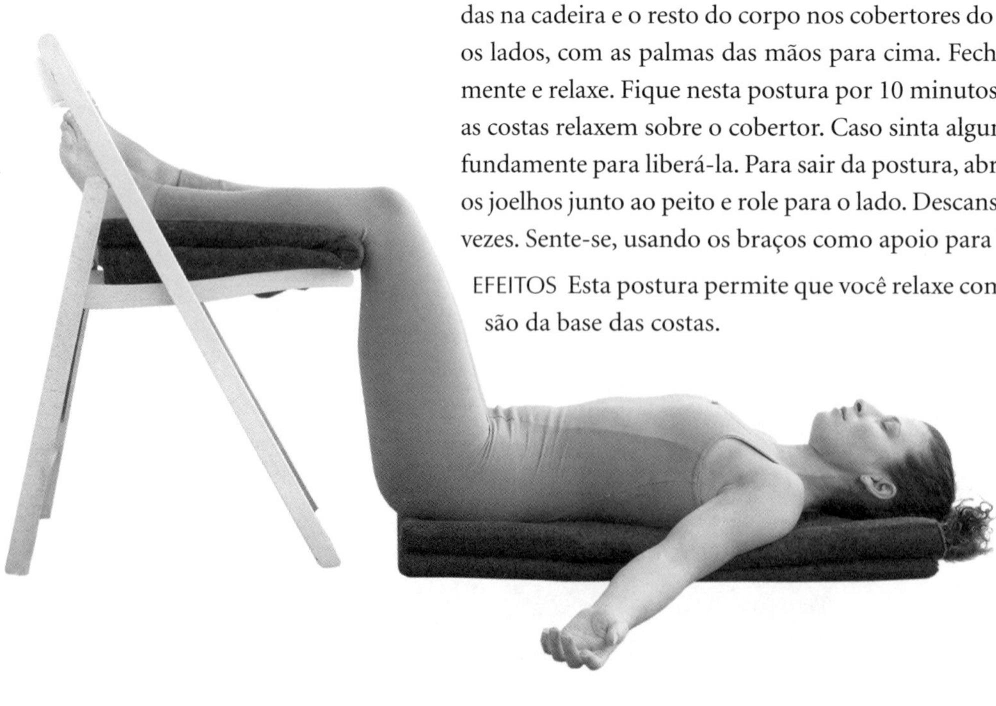

POSTURAS ADICIONAIS — PARA CIFOSE

Postura em Giro e Triângulo (Parivrtta Trikonasana)
Postura do Herói com Braços em Cara-de-Vaca (Virasana com Braços Gomukhasana)

Faça a seqüência para dores nas costas em geral, acrescentando estas posturas depois da Postura do Triângulo Estendido (Utthita Trikonasana).

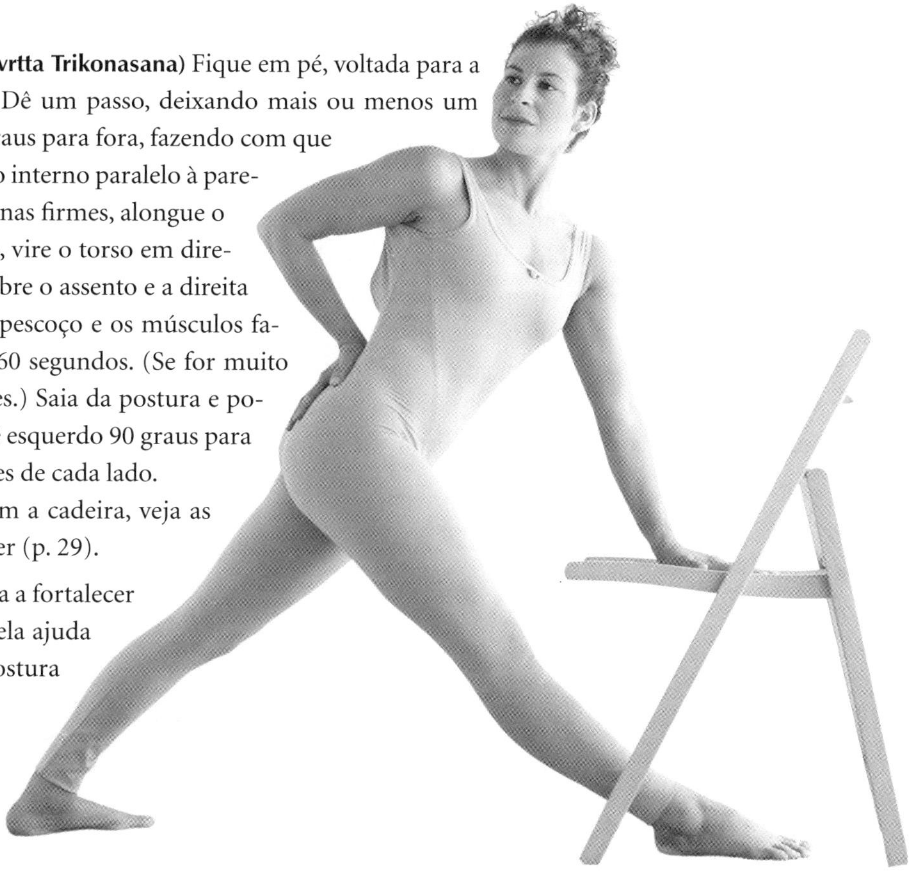

POSTURA EM GIRO E TRIÂNGULO (Parivrtta Trikonasana) Fique em pé, voltada para a parede, com uma cadeira à sua direita. Dê um passo, deixando mais ou menos um metro entre os pés; vire o pé direito 90 graus para fora, fazendo com que fique sob o assento da cadeira, com o lado interno paralelo à parede; e o pé esquerdo 60 graus. Com as pernas firmes, alongue o torso para cima. Durante uma expiração, vire o torso em direção à cadeira e ponha a mão esquerda sobre o assento e a direita na base das costas. Relaxe os ombros, o pescoço e os músculos faciais, respirando normalmente, de 30 a 60 segundos. (Se for muito difícil, entre e saia da postura várias vezes.) Saia da postura e ponha a cadeira do outro lado, virando o pé esquerdo 90 graus para fora e o direito 60 graus. Repita duas vezes de cada lado.

Se for confortável fazer a postura sem a cadeira, veja as instruções na Seqüência Básica da Mulher (p. 29).

EFEITOS Esta postura abre o peito e ajuda a fortalecer a parte superior das costas. Além disso, ela ajuda a corrigir os efeitos da cifose e da má postura da cabeça.

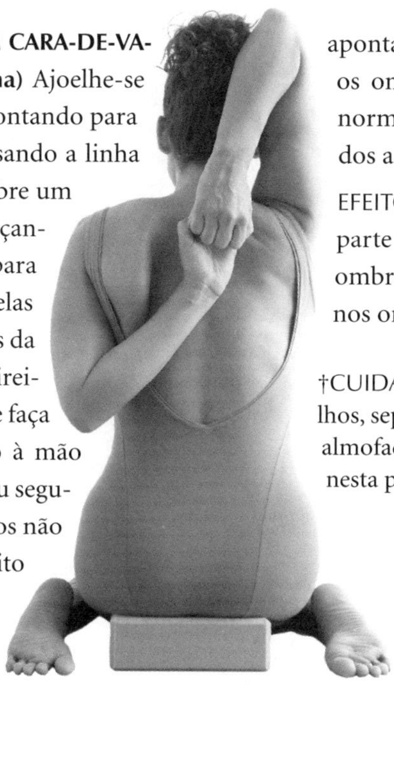

POSTURA DO HERÓI COM BRAÇOS EM CARA-DE-VACA† (Virasana com Braços Gomukhasana) Ajoelhe-se no chão com os joelhos juntos, os pés apontando para trás e as panturrilhas afastadas, ultrapassando a linha dos quadris. Sente-se entre os pés (ou sobre um bloco ou almofada, caso sinta que está forçando os joelhos). Ponha o braço esquerdo para trás e alongue o antebraço, subindo-o pelas costas o máximo que puder, com as costas da mão contra as suas costas. Passe o braço direito sobre a cabeça, flexione-o no cotovelo e faça com que desça pelas costas, em direção à mão esquerda. Entrelace os dedos das mãos (ou segure um cinto na mão direita, caso suas mãos não se encontrem). Mantenha o cotovelo direito apontando para o teto e a cabeça erguida. Role os ombros para trás e abra o peito. Respire normalmente e fique na postura de 30 segundos a 1 minuto. Repita do outro lado.

EFEITOS Esta postura abre o peito, alarga a parte superior das costas e alivia a tensão nos ombros. É muito boa para quem tem artrite nos ombros.

†CUIDADO Caso sinta que está forçando os joelhos, separe-os levemente e sente-se sobre uma almofada ou bloco. Se você é iniciante, não fique nesta postura mais de 1 minuto.

POSTURAS ADICIONAIS — PARA ESCOLIOSE

Postura do Cachorro Olhando para Baixo (Adho Mukha Svanasana)
Postura com a Cabeça no Joelho (Janu Sirasana)
Parada de Ombros (Sarvangasana)

Faça a seqüência para dor nas costas em geral, acrescentando estas três posturas depois da Postura do Triângulo Estendido (Utthita Trikonasana).

POSTURA DO CACHORRO OLHANDO PARA BAIXO (Adho Mukha Svanasana) Ponha uma cadeira com o encosto contra a parede e fique em pé à frente dela, a uma distância de mais ou menos um metro. Inspirando, alongue-se para cima, conduzindo o alongamento com o topo da cabeça; ao expirar, flexione-se para a frente nas articulações dos quadris, apoiando as mãos no assento da cadeira. Afaste os pés para trás, até que fiquem alinhados aos quadris. Expire, pressionando os calcanhares no chão e as mãos na cadeira. Levante levemente as nádegas, endireitando os joelhos e levando as coxas para trás, mas sem arquear a base das costas. Estenda o peito em direção às coxas e alongue a parte de trás do pescoço. Mantenha os cotovelos e os joelhos retos; continue pressionando os calcanhares no chão. Mantenha as nádegas se estendendo para cima. Fique nesta postura de 1 a 2 minutos, respirando profundamente. Se não der para ficar todo esse tempo, saia da postura e repita uma vez.

Se a sua flexibilidade permitir, faça a Postura do Cachorro Olhando para Baixo conforme a descrição da Seqüência Básica da Mulher (p. 35).

EFEITOS Esta postura alonga e fortalece os músculos paraespinhais.

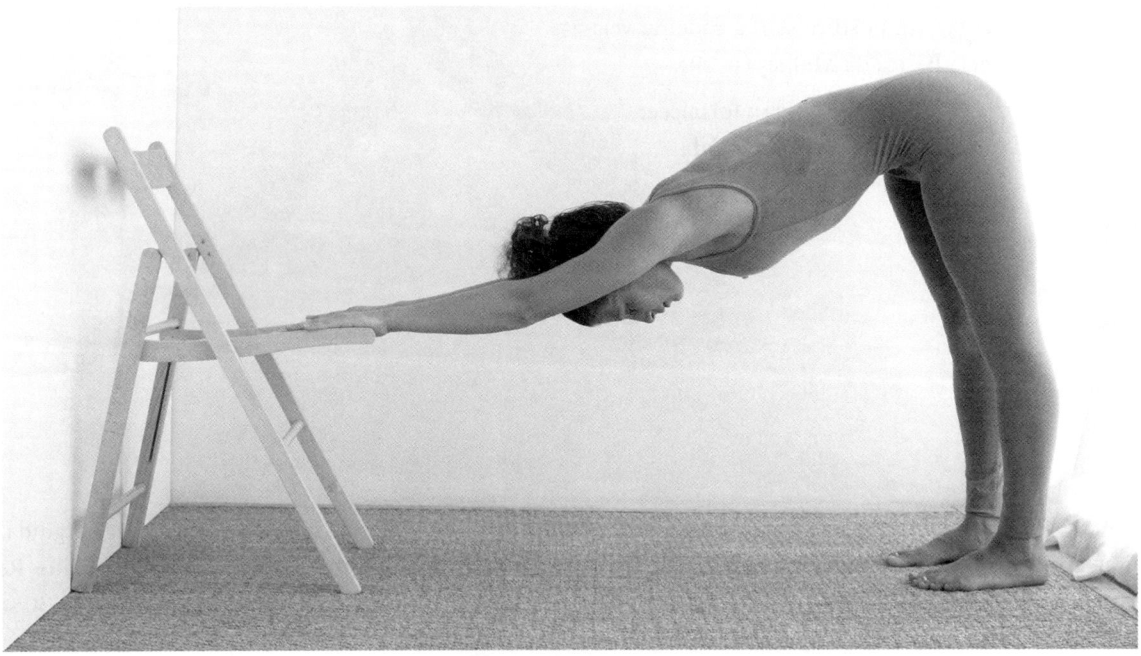

POSTURA COM A CABEÇA NO JOELHO (Janu Sirsasana) Sente-se com as pernas estendidas à sua frente. Flexione o joelho direito para o lado, de forma que o calcanhar direito se aproxime do períneo e o joelho direito forme um ângulo de 45 graus com a perna esquerda. Vire o torso e o peito para a esquerda, alinhando o esterno ao centro da perna esquerda. Passe um cinto em volta do pé direito e estique a perna. Durante uma expiração, flexione-se para a frente dos quadris, puxando suavemente o cinto. Inspire e erga o tronco a partir da base da pélvis. Olhe para a frente, por sobre a perna estendida, e mantenha as costas levemente côncavas. Mantenha a postura por 10 segundos, respirando normalmente, depois saia e repita com a outra perna.

EFEITOS Esta postura ajuda a alongar e a reverter a rotação da coluna.

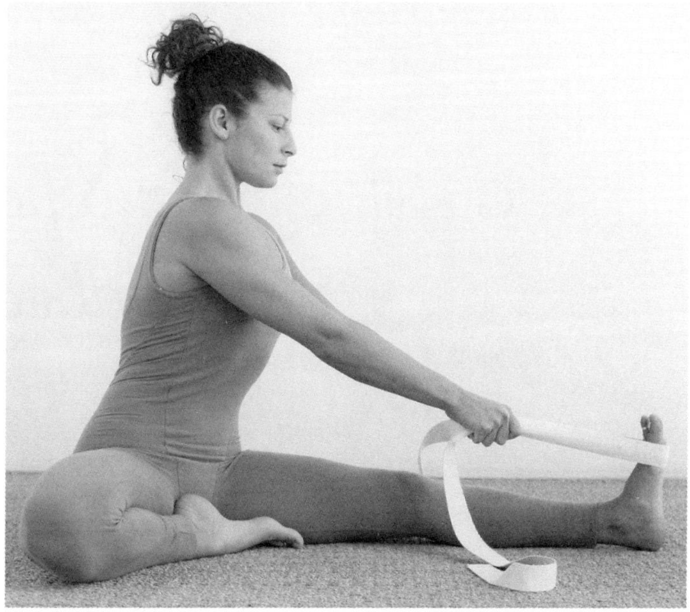

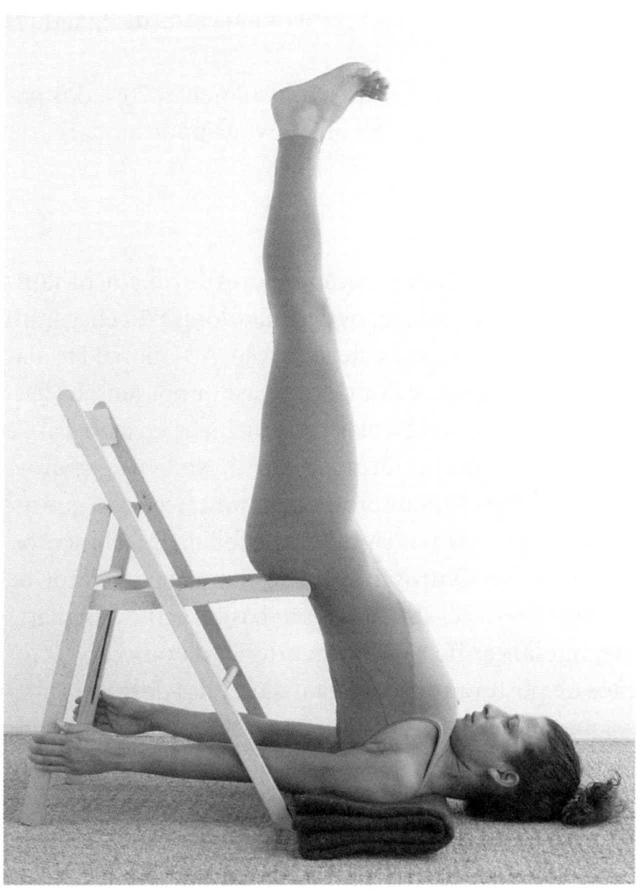

PARADA DE OMBROS† (Sarvangasana) (Antes de começar, veja a p. 70.) Ponha uma cadeira com o encosto a uns 20 a 25 centímetros da parede. Ponha um cobertor dobrado no assento da cadeira para proteger o sacro (não exposto) e dois cobertores à frente dela. Sente-se na cadeira de trás para a frente, com as pernas flexionadas sobre o encosto; leve as nádegas bem para o centro do assento.

Segurando a cadeira pelos lados e depois pelas pernas da frente, leve o torso para baixo, apoiando o pescoço e os ombros nos cobertores e a cabeça no chão. Para chegar à posição correta, você deve, enquanto isso, estender a coluna e abrir o peito. Segure com as mãos, uma por vez, as pernas de trás da cadeira, passando os braços entre as pernas da frente. Alongue as pernas para cima, mantendo o sacro sobre o assento da cadeira. Gire as coxas para dentro e alongue-se da virilha aos calcanhares. Feche os olhos, leve o peito em direção ao queixo e respire normalmente de 3 a 5 minutos ou enquanto estiver confortável.

Para sair da postura, flexione os joelhos, ponha os pés no encosto da cadeira, solte as mãos e escorregue para baixo até que o sacro repouse nos cobertores e as panturrilhas no assento da cadeira. Descanse um momento e depois role para o lado e sente-se devagar.

EFEITOS Esta postura alonga e fortalece a coluna e melhora a flexibilidade das costas.

†CUIDADO Não faça esta postura se tiver problemas nos ombros ou no pescoço, se tiver pressão alta, se estiver menstruada ou com dor de cabeça.

Capítulo 9 Alívio para as Dores de Cabeça

SERÁ QUE ALGUÉM JÁ LHE DISSE "EU ADORARIA, MAS ESTOU COM dor de cabeça"? Você acreditou ou achou que era uma desculpa esfarrapada? Afinal, será que, uma vez ou outra, você não cabulou o trabalho ou a escola e apresentou esse conhecido mal como álibi? Infelizmente, para os mais de 40 milhões de norte-americanos que sofrem desse mal, as dores de cabeça são mais do que um pretexto para fugir de responsabilidades sociais ou profissionais. Elas são debilitantes e impiedosas. Segundo o *site* da National Headache Foundation, as faltas por motivos de saúde e as despesas médicas relacionadas à dor de cabeça correspondem a U$ 50 bilhões de prejuízos para as corporações norte-americanas a cada ano; são 157 milhões em faltas e mais de 4 bilhões em analgésicos sem receita — a maioria dos quais não funciona. Para muitas mulheres, a yoga traz um alívio abençoado — não apenas em casos de dor de cabeça por tensão, mas também em casos de enxaqueca e outras dores de causa vascular.

Por que temos dor de cabeça? E por que, injustamente, 70% dos pacientes com enxaqueca são mulheres? E como a yoga pode ajudar?

CATEGORIAS DA DOR

Assim como há inúmeras teorias para explicar as dores de cabeça, há também inúmeros tipos de dor. Na verdade, os pesquisadores não chegaram a um acordo nem mesmo quanto à sua categorização. A National Headache Foundation descreve três tipos de dor de cabeça: dor por tensão (tensão na cabeça, ombros e pescoço), vascular (que inclui as enxaquecas) e orgânica (sintoma de infecção ou tumor no cérebro). No livro *Definitive Guide to Headaches*, o dr. Robert Milne apresenta 11 subcategorias, que incluem as dores de cabeça causadas por sinusite, sensibilidade a alimentos, tensão ocular, trauma e esforço. Outros médicos rejeitam qualquer tipo de rótulo, dizendo que todas as dores de cabeça são basicamente vasculares — ou seja, envolvem mudanças no calibre das artérias da cabeça. Outros dizem que os defeitos de postura provocam a maioria das dores de cabeça, incluindo a enxaqueca. Mas os pacientes não fazem muita questão de saber em que categoria a sua dor de cabeça se encaixa. Eles só querem saber o que provoca a dor e o que fazer para acabar com ela.

Mas, para determinar a causa e o procedimento correto, é importante entender o que está acontecendo no corpo. Parece que as subcategorias de Robert Milne podem ser agrupadas em dores de cabeça por tensão (contração muscular) e vasculares, os dois tipos que vamos discutir neste capítulo. As dores de cabeça orgânicas, o tipo mais raro e mais sério, fogem aos objetivos deste livro. Mas cabe ao menos uma boa notícia: elas representam apenas 1 a 2% de todas as dores de cabeça. E uma má notícia: elas podem ser fatais se não forem tratadas a tempo. Tumores cerebrais, hemorragias, concussões e infecções no cérebro, como a encefalite e a meningite, estão entre as causas das dores de cabeça orgânicas. Se a cabeça começar a doer de repente, se a dor durar vários dias, se ela a acordar durante a noite, se piorar durante o esforço, ou se for acompanhada de sangramento nos olhos, nariz ou ouvidos, procure um médico imediatamente.

Dores de Cabeça por Tensão

Todo mundo tem uma dor de cabeça por tensão de vez em quando. Na verdade, cerca de 90% de todas as dores de cabeça se encaixam nessa classificação. É uma dor opressiva, como se houvesse um peso em cima de você. Parece que a cabeça está espremida, os músculos do pescoço ficam contraídos e as têmporas doem. É uma dor constante, que não lateja, e que afeta a testa, as têmporas, a parte de trás da cabeça e a nuca. Essas dores duram de algumas horas a alguns dias. Quase todo mundo tem uma dor dessas de vez em quando e quase sempre dá para localizar o fator de *stress* que a provocou; mas há pessoas que sofrem de dor de cabeça crônica, que nunca vai embora de verdade.

Se você tem dor de cabeça de uma a duas vezes por semana, elas são consideradas episódicas. Mas se ela se repete mais do que quinze vezes ao mês, você sofre de um mal crônico. Essas dores, também chamadas de dores de cabeça por contração muscular, respondem muito bem à yoga, às manipulações quiropráticas ou osteopáticas, às técnicas de relaxamento ou mesmo aos tratamentos com ultra-som. Se você tem dor de cabeça crônica, procure alternativas para os analgésicos, que só devem ser usados de vez em quando. A dependência aos analgésicos, como ibupofren, acetaminofen ou qualquer outro, pode provocar ricochetes da dor (explicados mais adiante neste capítulo).

O que causa a dor de cabeça por tensão? Qualquer *stress* que impeça o corpo de funcionar o melhor possível. O *stress*, por sua vez, pode ter causas emocionais — como, por exemplo, raivas, medos, tristezas ou ressentimentos reprimidos — ou físicas, como alergia por certos alimentos, insônia, sensibilidade a medicamentos, defeitos de postura, desalinhamento dos maxilares ou dos dentes, tensão muscular, prisão de ventre ou tensão ocular.

A dra. H. R. Nagendra, diretora da Vivekananda Yoga Therapy and Research Foundation e co-autora de *Yoga for Common Ailments*, acre-

Alimentos Vilões

A comida é um dos detonadores mais comuns da dor de cabeça. Não são sempre os mesmos alimentos que provocam a enxaqueca, mas alguns são vilões conhecidos:

- Conservantes como MSG (usado em muitos alimentos industrializados, temperos de salada, comida chinesa e frios), nitratos e nitritos (usados no *bacon*, nos *hotdogs* e em outras carnes curadas).
- Cafeína — do café, do chocolate e do chá.
- Aspartame, um adoçante artificial usado em bebidas e alimentos dietéticos.
- Álcool, incluindo cerveja, vinhos e destilados.
- O aminoácido tiramina, encontrado no queijo curado, no arenque defumado, em figos e tâmaras secas, na uva passa, em massas feitas com fermento, em alguns feijões, no amendoim, nas sementes de girassol, nas sementes de gergelim e no vinho tinto.
- Outros aminoácidos, como as histaminas (peixe, queijo e cerveja), feniletilamina (chocolate e queijo) e octopamina (frutas cítricas).

dita que as dores de cabeça por tensão são causadas pela constante supercontração dos músculos do pescoço e da cabeça. É o que diz também o dr. Tomas Brofeldt em um artigo de 1999 de Ellen Serber, publicado no *Yoga Journal*. Segundo ele, a grande maioria das dores de cabeça vem da fadiga muscular, especialmente nos semi-espinhais capitis e temporalis (que ele chama de músculos da dor de cabeça), situados na nuca. Quem tem o hábito de sentar ou andar com a cabeça para a frente faz com que esses músculos trabalhem em excesso. A sobrecarga desse trabalho extra os deixa exaustos e contraídos. A dor resultante pode aparecer na nuca ou gravitar para a testa ou para a parte de trás dos olhos. Às vezes, ela provoca cansaço, atordoamento e náuseas.

Para a maioria das mulheres o primeiro sinal de uma dor de cabeça por tensão aparece, com mais freqüência, na nuca ou na parte superior dos ombros. Eu quase nunca tinha dor de cabeça, até que comecei a passar a maior parte do dia na frente do computador. Eu descobri que preciso parar e fazer um pouco de yoga assim que sinto rigidez no pescoço. Senão, ele se contrai e uma hora depois estou com uma dor de cabeça terrível.

Segundo Tomas Brofeldt, quando os músculos ficam em constante estado de contração, o fluxo de sangue para a cabeça diminui. O sistema nervoso simpático sente que há um problema e envia sangue para os músculos. Como parte desse processo, os vasos sangüíneos dos tecidos vizinhos se contraem, para usar menos sangue. Mas, como os músculos contraídos não respondem, o corpo libera substâncias que dilatam os vasos sangüíneos, deixando que o sangue flua para a área. A súbita dilatação e o aumento do fluxo de sangue provocam uma dor aguda e penetrante. Nesse ponto, a dor de cabeça se transforma em enxaqueca.

Enxaqueca, o Monstro

Dor que cega, que lateja, que não dá trégua, que toma um lado do rosto, muitas vezes acompanhada de náuseas, vômitos e sensibilidade à luz e ao som: é assim a enxaqueca comum. Segundo Robert Milne, essa dor de cabeça vascular afeta cerca de 18% das mulheres (e 6% dos homens) dos Estados Unidos. A enxaqueca clássica — ou enxaqueca com aura — apresenta sintomas semelhantes, só que dez minutos a uma hora antes da dor atacar, aparecem sinais de aviso. Heather, uma musicista de vinte e poucos anos, sabe que a enxaqueca vem vindo quando o olho esquerdo começa a lacrimejar e ela fica meio aérea. Kathryn, uma artista gráfica de 28 anos, não tem a sorte de receber sempre o mesmo aviso, mas sabe que o excesso de *stress* emocional e de barulho externo — como o da demolição bem ao lado do seu escritório — levam com certeza à enxaqueca.

Segundo informações da National Headache Foundation, antes da enxaqueca começar, os vasos sangüíneos do crânio e à sua volta começam a se contrair. A dor vem quando esses vasos se dilatam de repente. Com isso, o sangue circula rapidamente nessa área e os vasos ficam inchados e inflamados. O latejar que você sente é causado pela inflamação e pela pressão nas paredes dos vasos.

Qualquer coisa pode provocar uma enxaqueca, dependendo da sensibilidade de cada um. Em alguns casos são certos alimentos, como chocolate, queijo curado, carne vermelha e álcool, principalmente vinho tinto e cerveja; ou qualquer alimento industrializado que contenha glutamato de sódio, nitritos ou nitratos. Os anticoncepcionais orais podem provocar enxaqueca, assim como as flutuações do estrogênio. Algumas mulheres têm enxaqueca durante o período menstrual em vez de cólicas, enquanto outras percebem que a culpa é da ovulação. Se você deixar a taxa de açúcar do sangue cair muito, pode acabar com uma enxaqueca. Toxinas ambientais, luzes brilhantes ou piscantes, barulhos altos, falta de sono e distúrbios digestivos contribuem para o problema.

O dr. Karandikar, médico indiano e praticante de yoga, que vive em Pune, na Índia, participou de um simpósio sobre dores de cabeça e yoga, que foi traduzido e transcrito por B. K. S. Iyengar em *Seventy Glorious Years of Yogacharya*. Karandikar acredita que as dores de cabeça vasculares têm um componente psicológico. Ele argumenta que a dilatação e a contração dos vasos sangüíneos dependem do clima lá fora e das emoções lá dentro. Segundo ele, o sistema nervoso autônomo regula a contração e dilatação dos vasos sangüíneos com base no diâmetro fixo de cada vaso, sem que você precise tomar conhecimento disso. Quando está fazendo calor, os vasos sangüíneos se dilatam para que você sue e esfrie. Quando você entra numa sala com ar condicionado, os vasos sangüíneos se contraem. Quando as emoções interferem, os vasos correm o risco de ficar sobrecarregados e de ter o seu tamanho natural modificado (a raiva os dilata, a tensão os contrai).

Segundo algumas evidências, os portadores de enxaqueca herdam pelo menos a tendência a esse mal. Alguns médicos dizem que se o seu pai e a sua mãe sofrem de enxaqueca, você tem uma chance de 75% de sofrer desse mal. Não é incomum que mulheres com enxaqueca sofram de ansiedade e depressão, sintomas de um sistema nervoso extenuado, segundo um estudo da Yale University.

Qualquer pessoa pode ter uma enxaqueca, mas parece que há algumas características de personalidade associadas a esse mal, segundo a National Headache Foundation. A típica vítima da enxaqueca é mulher, com vinte ou trinta anos, trabalhadora compulsiva, irritável e supersensível aos estímulos à sua volta. Ela é extraordinariamente organizada, uma perfeccionista que valoriza a ordem e que pode ser muito crítica consigo mesma. Altamente emotiva, ela reage rapidamente ao *stress* e se enraivece com facilidade, explodindo à menor provocação ou reprimindo as emoções por medo de explodir. Uma teoria sugere que a dor começa a latejar quando os músculos da cabeça, do pescoço e dos ombros começam a relaxar. Esses músculos, como explica Robert Milne em

Suplementos Alimentares

Os suplementos alimentares e os remédios de ervas são bons para algumas pessoas. Você pode experimentar as sugestões a seguir.

- Aumente o consumo diário de magnésio e cálcio para manter a serotonina em níveis normais.
- Aumente a dose diária de vitamina B2 (riboflavina) para 400 mg/dia.
- Use camomila, casca de salgueiro ou raiz de valeriana, que são bons remédios ocidentais para aliviar dores de cabeça por tensão. Para dores de cabeça vasculares, experimente verbena, pimenta-de-caiena, sabugueiro, camomila, alho, ginkgo, alecrim ou lavanda.
- Experimente gengibre, pimenta-de-caiena, alho ou erva-doce, que são remédios ayurvédicos para dores de cabeça por tensão associadas ao ciclo menstrual, à insônia, à ansiedade ou à prisão de ventre. As dores de cabeça penetrantes (como a enxaqueca) provocadas pela raiva, pelo *stress* ou pelo excesso de trabalho costumam melhorar depois de uma limpeza do fígado feita com gotu kola e flor de maracujá. David Frawley, especialista em medicina ayurvédica, tem algumas sugestões: ponha gotas de óleo de sândalo na cabeça, dê lentas caminhadas ao luar e inale fragrâncias de lótus e rosa.

seu livro, estavam apertando as artérias e restringindo o fluxo do sangue. Quando eles relaxam, a circulação de sangue aumenta de repente, exercendo uma pressão intensa sobre os vasos sangüíneos e provocando dor lancinante.

Mas por que a enxaqueca ataca mais as mulheres do que os homens? A maioria dos especialistas acredita que os hormônios têm o seu papel. Embora as flutuações da serotonina, o neurotransmissor que regula o tamanho dos vasos sangüíneos, possam causar a enxaqueca em homens e mulheres, é possível que a serotonina interaja com o estrogênio para tornar as mulheres mais suscetíveis à dor vascular. Em 70% das mulheres com enxaqueca, ela vem no período menstrual ou perto dele. Mas a simples presença do estrogênio não parece ser a causa da enxaqueca, já que as vítimas desse mal têm poucas crises durante a gravidez (quando a taxa desse hormônio é alta o tempo inteiro). Assim como no começo da puberdade e durante o climatério, a causa dos sintomas parece ser a flutuação de hormônios e não a sua simples presença. Durante a TPM, é mais difícil diagnosticar a enxaqueca porque ela vem associada a outros sintomas, como inchaço, fadiga, acne, dor nas articulações e instabilidade emocional.

Às vezes, com a menopausa, a enxaqueca diminui. O fim da menstruação pode significar o fim da dor de cabeça. Mas algumas mulheres têm enxaqueca pela primeira vez na vida depois da última menstruação. Muitas vítimas dessa dor acham que a reposição hormonal piora as dores de cabeça, enquanto uma pequena porcentagem acha o contrário.

Outros Tipos de Dor de Cabeça

Há um tipo de dor de cabeça, vascular como as enxaquecas, mas ainda mais doloroso, que ocorre em série. Várias crises ocorrem próximas umas das outras, ao longo de poucos dias ou semanas, e são caracterizadas por dor intensa em um dos olhos. Felizmente, não duram muito tempo. Por alguma razão, mais homens do que mulheres sofrem desse tipo de dor.

Os ricochetes de dor ocorrem entre as crises de enxaqueca ou de dor de cabeça por tensão. Em geral, sua causa é o excesso de analgésicos sem receita médica ou de cafeína. As dores de cabeça por abstinência são semelhantes — quem bebe muito café tem essa dor quando pára de tomar café por um dia ou dois.

Algumas vítimas da dor de cabeça crônica sentem que um tipo de dor de cabeça pode provocar outro. A contração muscular no pescoço e na cabeça, se for crônica e severa, pode causar uma enxaqueca, e a ansiedade que a enxaqueca traz pode precipitar uma dor de cabeça por tensão.

RASTREIE SUAS DORES DE CABEÇA

Como tantas coisas podem deflagrar dores de cabeça, descobrir o que provoca a sua dor exige um pouco de trabalho de detetive. Mas faça esse esforço, porque é muito difícil se livrar da dor quando não se sabe o que a provoca. Comece fazendo um diário da dor de cabeça. Anote tudo o que você come, mesmo nos dias em que não tem dor. Greta, uma aluna de yoga de 35 anos, descobriu que os sintomas nem sempre apareciam logo depois do que os deflagrava. Quando começou a fazer o diário, ela percebeu, por exemplo, que comer chocolate na segunda-feira causava invariavelmente uma enxaqueca na quarta.

Anote também as atividades diárias e as emoções. Você discutiu com alguém? Aconteceu alguma coisa incomum quando estava trabalhando ou a caminho do trabalho? Você ficou particularmente preocupada, estressada, zangada ou triste? Teve alguma reação alérgica a pólen, poluição ambiental ou outras toxinas? Kathryn, a designer gráfica, percebeu que fica com enxaqueca quando se vê bombardeada pelo *stress* interno ou externo. Ela consegue lidar bem com seus momentos de maior emotividade, mas se a eles se soma o excesso de barulho ou o mau humor do patrão, seu corpo se rebela e ela fica com uma dor insuportável de cabeça. Kathryn, como Greta, também reage à cafeína, nas só antes do período menstrual ou quando está sob muito *stress* no trabalho.

Mudanças no Estilo de Vida que Fazem Muita Diferença

É provável que você tenha que avaliar sua vida pessoal e profissional para descobrir os fatores emocionais do *stress*. A lista a seguir oferece algumas idéias gerais do que fazer para contrabalançar os mais comuns.

- Reduza o nível de *stress*. Isso pode significar várias coisas como diminuir as horas de trabalho, reservar tempo para si mesma fora dessas horas, escrever um diário, exercitar-se mais, praticar respiração profunda ou fazer uma terapia.
- Use a energia da própria enxaqueca. A designer gráfica Kathryn diz que entra dentro de si mesma e explora a dor. Ela se solta, chora, chega até a segurar a própria mão. As lágrimas trazem para fora a dor, as toxinas e tudo o que estava preso dentro dela, fazendo com que se sinta bem de novo.
- Fique em contato com as emoções. A dra. Christiane Northrup diz que a enxaqueca pode muito bem ser o resultado final de emoções reprimidas há anos. Ela é um recurso do corpo para chamar a sua atenção.

COMO A YOGA PODE AJUDAR

Praticar yoga regularmente alivia as dores de cabeça por tensão e diminui a freqüência e a intensidade das enxaquecas. Obviamente, como muitas dores de cabeça parecem ser provocadas pelo *stress*, uma sessão diária de yoga é a receita perfeita para liberar a tensão represada, prevenir e aliviar a dor. Mas não é só isso.

Os yogues acreditam que as asanas e pranayama (as posturas físicas e os exercícios respiratórios) equilibram o sistema endócrino e o sistema nervoso, que são interligados e que têm um papel ativo na produção da dor de cabeça. B. K. S. Iyengar, um dos pais da yoga norte-americana, diz que a yoga "drena o sistema cerebral e dá descanso às glândulas pineal e pituitária". Essas glândulas, assim como as supra-renais, afetam significativamente a sua capacidade de lidar com dores, flutuações de temperatura, pressão baixa, *stress* e perigo. Por isso, têm que estar sempre saudáveis e calmas. Patricia diz que algumas posturas da yoga, como a Postura da Ponte (Setu Bandha Sarvangasana), permitem que as glândulas pituitária e pineal descansem e rejuvenesçam, além de fortalecer as supra-renais.

A yoga, em especial as inversões, ajuda a regular o fluxo de sangue na cabeça e em torno dela. Antes da dor de cabeça, as inversões estabilizam o fluxo de sangue para a cabeça e relaxam o sistema nervoso, prevenindo a constrição e a dilatação dos vasos sangüíneos.

Por meio dos exercícios de respiração profunda e das posturas revigorantes, a yoga possibilita um estado de completo repouso, de que o corpo precisa para recuperar o equilíbrio e impedir que os músculos da dor de cabeça a deflagrem. As posturas ajudam a aliviar a tensão dos ombros, a acalmar o estômago e a diminuir as flutuações de estrogênio e serotonina. Termine sempre a sua prática com a Postura do Cadáver (Savasana), que, segundo Patricia, é como um sono consciente, que traz profundo repouso ao corpo e à mente.

> *Patricia Diz*
>
> Não faça a versão sem apoio da Parada de Cabeça (Sirsasana) ou de qualquer outra inversão quando estiver com dor de cabeça. Fazê-las de forma inadequada pode piorar a dor.

As posturas em pé se concentram no alinhamento postural, o que é essencial para aliviar as dores de cabeça. As extensões para a frente também são importantes para alongar e soltar os músculos do pescoço. Segundo a maioria dos quiropráticos, a má postura — principalmente os ombros caídos e cabeça inclinada para a frente, comuns entre usuários de computador — contribui para uma grande porcentagem das dores de cabeça. Até mesmo um sapato do tamanho errado pode causar desalinhamento da coluna que, por sua vez, pode pinçar os nervos do pescoço.

Geeta Iyengar diz que as flexões para a frente diminuem a dilatação crônica dos vasos sangüíneos, impedindo que o sangue aflua muito rapidamente à cabeça. Dependendo da sua flexibilidade, você pode experimentar a Postura com a Cabeça no Joelho (Janu Sirsasana), a Postura Sentada com Flexão para a Frente (Paschimottanasana), ou até mesmo a Postura Sentada com Flexão Fácil para a Frente (Adho Mukha Sukhasana), usando uma almofada ou uma cadeira forrada para apoiar a cabeça. Patricia diz que essas posturas devem relaxá-la completamente, livrando-a de toda a tensão. Lembre-se: agora não é o momento de melhorar os aspectos técnicos de sua prática, mas de usar a yoga para melhorar a sua dor de cabeça.

Depois das flexões para a frente, Geeta aconselha fazer a Postura do Meio Arado (Ardha Halasana), com a parte superior das coxas apoiadas sobre uma cadeira ou mesinha baixa. Isso alivia qualquer tensão na parte frontal da cabeça e controla o fluxo de sangue para o cérebro graças ao travamento do queixo. Se a sua seqüência para dor de cabeça incluir inversões com apoio (como seria o caso de quem tem enxaqueca), Patricia diz que é melhor começar e terminar com flexões para a frente, para não aumentar o fluxo de sangue muito de repente. Caso contrário, a prática vai acabar piorando a sua dor de cabeça! A combinação de flexões para a frente com a Postura do Meio Arado regula a produção hormonal da pituitária e das supra-renais.

O dr. Karandikar diz que as dores de cabeça resultam de uma explosão da energia armazenada no corpo, que altera o equilíbrio entre a contração e a dilatação dos vasos sangüíneos. Patricia sugere a Postura da Ponte (Setu Bandha Sarvangasana) e a Parada de Ombros (Sarvangasana) para distribuir equilibradamente a energia acumulada. A Postura da Ponte abre o peito e os ombros, o que, por sua vez, solta os músculos e aumenta o afluxo de oxigênio e sangue novo para a área. Essas posturas são excelentes como parte de uma prática preventiva.

Usar uma máscara de dormir durante as posturas revigorantes relaxa os sentidos. Deixando que os olhos afundem nas órbitas, você consegue parar o diálogo mental e acalmar a atividade do sistema nervoso. Há duas posturas revigorantes que estão entre as melhores para casos de dor de cabeça: Postura com as Pernas Levantadas contra a Parede (Viparita Karani) e Postura do Cadáver (Savasana). Pratique essas posturas com a máscara de dormir e um peso de quatro quilos sobre a testa para soltar o pescoço. A Postura com as Pernas para Cima contra a Parede é especialmente indicada para aliviar dores de cabeça hipertensivas ou causadas por emoções intensas.

Se você está com a dor de cabeça a pleno vapor, experimente fazer as posturas sugeridas aqui, mas vá modificando a sua ordem. Segundo Patricia, em geral é melhor começar com flexões para a frente, passando para a Postura do Meio Arado (Ardha Halasana) e terminando com a Postura com as Pernas Levantadas contra a Parede (Viparita Karani) e a Postura do Cadáver (Savasana). Mas outras pessoas, como a professora de yoga Elise Miller, acham que a Postura do Meio Arado é a única que alivia a tortura. Outras preferem ficar na Postura com as Pernas Levantadas contra a Parede por meia hora, depois passar para a Postura do Meio Arado, para alguma flexão para a frente com apoio e terminar com a Postura do Cadáver. Talvez você descubra que, no seu caso, seja melhor se limitar a uma ou duas destas posturas quando estiver com dor de cabeça. Faça apenas as posturas que aliviam a dor, evitando as que possam forçar os músculos.

Patricia Diz

A respiração suave traz relaxamento profundo. Não pratique pranayama — especialmente exercícios com retenção da respiração, como a Respiração com Intervalos (Viloma) — quando estiver com dor de cabeça. Fazer inspirações profundas ou prender a respiração são práticas que podem piorar o seu estado. Por outro lado, a respiração rítmica e calmante, com ênfase na expiração, diz ao corpo que ele deve relaxar, contribuindo para o equilíbrio da mente.

UMA SEQÜÊNCIA PARA DORES DE CABEÇA POR TENSÃO

1. Postura da Criança (Adho Mukha Virasana)
2. Postura com a Cabeça no Joelho (Janu Sirsasana)
3. Postura Sentada com Flexão para a Frente (Paschimottanasana)
4. Postura em Pé com Flexão para a Frente (Uttanasana)
5. Postura do Meio Arado (Ardha Halasana)
6. Postura Reclinada em Ângulo Fechado (Supta Baddha Konasana)
7. Postura da Ponte (Setu Bandha Sarvangasana)
8. Posturas com as Pernas Levantadas Contra a Parede (Viparita Karani)
9. Postura do Cadáver (Savasana)

1. POSTURA DA CRIANÇA (Adho Mukha Virasana) Fique de joelhos no chão com uma almofada à sua frente, no sentido horizontal. Separe ainda mais os joelhos, deixando os dedos dos pés juntos. Flexione-se para a frente e estenda os braços e o tronco até apoiar a testa na almofada. Flexione os braços acima da cabeça e relaxe completamente. Solte o pescoço, os maxilares e os ombros. Deixe que os olhos fechem e respire regularmente. Fique nesta postura por vários minutos. Para sair, sente-se devagar, deixando que a cabeça suba por último.

EFEITOS Esta postura alivia a dor de cabeça e a tensão do pescoço e da parte superior das costas. Além disso, ela alonga e tonifica a coluna e as costas.

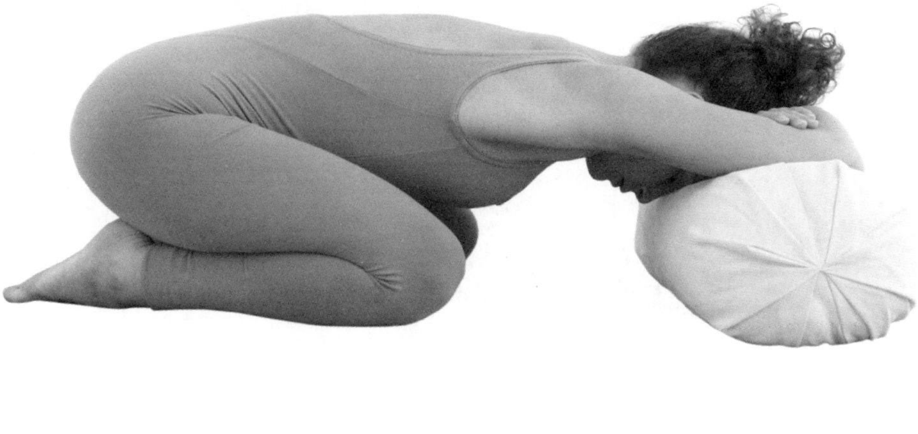

2. POSTURA COM A CABEÇA NO JOELHO (Janu Sirsasana) Sente-se no chão com as pernas estendidas e os pés entre as pernas da frente de uma cadeira, que deve ter um cobertor dobrado sobre o assento. Flexione o joelho direito para o lado, formando um ângulo de 45 graus com a perna esquerda e aproxime o calcanhar direito do lado direito da virilha. Empurre o joelho direito para trás o máximo possível e mantenha a perna esquerda reta.

Vire o abdômen e o peito, alinhando o esterno ao centro da perna esquerda. Ao inspirar, erga o tronco a partir da base da pélvis. Ao expirar, flexione-se para a frente e apóie a cabeça na cadeira. (Se achar que está forçando o pescoço, os ombros ou os tendões das pernas, ponha mais cobertores sobre o assento. Caso sinta dor nos quadris, nas costas ou nas pernas, cruze as pernas e incline-se para a frente, apoiando-se na cadeira.) Fique nesta postura por 3 minutos, descansando a cabeça, a base do crânio, os olhos e o cérebro. Inspire ao levantar, endireite a perna direita e troque de lado, flexionando o joelho esquerdo. Repita a postura duas vezes de cada lado.

EFEITOS Esta postura alivia as dores de cabeça por tensão e as enxaquecas.

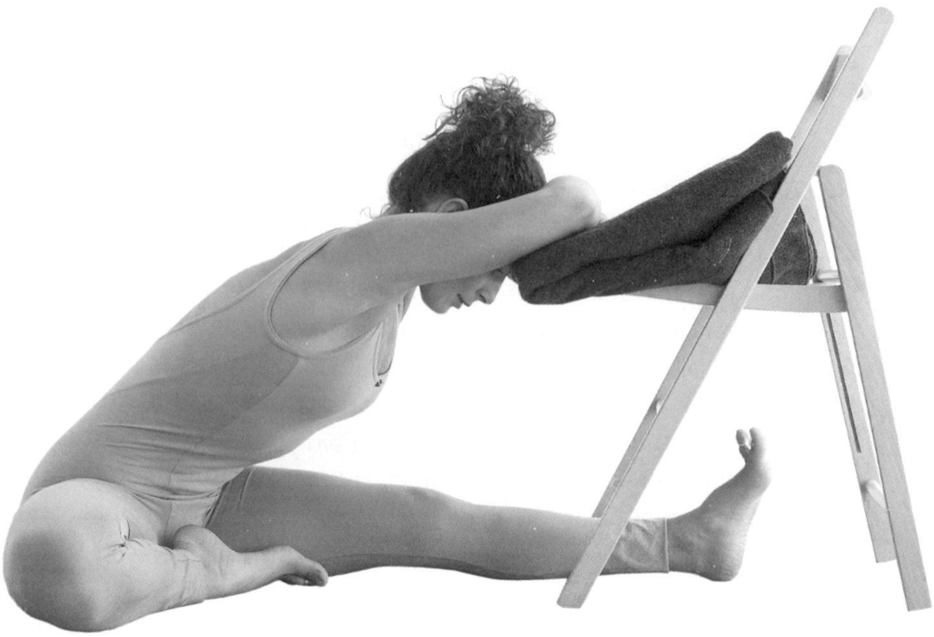

3. POSTURA SENTADA COM FLEXÃO PARA A FRENTE (Paschimottanasana) Sente-se na esteira ou em um ou dois cobertores dobrados com as pernas estendidas à sua frente. Ponha uma almofada ou um cobertor dobrado sobre as canelas para apoiar a frente da cabeça. Inspire profundamente, alongando-se através da coluna, e erguendo o esterno e a cabeça. Expirando, flexione-se para a frente e descanse a testa na almofada. Entrelace os dedos na curva dos pés ou repouse a cabeça nos braços. (Caso sinta rigidez nas costas ou nas pernas, aumente a altura da almofada ou descanse a cabeça no cobertor dobrado sobre o assento de uma cadeira. Não levante as nádegas do chão (ou dos cobertores). Respire suavemente, liberando toda a tensão com uma expiração um pouco mais longa do que o normal. Fique nesta postura de 2 a 5 minutos, usando a respiração para ajudá-la a se inclinar para a frente sem se esforçar. Mantenha o abdômen frouxo e relaxado. Ao inspirar, levante-se devagar.

EFEITOS Esta postura é usada para acalmar o sistema nervoso simpático e para abrandar a dor de cabeça e a tensão nos olhos e na garganta.

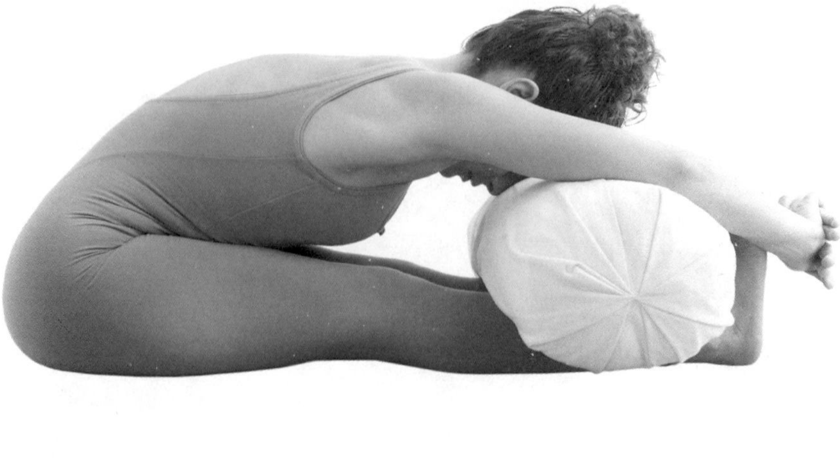

4. POSTURA EM PÉ COM FLEXÃO PARA A FRENTE (Uttanasana) Ponha uma cadeira, com um cobertor dobrado sobre o assento, à sua frente, a uma distância de uns 60 centímetros, para apoiar a cabeça. Fique em pé, voltada para a cadeira, com os pés juntos; distribua o peso igualmente entre a parte da frente dos pés e os calcanhares. Estique os joelhos puxando para cima com os quadríceps (músculos da frente das coxas). Erga o esterno e alargue o peito, rolando os ombros para trás e trazendo as escápulas para dentro. Erga o abdômen e leve o cóccix para dentro sem trazer as coxas para a frente. Ponha as mãos nos quadris e, ao expirar, estenda a coluna e flexione-se para a frente nos quadris. Descanse a testa no assento da cadeira e feche os olhos. Flexione os braços acima da cabeça ou deixe-os cair dos lados do corpo. Relaxe a base do crânio, o pescoço, os ombros e o abdômen. Fique nesta postura de 1 a 2 minutos, ou pelo tempo que quiser. Solte os braços e levante-se lentamente. A cabeça deve vir por último.

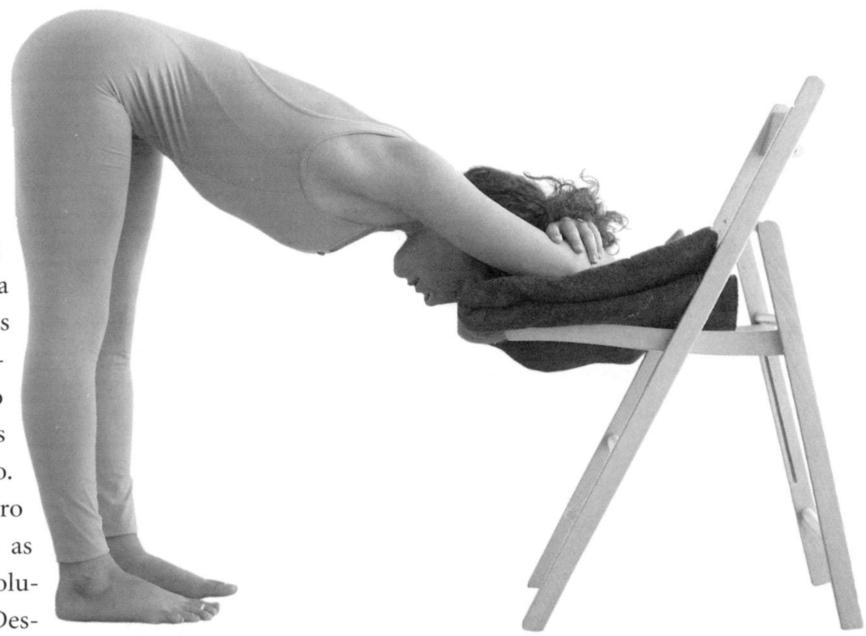

EFEITOS Você pode usar esta postura para acalmar a mente e aquietar a reação lutar-ou-fugir.

5. POSTURA DO MEIO ARADO† (Ardha Halasana) Ponha dois cobertores dobrados no chão, com as bordas arredondadas perto das pernas de uma cadeira. Deite-se de costas com as pernas estendidas, com o pescoço e os ombros sobre os cobertores e a cabeça sob o assento da cadeira. Ao expirar, flexione os joelhos e erga as nádegas e as pernas, apoiando as coxas sobre o assento da cadeira. (Ponha mais cobertores sobre o assento se precisar de mais altura para que as pernas fiquem paralelas ao chão.) Leve o peito para dentro, em direção ao queixo. Flexione os cotovelos em ângulos retos com o corpo e relaxe com as palmas das mãos voltadas para cima e os olhos fechados. Descanse assim pelo tempo que quiser, respirando fundo para relaxar e aquietar a mente. Para sair, ponha as mãos nas costas e role devagar para baixo, uma vértebra por vez. Role para o lado e sente-se.

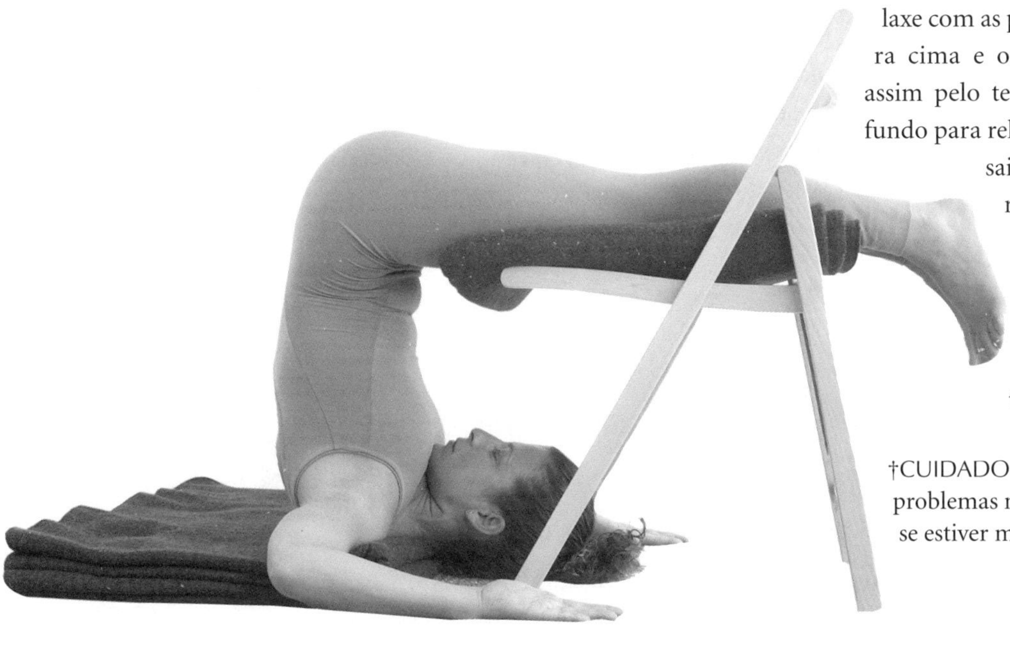

EFEITOS Esta postura alivia as dores de cabeça por tensão e as enxaquecas.

†CUIDADO Não faça esta postura se tiver problemas no pescoço ou nos ombros, ou se estiver menstruada.

6. POSTURA RECLINADA EM ÂNGULO FECHADO (Supta Baddha Konasana) Ponha uma almofada atrás de você, no sentido vertical, e sente-se à frente dela, com os joelhos flexionados e o sacro tocando a ponta da almofada. Passe um cinto pelas costas, na altura do sacro, leve-o para a frente sobre os quadris, passando-o pelas canelas e sob os pés (ver p. 15). Junte as solas dos pés e deixe que os joelhos caiam para os lados. Prenda o cinto com firmeza sob os pés. Deite-se de costas, com a cabeça e o torso descansando confortavelmente sobre a almofada e com as nádegas e as pernas apoiadas no chão. (Caso sinta algum desconforto na base das costas, aumente a altura do apoio com um ou dois cobertores dobrados. Se perceber que está forçando o pescoço, ponha um cobertor dobrado sob a cabeça e o pescoço. Caso sinta tensão muscular nas pernas, enrole dois cobertores no sentido vertical e ponha um sob a parte de cima de cada coxa.) Descanse nesta postura pelo tempo que quiser, respirando profundamente.

Para sair, junte os joelhos, tire o cinto e role lentamente para o lado. Sente-se, usando as mãos como apoio.

EFEITOS Esta é uma postura muito relaxante que ajuda a aquietar o sistema nervoso simpático, alivia a tensão e regula a pressão sangüínea.

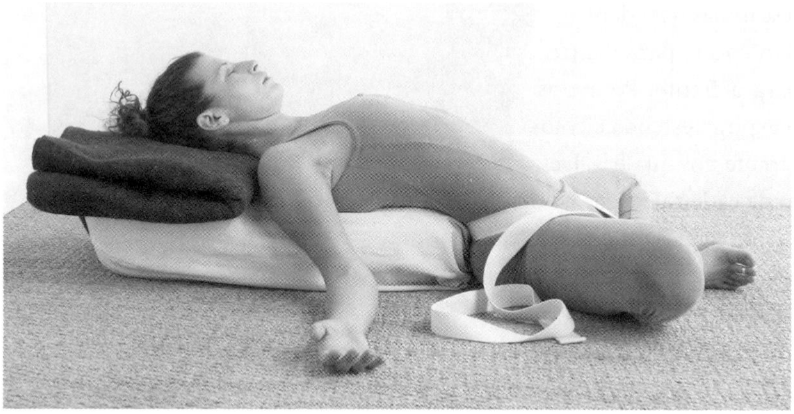

7. POSTURA DA PONTE (Setu Bandha Sarvangasana) Ponha uma das almofadas junto à parede, no sentido horizontal, e outra no sentido vertical, formando um T. Sente-se na ponta da almofada na vertical que está próxima da parede. Com os joelhos flexionados, deite-se para trás, sobre a almofada. Deslize para baixo até ficar com metade das costas e os ombros apoiados no chão. Descanse os ombros e a cabeça no chão. Com os pés e os calcanhares juntos, alongue as pernas em direção à parede e ponha os calcanhares na almofada horizontal, com os pés tocando a parede. As pernas devem ficar estendidas à sua frente. Deixe os braços em qualquer posição que seja confortável. Feche os olhos e relaxe completamente, amolecendo o abdômen, soltando as paredes vaginais e respirando profundamente. Fique nesta posição de 5 a 10 minutos ou pelo tempo que quiser.

Para sair, flexione os joelhos e role devagar para o lado. Sente-se, usando as mãos como apoio.

EFEITOS Esta postura alivia a tensão ocular, as dores de cabeça por tensão, a enxaqueca, a tensão no pescoço e as dores nas costas.

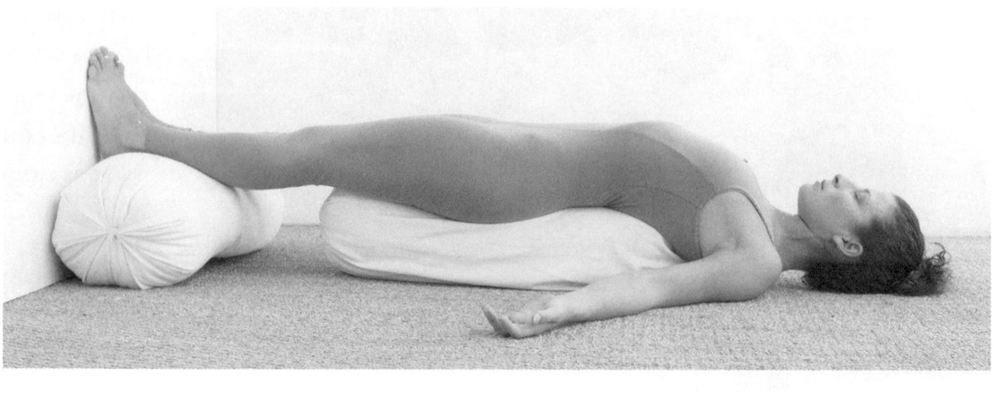

8. POSTURA COM AS PERNAS LEVANTADAS CONTRA A PAREDE† (Viparita Karani) Ponha uma almofada a uns 10 centímetros da parede e outra atrás de você, com um peso macio de uns quatro quilos sobre ela. Sente-se na almofada com o lado do corpo e o quadril direito em contato com a parede. Usando as mãos como apoio, incline-se para trás e gire o corpo, levantando e apoiando na parede primeiro a perna direita e depois a esquerda. Mantenha as nádegas bem perto da parede ou afaste-as ligeiramente caso sinta desconforto nas pernas ou nas costas. Deite-se com a base das costas e os quadris apoiados pela almofada e os ombros e a cabeça no chão. (Se o pescoço ficar desconfortável, ponha uma toalha dobrada ou um cobertor sob ele.) Puxe a segunda almofada para perto, deixando-a em contato com o topo da cabeça. Puxe o peso um pouquinho, para que ele fique sobre a sua testa (não sobre os olhos) e exerça uma pressão constante. Alongue-se através das pernas e ponha os braços para os lados, com os cotovelos flexionados e as palmas das mãos para cima. Descanse nesta postura, de olhos fechados, por 5 minutos, no mínimo.

EFEITOS Esta postura alivia a exaustão nervosa, as dores de cabeça relacionadas à tensão e as enxaquecas.

†CUIDADO Não faça esta postura quando estiver menstruada.

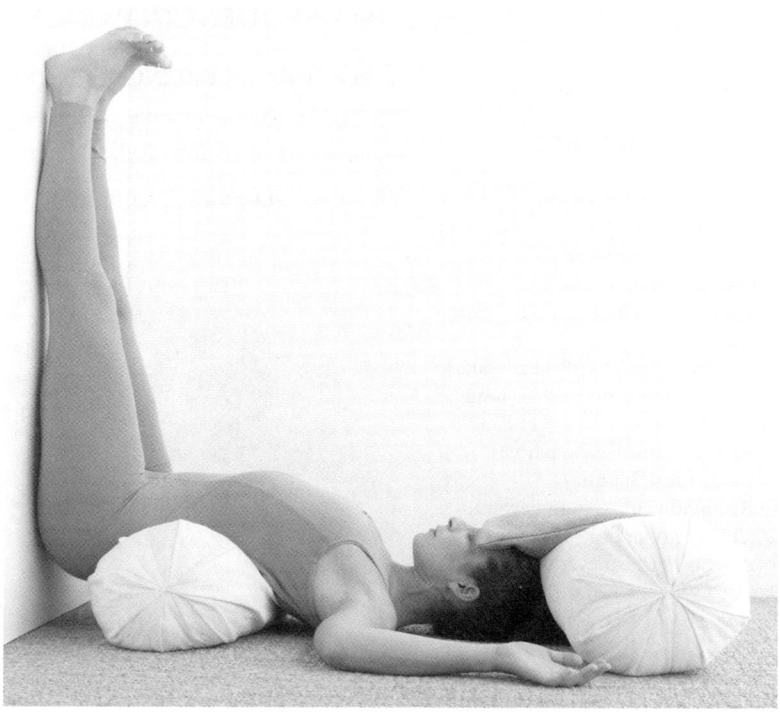

9. POSTURA DO CADÁVER (Savasana) Ponha dois cobertores dobrados (ou a esteira antiderrapante, se preferir) à frente de uma cadeira, que deve estar com o assento voltado para você. Junto à outra borda dos cobertores, ponha uma almofada com um peso de quatro quilos sobre ela. Deite-se de costas sobre os cobertores e descanse as panturrilhas na cadeira. Se o pescoço ficar desconfortável, ponha uma toalha ou um cobertor dobrado sob ele. Puxe o peso para a frente para que fique sobre a testa (não sobre os olhos) e exerça uma pressão constante. Ponha os braços para os lados, com os cotovelos relaxados e as palmas das mãos para cima. Respire normalmente, com uma leve ênfase na expiração. Solte toda a tensão e relaxe completamente. Descanse nesta postura, de olhos fechados, por 5 minutos, no mínimo.

EFEITOS Esta postura profundamente relaxante alivia a tensão nervosa, favorecendo o equilíbrio do sistema nervoso simpático.

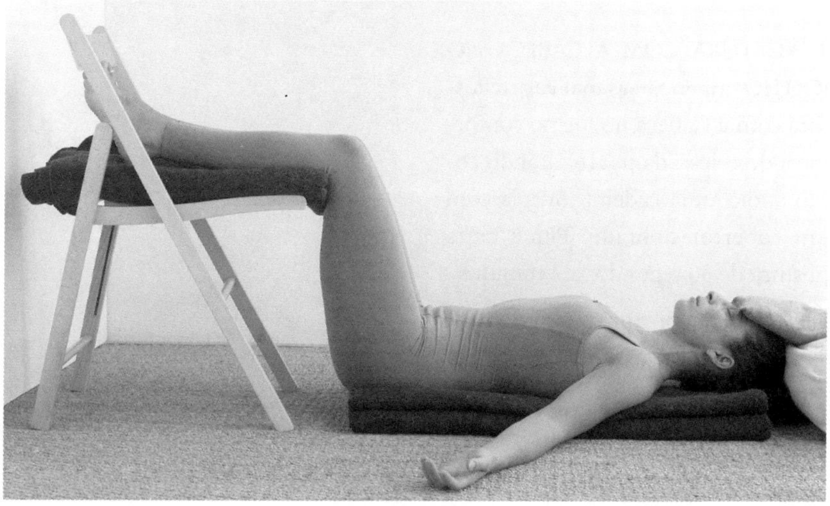

UMA SEQÜÊNCIA PARA AS ENXAQUECAS

1. Postura da Criança (Adho Mukha Virasana)
2. Postura da Ponte (Setu Bandha Sarvangasana)
3. Postura com a Cabeça no Joelho (Janu Sirsasana)
4. Postura Sentada com Flexão para a Frente (Paschimottanasana)
5. Postura em Pé com Flexão para a Frente (Uttanasana)
6. Postura do Meio Arado (Ardha Halasana)
7. Postura com a Cabeça no Joelho (Janu Sirsasana)
8. Postura Sentada com Flexão para a Frente (Paschimottanasana)
9. Postura Reclinada em Ângulo Fechado (Supta Baddha Konasana)
10. Postura com as Pernas Levantadas contra a Parede (Viparita Karani)
11. Postura do Cadáver (Savasana)

1. POSTURA DA CRIANÇA (Adho Mukha Virasana) Faça a Postura da Criança conforme a descrição da p. 217. Fique nesta postura por vários minutos, enquanto estiver confortável.

EFEITOS Esta postura repousante ajuda a acalmar os nervos e a mente.

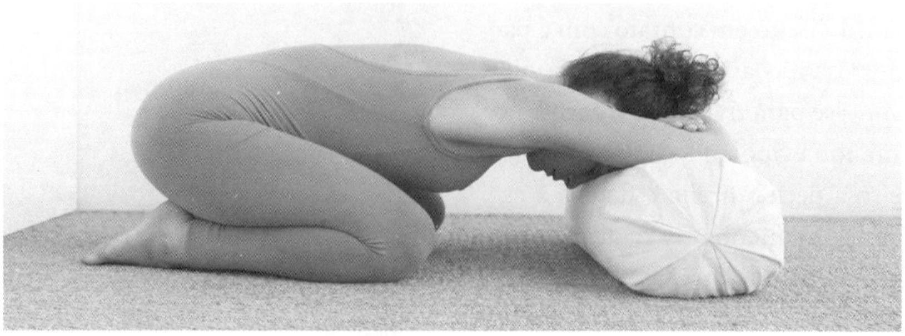

2. POSTURA DA PONTE (Setu Bandha Sarvangasana) Faça a Postura da Ponte conforme a descrição da p. 220. Use uma máscara de dormir ou uma venda para cobrir os olhos e ajudá-la a isolar as distrações externas.

EFEITOS Experimente esta postura para aliviar a tensão ocular, as dores de cabeça por tensão, as enxaquecas, a tensão no pescoço e as dores nas costas.

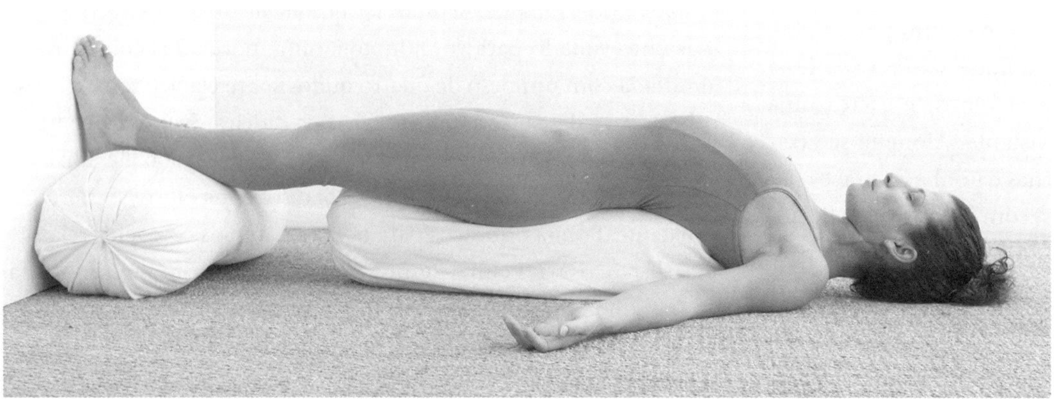

3. POSTURA COM A CABEÇA NO JOELHO† (Janu Sirsasana) Faça a Postura com a Cabeça no Joelho conforme a descrição da p. 218, usando como apoio uma cadeira forrada com um cobertor dobrado. Fique nesta postura de 30 segundos a 2 minutos.

EFEITOS Esta postura ajuda a aliviar as enxaquecas e as dores de cabeça crônicas.

†CUIDADO Não faça esta postura se estiver com diarréia ou náusea.

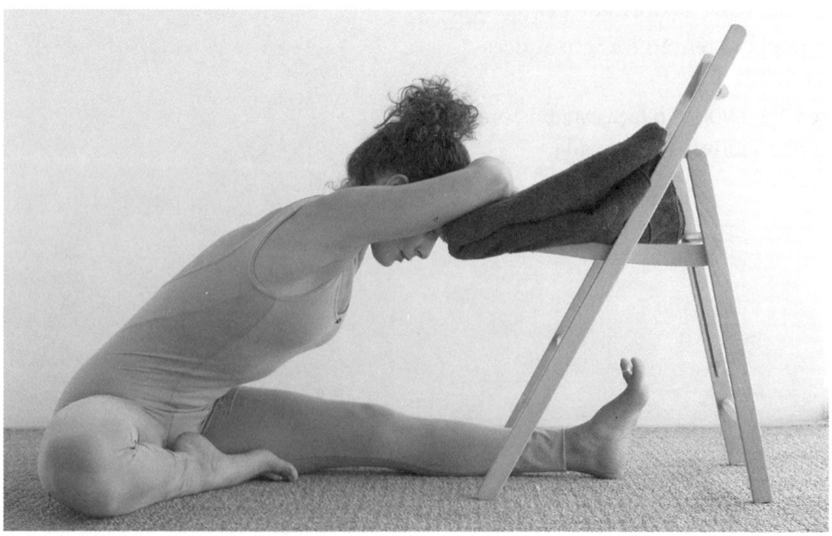

4. POSTURA SENTADA COM FLEXÃO PARA A FRENTE† (Paschimottanasana) Faça a Postura Sentada com Flexão para a Frente conforme a descrição da p. 218, pondo uma almofada sobre as canelas para apoiar a cabeça. (Se perceber que está forçando as costas ou os tendões das pernas, aumente a altura do apoio ou descanse a cabeça no assento de uma cadeira forrada com cobertores, como na Postura com a Cabeça no Joelho da p. 218). Fique nesta postura de 2 a 5 minutos. O corpo deve ficar completamente relaxado.

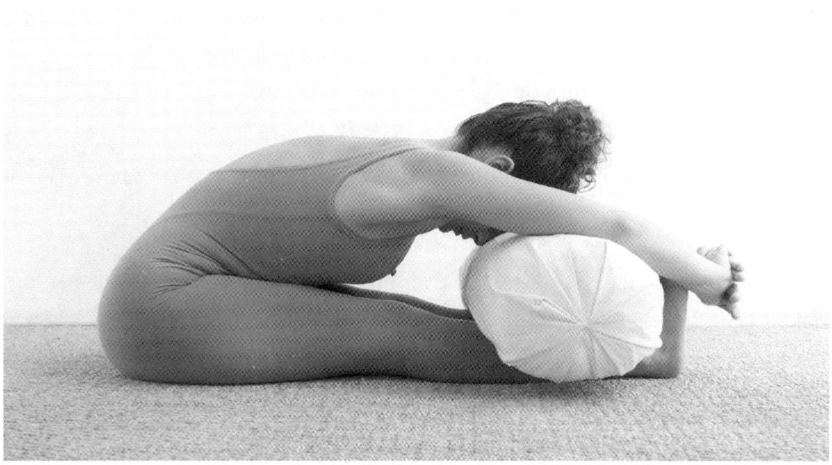

EFEITOS Esta postura aquieta o sistema nervoso simpático e alivia dores de cabeça, tensão nos olhos e na garganta. Ela proporciona uma sensação de segurança e paz.

†CUIDADO Não faça esta postura se estiver com diarréia.

5. POSTURA EM PÉ COM FLEXÃO PARA A FRENTE (Uttanasana) Faça a Postura em Pé com Flexão para a Frente conforme a descrição da p. 220. Caso sinta alguma tensão — especialmente na parte de trás das pernas, na base das costas e nos ombros — ponha mais cobertores sobre a cadeira. Fique nesta postura cerca de 1 minuto, ou enquanto estiver confortável. Para sair, use as mãos para levantar da cadeira e ficar em pé, bem devagar. A cabeça deve subir por último.

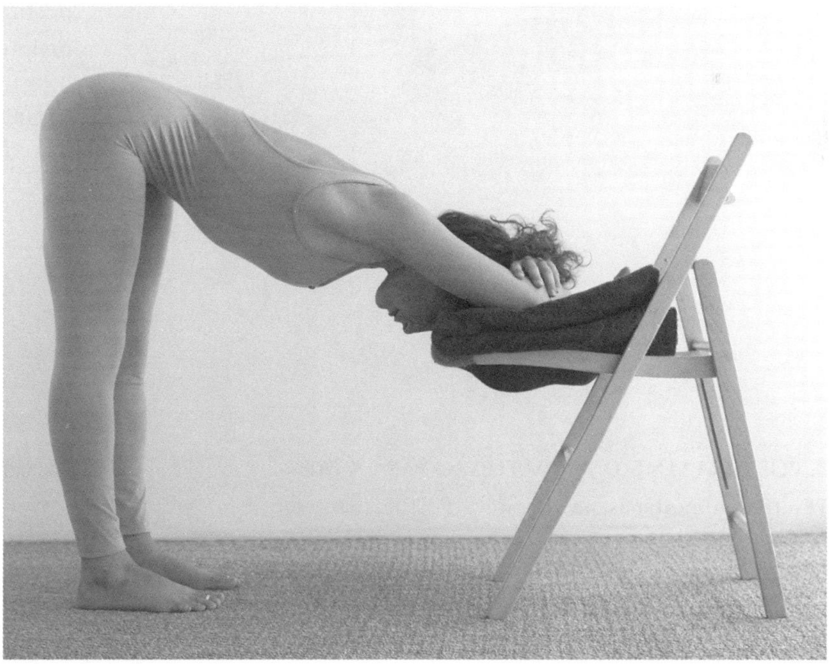

EFEITOS Esta postura ajuda a acalmar a mente e o sistema nervoso simpático, aquieta a reação lutar-ou-fugir e diminui a sensação de *stress*. Ela é boa para aliviar a enxaqueca e as dores de cabeça por tensão.

6. POSTURA DO MEIO ARADO† (Ardha Halasana) Faça a Postura do Meio Arado conforme a descrição da p. 219. Fique nesta postura de 2 a 3 minutos, respirando normalmente, com leve ênfase na expiração.

EFEITOS Esta postura ajuda a reduzir a ansiedade e a irritabilidade.

†CUIDADO Não faça esta postura se tiver problemas nos ombros ou no pescoço ou se estiver menstruada.

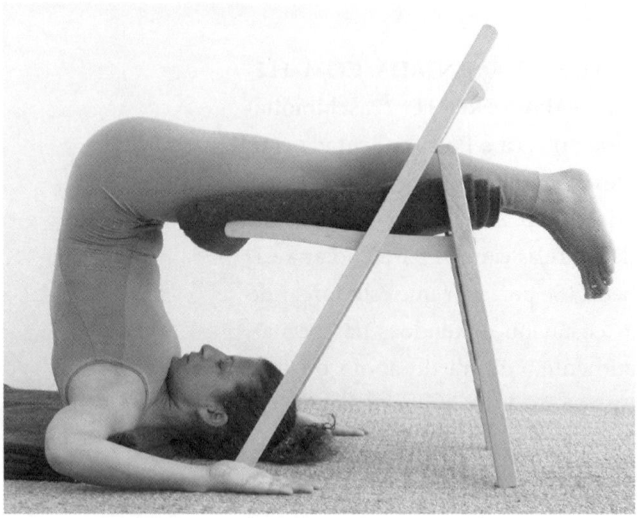

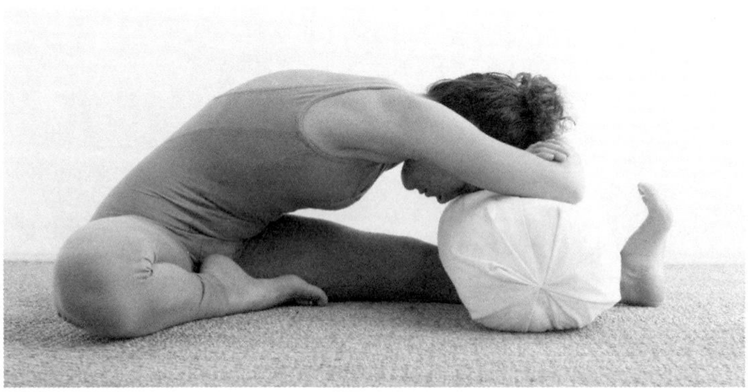

7. POSTURA COM A CABEÇA NO JOELHO† (Janu Sirsasana) Repita a Postura com a Cabeça no Joelho (ver p. 218), relaxando a cabeça sobre uma almofada (ou duas) ou sobre uma cadeira, dependendo da sua flexibilidade. Fique nesta postura por cerca de 1 minuto, respirando normalmente.

†CUIDADO Não faça esta postura se estiver com diarréia.

8. POSTURA SENTADA COM FLEXÃO PARA A FRENTE† (Paschimottanasana) Repita a Postura Sentada com Flexão para a Frente (ver p. 218). Fique nesta postura por um ou dois minutos, respirando normalmente.

†CUIDADO Não faça esta postura se estiver com diarréia.

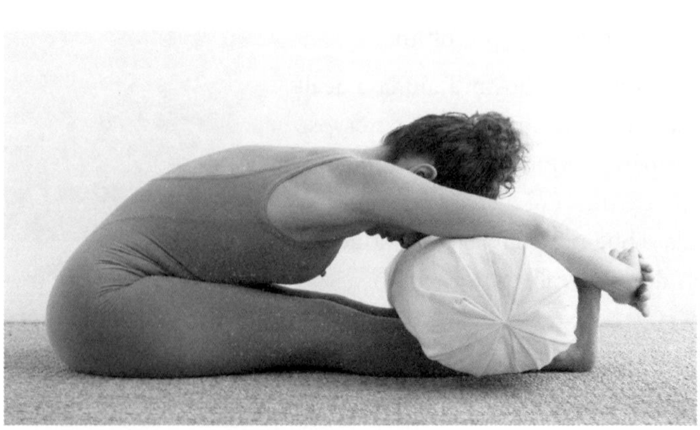

9. POSTURA RECLINADA EM ÂNGULO FECHADO (Supta Baddha Konasana) Faça a Postura Reclinada em Ângulo Fechado conforme a descrição da p. 220. Fique nesta postura pelo tempo que quiser e respire normalmente, enfatizando ligeiramente as expirações.

EFEITOS Esta postura relaxante ajuda a aquietar o sistema nervoso simpático e a regular a pressão sangüínea.

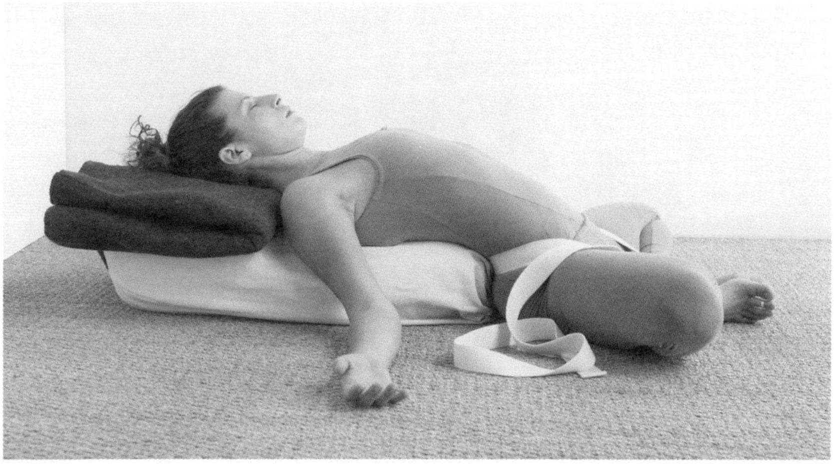

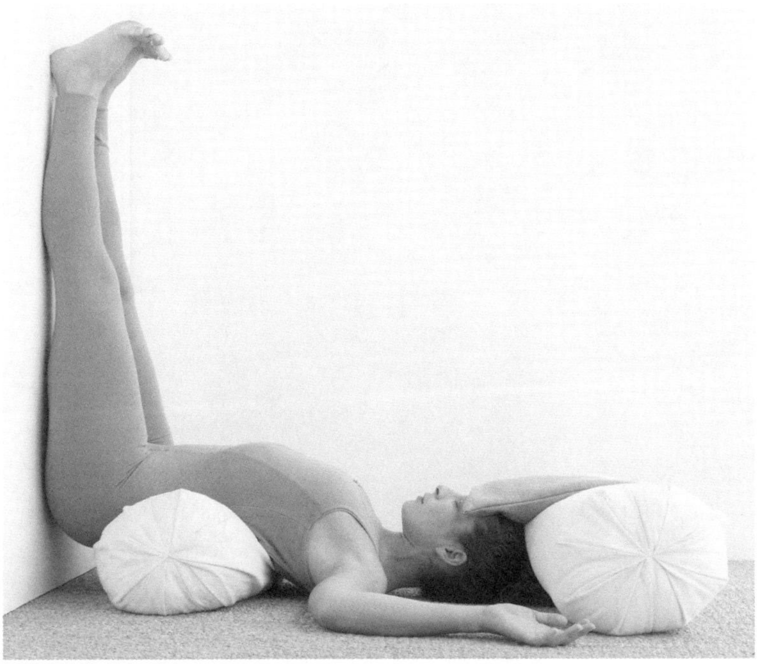

10. POSTURA COM AS PERNAS LEVANTADAS CONTRA A PAREDE† (Viparita Karani) Faça a Postura com as Pernas Levantadas contra a Parede conforme a descrição da p. 221. Descanse nesta posição, de olhos fechados, por 5 minutos, pelo menos.

EFEITOS Experimente esta postura para aliviar a exaustão nervosa e todos os tipos de dor de cabeça.

†CUIDADO Não faça esta postura se estiver menstruada.

11. POSTURA DO CADÁVER (Savasana) Faça a Postura do Cadáver conforme a descrição da p. 221. Descanse nesta postura, de olhos fechados, por 5 minutos, pelo menos.

EFEITOS Esta versão da Postura do Cadáver bloqueia as distrações e permite que você relaxe profundamente. Ela é benéfica para todos os tipos de dor de cabeça.

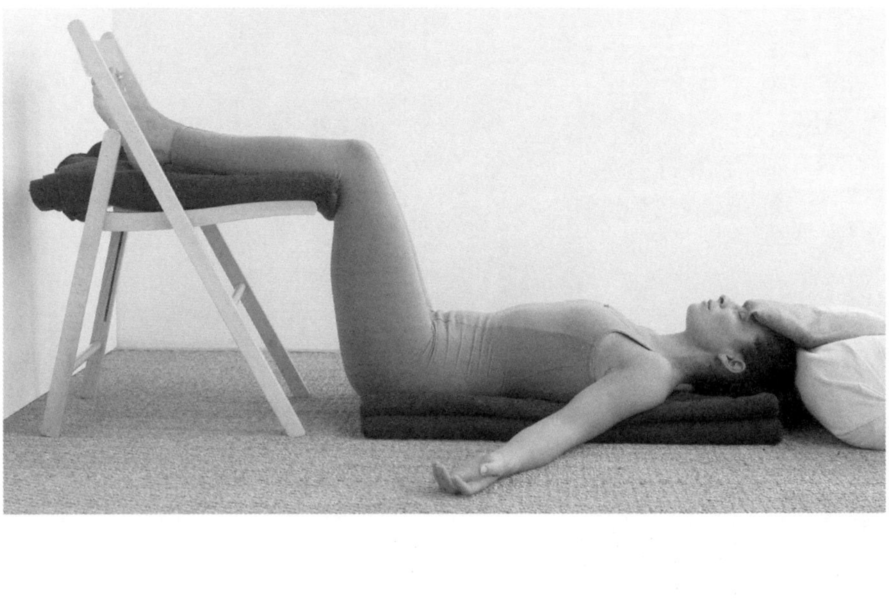

PARTE QUATRO

A Hora da Verdade

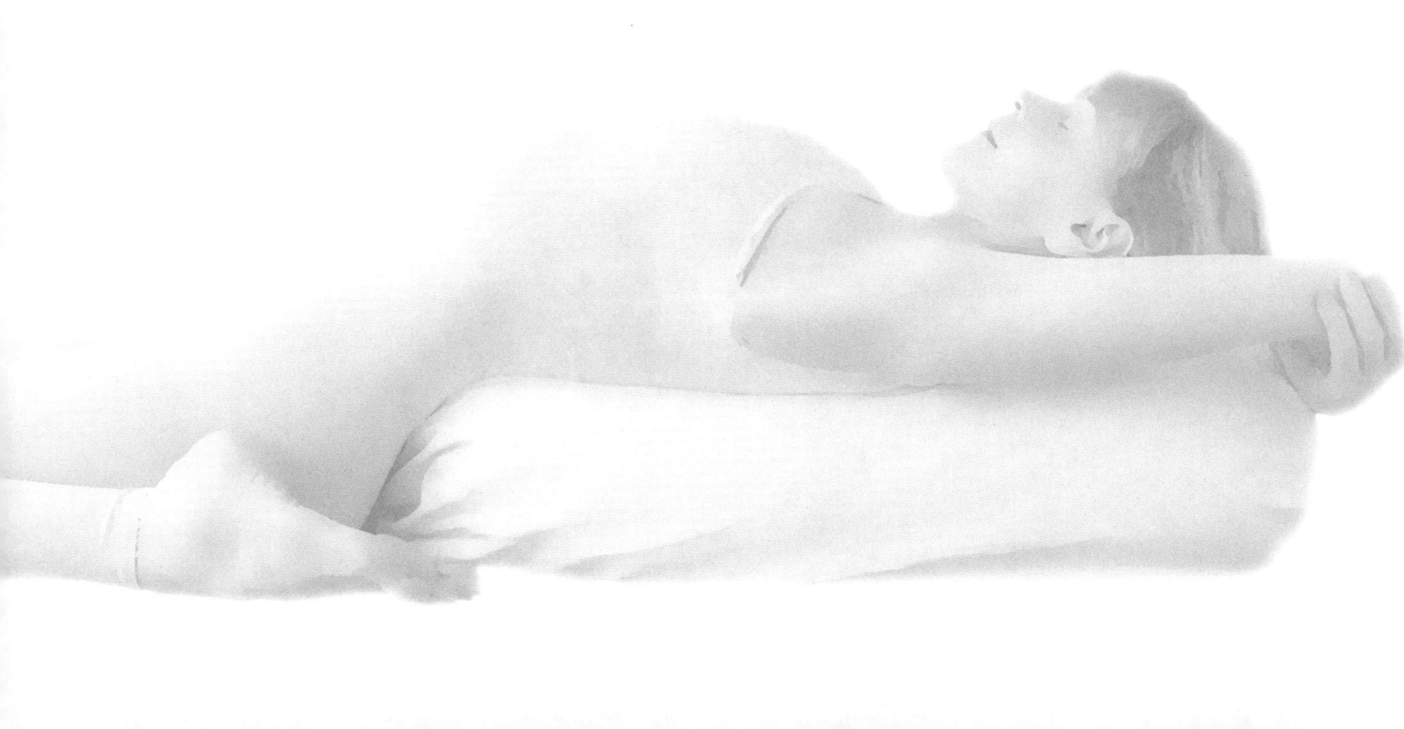

Introdução

Para a maioria das mulheres, o período que vai do fim dos quarenta ao fim dos cinqüenta anos é quase uma outra puberdade. É uma época de muita flutuação, anunciando a morte do que é confortável e o nascimento da incerteza (como quando você tinha treze anos), e depois o ressurgimento da criatividade e do conforto. Na verdade, há dois ou três momentos na vida de uma mulher em que o mundo fica de ponta-cabeça: na puberdade, na gravidez e na menopausa. Essa flutuação me faz lembrar de uma coisa que aprendi em um trabalho de ciências da sétima série: nada muda sem um catalisador. Em geral, o que nos faz mudar de comportamento, de emprego, de relacionamento, é a insatisfação, a ansiedade, a raiva ou a frustração, em outras palavras, uma ebulição emocional que nos força a tomar decisões.

Parece que o corpo não é diferente: para haver uma mudança (química, emocional, espiritual), os hormônios da mulher têm que entrar em ebulição, causando agitação e desconforto. De repente, a rotina normal não funciona mais. Ela não dorme mais como antes; fica com raiva de coisas que antes tolerava; odeia as mudanças nas formas do corpo; quer a atenção dos outros, do marido, do namorado, mas ao mesmo tempo quer ficar sozinha. Quando tudo se acalma, o corpo dá à luz alguma coisa nova e mais forte — uma jovem mulher capaz de gerar vida (pós-puberdade), uma mãe capaz de alimentar a vida (pós-parto) ou uma mulher sábia, capaz de orientar a vida à sua volta (pós-menopausa). Nesses momentos, as mulheres têm que se respeitar e cuidar umas das outras, para que cada metamorfose faça surgir uma voz nova e mais poderosa.

Além das típicas queixas do climatério — ondas de calor, fadiga, insônia, irritabilidade e secura vaginal — os distúrbios mais citados pelas mulheres com quem conversamos foram a depressão, a ansiedade e os problemas digestivos. Diante da obsessão da sociedade por mulheres jovens e magras que sejam espertas (mas sem dar bandeira), agradáveis, *sexies* e amorosas, não é de se estranhar que mulheres cujo corpo está ficando mais flácido e volumoso, que não podem mais ter filhos, que se acham cada vez menos agradáveis e mais críticas, sucumbam à depressão. Além disso, lamentar o fim de uma era é um degrau necessário para a seguinte. As mulheres dessa idade dão um triste adeus à fertilidade, mas logo recomeçam a exercê-la, dentro de um contexto muito maior.

Nessa fase, a prática de yoga tem muito a oferecer às mulheres. Fisiologicamente, a yoga mantém o sistema endócrino equilibrado (ou o equilibra, se estiver estressado). Agora, as supra-renais têm que produzir a quantidade de estrogênio necessária ao bom funcionamento do organismo, mas, se estiverem esgotadas pelo *stress*, pelo cigarro, por maus hábitos alimentares ou por um sistema imunológico comprometido, elas não conseguem cumprir a sua tarefa. Várias posturas de yoga, especificamente as flexões para a frente, as torções e as flexões para trás, têm o efeito de tranqüilizar e depois ativar as supra-renais.

A yoga pode ajudá-la também a vencer a fadiga, a insônia, a ansiedade e as ondas de calor, que muitas vezes caracterizam o climatério. Patricia, que faz muitos *workshops* sobre menopausa e depressão, diz às alunas que, por meio da prática diária, é possível melhorar o humor, recuperar a energia e, o que é igualmente importante, ter tempo para a reflexão, que permite escolhas sensatas.

A yoga ajuda a mulher a conhecer de novo o seu corpo e a gostar da aparência, do jeito de se movimentar e dos sentimentos que tem agora. Esta fase da vida, assim como a puberdade, desafia a mulher a aceitar as mudanças do corpo. Por mais que ela leia, em livros e artigos, que as mulheres ganham peso naturalmente à medida que ficam mais velhas, que seios e barrigas mais volumosos e menos rijos são saudáveis e belos e nada incomuns, ela pode ter dificuldade para aceitar a nova aparência, já que ouviu durante a vida inteira que o bom é ser magra. Patricia diz que a yoga é extremamente benéfica nesse sentido, ajudando as mulheres a comemorar sua aparência mais suave e sensual.

Patricia ressalta repetidamente a importância das mulheres recorrerem umas às outras, de estarem em comunhão, de praticarem yoga. As mulheres devem fortalecer umas às outras, diz ela a todas nós, apoiar umas às outras com clareza de intenção e pureza no coração. Unindo-se, as mulheres criam uma voz coletiva que é mais bonita, mais poderosa, uma voz que consegue mudar o mundo. Mas, para realizar tal vaticínio, é preciso começar trabalhando consigo mesma. É só quem está "plena de Eu e plena de alma", como diz Borysenko, que pode passar à ação compassiva. O compromisso com a prática da yoga pode ajudá-la a desenvolver a confiança e a paixão que você precisa para defender o que considera correto. A yoga não vai livrá-la do calor hormonal e acho que nem deveria; mas ela vai ajudá-la a dirigi-lo de maneira efetiva, positiva e apaixonada.

Capítulo 10 Tratamento para a Depressão

HÁ UNS DOIS ANOS, FUI VISITAR MINHA AMIGA KENDRA, QUE TINHA feito 43 anos. Eu estava perto da casa dela, não a via há algum tempo e, num ímpeto, resolvi convidá-la para tomar um chá. Quando cheguei, ela estava sentada no chão da sala, soluçando. Deitado ao seu lado, um cão labrador fazia o possível para animá-la. Eu pensei que alguém tinha morrido. "Não, está todo mundo vivo. É só uma tremenda de uma fossa. Ela não passa e nem sei por que estou assim." Muitas mulheres ficam deprimidas, eu pensei, mas não Kendra. Afinal, fazia pouco tempo que ela tinha se casado de novo — e muito bem. Ela era costureira e seus negócios floresciam. Sua filha tinha entrado na faculdade dos seus sonhos. Por que ela estava infeliz? "Você está certa," disse ela. "Eu deveria estar feliz. Então, por que não estou?" Ela me explicou, então, que de repente se viu esmagada por coisas que antes resolvia sem dificuldade. E se ressentia por ter 43 anos e ainda fazer o mesmo trabalho que fazia aos 23. O que ela realmente queria fazer era escrever um romance, mas não tinha nem energia e nem confiança para começar. Será que não estava velha demais para começar uma coisa nova? Além do mais, como sua única filha tinha saído de casa e o marido passava muito tempo fora, trabalhando, ela sentia que não era mais necessária. A falta de ânimo e a sensação ainda maior de falta de merecimento tinham lhe afetado a capacidade de trabalhar e, como resultado, estava com menos trabalho.

Kendra lutou contra a depressão por mais um ano, antes que as coisas começassem a melhorar. Nesse meio tempo, seu estado emocional ficou ainda pior: ela não conseguia fazer quase nada e admitia que "não ligava a mínima para si mesma e nem para mais ninguém". O médico lhe receitou Paxil, um antidepressivo. Com o remédio, ela começou a dormir melhor, mas não ficava nada bem durante o dia: sentia-se lenta, apática e "balofa". Por fim, de tanto os amigos insistirem, Kendra procurou terapias alternativas. Felizmente, a depressão reagiu bem aos tratamentos não-invasivos. Ela foi a uma nutricionista que a ajudou a ajustar a dieta e lhe explicou que biscoitos, pães e chocolates podiam até lhe trazer um alívio momentâneo, mas que, no longo prazo, exacerbavam a depressão. Kendra começou também uma terapia e a terapeuta, além de motivá-la a falar, convenceu-a a sair, passear com o cachorro, fazer um pouco de exercício. E eu a levei à sua primeira aula de yoga. Ela adorou e começou a ir várias vezes por semana, achando a yoga relaxante e reconfortante. "Quando comecei a cuidar de mim mesma de maneira profunda e suave, meus problemas de saúde começaram a desaparecer e a névoa finalmente se dissipou", disse ela há pouco tempo.

O caso de Kendra não é incomum. Segundo o Center for Mental Health Services, nos Estados Unidos, pelo menos 5% dos norte-americanos adultos sofrem de depressão. Outros pesquisadores acreditam que, na realidade, são quase 20%. Em *Women's Bodies, Women's Wisdom*, a dra. Christiane Northrup estima que um quarto das norte-americanas enfrenta uma depressão grave pelo menos uma vez na vida. Como saber se você faz parte desses 25% ou se só está triste?

TRISTEZA ATÉ QUE PONTO?

Só porque você tem TPM de vez em quando, chora quando termina um relacionamento, ou vez ou outra fica paralisada diante da magnitude de suas responsabilidades, isso não quer dizer que está clinicamente deprimida. Esses pequenos surtos de depressão podem ser apenas uma forma do corpo (e da mente) fazer com que você preste atenção no que está acontecendo e faça algumas mudanças. Como você não estava ouvindo, é hora de aumentar o volume.

Alguns terapeutas dizem que a depressão é raiva não expressa, voltada para dentro. Outros dizem que ela vem de sentimentos não resolvidos, enterrados dentro de nós, de anos de emoções reprimidas e pisadas que, além de danificar a psique, nos deixam doentes. Marion Woodman, terapeuta junguiana e escritora, diz que a depressão surge quando perdemos o contato com os nossos sonhos e com a nossa alma. Joel Robertson, co-autor de *Natural Prozac*, vê a depressão como "desequilíbrio na atitude diante da vida, um desequilíbrio que provoca mudanças químicas no cérebro e no sistema nervoso central". O National Institute of Mental Health (NIMH) descreve a depressão clínica como uma sensação de profunda impotência e desesperança, uma sensação de que a vida é horrível e nunca vai melhorar. Todos os especialistas dizem que se você é constantemente tomada por pensamentos suicidas e está incapacitada por causa da depressão, precisa procurar um médico o mais cedo possível.

Para muitas mulheres, a depressão é incapacitante: o mundo as esmaga, sentem um peso no peito, a respiração parece rasa demais, elas perdem o desejo e a capacidade de fazer qualquer coisa. Esse tipo de depressão (depressão crônica) domina todo o seu ser e a deixa vazia como uma bexiga sem ar. Mas milhares de mulheres sofrem de outro tipo de depressão, igualmente insidiosa, que é mascarada por altos níveis de ansiedade: é a depressão motivada pela ansiedade. O estilo de vida cheio de *stress* que essas mulheres insistem em manter impede que elas vivam os sentimentos que se escondem sob a tensão e o medo, impede que percebam o que se passa realmente dentro de si mesmas. Elas estão ansiosas o tempo inteiro e ficam facilmente agitadas, impacientes e com raiva. Algumas sofrem de irregularidades menstruais, de distúrbios digestivos e até de dores no peito.

MENSAGEIROS COM NOTÍCIAS ALEGRES (OU TRISTES)

O cérebro e os sistemas endócrino, nervoso e imunológico contribuem para o bem-estar emocional. Eles se comunicam no nível celular, por meio de um complexo sistema de mensageiros e receptores. Candace B.

Pert, pioneira em um campo relativamente novo da biofísica, a psiconeuroimunologia (PNI), descreve esse processo no livro *Molecules of Emotion: Why You Feel the Way You Feel.* Ela explica que quando você tem um pensamento ou uma emoção, o cérebro libera neuropeptídeos, que traduzem o pensamento ou a emoção para um estado físico. Os neuropeptídeos circulam pelo corpo, procurando células cujos receptores combinem com o mensageiro (como duas peças de um quebra-cabeça). Quando encontram receptores adequados (por exemplo, nos intestinos, no hipotálamo, na glândula pituitária ou no coração), os neuropeptídeos se agarram a eles e depositam aí sua informação. Os receptores levam essa informação — o pensamento ou emoção que você acabou de ter — mais para o fundo da célula, que com isso se modifica significativamente. Essas mudanças celulares afetam sua psicologia, seu comportamento e até mesmo seus humores.

Pert explica que o cérebro também tem neurotransmissores trabalhando para ele, conduzindo informações para dentro e para fora das células cerebrais. Cada neurotransmissor pega as informações de um neurônio (ou célula cerebral) e a liga ao receptor de outro neurônio que, ao receber a informação, efetua mudanças fisiológicas. Os pesquisadores acreditam que esse movimento de um neurônio para outro influencia as reações emocionais e físicas. Se um neurônio emite neurotransmissores em excesso, o outro usa o que é necessário e o excesso é reabsorvido por um "mecanismo de recaptação" do neurônio original. Com uma quantidade equilibrada de neurotransmissores viajando entre as células, você fica saudável, feliz e energizada. Se essa quantidade se torna grande ou pequena demais, você pode ter ataques de depressão ou de ansiedade.

Os três neurotransmissores mais importantes que governam a saúde emocional são a serotonina, a dopamina e o seu derivado, a norepinefrina. Em quantidade suficiente, a serotonina favorece a sensação de bem-estar, auto-estima, calma e segurança. Você dorme profundamente, consegue se concentrar e digerir a comida com facilidade. Juntas, a norepinefrina e a dopamina lhe dão força, vitalidade e sensação de poder. Sentindo-se alerta e no comando da situação, você consegue trabalhar com rapidez e eficiência. Esses dois neurotransmissores se juntam à adrenalina para produzir a reação lutar-ou-fugir, que a ajuda a enfrentar situações de emergência.

Se o corpo produz pouca serotonina (ou se ela é reabsorvida depressa demais), você fica deprimida, insegura e achando que "não adianta nada". É possível que perca o interesse em comer e comece a perder peso ou que comece a comer compulsivamente e ganhe peso demais. O apetite sexual desaba e você não consegue se concentrar, sentindo-se confusa e inútil. (Quase ninguém tem níveis de serotonina altos demais.)

Segundo Joel Robertson, o desequilíbrio dopamina/norepinefrina tende a afetar a psique e provoca tendências suicidas ou comportamento violento. Quando os níveis de dopamina e norepinefrina sobem muito, você fica com excesso de energia nervosa, sentindo-se ansiosa, com medo ou agressiva. Você pode ter problema para dormir continuadamente e seu apetite sexual aumenta demais. Quando o nível cai, você pode entrar em depressão, que vai de branda a muito severa.

E OS REMÉDIOS?

Se dependesse das empresas farmacêuticas, qualquer mau humor mais prolongado seria motivo para você tomar um antidepressivo, entre os muitos disponíveis no mercado.

Os antidepressivos agem logicamente. Se a serotonina que reside nos caminhos entre as células cerebrais aumenta os sentimentos de bem-estar e auto-estima, então por que não arrumar um jeito de fazer com que mais serotonina permaneça ali por mais tempo, para que você se sinta melhor? Os pesquisadores criaram drogas que fazem justamente isso. Elas são chamadas de inibidores da recaptação de serotonina e as conhecemos pelos nomes comerciais: Prozac, Zoloft e Paxil. Como sugere o nome genérico, elas impedem a reabsorção da serotonina pelas células cerebrais que a produzem.

Outro grupo de antidepressivos — os tricíclicos (Triavil, Elavil e Doxepin são alguns exemplos) —, além de aumentar o nível de serotonina, aumentam também o tempo de permanência no organismo da dopamina e da norepinefrina. Teoricamente, isso produz sentimentos de bem-estar e auto-estima, aumentando também a energia, a sensação de poder e a assertividade. As drogas antipsicóticas, como Thorazine e Haldol funcionam como os inibidores de recaptação de serotonina, só que impedem também que a dopamina e a norepinefrina sejam reabsorvidas muito depressa.

No papel, tudo isso é muito bonito. Mas será que funciona? Segundo uma meta-análise (uma análise de vários estudos e experiências clínicas) conduzida por R. P. Greenberg e publicada no *Journal of Nervous and Mental Diseases* (1994), o Prozac tem apenas um efeito moderado sobre a depressão. No entanto, os inibidores da recaptação da serotonina, os tricíclicos e os antipsicóticos têm efeitos colaterais tão impressionantes que acabam levando muitas mulheres a buscar tratamentos alternativos. Esses efeitos colaterais incluem distúrbios digestivos, insônia, ansiedade, dores de cabeça, boca seca, taquicardia, falta de concentração, fadiga, fraqueza, tontura e incapacidade de chegar ao orgasmo.

SUGESTÕES PARA ALIVIAR A DEPRESSÃO

Eu não estou insinuando que os antidepressivos receitados pelo médico não sejam uma opção, mas que é sensato recorrer a eles apenas como último recurso, priorizando antes as alternativas mais suaves. Mas se você já toma Prozac ou algum outro antidepressivo, não pare de tomar sem consultar seu médico. As alternativas apresentadas neste capítulo, você pode usar como auxiliares da medicação. Afinal, os antidepressivos aumentam temporariamente o nível dos neurotransmissores do bem-estar, mas não chegam à raiz do problema: não tratam a causa da depressão e nem a causa da falta de serotonina — ou excesso de norepinefrina — no organismo.

Dê Atenção ao Corpo

Em *Women's Bodies, Women's Wisdom*, Christiane Northrup diz que as emoções "nos ajudam a participar plenamente da vida". Às vezes, quan-

Patricia Diz

As posturas revigorantes da yoga lhe oferecem a melhor maneira de estar plenamente presente no momento, de permitir que o corpo e as emoções se expressem. Sem precisar ir a lugar nenhum, sem precisar provar nada e sem precisar impressionar ninguém, você pode se soltar totalmente. Para as que gostam de recolhimento, a Postura da Criança com o apoio de uma almofada funciona muito bem. Outras têm uma sensação de abafamento quando fazem flexões para a frente, preferindo posturas reclinadas, como a Postura Reclinada em Ângulo Fechado (Supta Baddha Konasana), ou inversões, como a Postura com as Pernas Levantadas contra a Parede (Viparita Karani). Se você é particularmente ansiosa, fitas gravadas com instruções ou música suave são um recurso que pode ajudá-la a se concentrar melhor. A Respiração Expansora da Força Vital (Ujjayi Pranayama) vai ajudá-la a estabilizar a energia enquanto está nas posturas.

Além disso, a yoga mostra que tudo o que você faz com o corpo tem um profundo impacto sobre as emoções. Ficar ereta com dignidade, abrir o peito e andar com confiança anunciam ao mundo — e, o que é mais importante, à sua mente — que você está firme, feliz e em sintonia com seu ambiente.

do você não presta atenção nas emoções, seu corpo e sua mente precisam gritar. Acessos de choro, fadiga incapacitante e ataques de pânico são formas do corpo lhe dizer para reparar no que está acontecendo. Não reprima esses sentimentos nem medique essas emoções depressa demais. Fique com elas; escute o que têm a dizer; escreva sobre elas em seu diário. Deixe que esses sentimentos surjam e depois saiam de você.

Northrup acredita que chorar é uma forma de livrar o corpo de toxinas. Ela diz que chorar ajuda a "movimentar a energia e, às vezes, a recanalizá-la ou a compreendê-la de maneira diferente". As lágrimas, neste caso, são as mensageiras que levam as toxinas para fora das células e do corpo. Kathryn, uma designer gráfica que sofre de fortes enxaquecas, diz que chorar a ajuda a enfrentar os sentimentos, permitindo que participe plenamente do próprio processo de cura em vez de ignorar os sentimentos ou pô-los de lado para que não incomodem. A analista junguiana Marion Woodman diz que as lágrimas são a "conexão com a alma". Dedique algum tempo à sua alma, todos os dias: medite, pratique yoga. Escreva seus sonhos — que, diz Woodman, "são a ponte entre o corpo e a alma".

Pode ser que, por intermédio dos sentimentos depressivos, seu corpo e sua mente estejam lhe dizendo que estão relegados, tristes, negligenciados. Talvez você tenha se afastado demais do próprio centro, das próprias paixões. Trate a si mesma com ternura, como trataria um amigo que estivesse sofrendo. Pergunte a si mesma o que a faria melhorar; seja paciente e gentil.

Especialistas em psiconeuroimunologia, como Candace Pert, dizem que o corpo e a mente têm as ferramentas que precisam para curar a si mesmos. Os antidepressivos (farmacêuticos, alimentares ou herbais) funcionam porque o corpo produz substâncias químicas semelhantes, necessárias para se manter saudável. Essas substâncias químicas são uma reação psicológica aos pensamentos, sentimentos, comportamentos e ações.

Faça uma Avaliação da Tireóide

O hipotireoidismo (pouca atividade da glândula tireóide) muitas vezes mimetiza a depressão. Além de diminuir o funcionamento da tireóide, esse distúrbio faz com que outros sistemas do seu corpo fiquem mais lentos. Por exemplo, muitas mulheres com hipotireoidismo têm prisão de ventre, problemas menstruais, pressão baixa e fadiga. Elas têm, em geral, muita dificuldade para perder peso e sofrem de depressão branda. Até a depressão pós-parto pode ser um sinal de distúrbio na tireóide ou nas paratireóides.

Um método simples para avaliar o funcionamento da tireóide é monitorar a temperatura por três a quatro dias. De manhã, antes de sair da cama, ponha o termômetro embaixo do braço e fique com ele uns 10 minutos. Se a temperatura estiver abaixo do normal (abaixo de 36 graus), fale com o médico. Sua tireóide pode estar preguiçosa.

As praticantes de yoga dizem que a yoga é boa para regular a glândula tireóide. As melhores posturas para isso, como a Parada de Ombros (Sarvangasana) e a Postura do Arado (Halasana), incluem um travamento de queixo que pressiona o queixo em direção ao peito. Essa ação comprime e massageia a tireóide e as paratireóides, o que primeiro as acalma e depois as energiza. Isolando as glândulas dessa forma, a postura expulsa as toxinas e o sangue estagnado; quando você solta a postura, o sangue recém-oxigenado pode circular mais livremente nessa área, ativando as glândulas. Fique de 8 a 10 minutos em cada uma dessas posturas, para que o efeito seja completo. As flexões para trás também estimulam essas glândulas.

Monitore o Nível de Açúcar no Sangue

Alguns estudos sugerem que um nível muito baixo de açúcar no sangue diminui a energia e provoca fadiga, ansiedade e agitação. Em parte, é porque a insulina, que é produzida pelo pâncreas, além de ajudar o corpo a controlar o nível de açúcar no sangue, transporta triptofan para o cérebro. O triptofan é um aminoácido que o cérebro precisa para produzir serotonina, o neurotransmissor responsável pelos sentimentos de bem-estar e calma. Quando não recebe uma quantidade suficiente de triptofan, o cérebro precisa de mais açúcar, o que vai (pelo menos temporariamente) elevar os níveis de insulina. Isso, por sua vez, aumenta a quantidade de triptofan que chega ao cérebro, o que faz com que os níveis de serotonina subam demais. Em geral, quem tem depressão por falta de açúcar no sangue sofre de drásticas mudanças de humor — vai da euforia à raiva e à mais absoluta fadiga.

A yoga ajuda a equilibrar o funcionamento do pâncreas. As torções, como a Postura com Torção Espinhal (Marichyasana III) ou a Postura Sentada com Flexão para a Frente (Paschimottanasana), comprimem e massageiam o pâncreas. As flexões para trás, como a Postura da Ponte (Setu Bandha Sarvangasana) e a Postura Invertida do Bastão (Viparita Dandasana), lavam o pâncreas com sangue, o que faz com que ele funcione melhor, e previnem a atrofia.

Reveja a Dieta

O que você come — ou não come — pode estar afetando o seu humor. Em primeiro lugar, descarte qualquer alergia alimentar. A sensibilidade a certos alimentos — trigo, açúcar, laticínios, aspartame (substituto do açúcar), cafeína, alimentos industrializados ou muito carregados de pesticidas — pode favorecer a depressão.

No livro *A Diet for All Seasons*, o dr. Elson Haas, diretor do Preventive Medical Center de San Rafael, na Califórnia, recomenda um programa de limpeza à base de vegetais no vapor, óleos e grãos integrais. Embora os carboidratos elevem os níveis de serotonina, Haas adverte contra o consumo do tipo errado de carboidrato. Os grãos integrais e os produtos feitos com farinha integral aumentam lentamente o nível da serotonina porque liberam seus açúcares aos poucos na corrente sangüínea. Como resultado, eles têm um efeito mais duradouro do que os carboidratos simples (como açúcar refinado e produtos feitos com farinha branca).

Os alimentos ricos em proteína aumentam os níveis de dopamina e norepinefrina (substâncias que favorecem a excitação). Por isso, vá devagar com as carnes caso tenha propensão à depressão motivada pela ansiedade. Além disso, diminua (ou abandone) o consumo de bebidas com cafeína, elimine o açúcar branco e o álcool da dieta e pare de fumar.

Considere os Suplementos

Aumente o consumo de ácidos graxos, como os do óleo de sementes de linhaça. Lembre-se de que as informações estão passando entre as células do corpo. Para que esse material flua suavemente de um lugar para o outro, o corpo precisa de gordura para manter tudo fluido. As vitaminas C, B_1, B_6 e B_{12} ajudam a converter os ácidos graxos em hormônios essenciais, necessários à sua saúde. Em um seminário que deu no International Herbalists Symposium, em Massachusetts, em junho de 1998, a dra. Tierona Low Dog, herborista e médica que pratica no Novo México, sugeriu o consumo de vitamina B_{12} em gotas para pingar no nariz ou embaixo da língua. Esses métodos funcionam melhor do que os comprimidos.

O fígado limpa o sangue do excesso das toxinas e dos hormônios que contribuem para a depressão. Você pode fortalecer o fígado tomando leite de cardo, raiz de dente-de-leão ou açafrão em forma de drágeas ou tintura.

Experimente Antidepressivos Alternativos

A erva de St. John (ou erva-de-são-joão) é uma droga alternativa indicada para mulheres que sofrem de depressão branda a moderada. Ela age como os antidepressivos que inibem a recaptação da serotonina, mas de forma muito mais suave do que o Prozac ou outros medicamentos. Consulte um médico holístico, que pode lhe receitar a dose ideal para o seu caso. Se você já toma um antidepressivo sintético, fale com o seu médico antes de experimentar a erva-de-são-joão ou qualquer outra erva.

Se você sofre de ansiedade debilitante, tem dificuldade para desligar a mente no final do dia e sente muita tensão e dor muscular, experimente uma combinação de valeriana, *cohosh* e casca de quina. Mas consulte um praticante de saúde holística para estabelecer a dose.

Durma o Suficiente

Um bom sono é imperativo para quem sofre de depressão motivada pela ansiedade. Joel Robertson adverte que, sem descanso, o corpo não tem tempo para se curar e o sistema imunológico enfraquece. Marion Woodman diz que a psique se restaura por intermédio dos sonhos. Quem não dorme bem perde o contato com o próprio inconsciente,

Patricia Diz

Se você sofre de depressão crônica, tenha estas sugestões em mente ao fazer yoga:

• Deixe os olhos abertos durante as posturas para usar os sentidos e não voltar a mergulhar no poço escuro de suas emoções.

• Concentre-se em cada inspiração, portadora da força vital, para aliviar o desânimo.

• Seja sensível às reações da mente e do corpo. Se começar a ficar ansiosa ou tensa, pare e relaxe, concentrando-se nas expirações, para reduzir a sensação.

• Diante de pensamentos ou sentimentos penosos, faça com que a mente e o corpo contrabalancem os pensamentos negativos com positivos.

• Lembre-se de tomar uma atitude, por menor que seja. Faça qualquer coisa, contanto que faça.

• Do espaço vem a quietude; dentro do silêncio, busque o seu coração para encontrar a paz.

com o próprio âmago, o que provoca depressão. As posturas revigorantes da yoga, a meditação e os banhos relaxantes da aromaterapia são indicados para quem sofre de insônia provocada pela ansiedade. Mas só depois de alguma prática mais energizante, como posturas de yoga ou exercícios mais vigorosos para queimar o excesso de agitação.

Por outro lado, dormir o dia inteiro por tristeza e vontade de fugir da vida também é um problema de saúde. Esse tipo de depressão se deve aos baixos níveis de serotonina e a níveis ainda mais baixos de dopamina e de norepinefrina. O sono aumenta o nível de serotonina (só enquanto você dorme) mas diminui o dos outros neurotransmissores, necessários em qualquer atividade que envolva o sistema neuromuscular. Para sair do abatimento, reduza o número de horas que costuma dormir para aumentar gradualmente os níveis de dopamina e norepinefrina.

Arranje Tempo para Fazer Exercícios Vigorosos

É difícil ficar triste fazendo exercícios. A atividade física afasta a mente dos problemas, além de modificar rapidamente a química do cérebro. Um jogo estimulante de tênis, uma caminhada rápida ou uma corrida moderada fazem subir os níveis de serotonina, aumentam as endorfinas do corpo (analgésicos naturais) e eliminam as toxinas. Como a dopamina e a norepinefrina reagem a mudanças na respiração, na atividade muscular e no ritmo cardíaco, o exercício vigoroso aumenta sensivelmente os níveis dessas substâncias neuroquímicas. Quando o exercício termina, a dopamina e a norepinefrina se esgotam, os níveis de serotonina sobem e você fica relaxada e feliz consigo mesma. A malhação beneficia as mulheres que sofrem de qualquer tipo de depressão.

A DOR DA DEPRESSÃO

Você pode tomar erva-de-são-joão (ou Prozac), comer melhor, tomar vitaminas e suplementos de ervas e, mesmo assim, ter que enfrentar a dor subjacente que deu origem à depressão. Em uma palestra no Kripalu Yoga Center, em maio de 1999, Marion Woodman disse que uma mulher pode ficar doente por guardar no corpo um conflito difícil demais para ser enfrentado. Ela explicou que a psique procura protegê-la, enterrando a dor bem lá no fundo; o corpo, então, se agarra àquela dor pelo maior tempo possível. De repente, fica difícil agüentar e você sucumbe. Não espere chegar a esse ponto para procurar a ajuda de um terapeuta ou de um amigo de confiança.

COMO A YOGA PODE AJUDAR

O benefício que a yoga traz para quem está deprimido não é apenas físico — a yoga acalma também a mente e o espírito. Obviamente, é impossível separar os benefícios fisiológicos dos benefícios emocionais e espirituais. Nós já vimos como esses pensamentos afetam os sentimentos que, por sua vez, afetam a fisiologia. Na yoga acontece o inverso. Por exemplo, a Postura Invertida do Bastão (Viparita Dandasana) é uma flexão para trás que abre o peito. O simples ato de erguer o peito pode levantar as emoções e deixar a mente mais clara. Com isso, a respiração fica mais livre, trazendo sentimentos mais leves. As flexões para trás soltam os bloqueios do coração, que podem estar contribuindo para seus ombros caídos e seu peito afundado.

As posturas sentadas com flexão para a frente, por outro lado, aquietam o sistema nervoso, que entra em marcha forçada sempre que você fica ansiosa, com medo ou nervosa. As inversões permitem que o sangue recém-oxigenado circule mais livremente, o que acalma e depois energiza as glândulas da região da cabeça e da garganta. As posturas em pé levantam o ânimo, fazendo com que você se sinta mais forte e mais capaz (você se apóia, literalmente, sobre os próprios pés).

A Postura do Cadáver (Savasana) e outras posturas revigorantes proporcionam um repouso consciente ao sistema nervoso simpático — e ao corpo inteiro — para que possa ocorrer a cura. Elas a levam a um lugar de repouso, a um estado de completo relaxamento, permitindo que o cérebro restaure e reequilibre os neurotransmissores. Além disso, elas lhe dão a oportunidade de olhar bem no fundo de você mesma para descobrir onde residem as tensões e as dores, e fazem com que a respiração expulse parte da tensão e da dor.

A yoga pode ensiná-la a dar atenção ao que acontece no corpo, a sentir as emoções e a se soltar. Quem já trabalhou duro para conseguir dominar uma postura difícil, sabe que a mestria só vem quando o esforço relaxa. A yoga ensina, também, que nada é permanente, que os seus sentimentos não são você. Presente numa postura, ainda mais quando ela foi difícil no início, você aprende que o desconforto e até mesmo a infelicidade não a impedem de estar bem. Você percebe que o que era impossível na semana passada hoje não é mais.

Trabalhar a respiração, através das posturas físicas e dos exercícios de respiração (pranayama), pode ser de muita ajuda. Patricia diz que as inspirações profundas levantam o ânimo e que as expirações lentas e longas acalmam os nervos. Não fique surpresa se sentimentos de tristeza, raiva ou até mesmo medo vierem à tona durante a prática. Tome ciência deles e deixe-os ir embora: faz tempo que eles esperam por isso. Nawang Khechog, minha amiga tibetana, que é compositora e toca *didgeridoo*, disse uma vez que a respiração é a ponte entre o corpo e a mente, a ligação entre o corpo, a mente e o espírito.

As seqüências apresentadas aqui são indicadas para dois tipos diferentes de depressão: a depressão crônica e a depressão combinada à ansiedade. Você vai ver que a seqüência para a depressão crônica passa gradualmente das posturas calmas, que abrem o peito, para posturas mais ativas e energizantes. A seqüência para a depressão por ansiedade inverte a ordem, começando com posturas mais ativas, que acabam

Patricia Diz

Além dos benefícios psicológicos da prática regular da yoga, uma série de posturas bem balanceada pode ajudá-la emocionalmente. Veja como:

- As posturas em pé ajudam a firmá-la no chão, no sentido literal e figurado, ligando-a à Terra através das pernas. Elas criam confiança, o que aumenta a sua energia e dá um foco a ela.
- As flexões para trás trazem um sentimento de esperança, revigorando o corpo e abrindo o peito.
- As inversões contribuem para o equilíbrio do sistema endócrino e das emoções — virando tudo de cabeça para baixo, elas a ajudam a "se desatolar".

com o excesso de energia, e passando depois para posturas revigorantes, que têm um efeito calmante.

Seja qual for a seqüência que você escolher, não tenha medo de experimentar todas as posturas — algumas podem funcionar melhor do que as outras. Nos casos em que a depressão vem acompanhada de muita fadiga, as posturas em pé podem ser duras demais. Se for este o seu caso, deixe essas posturas de lado ou use, ao menos, o apoio da parede. Em alguns dias, dá vontade de ficar na Postura reclinada em ângulo fechado (Supta Baddha Konasana) por vinte minutos; em outros dias, parece que a única coisa que ajuda é alternar várias vezes a Postura do Arado (Halasana) e a Postura Sentada com Flexão para a Frente (Paschimottanasana).

A seqüência para TPM do Capítulo 5 é indicada para a depressão que ocorre no período menstrual ou no climatério. Patricia diz que as flexões para a frente são mais indicadas para depressões relacionadas aos hormônios do que para a depressão crônica. Em momentos de aflição ou desespero, uma flexão para a frente pode aumentar a sensação de perda e lhe dar a impressão de que tudo está se fechando para você. Neste caso, você precisa abrir o peito, banhar o corpo na força curadora das inspirações profundas, e se reenergizar.

UMA SEQÜÊNCIA PARA A DEPRESSÃO CRÔNICA

1. Postura com Almofadas Cruzadas ou Postura Sentada com Reclinação Fácil (Supta Sukhasana)
2. Postura do Cachorro Olhando para Baixo (Adho Mukha Svanasana)
3. Parada de Cabeça (Sirsasana)
4. Postura Invertida do Bastão (Viparita Dandasana)
5. Postura do Arco Olhando para Cima (Urdhva Dhanurasana)
6. Postura Sentada com Torção Simples (Bharadvajasana)
7. Postura do Cachorro Olhando para Baixo (Adho Mukha Svanasana)
8. Parada de Ombros (Sarvangasana)
9. Postura do Arado (Halasana)
10. Postura da Ponte (Setu Bandha Sarvangasana)
11. Postura Reclinada em Ângulo Fechado (Supta Baddha Konasana)
12. Postura do Cadáver (Savasana)

1. POSTURA COM ALMOFADAS CRUZADAS ou POSTURA SENTADA COM RECLINAÇÃO FÁCIL (Supta Sukhasana) Ponha uma almofada sobre a esteira e uma outra atravessada sobre o centro da primeira, formando uma cruz. Sente-se no meio da almofada de cima e deite-se para trás, com a coluna apoiada na almofada e a parte de trás da cabeça no chão. (Se o alongamento for muito forte ou forçar o pescoço, ponha um cobertor dobrado sob a cabeça.) Ponha os braços dos lados da cabeça, com as palmas das mãos para cima e os cotovelos flexionados, e relaxe completamente. (Se achar que está forçando a base das costas, apóie os pés sobre um bloco.) Fique nesta postura por vários minutos, soltando o abdômen e respirando profundamente. Para sair, flexione os joelhos e role para o lado. Para sentar, use as mãos como apoio.

EFEITOS Esta flexão para trás com apoio abre o peito, melhora a circulação, ajuda a equilibrar o funcionamento da tireóide e das supra-renais, alivia a depressão e a fadiga.

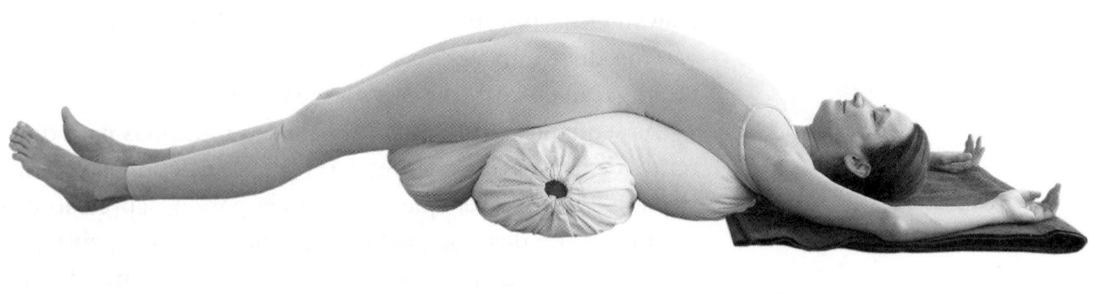

ALTERNATIVA: POSTURA SENTADA COM RECLINAÇÃO FÁCIL (Supta Sukhasana) Caso a Postura com Almofadas Cruzadas seja difícil ou desconfortável, substitua-a por esta. Ponha uma almofada no chão, no sentido vertical, logo atrás de você, e sente-se à frente dela, com os joelhos flexionados e o sacro em contato com a borda da almofada. Se quiser, ponha um cobertor dobrado sobre a almofada para apoiar a cabeça. Cruze as pernas confortavelmente na altura das canelas e alongue-se para cima através da coluna. Usando as mãos como apoio, deite-se para trás sobre a almofada. Solte os braços para os lados, leve as escápulas para dentro das costas e erga o peito. Esta postura deve ser repousante: não é para você sentir nenhum desconforto. (Caso sinta tensão nas costas, acrescente mais altura ao apoio.) Para sair, descruze as pernas, apóie os pés no chão e role devagar para o lado. Apóie-se nas mãos e sente-se.

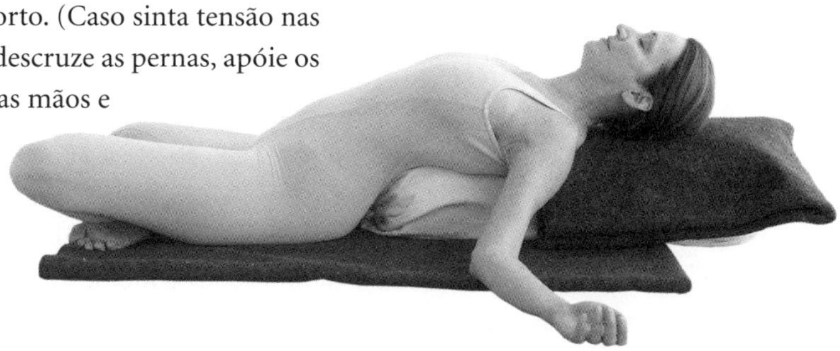

2. POSTURA DO CACHORRO OLHANDO PARA BAIXO (Adho Mukha Svanasana) Deite-se de rosto para baixo na esteira. Ponha as mãos no chão, dos lados do peito, com os dedos estendidos e apontando para a frente. Erga-se, apoiando-se nas mãos e nos joelhos. É essa a sua posição. Ponha, sobre a esteira, uma almofada ou um ou dois cobertores dobrados, alinhando-os ao seu esterno. Esse apoio deve ser alto o suficiente para você apoiar a cabeça e baixo o suficiente para você alongar o pescoço. Volte a se apoiar nas mãos e nos joelhos e vire os dedos dos pés para baixo.

Expire, pressione as mãos na esteira e alongue-se para cima através da parte interna dos braços. Ao expirar, erga as nádegas bem alto e leve as coxas para cima e para trás. Mantenha o alongamento através das pernas e leve os calcanhares ao chão. Com as pernas firmes e os cotovelos retos, erga ainda mais as nádegas e solte o topo da cabeça sobre a almofada ou cobertores. A ação dos braços e das pernas serve para alongar a coluna e soltar a cabeça. Fique nesta postura de 30 segundos a 1 minuto, respirando profundamente. Deixe a cabeça descansar completamente e solte a base do pescoço. Para sair, volte a se apoiar nas mãos e nos joelhos e sente-se nos calcanhares.

EFEITOS Esta postura é maravilhosa para combater a depressão porque aumenta a circulação para o peito, melhora a respiração e acalma a mente.

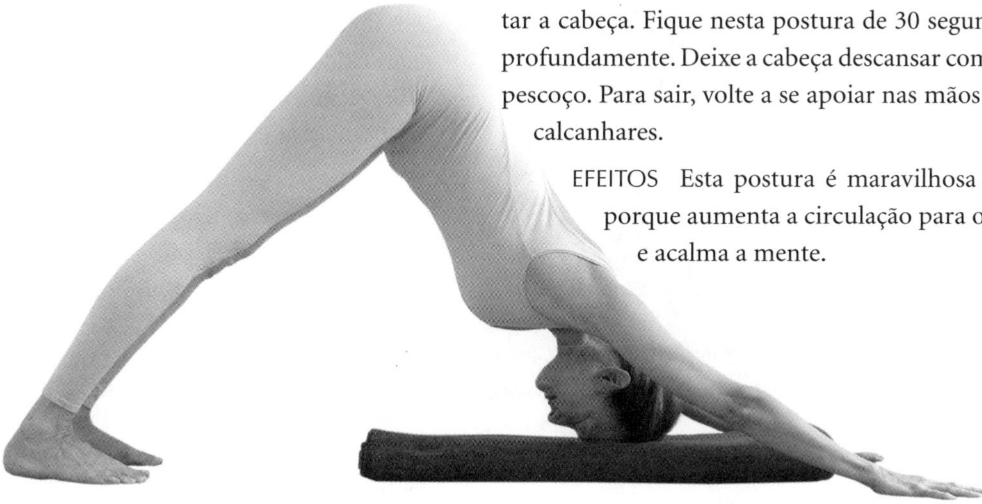

3. PARADA DE CABEÇA† (Sirsasana) Ponha um cobertor dobrado junto à parede. Ajoelhe-se à frente dele, com os pés e os joelhos juntos. Entrelace os dedos firmemente, com os polegares se tocando e as mãos em concha. As mãos não devem ficar a mais de 10 centímetros da parede e os cotovelos devem ficar alinhados aos ombros. Os pulsos, os antebraços e os cotovelos formam a base desta postura.

Alongue o pescoço e apóie o topo da cabeça no travesseiro. A parte de trás da cabeça deve ficar em contato com as mãos. Pressione os antebraços no chão e erga os ombros, afastando-os do chão. Mantenha essa ação enquanto estiver nesta postura. Endireite as pernas, erga os quadris em direção ao teto e leve os pés em direção à cabeça, até que a coluna esteja quase perpendicular ao chão. Expirando, erga uma perna por vez, levando os pés à parede.

Mantenha os calcanhares e as nádegas contra a parede. Role as coxas para dentro, erga o cóccix, alongue as pernas para cima e mantenha os pés juntos. Lembre-se de se equilibrar sobre o topo da cabeça, de se apoiar pressionando os antebraços no chão e de continuar a erguer os ombros, afastando-os das orelhas. Mantenha a respiração regular, os olhos e a garganta soltos e o abdômen relaxado. Praticando regularmente, aos poucos você aprende a afastar as nádegas e os calcanhares da parede. Mantenha a postura pelo maior tempo possível, até 5 minutos.

Para sair, expire, flexione os joelhos e leve as pernas ao chão, uma por vez. Flexione os joelhos, sente-se nos calcanhares e respire algumas vezes antes de erguer a cabeça.

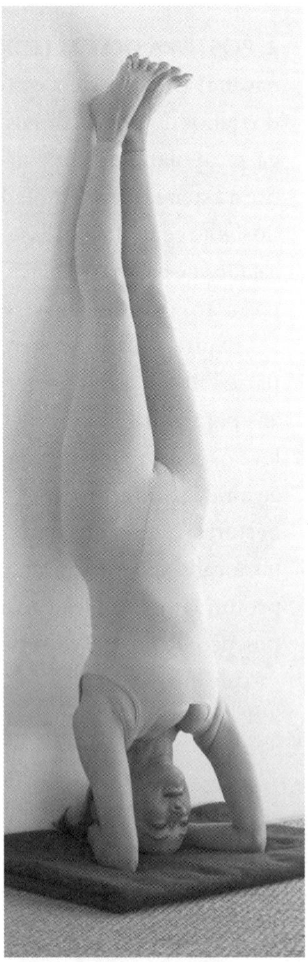

EFEITOS Esta postura é maravilhosa em momentos de agitação ou depressão. Ela estimula a circulação de sangue recém-oxigenado para a cabeça e para o peito, equilibrando o sistema neuroendócrino e rejuvenescendo o corpo inteiro.

†CUIDADO Só faça esta postura se ela já fizer parte de sua prática de yoga. Evite-a se estiver menstruada ou com enxaqueca, se tiver pressão alta e problemas no pescoço ou nas costas.

4. POSTURA INVERTIDA DO BASTÃO† (Viparita Dandasana) (Antes de começar, veja as pp. 54-55.) Ponha um cobertor dobrado sobre uma cadeira que deve estar a uns 60 centímetros da parede — uma distância que lhe permita pressionar a parede com os pés quando estiver com as pernas estendidas. Sente-se, com a cadeira ao contrário, passando os pés através do encosto. Deslize as mãos pelos lados da cadeira, apóie-se nos cotovelos e incline-se para trás lentamente, de maneira que a cabeça e o pescoço ultrapassem a frente do assento da cadeira.

Segurando a cadeira pelos lados, arqueie as costas apoiando as escápulas na borda da frente do assento. (Talvez você precise levar as nádegas mais para trás.) Ponha os pés na parede, com as pernas levemente flexionadas, e segure as pernas de trás ou os lados da cadeira. Alongue as pernas, afastando a cadeira da parede, role as coxas aproximando uma da outra e solte a cabeça para trás. Continue a segurar os lados ou as pernas da cadeira. (Se você tiver problemas no pescoço, descanse a cabeça numa almofada. No caso de dor na base das costas, ponha os pés mais altos, sobre uma almofada ou um bloco encostado na parede.) Respire calmamente, de 1 a 2 minutos. Se não conseguir, fique nesta postura por 30 segundos, sente-se e repita umas duas vezes.

Para sair, flexione os joelhos e apóie os pés no chão. Segure-se nos lados do encosto da cadeira e levante-se com cuidado a partir do esterno. Recline-se no encosto da cadeira e respire algumas vezes para soltar as costas.

EFEITOS Esta postura faz com que o corpo inteiro se sinta revigorado, abre o peito (melhorando a circulação e a respiração) e melhora o humor.

†CUIDADO Busque o conselho de um professor experiente se tiver algum problema no pescoço. Não faça esta postura se estiver com enxaqueca, dor de cabeça por tensão ou diarréia.

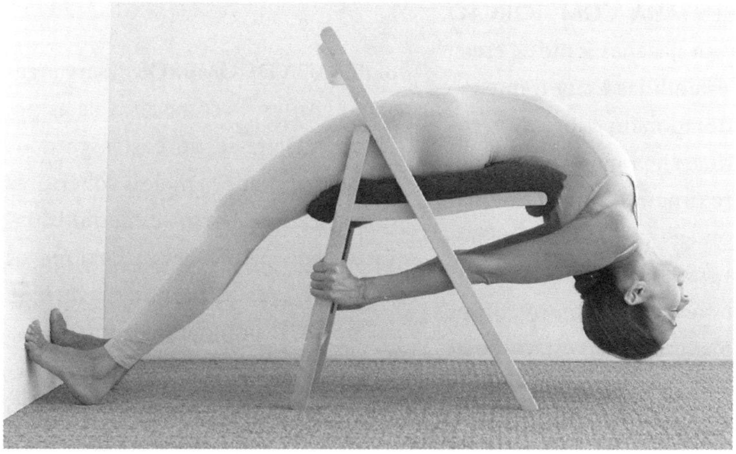

Modificação

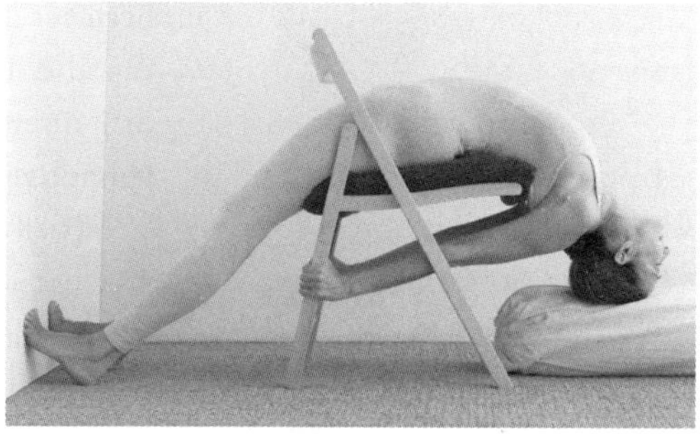

5. POSTURA DO ARCO OLHANDO PARA CIMA† (**Urdhva Dhanurasana**) Ponha dois blocos contra a parede. Deite-se de costas, com a cabeça entre os blocos, os joelhos flexionados, os pés afastados e alinhados aos quadris e os calcanhares junto às nádegas. (Se precisar de mais apoio, deite-se numa almofada.) Flexione os cotovelos e ponha as mãos sobre os blocos, os dedos apontando em direção aos pés. Expirando, erga os quadris e o peito, endireite os braços e alongue as pernas. Erga o cóccix e leve a parte de trás das coxas em direção às nádegas. Fique nesta postura de 5 a 10 segundos. Se não conseguir, entre e saia dela umas duas ou três vezes. Para sair, flexione os joelhos e os cotovelos e, lentamente, abaixe o corpo até o chão.

EFEITOS Esta flexão para trás estimula o corpo inteiro e proporciona uma sensação geral de alegria e bem-estar.

†CUIDADO Só faça a versão sem apoio desta postura se ela já fizer parte de sua prática de yoga. Se tiver dificuldade para erguer o corpo e entrar na postura, experimente a modificação da Seqüência Energizante da Mulher (p. 57). Peça conselho a um professor experiente se tiver problemas no pescoço. Não faça esta postura se estiver com enxaqueca ou dor de cabeça por tensão, se estiver grávida, se tiver problemas cardíacos ou qualquer doença séria. Se ela for difícil demais, substitua-a pela Postura com Almofadas Cruzadas (ver p. 240). Mas não tenha medo de experimentar, mesmo que consiga erguer o corpo só um pouquinho. Fica mais fácil com a prática.

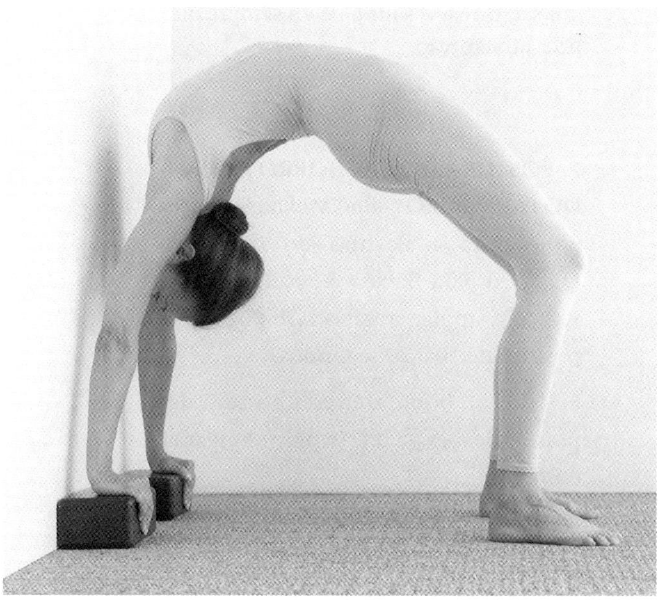

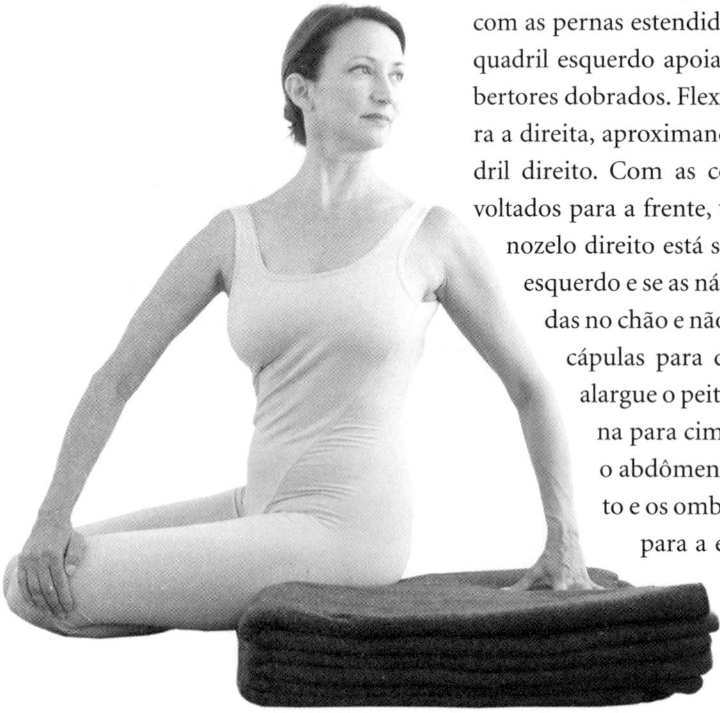

6. POSTURA SENTADA COM TORÇÃO SIMPLES† (Bharadvajasana) Sente-se ereta, com as pernas estendidas à sua frente e o quadril esquerdo apoiado sobre dois cobertores dobrados. Flexione as pernas para a direita, aproximando os pés do quadril direito. Com as coxas e os joelhos voltados para a frente, verifique se o tornozelo direito está sobre o arco do pé esquerdo e se as nádegas estão apoiadas no chão e não no pé. Leve as escápulas para dentro das costas, alargue o peito e estenda a coluna para cima. Ao expirar, vire o abdômen, as costelas, o peito e os ombros (nessa ordem) para a esquerda; ponha a mão direita na parte externa da coxa esquerda e a mão esquerda no cobertor atrás de você. Fique nesta postura de 10 a 20 segundos. Volte à posição central, endireite as pernas e mude de lado.

EFEITOS Esta torção suave ajuda a levantar o ânimo porque abre e alarga o peito, favorece a circulação e a respiração e solta os músculos dos ombros e das costas.

†CUIDADO Não pratique torções se estiver com diarréia ou náuseas. Não faça esta postura se tiver artrite nos joelhos. Se tiver dor sacro-ilíaca, solte a pélvis sempre que fizer uma torção.

7. POSTURA DO CACHORRO OLHANDO PARA BAIXO (Adho Mukha Svanasana) Repita a Postura do Cachorro Olhando para Baixo (ver p. 241), desta vez sem apoiar a cabeça. Fique nesta postura de 10 a 20 segundos.

EFEITOS É bom fazer esta postura depois de flexões para trás, para alongar as costas.

8. PARADA DE OMBROS† (Sarvangasana) (Antes de começar, veja as pp. 38-39.) Deite-se de costas com os ombros apoiados em dois cobertores dobrados e os braços estendidos para os lados. Ao expirar, flexione os joelhos e erga as pernas em direção ao peito. Pressionando as mãos no chão, ultrapasse a cabeça com as pernas flexionadas; apóie as costas com as mãos e, com firmeza, pressione os cotovelos nos cobertores. Erga o torso até que ele fique perpendicular ao chão e os joelhos estejam próximos do peito. Apoiando as costas, erga as pernas até que as coxas fiquem paralelas ao chão; erga-as mais um pouco, até que os joelhos apontem para o teto. Agora, estique totalmente as pernas e alongue-se para cima através dos calcanhares até que o corpo inteiro esteja perpendicular ao chão. Leve o cóccix para cima e para dentro e, com as mãos, eleve as costelas de trás. Sinta que o corpo inteiro está reto e alongado. Afaste os ombros das orelhas. Fique nesta postura o máximo possível, pelo menos 2 minutos. Para sair, flexione os joelhos e vá descendo devagar.

EFEITOS Esta postura diminui a ansiedade e a irritabilidade, trazendo força, paz e determinação renovada quando você está sem ânimo.

†CUIDADO Não faça esta postura se tiver problemas no pescoço ou nos ombros, se tiver pressão alta, se estiver menstruada ou com dor de cabeça.

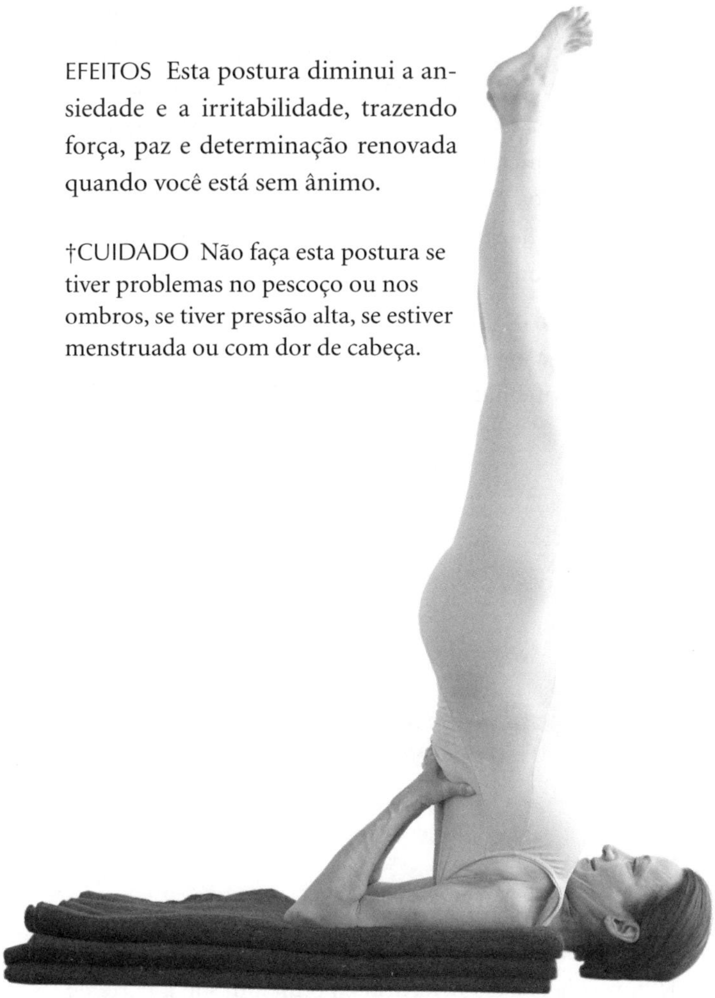

9. POSTURA DO ARADO† (Halasana) Deite-se de costas, com dois cobertores dobrados sob o pescoço e os ombros; a cabeça fica no chão e os braços ficam estendidos dos lados do corpo. As pernas devem ficar estendidas, com os pés juntos e os joelhos esticados. Expirando, flexione os joelhos e leve as coxas para o peito. Role os ombros, afastando-os da cabeça, e expanda o peito. Em outra expiração, erga ou impulsione as nádegas e as pernas em direção ao teto, apoiando as costas com as mãos, e estenda as pernas por sobre a cabeça, até que os dedos dos pés toquem o chão atrás de você. (Para manter os cotovelos junto ao corpo, você pode usar um cinto em torno dos braços, logo acima dos cotovelos. Ponha o cinto no lugar antes de começar.) Mantenha as coxas ativas, esticando os joelhos para criar espaço entre o rosto e as pernas. Fique nesta postura, respirando devagar e profundamente, por vários minutos ou pelo tempo que for confortável para você. Para sair, role lentamente para baixo, uma vértebra por vez. Descanse com as costas totalmente apoiadas no chão, respirando profundamente várias vezes.

EFEITOS Esta postura ajuda a equilibrar o sistema endócrino e a acalmar o sistema nervoso, trazendo o corpo e a mente para um estado de completo relaxamento. Ela é ideal para controlar a irritabilidade e a ansiedade.

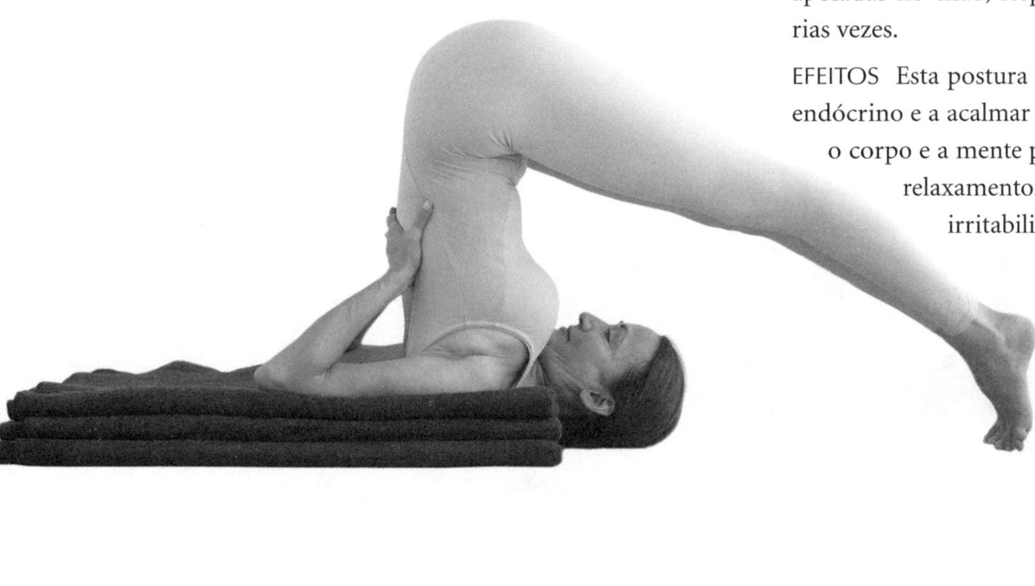

†CUIDADO Não faça esta postura se tiver problemas no pescoço ou se estiver menstruada.

10. POSTURA DA PONTE (Setu Bandha Sarvangasana) Ponha uma almofada contra a parede, no sentido horizontal, e outra no sentido vertical, formando um T. Estenda um cobertor dobrado no chão, junto à extremidade, mais distante da parede, da almofada vertical (para apoiar a cabeça). Sente-se na extremidade mais próxima à parede da almofada vertical. Com os joelhos flexionados, deite-se para trás, na almofada. Escorregue para baixo, até que esteja com a ponta da almofada no meio das costas e os ombros tocando o chão. Apóie os ombros e a cabeça no cobertor. Com os pés e os calcanhares juntos, alongue as pernas em direção à parede e ponha os calcanhares sobre a almofada horizontal, com os pés tocando a parede. As pernas devem ficar retas e alinhadas aos quadris. Deixe os braços em uma posição confortável — abertos para os lados ou acima da cabeça. Feche os olhos e relaxe, respirando profundamente. Fique nesta posição de 1 a 2 minutos pelo menos, ou pelo tempo que quiser.

Para sair, flexione os joelhos e role devagar para o lado. Erga-se com a ajuda das mãos e sente-se.

EFEITOS Esta postura relaxante é ótima para quem precisa dominar a ansiedade, acalmar o sistema nervoso e diminuir a irritabilidade.

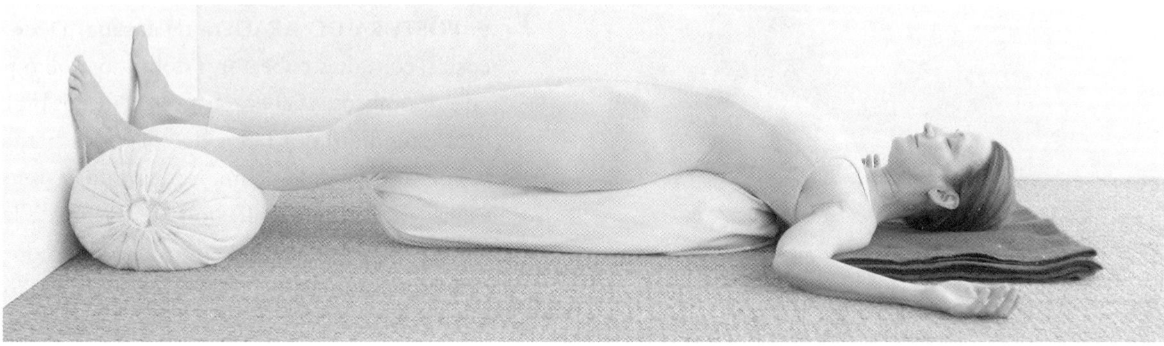

11. POSTURA RECLINADA EM ÂNGULO FECHADO (Supta Baddha Konasana) Ponha uma almofada no chão atrás de você, no sentido vertical, e sente-se à frente dela, com os joelhos flexionados e o sacro tocando a ponta da almofada. Passe um cinto pelas costas, na altura do sacro; puxe-o para baixo, passando-o sobre os quadris, pelas pernas e sob as solas dos pés (ver p. 15). Junte as solas dos pés e deixe que os joelhos e as coxas caiam para os lados. Prenda o cinto com firmeza sob os pés. Deite-se com a cabeça e o torso apoiados confortavelmente na almofada e com as nádegas e pernas no chão. (Caso sinta desconforto na base das costas, aumente a altura da almofada com um ou dois cobertores dobrados. Se perceber que está forçando o pescoço, ponha um cobertor dobrado sob a cabeça e o pescoço. Se os músculos das pernas ficarem tensos, enrole dois cobertores na vertical e ponha um sob a parte de cima de cada coxa.) Fique nesta postura pelo tempo que quiser, respirando profundamente.

Para sair, junte os joelhos, tire o cinto e role lentamente para o lado. Sente-se, usando as mãos como apoio.

EFEITOS Esta postura "porque eu mereço" é fundamental: ela abre o peito, melhora a respiração e a circulação e levanta o ânimo, enquanto trata do corpo, da mente e do espírito.

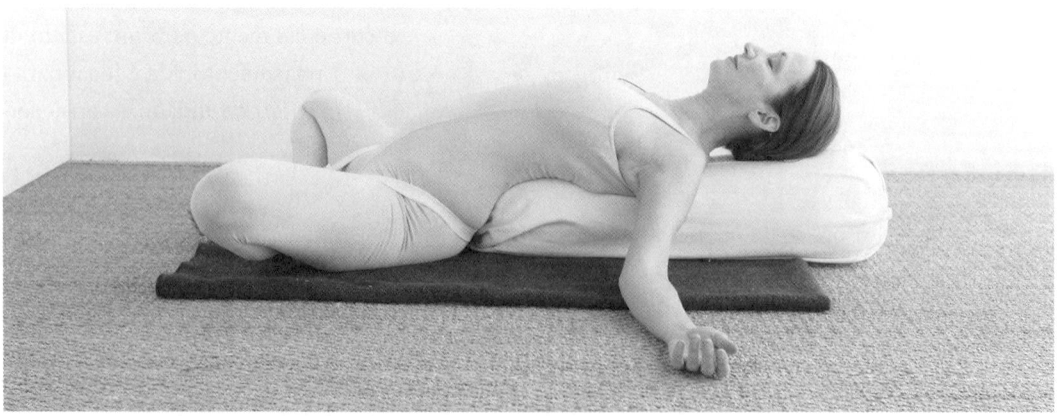

12. POSTURA DO CADÁVER (Savasana) Deite-se de costas, com as pernas estendidas à sua frente. Ponha os braços confortavelmente dos lados do corpo, levemente afastados do torso, com as palmas das mãos voltadas para cima. Alongue ativamente os braços e as pernas e depois deixe que relaxem completamente. Feche os olhos e relaxe o corpo inteiro. Respire profundamente algumas vezes, inspirando o ar para o peito sem contrair a garganta, o pescoço e o diafragma. Expire soltando o corpo no chão, relaxando os ombros, o pescoço e os músculos faciais. Mantenha o abdômen frouxo e relaxado e solte a base das costas. Mantenha os olhos fechados, a mente quieta e entregue-se completamente à postura. Respire normalmente, de 5 a 10 minutos, inspirando energia e expirando tensão. Para sair, flexione os joelhos, role devagar para o lado, respire algumas vezes e sente-se.

EFEITOS Esta postura é boa para acalmar os nervos e a mente por meio do total relaxamento — e através do relaxamento vem uma nova energia e uma nova determinação.

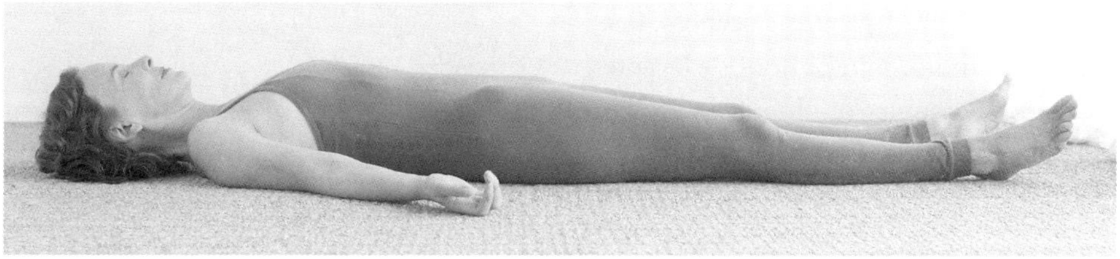

UMA SEQÜÊNCIA PARA A DEPRESSÃO POR ANSIEDADE

1. Postura do Cachorro Olhando para Baixo (Adho Mukha Svanasana)
2. Postura em Pé com Flexão para a Frente (Uttanasana)
3. Postura em Pé com Flexão para a Frente em Ângulo Aberto (Prasarita Padottanasana)
4. Postura do Cachorro Olhando para Baixo (Adho Mukha Svanasana)*
5. Postura Invertida do Bastão (Viparita Dandasana)
6. Postura do Arco Olhando para Cima (Urdhva Dhanurasana)
7. Postura da Criança (Adho Mukha Virasana)
8. Parada de Ombros (Sarvangasana)
9. Postura do Arado (Halasana)
10. Postura Sentada com Flexão para a Frente (Paschimottanasana) para Postura do Arado (Halasana)
11. Postura da Ponte (Setu Bandha Sarvangasana)
12. Postura do Cadáver (Savasana)

* NOTA Se você está agitada ou ansiosa, esta seqüência pode ajudá-la a ancorar sua energia, levando-a da cabeça para o corpo. Se quiser, comece passando várias vezes da Postura da Montanha (Tadasana) para a Postura em Pé com Flexão para a Frente (Uttanasana) e depois para a Postura do Cachorro Olhando para Baixo (Adho Mukha Svanasana) — e faça depois as flexões para trás. Quando chegar às posturas com apoio, você estará mais calma e mais preparada para receber seus benefícios terapêuticos.

1. POSTURA DO CACHORRO OLHANDO PARA BAIXO (Adho Mukha Svanasana) Faça a Postura do Cachorro Olhando para Baixo conforme a descrição da p. 241. Fique nesta postura de 1 a 2 minutos.

EFEITOS Descansar a cabeça sobre um apoio ajuda a acalmar a mente, alivia a ansiedade e a tensão nervosa, além de favorecer a circulação para o peito.

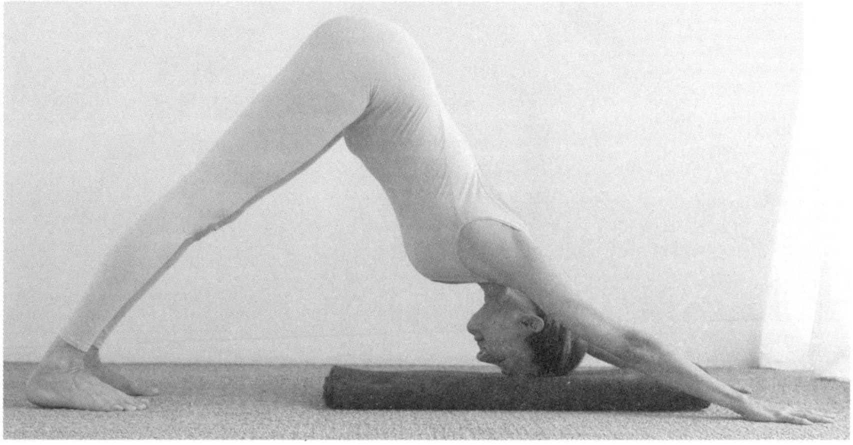

2. POSTURA EM PÉ COM FLEXÃO PARA A FRENTE (Uttanasana) Ponha uma cadeira, com um cobertor dobrado sobre o assento, à sua frente, a uma distância de uns 60 centímetros, para apoiar a cabeça. Fique em pé, voltada para a cadeira, com os pés juntos e o peso distribuído igualmente entre as solas dos pés e os calcanhares. Estique os joelhos puxando para cima com os quadríceps (músculos da frente das coxas). Erga o esterno, rolando os ombros para trás e trazendo as escápulas para dentro. Erga o abdômen e leve o cóccix para dentro sem trazer as coxas para a frente. Ao inspirar, estenda a coluna, alongando o corpo inteiro. Expire e flexione-se para a frente, apoiando a cabeça no assento da cadeira. Flexione os braços acima da cabeça. Respire normalmente por 1 minuto. Solte os braços e levante-se lentamente. A cabeça deve subir por último.

EFEITOS Esta postura ajuda a acalmar e a rejuvenescer o corpo e a mente.

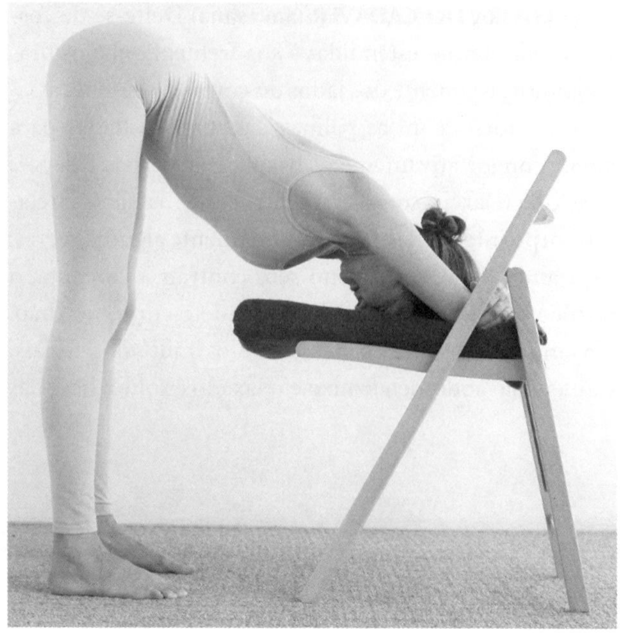

3. POSTURA EM PÉ COM FLEXÃO PARA A FRENTE EM ÂNGULO ABERTO (Prasarita Padottanasana) Ponha um cobertor dobrado ou uma almofada à sua frente. Fique em pé, com uma distância de mais ou menos 1,20 metro entre os pés (ou a maior distância possível), mantendo paralelas as bordas exteriores dos pés. Contraia os quadríceps para trazer as patelas dos joelhos para cima e manter as coxas bem elevadas. Ao expirar, flexione-se para a frente nos quadris e ponha as mãos no chão — alinhadas aos ombros — entre os pés. Erga os quadris em direção ao teto, leve as escápulas para dentro das costas. Olhe para cima e estenda o tronco para a frente, arqueando levemente as costas. (Ver p. 31.) Fique assim de 5 a 10 segundos.

Com o tronco estendido, expire, flexione os cotovelos e solte o topo da cabeça sobre o apoio. Mantenha as pernas firmes, mas relaxe os ombros e o pescoço. Respire profundamente e solte o tronco para baixo. Fique nesta postura por 1 minuto. Para sair, volte a deixar as costas côncavas, leve as mãos para os quadris e erga o tronco. Junte os pés.

EFEITOS Esta postura é excelente para acalmar a ansiedade, os nervos abalados e a tensão física e mental, assim como para combater a fadiga.

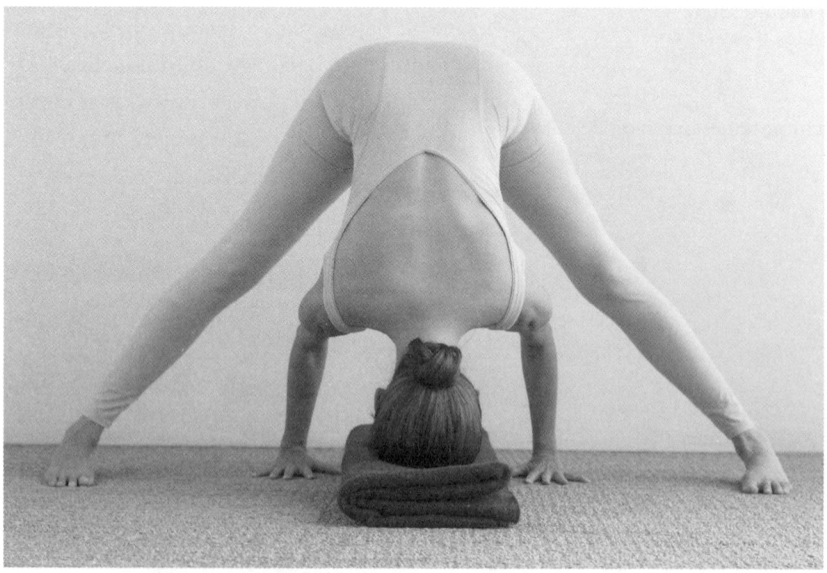

4. POSTURA DO CACHORRO OLHANDO PARA BAIXO (Adho Mukha Svanasana) Repita a Postura do Cachorro Olhando para Baixo (ver p. 241), desta vez sem apoiar a cabeça. Fique nesta postura de 15 a 20 segundos.

EFEITOS Esta variação ativa da postura aumenta a circulação para a cabeça e para o peito.

5. POSTURA INVERTIDA DO BASTÃO† (Viparita Dandasana) (Antes de começar, veja as pp. 54-55.) Ponha um cobertor dobrado sobre uma cadeira que deve estar a uns 60 centímetros da parede — uma distância que lhe permita pressionar a parede com os pés quando estiver com as pernas estendidas. Ponha uma almofada (ou duas, dependendo da sua flexibilidade) à frente da cadeira para apoiar a cabeça. Sente-se, com a cadeira ao contrário, passando os pés através do encosto. Deslize as mãos pelos lados da cadeira, apóie-se nos cotovelos e incline-se para trás lentamente, de maneira que a cabeça e o pescoço ultrapassem a frente do assento da cadeira.

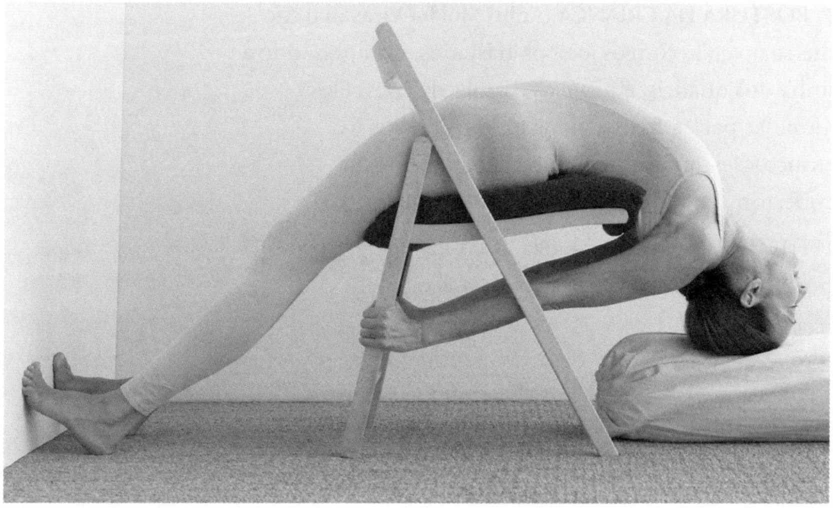

Segurando a cadeira pelos lados, arqueie as costas apoiando as escápulas na borda da frente do assento. (Talvez você precise levar as nádegas mais para trás.) Ponha os pés na parede, com as pernas levemente flexionadas, e segure as pernas de trás ou os lados da cadeira (os braços devem estar entre as pernas da frente da cadeira). Alongue as pernas, afastando a cadeira da parede e role as coxas aproximando uma da outra. (Se perceber que está forçando a base das costas, apóie os pés sobre as almofadas ou sobre um banquinho.) Descanse a cabeça nesse apoio e respire calmamente, de 1 a 2 minutos. Se não conseguir ficar nesta postura por muito tempo, faça-a umas duas vezes, mantendo-a por 30 segundos cada vez.

Para sair, flexione os joelhos e apóie os pés no chão. Segure-se nos lados do encosto da cadeira e levante-se com cuidado a partir do esterno. Recline-se no encosto da cadeira e respire algumas vezes para soltar as costas.

EFEITOS O apoio da almofada tem um efeito calmante para a mente, ajudando a restaurar o equilíbrio e a acalmar a agitação.

†CUIDADO Busque o conselho de um professor experiente caso tenha algum problema no pescoço. Não faça esta postura se estiver com enxaqueca, dor de cabeça por tensão ou diarréia.

6. POSTURA DO ARCO OLHANDO PARA CIMA† (Urdhva Dhanurasana) Faça a Postura em Arco com o Rosto para Cima conforme a descrição da p. 243. Procure ficar nesta postura de 5 a 10 segundos. Se não for possível, entre e saia da postura umas duas ou três vezes.

EFEITOS Esta flexão para trás estimula o corpo inteiro e deixa uma sensação geral de alegria e bem-estar.

†CUIDADO Só faça a versão sem apoio desta postura se ela já fizer parte de sua prática de yoga. Se tiver dificuldade para erguer o corpo e entrar na posição, experimente a modificação da Seqüência Energizante da Mulher (p. 57). Procure o conselho de um professor experiente se tiver problemas no pescoço. Não faça esta postura se estiver com enxaqueca ou dor de cabeça por tensão, se estiver grávida ou se tiver problemas cardíacos ou outras doenças graves.

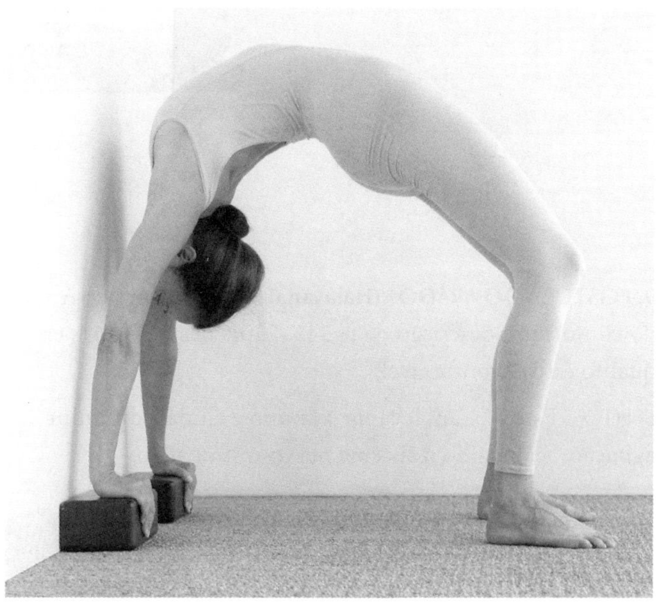

7. POSTURA DA CRIANÇA (Adho Mukha Virasana) Ajoelhe-se no chão com os joelhos afastados, ultrapassando a linha dos quadris, e junte os dedões dos pés. Flexione-se para a frente, alongando os braços e o tronco. Descanse a cabeça no chão ou sobre um cobertor.

EFEITOS Esta postura alonga as costas depois das flexões para trás e ajuda a acalmar os nervos.

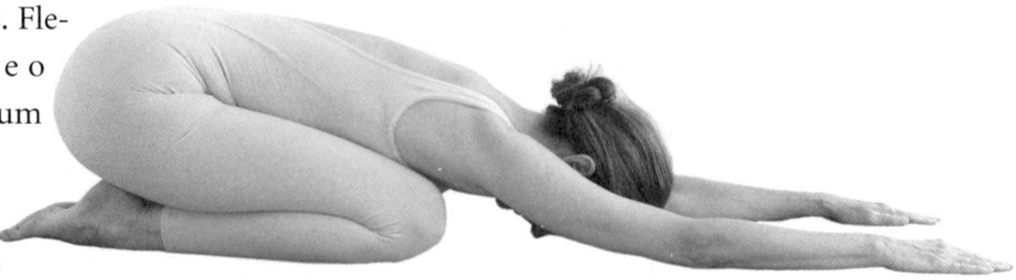

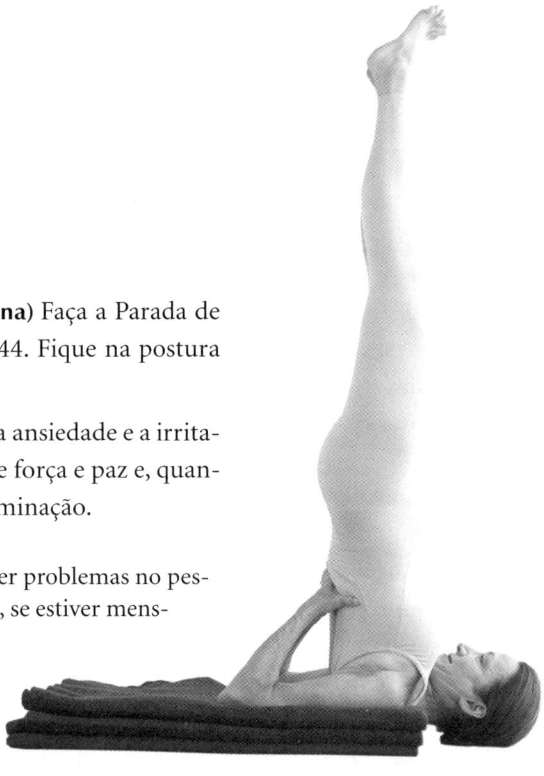

8. PARADA DE OMBROS† (Sarvangasana) Faça a Parada de Ombros conforme a descrição da p. 244. Fique na postura por vários minutos, se conseguir.

EFEITOS Esta postura ajuda a acalmar a ansiedade e a irritabilidade, trazendo-lhe uma sensação de força e paz e, quando estiver sem ânimo, uma nova determinação.

†CUIDADO Não faça esta postura se tiver problemas no pescoço ou nos ombros, se tiver pressão alta, se estiver menstruada ou com dor de cabeça.

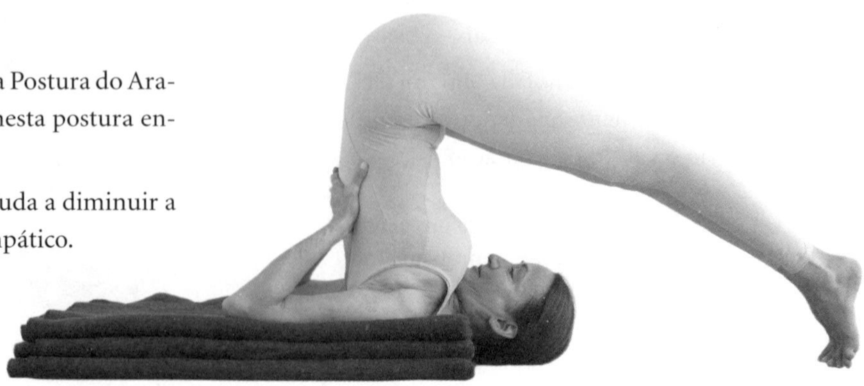

9. POSTURA DO ARADO† (Halasana) Faça a Postura do Arado conforme a descrição da p. 245. Fique nesta postura enquanto estiver confortável.

EFEITOS Esta postura levanta o ânimo e ajuda a diminuir a agitação, acalmando o sistema nervoso simpático.

†CUIDADO Não faça esta postura se tiver problemas no pescoço ou se estiver menstruada.

10. POSTURA SENTADA COM FLEXÃO PARA TRÁS (Paschimottanasana) para POSTURA DO ARADO† (Halasana) Sente-se na esteira, ou sobre um ou dois cobertores dobrados, com as pernas estendidas à sua frente. Inspire profundamente. Ao expirar, flexione-se para a frente e ultrapasse os pés com os braços estendidos, apoiando as mãos no chão. Inspirando, alongue-se através da coluna e erga o esterno e a cabeça, mantendo as costas ligeiramente côncavas. Expire e estenda o torso sobre as pernas; descanse a cabeça logo abaixo dos joelhos (A). Não deixe que as nádegas saiam do chão (ou dos cobertores).

Saia da flexão para a frente, levando os joelhos para cima para rolar para trás e passar à Postura do Arado (Halasana). Leve as mãos em direção aos pés (B). (Se perceber que está forçando o pescoço, apóie as costas nas mãos. Solte as mãos no chão quando rolar para baixo para sair da posição.) Vá de uma postura para a outra de 15 a 20 vezes.

NOTA Para praticar direito esta seqüência, você tem que saber fazer as duas posturas sem a ajuda de cadeiras ou almofadas.

EFEITOS Esta seqüência traz alívio para o desânimo ou para a ansiedade, energiza todo o corpo e faz com que você se sinta mais viva.

†CUIDADO Não faça esta seqüência se tiver problemas nas costas ou no pescoço, pressão alta ou problemas cardíacos; se estiver menstruada ou grávida; se estiver com diarréia ou com náuseas.

A

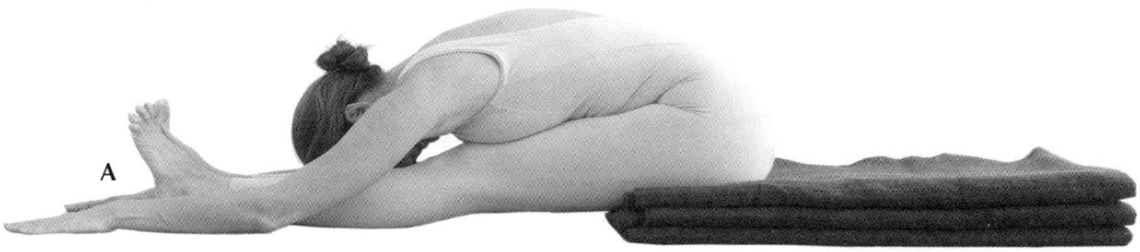

B

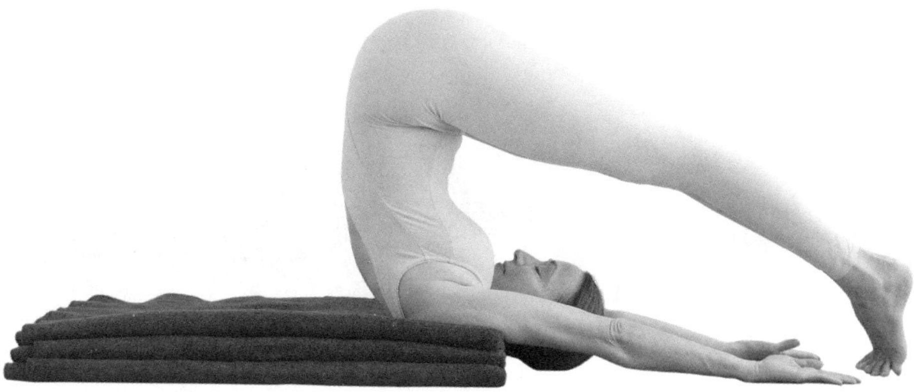

11. POSTURA DA PONTE (Setu Bandha Sarvangasana) Faça a Postura da Ponte conforme a descrição da p. 246. Fique nesta postura de 1 a 2 minutos, pelo menos.

EFEITOS Esta postura relaxante diminui a ansiedade, acalma o sistema nervoso e alivia a irritabilidade.

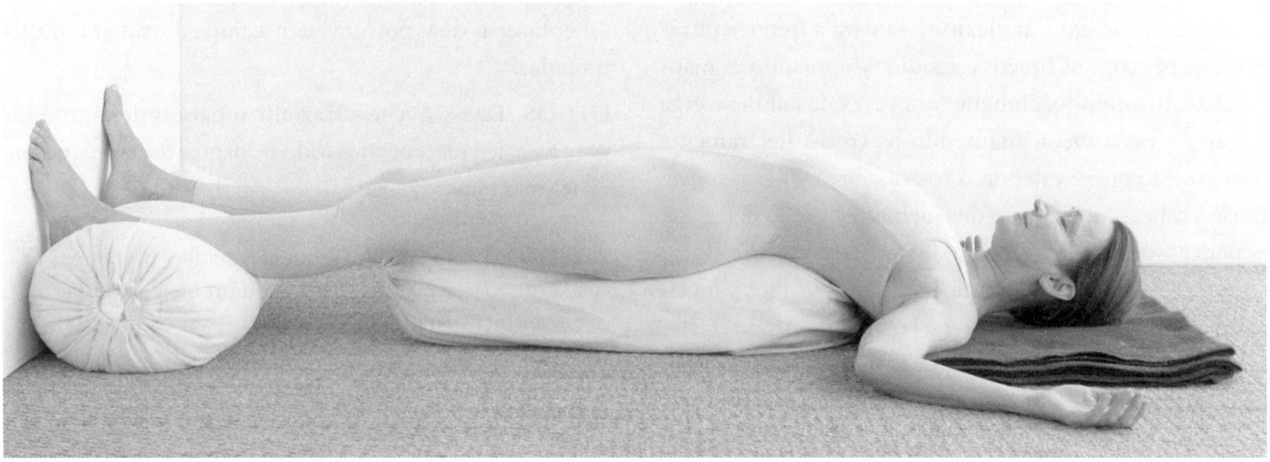

12. POSTURA DO CADÁVER (Savasana) Faça a Postura do Cadáver conforme a descrição da p. 247. Fique nesta postura de 5 a 10 minutos, pelo menos, absorvendo energia e liberando tensão. Se para você for difícil ficar imóvel com os olhos fechados, deixe esta postura de lado e termine a seqüência com a Postura da Ponte (Setu Bandha Sarvangasana).

EFEITOS Esta postura é boa para acalmar os nervos e a mente através do relaxamento total.

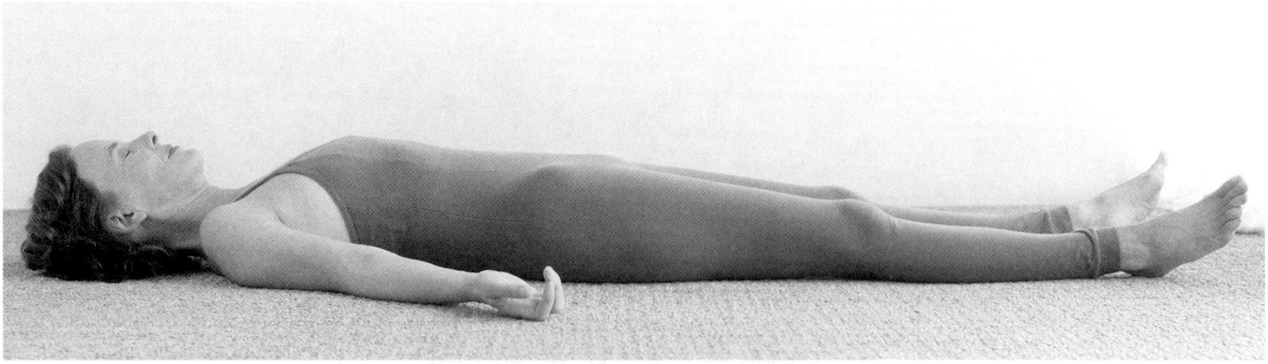

Capítulo 11 Passagem Suave para a Menopausa

BEM QUANDO VOCÊ ESTÁ EM PAZ COM O SEU CORPO, COM AS emoções sob controle e em sintonia com o lado espiritual, acontece uma coisa que a deixa confusa. Sem mais nem menos, você começa a ter ondas de ansiedade, crises de paranóia e passa uma semana inteira com insônia. Você não consegue se concentrar e, às vezes, não consegue nem juntar duas frases. E ainda por cima, quando estava naquela reunião, uma onda de calor lhe invadiu o corpo, deixando-a suada, pegajosa e desorientada. É a menopausa: uma montanha-russa de velocidade e duração imprevisíveis, cheia de altos e baixos, trancos e solavancos. Mas não desanime: quando finalmente a crise da menopausa passar, você vai estar mais sábia e mais completa.

O QUE É A MENOPAUSA, E COMO SABER SE ELA JÁ COMEÇOU?

Menopausa significa, literalmente, fim da menstruação. Para as mulheres, é um fato natural da vida, assim como a puberdade e a gravidez. Você pára de ovular e pára de sangrar. A produção de estrogênio e androgênio é agora tarefa das supra-renais, da gordura corporal e dos músculos. A produção de progesterona, por outro lado, pára completamente quando cessa a ovulação.

A menopausa costuma ocorrer no fim dos quarenta ou começo dos cinqüenta, embora possa vir mais cedo ou mais tarde. Na maioria das mulheres, ela começa na mesma idade em que começou na mãe e nas avós. Se a menopausa acontece antes dos quarenta, é chamada de prematura e geralmente traz sintomas mais graves.

Embora menopausa signifique, literalmente, o momento em que a menstruação pára, a transição pode durar vários anos. Durante esses anos, chamados de climatério, os ovários e a glândula pituitária realizam uma dança, que é alternadamente suave e lírica ou frenética e descontrolada. Cansados de produzir óvulos, os ovários querem se aposentar e deixar a produção de hormônios por conta das supra-renais e de outros órgãos. Preferem a valsa — lenta e suave — que vai entrando, pouco a pouco, em um ritmo cada vez mais sonolento. A glândula pituitária, por outro lado, quer se manter ativa. Ela prefere o foxtrote, para que tudo continue funcionando, envia quantidades ainda maiores de hormônio folículo-estimulante (FSH) e de hormônio luteinizante (LH) para tirar os ovários da fossa, estimulando-os a produzir mais estrogênio e progesterona.

Esse *pas de deux* esquizofrênico traz sintomas no mínimo desagradáveis e, muitas vezes, debilitantes. Em geral, a causa desses sintomas não é a diminuição da produção hormonal em si, mas as flutuações hormonais imprevisíveis criadas pelo conflito entre os ovários e a pituitária. Em alta, o estrogênio favorece os tumores fibróides e a dor no peito. Mas, quando seu nível diminui e o da progesterona aumenta, o risco é de depressão e de profunda letargia. Mas, como você se lembra, há um momento na puberdade em que os produtores de hormônio percebem o que fazer, o corpo encontra um ponto de equilíbrio e as queixas desaparecem. Quando os ovários conseguem finalmente encerrar a produção de estrogênio e de androgênio, a glândula pituitária permite que outros órgãos assumam a tarefa. As glândulas supra-renais, a pele, os músculos, o cérebro, a pineal, os folículos capilares e a gordura corporal passam a produzir os hormônios androgínicos que o corpo precisa para funcionar.

O importante é que o corpo acaba se ajustando às mudanças nos níveis hormonais e recupera o equilíbrio. Como diz Nancy Lonsdorf, coautora de *A Woman's Best Medicine: Health, Happiness, and Long Life through Ayurveda*: "A questão, para cada uma de nós, é o grau de facilidade desse ajuste." Quando os anos reprodutivos acabam, o corpo não precisa mais da mesma quantidade de estrogênio e progesterona de que antes precisava. Ele pode sobreviver, e até florescer, com muito menos. Mas, como o corpo se acostumou a um determinado nível hormonal, explica Nancy Lonsdorf, ele vai passar por um período de privação antes de encontrar o equilíbrio. Quando uma garota passa pela puberdade, ninguém pensa em evitá-la, ninguém rotula as inevitáveis flutuações de humor e, em alguns casos, a loucura temporária, como sintomas de uma doença que precisa de terapia. Os pais simplesmente erguem os olhos para o teto, apertam os dentes e esperam que a tempestade acabe; a maioria das adolescentes age do mesmo jeito.

Mas, a sociedade já não tem tanta paciência com as mulheres na menopausa. Pelo contrário, em vez de celebrar essa fase da nossa vida, a cultura nos bombardeia — nós e os cinqüenta milhões de mulheres que vão entrar na menopausa nos próximos quinze anos — com imagens de velhas caquéticas que poderiam voltar à vida com a ajuda de medicamentos e de cirurgias eletivas. Felizmente, as mulheres que se recusam a aceitar esse prognóstico podem vencer a tempestade da menopausa com simples mudanças no estilo de vida e na dieta — e, é claro, com a ajuda da yoga.

Entrar na menopausa com uma atitude saudável a respeito de si mesma faz uma enorme diferença. Praticantes da medicina complementar especializados em saúde da mulher observam que, no Ocidente, as mulheres sofrem muito mais do que nas culturas em que a beleza e a sabedoria das mais velhas é celebrada. Os japoneses, por exemplo, nem mesmo têm uma tradução para ondas de calor, o sintoma que mais incomoda as mulheres ocidentais. Será que só as ocidentais têm ondas de calor? Talvez. As mulheres japonesas, que comem mais soja e menos carne, sofrem menos do que as mulheres americanas. Mas a atitude da nossa sociedade a respeito dos sintomas da menopausa — que sinalizam o fim da juventude, da beleza e da utilidade social da mulher — contribui para a dor e a vergonha que muitas mulheres sentem quando entram na menopausa.

Se a cultura ocidental apoiasse as mulheres na transição dos anos férteis para os anos sábios, você sentiria o aumento de temperatura como uma onda de poder e acharia reconfortante ter cabelo grisalho e uma cintura maior. Você teria a oportunidade de dar um sentido construtivo à raiva, podendo até efetuar mudanças em sua comunidade e em seu ambiente. Imagine só: sua família a apoiaria — com amor e bom humor — em seus momentos de cansaço ou confusão e você teria um tempo a mais para descansar, aproveitando-o para a reflexão e a renovação. Mas, a atitude da nossa sociedade — juventude é sinônimo de oportunidade, esperança e saúde — somada ao estilo de vida estressante que muitas mulheres mantêm, alimenta o desconforto que as mulheres sentem diante do próprio corpo quando vão chegando aos cinqüenta.

Será que você pode fazer alguma coisa a esse respeito? Você tem que sofrer em silêncio, esperando que as ondas de calor, a ansiedade, as dúvidas terríveis e as noites de insônia cheguem ao fim? Ou será que pode fazer alguma coisa para melhorar sua qualidade de vida agora para chegar aos anos de sabedoria com a sanidade intacta?

A coisa mais importante que você pode fazer por si mesma é entrar na menopausa com o máximo de saúde — no corpo, na mente e no espírito. Se a sua dieta inclui *fast foods* com poucos nutrientes, muito açúcar branco e montes de proteínas animais guarnecidas com hormônios e antibióticos; se você se exercita esporadicamente ou nunca; se o seu emprego é estressante; se você ri muito pouco — é provável que entre nos anos de transição com as supra-renais esgotadas, com o sistema nervoso simpático sobrecarregado e com o sistema endócrino desequilibrado. Esse não é um bom jeito de enfrentar as flutuações hormonais e a montanha-russa emocional que tem pela frente.

A yoga pode ajudá-la a prestar atenção naquilo que o corpo e suas mudanças têm a lhe dizer. Ela redireciona seu foco para dentro, ensinando-a a amar o processo que está atravessando à medida que ele se desenrola. Modificar a dieta, a rotina de exercícios e o estilo de vida ajuda o corpo a se ajustar às mudanças. Neste capítulo você vai encontrar muitas sugestões, organizadas conforme os sintomas, que podem ajudá-la a se preparar para a jornada da menopausa antes mesmo que ela comece.

ONDAS DE CALOR

Ninguém sabe ao certo o que causa as imprevisíveis ondas de calor que, no climatério — e até mesmo depois da menopausa — acometem as mulheres quando elas menos esperam. A sabedoria consensual sugere que a causa é um desequilíbrio no centro de controle da temperatura do corpo, localizado no hipotálamo, provocado pela flutuação dos hormônios. Outra teoria afirma que a flutuação dos hormônios irrita os vasos sangüíneos e as terminações nervosas, fazendo com que os vasos se dilatem, provocando a sensação de calor e ansiedade.

A medicina oficial norte-americana acredita que as ondas de calor são causadas pela privação de estrogênio. Embora essa observação seja cientificamente correta, eu prefiro a da herborista Susun Weed. No livro *Menopausal Years: The Wise Woman Way*, ela diz que as ondas de calor são "descargas de eletricidade kundalini, que refazem as ligações do sistema nervoso para que ele possa direcionar as poderosas energias de cura para toda a comunidade". É prana, chi, a força vital que a percorre com ímpeto, "faiscando, resplandecendo, pulsando". Em *A Woman's Book of Life: The Biology, Psychology and Spirituality of the Feminine Life Cycle*, Joan Borysenko compara as ondas de calor a um fogo sacrificial interior, em que a mulher queima em oferenda seus problemas, preocupações, *stress* e apegos destrutivos.

Na menopausa, as ondas de calor são um fato da vida. Os especialistas afirmam que, durante o climatério, cerca de 80% das mulheres têm essas ondas, que, em alguns casos, podem continuar por vários anos depois da menopausa. Em 20% dos casos, as ondas chegam a ser incapacitantes e não são uma experiência igual para todas. Algumas mulheres têm ondas de calor a intervalos regulares — a cada hora mais ou menos, outras só à noite ou logo de manhã. Para outras é mais aleatório: as ondas ocorrem, por exemplo, todos os dias durante várias semanas, depois desaparecem e de repente as ondas voltam, um ou dois meses depois.

Se você estiver se perguntando se já teve a sua primeira onda de calor, fique atenta a sensações de calor súbitas e intensas. A maioria das mulheres sente um rubor que começa no peito, se espalha rapidamente pelo pescoço e pelo rosto e às vezes desce pelos braços. A temperatura do corpo sobe, a pulsação se acelera e elas começam a suar. Como se não bastasse, esse calor, que dá vontade de arrancar a roupa para ver se refresca, dá lugar, de um minuto para o outro, a um frio intenso — sinal de que o corpo está tentando corrigir as flutuações de temperatura.

Patricia tem dois tipos de ondas de calor — as do primeiro são do tipo convencional, que acabamos de discutir; as do segundo começam atrás dos joelhos e sobem pela coluna até o rosto. As poucas ondas que eu senti vieram combinadas a uma ansiedade intensa, com palpitações e uma sensação quase hipoglicêmica de fome — que me deixava trêmula.

Os suores noturnos são ondas de calor que interrompem o sono. Com isso, provocam fadiga e a deixam mais suscetível e descontrolada. O suor noturno também não é igual para todas as mulheres. Algumas dizem que suam tão profusamente que, além de tirar toda a roupa, têm que levantar (às vezes duas ou três vezes por noite) para trocar os lençóis ensopados. Muitas põem uma toalha ao lado da cama para se enxugar e conseguir pegar no sono de novo.

As ondas de calor e os suores noturnos desaparecem quando as flutuações de hormônios diminuem e o corpo se ajusta aos níveis mais baixos de estrogênio. Mas nem sempre. Patricia ainda tem ondas de calor, embora tenha parado de menstruar há quatro anos. Susan, uma conhecida professora de yoga do Colorado, diz que suas ondas de calor deveriam ter parado há pelo menos cinco anos, quando sua menstruação acabou.

O que as Faz Piorar

Mais ou menos na época em que as ondas de calor começam, ocorre um inexplicável aumento de peso. É como somar o insulto à injúria mas o peso extra ajuda o corpo a regular as ondas de calor. Segundo Susun Weed, nas mais magras as mudanças no nível de estrogênio e de FSH/LH são mais rápidas do que nas que têm mais gordura no corpo. A rapidez das mudanças pode aumentar a freqüência e a intensidade das ondas de calor. Como contêm estrogênio, as células de gordura ajudam a diminuir a produção de FSH/LH da glândula pituitária e a aplacar as ondas de calor. Mas, segundo a dra. Susan Love no livro *Dr. Susan Love's Hormone Book: Making Informed Choices About Menopause*, quem é naturalmente magra mas em forma não sofre mais do que as mais substanciosas. Em geral, são as mulheres com uma história de dietas constantes para manter o peso artificialmente baixo que têm mais ondas de calor.

Muitos especialistas acreditam que o *stress* contribui com grande parte das ondas de calor. Na verdade, muitas mulheres com quem conversei acham que a má administração do *stress* ao longo da vida agrava as ondas de calor e outros sintomas da menopausa.

Qualquer coisa que afete o sistema nervoso central tem potencial para aumentar a freqüência e a intensidade das ondas de calor. Fumar estimula o sistema nervoso simpático e parece que também afeta a produção hormonal dos ovários. Cafeína, álcool, descongestionantes e remédios para emagrecer têm ainda a desvantagem de prejudicar o sono. E, como a maioria das mulheres pode comprovar, a falta de sono exacerba muitos dos sintomas da menopausa, incluindo as ondas de calor. Algumas mulheres são afetadas por qualquer coisa que aumente o calor do corpo, como comidas condimentadas, banhos quentes (especialmente antes de dormir) e *stress* contínuo.

Como Deter as Ondas

Muitas mulheres acham que, depois da primeira onda de calor, nada, a não ser o tempo, é capaz de acabar com elas. Mas há várias providências que você pode tomar para minimizar sua freqüência e gravidade.

1. *Consciência.* Antes de alterar drasticamente a dieta e o estilo de vida, procure descobrir o que inicia as suas ondas de calor. Será o café, o chocolate ou aquele belo bife no almoço? Você fica com uma sensação de aperto, calor e claustrofobia quando usa roupas justas no peito ou na barriga? Sua última onda de calor coincidiu com uma discussão exaltada que teve com o patrão ou com a sua filha?
2. *Atitude.* O que você sente por ter ondas de calor, especialmente em público? Procure deixar que o calor venha e se vá em vez de lutar contra ele ou entrar em pânico. Se você pensar nas ondas como picos de poder ou aumento de prana ou de energia chi, elas vão deixar de ser um sinal terrível de que você perdeu a juventude e vai ser mais fácil suportá-las com paciência e até bom humor.

3. *Dieta.* Se descobrir que cafeína, álcool, carne vermelha e açúcar branco agravam seus sintomas, risque-os da dieta. Acrescente muita soja ao cardápio — além de algas. Quem consome produtos animais pode aproveitar os benefícios do salmão — que é rico em ômega-3, ácido graxo essencial.
4. *Não ao stress.* Em geral, para a maioria das mulheres *stress* é a causa número um das ondas de calor constantes. Agora, mais do que nunca, estabeleça prioridades e faça escolhas conscientes e cuidadosas. Parece ironia mas, na medida em que ficam mais velhas, as mulheres têm mais liberdade e menos energia para aproveitá-la. Durante a transição do climatério, assuma menos compromissos e reserve mais tempo para a reflexão.
5. *Terapias complementares.* Muitas mulheres acreditam na eficácia das sessões semanais de acupuntura e dos suplementos de ervas, como cohosh, agripalma, dong quai, pimenteiro (*Vitex agnus-castus*), damiana, funcho, aniz e raiz de inhame silvestre. (Não use dong quai se tiver sangramentos muito fortes.) Segundo a medicina natural, são indicados os suplementos de vitamina E (800 mg/dia), bioflavonas (250 mg, cinco a seis vezes ao dia) e ácidos graxos essenciais. Ervas que tonificam o fígado (como raiz de dente-de-leão e leite de cardo) e tranqüilizam as supra-renais (urtiga e ginseng siberiano e oatstraw) tendem a acalmar o sistema endócrino e a diminuir as ondas de calor.
6. *Terapia de Reposição Hormonal (TRH).* Em geral, os especialistas só recomendam este tratamento quando as outras opções falham, mas muitas mulheres, que têm ondas de calor muito intensas, acham que só ele funciona. Para quem toma suplementos de estrogênio, Susan Love recomenda exercícios (yoga) e muita soja no cardápio. Aparentemente, não há evidência de que o uso de estrogênio por período determinado (um a quatro anos) cause problemas, a menos que você tenha câncer de mama ou grande risco de contraí-lo. Se for esse o caso, os suplementos de progestin podem ser uma opção. Mas não deixe de tomar hormônios de repente. A dra. Susan Love aconselha a diminuição gradual das doses, com a ajuda de ervas, como o cohosh. Se parar gradualmente a TRH, você terá mais chance de não ter mais ondas de calor. Mas, se cortar de repente, as ondas de calor podem voltar ainda mais fortes.

Patricia Diz

Estas dicas podem ser úteis para você enfrentar as ondas de calor e outros sintomas.

• Use roupas soltas e confortáveis. Eu não suporto roupas que me apertem a barriga ou o peito quando estou tendo ondas de calor.

• O *stress* e a fadiga pioram minhas ondas de calor. Como tenho uma agenda muito apertada, aprendi a estabelecer prioridades e limites.

• Como mulheres, temos que nos apoiar umas às outras, compartilhar experiências — as alegrias assim como a dor e a frustração que enfrentamos nesse período da vida. Trocar idéias com outras mulheres que atravessam o mesmo rito de passagem nos ajuda a dar a real dimensão às nossas experiências.

• Não deixe que a dedicação à família, à carreira e aos amigos a façam perder a ligação consigo mesma. Perder essa ligação é ficar fora de sincronismo e à mercê dos acontecimentos. Em muitos casos, é isso que agrava os sintomas do climatério (ondas de calor, ansiedade, depressão). Respeite a si mesma a cada passo do caminho.

Como a Yoga Pode Ajudar

A yoga, particularmente as inversões (posturas de cabeça para baixo), tem um poderoso efeito sobre o sistema neuroendócrino, ou seja, sobre o hipotálamo e sobre as glândulas pineal, pituitária, tireóide e glândulas supra-renais. Patrícia diz que as inversões espantam a preguiça do organismo assim como acalmam o excesso de excitação ao permitir que o sangue recém-oxigenado flua para a cabeça e para o pescoço.

No livro *Relax and Renew: Restful Yoga for Stressful Times*, a professora de yoga Judith Hanson Lasater explica que, durante as ondas de calor, o prana (força vital) vai do centro do corpo para fora, aquecendo a pele. As inversões, diz ela, levam o prana para dentro, da pele para os órgãos, refrescando tudo.

Você não precisa chegar a uma prática avançada, que inclua inversões sem apoio, como a Parada de Cabeça (Sirsasana) ou a Parada de Ombros (Sarvangasana), para colher os benefícios de ficar de ponta-cabeça. Levantar as pernas e apoiá-las contra a parede, com a pélvis mais alta do que o peito, ou fazer a Parada de Ombros com a ajuda de almofadas ou de uma cadeira traz benefícios semelhantes, com menos dificuldades e sem forçar o corpo. Patricia diz que a Parada de Cabeça sem apoio não é indicada para quem tem ondas de calor porque gera calor demais, mas algumas mulheres não ficam sem ela. Se for este o seu caso, siga a recomendação de Geeta Iyengar e faça a postura com as solas dos pés juntas ou com as pernas separadas (ver p. 269). Mas se a Parada de Cabeça não faz parte de sua prática costumeira ou se você acha que ela gera muito calor, experimente fazer a Parada de Ombros, a Postura da Ponte (Setu Bandha Sarvangasana) ou até mesmo a Postura do Cachorro Olhando para Baixo (Adho Mukha Svanasana) — todas com apoio.

Patricia acha que as flexões para a frente lhe fazem bem. Como não forçam a base das costas, ela prefere fazê-las sem apoio. Mas se você sentir que força a base das costas ou os tendões das pernas para se flexionar para a frente, use um apoio para diminuir o esforço. Essas posturas devem refrescá-la e não desafiá-la. Apoiar a cabeça na almofada ou na cadeira ajuda a refrescar o cérebro e a acalmar os nervos. Se você acha refrescante a Postura Sentada com Flexão para a Frente (Paschimottanasana) mas tem dificuldade para alcançar os pés com as mãos, use um cinto. Se você acha que as flexões para a frente não são repousantes, nem mesmo com apoio, a Postura da Criança (Adho Mukha Virasana) ou a Postura Sentada com Flexão Fácil para a Frente (Adho Mukha Sukhasana) podem lhe trazer os mesmos benefícios.

Como muitas coisas podem iniciar uma onda de calor — *stress*, calor, alimentos condimentados, fadiga, raiva ou agitação — às vezes é preciso experimentar muitas posturas para abafar o fogo da menopausa. Em certos momentos, as flexões para a frente funcionam na medida em que permitem que você se entregue às sensações; em outras ocasiões, as inversões são a solução. Às vezes, o que resolve é criar espaço dentro do corpo e, neste caso, são as posturas supinas que podem ajudá-la. Não tenha medo de experimentar. Mas lembre-se: o relaxamento é o elemento mais importante. Patricia diz que forçar qualquer ponto do corpo reduz os benefícios da postura.

Patricia descobriu que as seqüências energizantes podem, às vezes, desencadear uma onda de calor. "Às vezes, durante esse período, eu começava a fazer uma prática vigorosa, com flexões para trás, mas sentia os nervos muito, muito trêmulos," diz ela. "Eu tinha que parar no meio e fazer outra coisa." Essa outra coisa costumava ser flexões para trás com apoio (cadeira ou almofadas) ou flexões para a frente. Essas posturas, mais refrescantes, acalmavam o sistema nervoso, trazendo uma sensação de calma e firmeza e gerando uma sensação mais equilibrada de energia. Depois disso, ela voltava à rotina normal. Não tenha medo de mudar a sua seqüência no meio do caminho para introduzir posturas com efeito mais calmante. A prática da yoga deve confortá-la, não agitá-la. Como Patricia descobriu, quando entramos no climatério, não temos que abandonar a prática rigorosa, mas ter mais consciência do que precisamos. "Quando os sintomas me incomodavam, eu internalizava mais a minha prática," explica ela. "Praticava de dentro para fora, priorizando a respiração, concentrando-me muito mais nas sensações internas do que nos músculos e nos ossos." Nos dias sem sintomas, ela voltava à prática normal. Mas mesmo agora, ela começa as seqüências mais ativas com posturas refrescantes como a Postura Reclinada em Ângulo Fechado (Supta Baddha Konasana) ou a Postura Reclinada com o Dedão do Pé (Supta Padangusthasana) para abrir os quadris, os ombros e o peito e para "lubrificar" as articulações e os músculos antes de passar às posturas mais difíceis e ativas.

As posturas apresentadas aqui são indicadas também para outros problemas relacionados ao calor, como suores noturnos e hiper-sensibilidade das terminações nervosas. Às vezes, esses sintomas — assim como as ondas de calor — são precedidos por uma inexplicável ansiedade. As posturas que acalmam as supra-renais e tonificam o fígado são bem indicadas nesses casos. Mas escolha apenas as posturas que funcionam para você naquele momento, evitando as que aumentam o desconforto dos sintomas.

PERÍODOS MENSTRUAIS INTENSOS OU IRREGULARES

Como muitas mulheres aprenderam no início da puberdade, os sangramentos intensos e aleatórios fazem parte desse quadro. Em geral, esses sangramentos são benignos, causados pela flutuação hormonal. Algumas mulheres não menstruam em um determinado mês, têm um sangramento mais forte do que o normal no mês seguinte e depois deixam de menstruar durante dois meses seguidos. Para outras, a menstruação vem com mais freqüência do que antes e os sangramentos são muito mais fortes do que quando tinham vinte ou trinta anos. Há uns dez anos, quando tinha quarenta e poucos anos, Holly começou a ter sangramentos intensos, intercalados com um ou dois meses sem menstruação. Tratamentos de acupuntura diminuíram o excesso de sangramento e regularizaram a menstruação por mais uns dois anos. Segundo os médicos, se você é regular na sua irregularidade, não tem com o que se preocupar. Mas, se você começar a ter sangramentos muito fortes, que duram mais de três meses, é melhor procurar o médico.

Susan Lark, autora de *The Lark Letter* (uma publicação sobre saúde da mulher), diz que sangramentos intensos ou irregulares podem ser exacerbados pelo *stress*, pelo cigarro, pelo consumo de álcool e por uma dieta inadequada. Ela recomenda atenção ao consumo de vitamina C, de ferro e de bioflavonas, pois o excesso de sangramento exaure esses nutrientes vitais.

Como a Yoga Pode Ajudar

A yoga pode ser muito eficaz quando se trata de regular os sangramentos aleatórios e de combater a fadiga e a depressão causadas pela perda abundante de sangue. Se você tem sangramentos intensos acompanhados de muita fadiga, não faça posturas em pé — com exceção, talvez, da Postura da Meia-Lua (Ardha Chandrasana) apresentada na Seqüência Básica da Mulher — porque podem ser muito cansativas.

OSCILAÇÕES ERRÁTICAS DE HUMOR

Suzanne, uma professora de yoga de cinqüenta anos, entrou no climatério quando tinha apenas 43 anos. Diz ela: "Eu tenho um temperamento calmo, mas de repente percebi que estava me irritando à menor provocação, dizendo e fazendo coisas agressivas e fora de propósito. Era uma coisa esquizofrênica: eu me observava mas não conseguia parar." Ela diz que o ápice da loucura aconteceu na seção de congelados do supermercado. "Eu fiz um escândalo. Parecia que o meu mundo inteiro estava de cabeça para baixo." Essas palavras despertaram alguma coisa, pois ela foi para casa e ficou de ponta-cabeça. Essa foi a sua última experiência com alterações de humor. Durante um ano, diz ela, "sempre que percebia que estava perdendo o controle, ficava de ponta-cabeça. Minhas alunas que não fazem a Parada de Cabeça dizem que a Parada de Ombros funciona do mesmo jeito".

Muitas mulheres sentem uma sensível mudança no estado de espírito durante o climatério. Algumas, como Suzanne, ficam irritadas e com uma raiva inexplicável; outras afundam em depressão à menor provocação; outras têm surtos de ansiedade incontrolável. Parece que as flutuações dos níveis de progesterona e estrogênio contribuem para essa síndrome da menopausa (assim como na puberdade). O excesso de estrogênio produz ansiedade, nervosismo e impetuosidade; o excesso de progesterona provoca depressão. Susan Love escreve que, provavelmente, as mudanças hormonais não causam diretamente as mudanças de humor, mas "modificam o equilíbrio do corpo, fazendo com que situações que antes a aborreceriam um pouco passem a aborrecê-la muito". Pode ser que isso esteja acontecendo com você agora.

Para Aliviar os Sintomas

Como já foi mencionado, sua atitude diante da menopausa e do fato de estar ficando mais velha pode influenciar o seu estado de espírito e, em certos casos, provocar surtos de depressão, ansiedade e raiva. No livro *Women's Bodies, Women's Wisdom*, Christiane Northrup diz que as mulheres que estão se preparando para entrar em uma nova fase — os anos de sabedoria — precisam lamentar, superar ou simplesmente reexaminar os assuntos pendentes da primeira metade da vida. Quem estiver disposta a fazer esse tipo de reflexão, diz Northrup, vai ter, provavelmente, sintomas mais brandos e mais administráveis, e vai ser capaz de vê-los como "mensagens do sistema de orientação interior", como um aviso de que "partes da vida precisam de atenção".

Há tantos remédios para aliviar a oscilação de humor quantos são os sintomas. Algumas mulheres, como Suzanne, conseguiram enfrentar a menopausa graças às inversões da yoga; outras encontram conforto nas ervas medicinais, na acupuntura ou até mesmo em sessões de massagem semanais. Outras preferem cortar a carne e o açúcar da dieta. A maioria das mulheres com quem eu falei sentem que a melhor solução é combinar uma prática regular de yoga com mudanças no estilo de vida, incluindo dieta, suplementos, meditação e apoio de outras mulheres.

Como a Yoga Pode Ajudar

A yoga é particularmente eficaz para equilibrar as emoções durante a menopausa. As flexões em pé e sentada para a frente em geral acalmam a mente e o sistema nervoso, pacificam as glândulas supra-renais, alongam a coluna e favorecem a atitude de aceitação. Como mostram as seqüências do final deste capítulo, você pode descansar a cabeça e aplicar uma pressão suave no abdômen colocando um travesseiro ou almofada no colo durante as posturas sentadas com flexão para a frente.

As torções ajudam a revigorar e a tonificar as supra-renais e a acalmar o sistema nervoso simpático, que pode ficar sobrecarregado pelo *stress*. Além disso, as torções ajudam a melhorar o funcionamento do fígado e dos rins. A menos que você esteja muito cansada, as posturas em pé podem estabilizar os humores erráticos. (As seqüências para depressão do Capítulo 10 incluem exercícios respiratórios e posturas que abrem o peito.) Lembre-se que nada indica que a menopausa por si só cause depressão. Na verdade, a maior parte dos estudos sugere que a depressão não é mais freqüente nas mulheres na menopausa do que em outros grupos. Aprender a lidar com o *stress* por meio da prática diária de yoga e meditação vai ser de enorme utilidade no caso de você ficar deprimida ou inexplicavelmente instável.

Como Suzanne descobriu depois daquele incidente infeliz no supermercado, as inversões podem ser um ótimo aliado. Elas ajudam a equilibrar o sistema endócrino e melhoram a circulação para a pituitária, para a tireóide, para o hipotálamo e para o cérebro.

Patricia diz que as inversões ajudam a equilibrar as oscilações de humor e devem fazer parte da prática de todas as mulheres. As inversões com apoio e as flexões para trás (usando almofadas ou uma cadeira) ajudam a acalmar os nervos e a refrescar o cérebro, além de equilibrar a energia. Há vários anos, desde que entrou no climatério, Patricia começa a prática diária com a Postura em Ângulo Fechado (Baddha Konasana) e com a Postura Sentada em Ângulo Aberto I (Upavistha Konasana I), incluindo ainda as "suptas" — posturas reclinadas como a Postura Reclinada em Ângulo Fechado (Supta Baddha Konasana) e a Postura Reclinada do Herói (Supta Virasana) — e a Postura da Ponte com apoio (Setu Bandha Sarvangasana).

Se você não está acostumada a fazer a Sirsasana (Parada de Cabeça) ou se ela a deixar agitada, Patricia recomenda a Postura do Cachorro Olhando para Baixo (Adho Mukha Svanasana) e a Postura em Pé com Flexão para a Frente em Ângulo Aberto (Prasarita Padottanasana). A Parada de Ombros (Sarvangasana), mesmo em versão modificada, a Postura do Meio Arado (Ardha Halasana) ou a Postura do Arado completa (Halasana) e a Postura com as Pernas Levantadas Contra a Parede (Viparita Karani) também são indicadas. (Além das seqüências deste capítulo, procure a seqüência para TPM no Capítulo 5.)

Patricia diz que as flexões para a frente aliviam a instabilidade de humor trazida pelo climatério. Mas, se você sofre há muito tempo de depressão ou desespero profundo, as flexões para a frente não são indicadas, pois dão a sensação de que o mundo está se fechando sobre você. (Para esse tipo de depressão, veja o Capítulo 10).

INSÔNIA

Sem boas noites de sono os sintomas do climatério se agravam. Em geral, as mulheres dizem que conseguiriam enfrentar bem melhor as oscilações de humor se conseguissem dormir a noite inteira. (Se os suores noturnos a impedem de dormir, veja as sugestões para ondas de calor nas pp. 257-258.)

Chás de valeriana, lúpulo e camomila acalmam a mente e favorecem o sono. Se você está nervosa ou agitada, uma tintura de agripalma pode lhe fazer bem. Equilibrar as supra-renais e acalmar o sistema nervoso simpático também não vai lhe fazer nenhum mal. Rosemary Gladstar sugere ervas como ding quai, erva-de-são-joão, ginseng siberiano, cohosh preto e salsaparrilha. Consulte o seu herborista ou o seu médico para saber a dose que funciona melhor para você.

Mas é claro que nada vai acabar com a insônia, a menos que você modifique o estilo de vida e diminua o nível de *stress*. Os médicos ayurvédicos dizem que mudanças muito simples podem diminuir o *stress* e proporcionar uma boa noite de sono:

- Vá para a cama no mesmo horário todas as noites (de preferência às 10 horas) e levante-se cedo (às 6 horas, se possível).
- Faça a principal refeição ao meio-dia e jante alguma coisa leve às 6 da tarde. Evite estimulantes, como cafeína e álcool, depois do jantar.
- Evite atividades estimulantes antes de ir para a cama.
- Tome um banho quente com óleos aromáticos indutores do sono, como o óleo de lavanda, a menos que o banho provoque suores noturnos.
- Exercite-se cedo todos os dias — atividades aeróbicas como caminhada ou corrida, seqüências de yoga energizantes e exercícios de pranayama.
- Reserve um tempo para as preocupações, para que possa limpar a cabeça antes de ir para a cama.
- Tome leite quente, ou leite quente de soja, temperado com mel e cardamomo, para acalmar e relaxar os nervos.

Como a Yoga Pode Ajudar

Uma prática diária de yoga que combine posturas ativas em pé e flexões para trás com posturas revigorantes primeiro a deixa cansada e depois acalma os nervos, aquieta a mente e relaxa o corpo.

CONFUSÃO MENTAL

A perda temporária da memória é comum no climatério, mas saiba que assim como os outros sintomas, ela é temporária e não indica senilidade precoce. Na verdade, esse tipo de esquecimento parece estar associado às flutuações hormonais, não sendo diferente da perda de memória que afeta muitas mulheres na puberdade, na gravidez e até mesmo no pós-parto. Não é a queda no nível de estrogênio que confunde o cérebro, mas os drásticos altos e baixos hormonais que a deixam se perguntando onde deixou a cabeça. Acredite. Quando as flutuações diminuírem, a capacidade de pensar com clareza e racionalidade vai voltar.

Como a Yoga Pode Ajudar

Não é novidade que a yoga ajuda a clarear a mente e, embora não dê para prometer que você vai lembrar onde deixou as chaves, ela acalma a balbúrdia e elimina a sensação de teia de aranha na cabeça, que tanto perturba as mulheres nessa fase. Ficar de ponta-cabeça aumenta a circulação para o cérebro e equilibra o sistema glandular (o que acalma os hormônios flutuantes). A Postura do Cadáver (Savasana) é a que a maioria das praticantes prefere para acalmar os nervos, tranqüilizar a mente e pôr o corpo em completo estado de repouso. Ela é ainda mais benéfica quando a confusão é exacerbada pela agitação ou falta de sono.

As posturas de yoga, incorporadas à rotina diária, ajudam a diminuir as teias de aranha, mas não espere que acabem com o estado de esquecimento e confusão se você não fizer outras modificações na rotina diária. As seções a seguir trazem algumas sugestões nesse sentido.

Dieta

Adote uma dieta balanceada e saudável. Evite o álcool (que vai deixar seus pensamentos mais confusos ainda), o açúcar branco e a cafeína. Coma muitas frutas e vegetais orgânicos e beba muita água. Mantenha o nível de açúcar no sangue sob controle fazendo várias refeições pequenas ao longo do dia em vez de poucas refeições mais pesadas. Quem já sofreu de hipoglicemia (diminuição da taxa de glicose no sangue) sabe como a falta de açúcar no sangue deixa a cabeça confusa.

Medicina Complementar

Alguns estudos, realizados na Alemanha e nos Estados Unidos, demonstraram que o ginkgo favorece a circulação e o fornecimento de oxigênio para o cérebro (como as inversões da yoga). A herborista Susun Weed receita a sálvia que, segundo ela, não traz apenas clareza, mas também uma sensação de calma e bem-estar. Rosemary Gladstar recomenda o ginseng americano para restaurar aos poucos a força vital (chi ou prana) no corpo. Ela diz que o ginseng traz uma energia mais estabilizada que ajuda a pensar com mais clareza. Um herborista experiente pode ajudá-la a escolher um ginseng de boa qualidade.

Atitude

Lembre-se de que a confusão e o esquecimento são temporários. Pense na menopausa como uma viagem para os anos de sabedoria. Através dessa viagem, seu modo de pensar pode mudar para se acomodar a um eu mais intuitivo e mais ligado ao coração. Isso não significa que você não vai mais pensar com lógica e clareza, mas que está aperfeiçoando a capacidade de perceber o contexto inteiro, de compreender o mundo como um todo. Não fique surpresa se o raciocínio linear e racional recuar por algum tempo, enquanto você explora esse seu novo lado. Agora é o momento de pensar com o coração e não só com a cabeça.

FADIGA

De todos os sintomas de que as mulheres se queixam no climatério, a fadiga vem em segundo lugar, perdendo apenas para as ondas de calor. Até mesmo as mulheres que se consideram assintomáticas admitem que sentem um cansaço inexplicável. Embora a fadiga possa resultar da falta de sono, das ondas de calor ou dos sangramentos menstruais mais fortes e mais prolongados, nem sempre a sua causa é muito clara. No livro *A Matter of Health*, Krishna Raman diz que a falta de energia vem da exaustão das supra-renais. Ele diz que, para recuperar a disposição costumeira, as mulheres precisam de uma prática diária de yoga que massageie e estimule as glândulas supra-renais.

Patricia avisa que não dá para tonificar e revigorar as supra-renais sem primeiro acalmar o sistema nervoso simpático. Para isso, você pode usar as flexões para a frente. As posturas em pé, como a Postura Estendida em Triângulo (Utthita Trikonasana) e a Postura da Meia-Lua (Ardha Chandrasana), feitas com o apoio da parede, revigoram as glândulas; comprimindo-as, as flexões para trás esgotam o sangue estagnado; e as flexões para a frente as inundam de sangue recém-oxigenado. Em outras palavras, o que funciona é uma prática diária de yoga bem balanceada.

OUTROS SINTOMAS

Dores de Cabeça

Algumas mulheres que sofrem de dores de cabeça pré-menstruais, sentem que elas pioram no climatério. Quem tem enxaqueca também pode sentir uma piora no climatério, especialmente se ela estiver relacionada às flutuações dos hormônios. No Capítulo 9 você vai encontrar posturas de yoga indicadas para casos de enxaqueca e dor de cabeça por tensão.

Cuidado com a dieta. Muitas mulheres não reagem bem ao álcool e a alimentos estrogênicos como: carne e certos vegetais, como tomate, berinjela e batata. Os médicos ayurvédicos dizem que a culpa é dos maus hábitos alimentares e de sono, acrescentando que o *stress* emocional não ajuda em nada.

Incontinência Urinária

Embora possa ocorrer no climatério, devido à fragilidade das paredes da bexiga e dos músculos da base pélvica, esse sintoma é mais comum entre mulheres mais velhas, que já pararam de menstruar. O Capítulo 13 traz uma discussão sobre incontinência urinária e o que fazer a esse respeito.

Palpitações

Muitas mulheres sentem, às vezes, o coração bater depressa e de forma irregular, o que em geral provoca medo. Geralmente associadas às ondas de calor, as palpitações não significam que você está tendo um ataque cardíaco ou que desenvolveu de repente uma doença coronariana. Quem sempre teve prolapso da válvula mitral ou um leve sopro — muito comuns nas mulheres — pode ter palpitações com mais freqüência durante o climatério. Mulheres mais magras se queixam dessas fibrilações com mais freqüência do que as mais pesadas. Ondas de calor, ansiedade e agitação podem provocar surtos de irregularidade no ritmo cardíaco. Siga as sugestões de dieta, yoga, suplementos de ervas e práticas para aliviar o *stress* que apresentamos antes para os casos de ondas de calor e oscilações de humor. Como a fadiga causada por hipoglicemia e insônia agrava as palpitações, descanse bastante, faça refeições regulares e fique longe da cafeína e do açúcar.

Livre Flutuação da Ansiedade

Nervosismo e ansiedade sem causa aparente: no período do climatério, essa é outra queixa comum, que indica a flutuação dos hormônios. Mulheres com quem falei disseram que, desde que entraram no climatério, coisas que nunca as preocupariam antes são agora motivo de preocupação. Sei disso por experiência própria. Eu me sentia como um feixe de nervos, à espera de alguma coisa que me deixaria ansiosa.

Neste capítulo, há uma seqüência completa indicada para oscilações erráticas do humor, mas você pode escolher apenas algumas posturas. Como diz Patricia, você tem que experimentar, já que algumas das posturas podem ser enérgicas demais para quem sofre de fadiga ou de ansiedade. As posturas revigorantes ajudam a mitigar o cansaço, mas Patricia diz que, em caso de muito cansaço, você precisa do estímulo que as posturas em pé e as inversões proporcionam. Descubra o que funciona melhor para você. Se a Parada de Cabeça (Sirsasana) a deixa mais agitada ou provoca ondas de calor, evite-a! Vale o mesmo para as posturas em pé ou sentada com flexão para a frente — se perceber que elas aumentam o calor ou forçam a parte de trás das pernas, apóie a cabeça em almofadas, conforme a descrição das modificações, ou tire-as da sua seqüência.

UMA SEQÜÊNCIA PARA ONDAS DE CALOR

1. Postura em Ângulo Fechado (Baddha Konasana)
2. Postura Sentada em Ângulo Aberto I (Upavistha Konasana I)
3. Postura com a Cabeça no Joelho (Janu Sirsasana)
4. Postura em Pé com Flexão para a Frente em Ângulo Aberto (Prasarita Padottanasana)
5. Postura do Cachorro Olhando para Baixo (Adho Mukha Svanasana)
6. Parada de Cabeça (Sirsasana)
7. Parada de Ombros (Sarvangasana)
8. Postura do Meio Arado (Ardha Halasana)
9. Postura da Ponte (Setu Bandha Sarvangasana)
10. Postura Reclinada em Ângulo Fechado (Supta Baddha Konasana)
11. Postura com as Pernas Levantadas contra a Parede (Viparita Karani)
12. Postura do Cadáver (Savasana)

1. POSTURA EM ÂNGULO FECHADO (Baddha Konasana) Sente-se, encostada na parede, sobre um bloco ou sobre um cobertor dobrado (com uns 10 centímetros de espessura). Deixe as costas retas e o abdômen levantado. Flexione as pernas, afaste os joelhos e junte as solas dos pés. Segure os pés e leve os calcanhares em direção ao períneo ou osso púbico. As bordas externas dos pés devem ficar no chão. Alongue a coluna para cima, conduzindo o movimento com o topo da cabeça. Alongue a parte interna das coxas, da virilha até os joelhos, abaixe gentilmente os joelhos, o máximo que puder. Ponha as mãos no chão atrás de você para ficar ainda mais ereta e erga o abdômen. Fique nesta posição por um minuto ou mais, respirando normalmente. Para sair, relaxe os braços dos lados do corpo e leve os joelhos para cima, um por vez. Alongue as pernas à sua frente.

EFEITOS Esta postura aumenta a circulação para o abdômen e para a pélvis, tonificando e melhorando o funcionamento dos órgãos reprodutores.

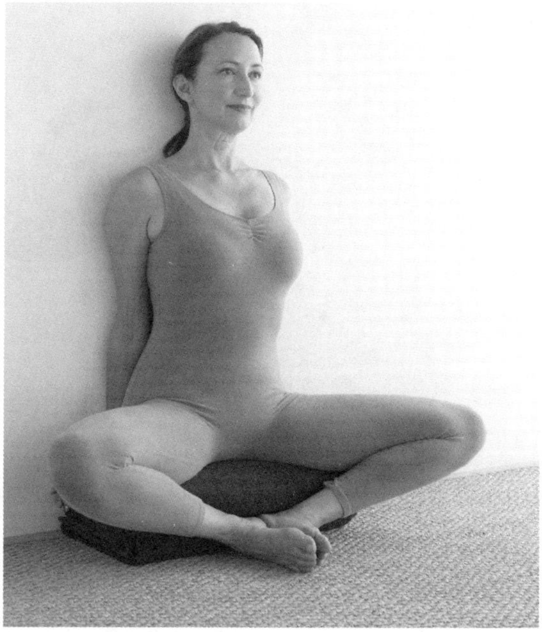

2. POSTURA SENTADA EM ÂNGULO ABERTO I (Upavistha Konasana I) Sente-se, encostada na parede, sobre um bloco ou sobre um cobertor dobrado (com uns 10 centímetros de espessura). Afaste bem as pernas e flexione os pés. Ajuste a parte carnuda das nádegas, levando-a para trás e para os lados. Ponha as mãos no chão atrás de você, leve o abdômen e as costelas flutuantes para cima, em direção ao peito, e as escápulas para dentro das costas. Sente-se ereta, alongando-se através das pernas e com os joelhos esticados. Fique nesta postura durante 1 minuto, pelo menos. Para sair, relaxe os braços e solte as pernas.

EFEITOS Esta postura favorece a circulação para a pélvis, estimula e melhora a circulação para os ovários, ergue e tonifica o útero.

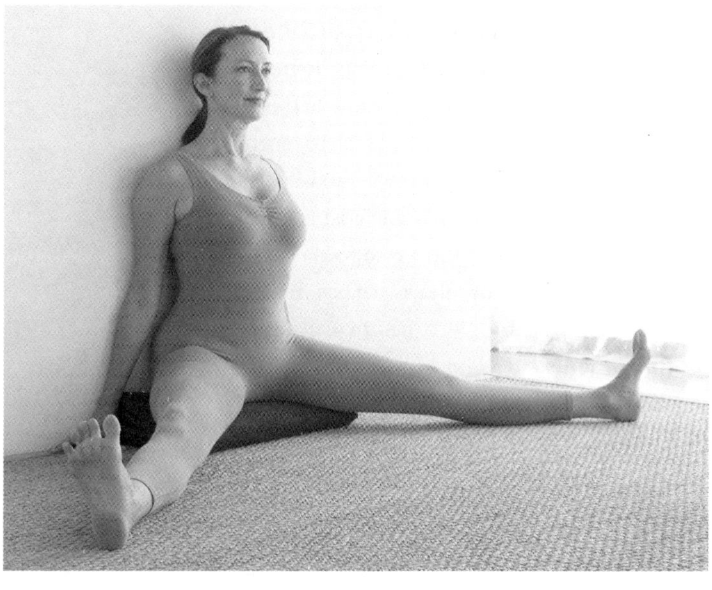

3. POSTURA COM A CABEÇA NO JOELHO (Janu Sirsasana) Sente-se no chão, à frente de uma cadeira, com as pernas estendidas à sua frente. Flexione o joelho direito para o lado, de maneira que forme um ângulo de 45 graus com a perna esquerda e aproxime o calcanhar direito do lado direito da virilha. Empurre o joelho direito para trás, o máximo que puder, e mantenha a perna esquerda reta.

Vire o abdômen e o peito, alinhando o esterno ao centro da perna esquerda. Ao inspirar, erga o tronco a partir da base da pélvis. Ao expirar, incline o tronco para a frente, descansando a cabeça sobre a cadeira. Sem forçar o pescoço, flexione os braços para que sirvam de apoio à cabeça.

Fique nesta postura de 1 a 2 minutos, ou enquanto estiver confortável. Erga-se numa inspiração, depois endireite a perna direita e troque de lado.

EFEITOS Esta postura revitaliza as glândulas supra-renais, o que ajuda a mitigar as ondas de calor.

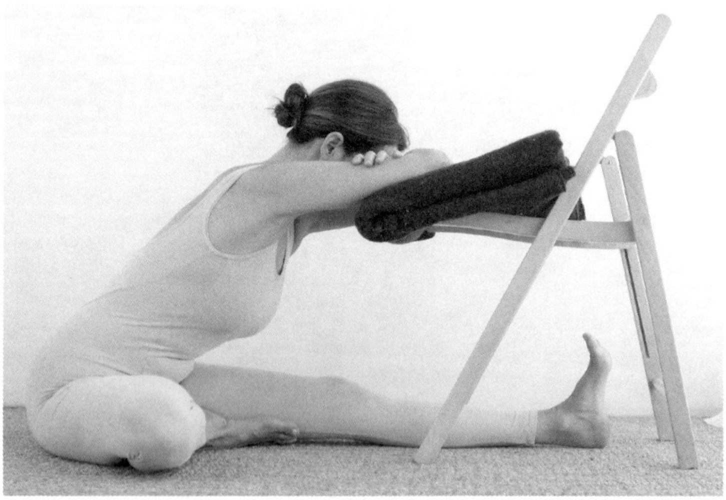

4. POSTURA EM PÉ COM FLEXÃO PARA A FRENTE EM ÂNGULO ABERTO (Prasarita Padottanasana) Ponha um cobertor dobrado ou uma almofada à sua frente, no sentido vertical. Separe os pés por mais de um metro, mantendo paralelas as bordas externas dos pés. Contraia os quadríceps (músculos da parte da frente das coxas) para trazer as patelas dos joelhos para cima e manter as coxas bem elevadas. Ao expirar, flexione-se para a frente dos quadris e ponha as mãos no chão, entre os pés. Erga os quadris em direção ao teto, leve as escápulas para dentro das costas e flexione os cotovelos, soltando o topo da cabeça sobre o apoio. Mantenha as pernas firmes, mas relaxe os ombros e o pescoço. Respire profundamente e deixe o tronco se soltar para baixo. Fique nesta postura por 1 minuto. Para sair, leve as mãos aos quadris e erga o tronco. Junte os pés.

EFEITOS Esta postura ajuda a acalmar a mente e a aliviar o *stress* causador das ondas de calor.

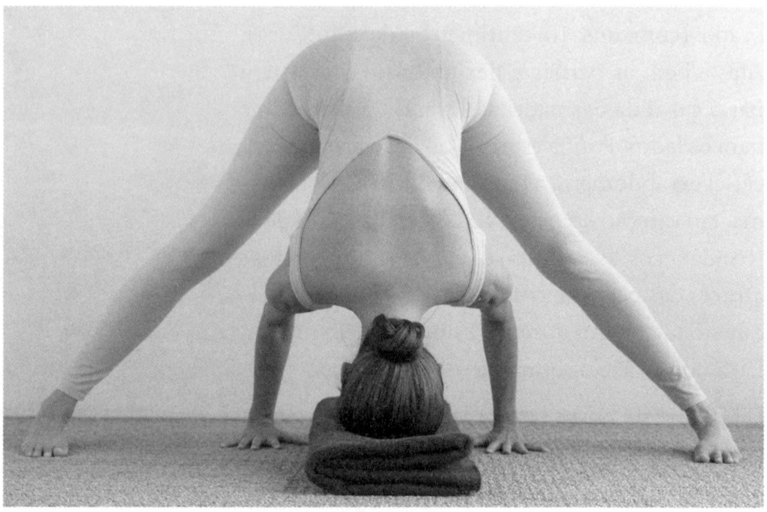

5. POSTURA DO CACHORRO OLHANDO PARA BAIXO (Adho Mukha Svanasana) Ponha uma almofada (ou um ou dois cobertores dobrados) na posição vertical, alinhando-os ao esterno. Apóie-se nas mãos e nos joelhos, virando os dedos dos pés para baixo.

Expire, pressione as mãos com firmeza na esteira e alongue-se para cima através da parte interna dos braços. Expire novamente ao erguer as nádegas bem alto e levar as coxas para cima e para trás. Continue alongando através das pernas e leve os calcanhares em direção ao chão. Mantenha as pernas firmes e os cotovelos retos ao erguer ainda mais as nádegas. A ação dos braços e das pernas serve para alongar a coluna e para soltar a cabeça. Fique nesta postura de 30 segundos a 1 minuto, respirando profundamente. Deixe a cabeça descansar completamente e solte a base do pescoço. Para sair, volte a se apoiar nas mãos e nos joelhos. Junte os pés, deixe os joelhos ligeiramente separados e sente-se nos calcanhares.

EFEITOS Experimente esta postura para aliviar a ansiedade, tonificar e relaxar o sistema nervoso e diminuir as ondas de calor

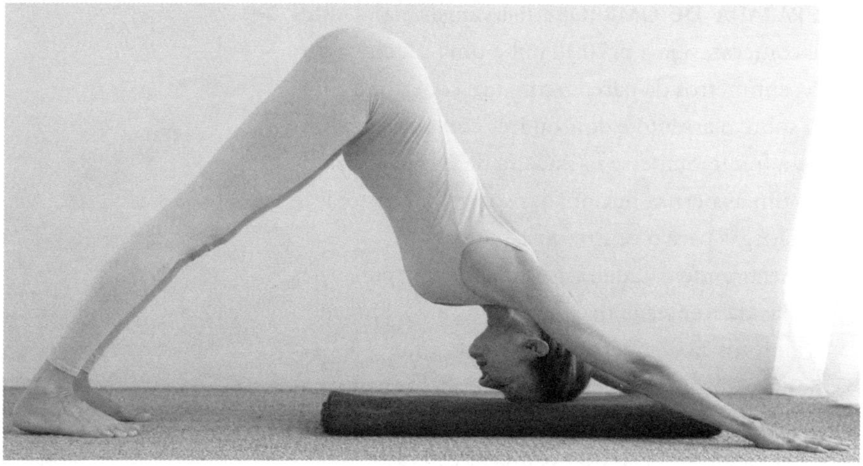

6. PARADA DE CABEÇA† (Sirsasana) (Antes de começar, veja as pp. 36-37.) Ponha um cobertor dobrado junto à parede. Ajoelhe-se à frente dele com os pés e os joelhos juntos. Entrelace os dedos firmemente, com os polegares se tocando e as mãos em concha. As mãos não devem ficar a mais de 10 centímetros da parede, a abertura dos cotovelos não deve ultrapassar a linha dos ombros. Os pulsos devem ficar perpendiculares ao chão. Os pulsos, os antebraços e os cotovelos formam a base desta postura. ➢

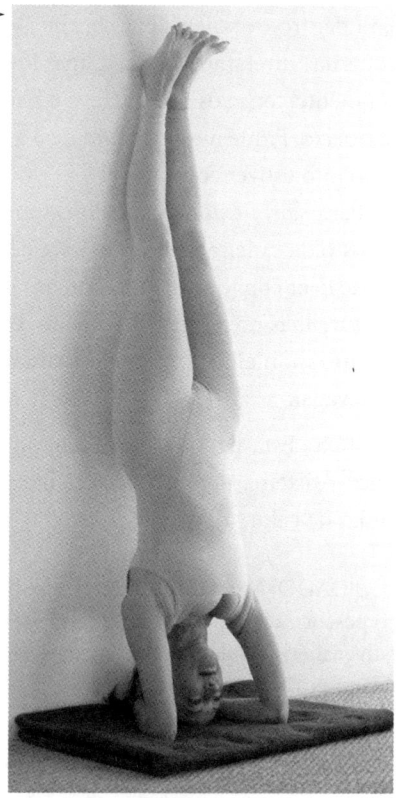

Alongue o pescoço e apóie o topo da cabeça no cobertor. A parte de trás da cabeça deve ficar em contato com as mãos. Pressione os antebraços no chão e erga os ombros, afastando-os do chão. Endireite as pernas, erga os quadris e leve os pés em direção à cabeça até que a coluna esteja quase perpendicular ao chão. Expirando, flexione as pernas e leve os pés à parede.

Endireite as pernas e mantenha os calcanhares e as nádegas contra a parede. Role as coxas para dentro, erga o cóccix, alongue as pernas para cima e mantenha os pés juntos. Respire regularmente, com os olhos e a garganta soltos e o abdômen relaxado.

VARIAÇÕES PARA PRATICANTES AVANÇADAS Afaste as pernas, alongando-as da virilha aos calcanhares (ver p. 135). Com as pernas retas, alongue-se para cima através da coluna e alargue o peito. Fique assim de 10 a 15 segundos.

Depois, flexione as pernas, afaste os joelhos para os lados e junte as solas dos pés, pressionando uma contra a outra. Fique nesta posição de 15 a 20 segundos, deixando os joelhos bem afastados e respirando normalmente. Endireite as pernas e, antes de descer, volte à posição das pernas afastadas e depois à Parada de Cabeça original.

Para sair, expire, flexione os joelhos e leve os pés ao chão. Termine descansando na Postura da Criança (Adho Mukha Virasana) (ver p. 250).

EFEITOS Esta postura estimula o fluxo de sangue para o cérebro. Muitas mulheres acham que ficar de ponta-cabeça diminui as ondas de calor.

†CUIDADO Só faça esta postura se ela já fizer parte de sua prática de yoga. Evite-a se tiver pressão alta, se estiver menstruada ou com enxaqueca ou se tiver problemas no pescoço e nas costas.

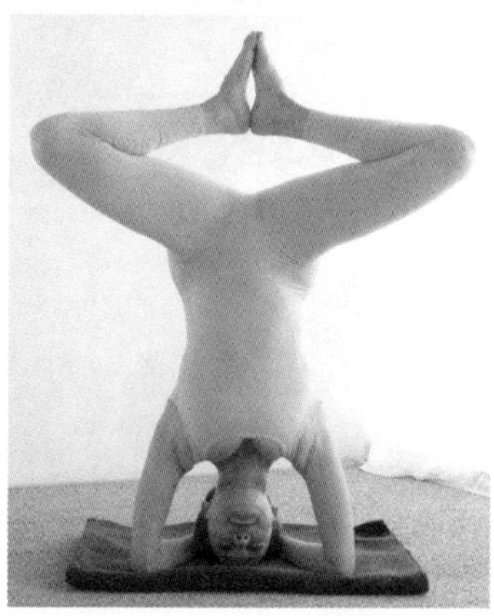

Variação

7. PARADA DE OMBROS† (Sarvangasana) (Antes de começar, veja a p. 70.) Ponha uma cadeira a uns 25 centímetros da parede, com um cobertor dobrado sobre o assento e dois ou três cobertores dobrados à frente. Sente-se na cadeira de trás para a frente, com as pernas flexionadas sobre o encosto; leve as nádegas para o centro do assento.

Segurando a cadeira pelos lados e depois pelas pernas da frente, abaixe devagar o torso, apoiando os ombros nos cobertores e a cabeça no chão. Ao mesmo tempo, estenda a coluna e abra o peito, para chegar à posição correta. Segure as pernas traseiras da cadeira com as mãos, uma de cada vez; os braços devem passar entre as pernas da frente. Alongue as pernas, da virilha aos calcanhares. Gire as coxas para dentro e apóie os pés contra a parede ou erga as pernas diretamente para cima. Respirando normalmente, feche os olhos e leve o peito em direção ao queixo. Fique nesta postura de 3 a 5 minutos, ou enquanto estiver confortável.

Para sair, flexione os joelhos, ponha os pés no encosto da cadeira, solte as mãos e deslize para baixo até ficar com o sacro apoiado nos cobertores e as panturrilhas no assento da cadeira. Descanse assim por um momento, depois role para o lado e sente-se devagar.

EFEITOS Esta postura é calmante e reconfortante para o sistema nervoso e excelente para aliviar as ondas de calor.

†CUIDADO Não faça esta postura se tiver problemas no pescoço ou nos ombros, se tiver pressão alta, se estiver menstruada ou com enxaqueca ou dor de cabeça por tensão.

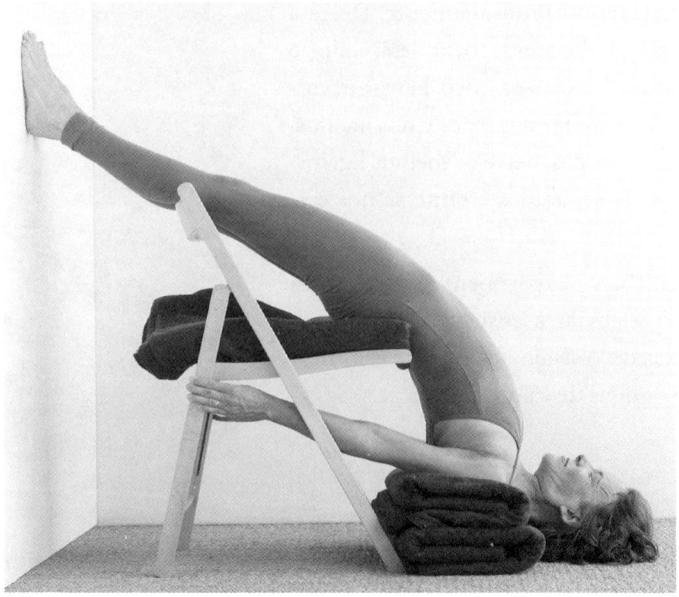

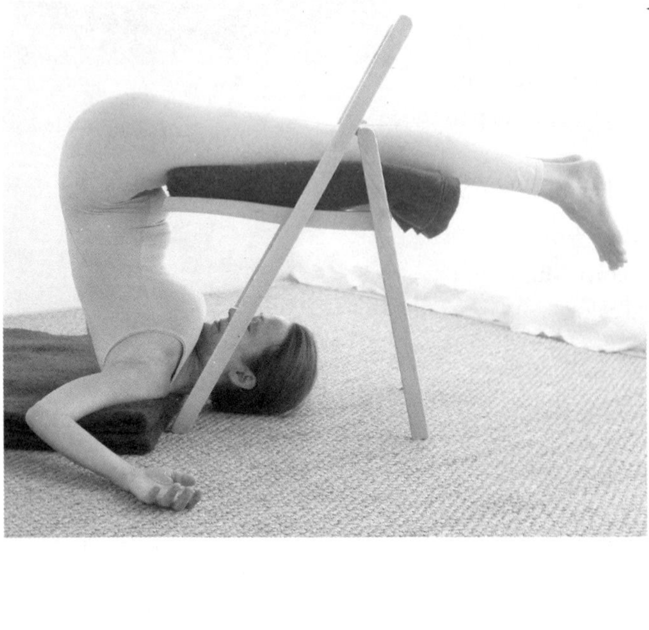

8. POSTURA DO MEIO ARADO† (Ardha Halasana) Ponha dois cobertores dobrados sobre a esteira, com as bordas arredondadas junto às pernas de uma cadeira. Deite-se de costas com as pernas estendidas, os ombros nos cobertores e a cabeça sob o assento da cadeira. Ao expirar, flexione os joelhos e impulsione ou erga as nádegas e as pernas, apoiando as coxas sobre o assento da cadeira. (Ponha mais cobertores dobrados sobre o assento se precisar de mais altura para que as pernas fiquem paralelas ao chão.) Leve o peito para dentro, em direção ao queixo (não o queixo em direção ao peito). Descanse assim pelo tempo que quiser — no mínimo de 3 a 5 minutos — respirando profundamente. Para sair, ponha as mãos nas costas e role devagar, uma vértebra por vez. Role para um dos lados e sente-se.

EFEITOS Esta postura ajuda a acalmar a ansiedade e o nervosismo e alivia as ondas de calor.

†CUIDADO Não faça esta postura se tiver problemas no pescoço ou nos ombros ou se estiver menstruada.

9. POSTURA DA PONTE (Setu Bandha Sarvangasana) Ponha uma almofada junto à parede, no sentido horizontal, e outra no sentido vertical, formando um T. Estenda um cobertor dobrado no chão, junto à ponta mais distante da parede da almofada vertical (para apoiar a cabeça). Sente-se na outra ponta mais próxima à parede da almofada vertical. Com os joelhos flexionados, deite-se para trás, na almofada. Deslize para trás até ficar com o meio das costas na ponta da almofada e os ombros no chão. Descanse os ombros e a cabeça no cobertor. Alongue as pernas em direção à parede e ponha os calcanhares sobre a almofada horizontal, com os pés tocando a parede. As pernas devem ficar retas e alinhadas aos quadris. Deixe os braços em posição confortável — para os lados ou acima da cabeça. Feche os olhos e relaxe completamente, respirando fundo. Fique nesta posição de 5 a 10 minutos pelo menos, ou pelo tempo que quiser.

Para sair, flexione os joelhos e role devagar para o lado. Erga-se com o apoio das mãos e sente-se.

EFEITOS Esta postura é ótima para diminuir as ondas de calor e para reequilibrar a tireóide e as paratireóides.

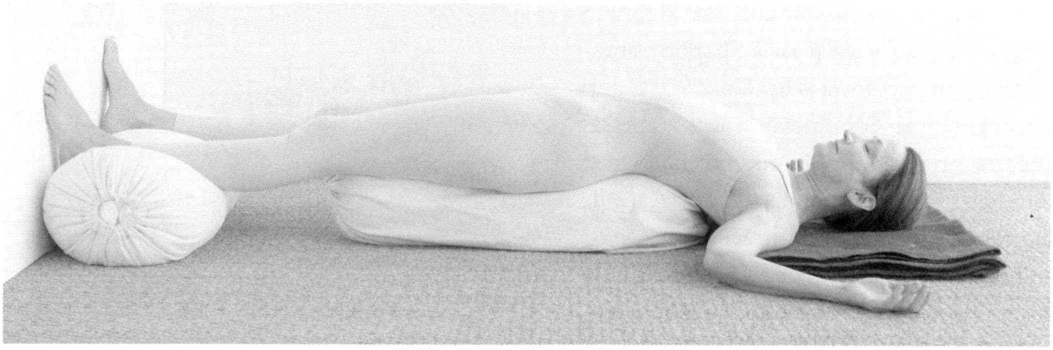

10. POSTURA RECLINADA EM ÂNGULO FECHADO (Supta Baddha Konasana) Ponha uma almofada no chão atrás de você, no sentido vertical, e sente-se à frente dela, com os joelhos flexionados e o sacro tocando a ponta da almofada. Passe um cinto pelas costas, na altura do sacro; puxe-o para baixo, passando-o sobre os quadris, pelas pernas e sob as solas dos pés (ver p. 15). Junte as solas dos pés e deixe que os joelhos e as coxas caiam para os lados. Prenda o cinto com firmeza sob os pés. Deite-se de costas, com a cabeça e o torso descansando confortavelmente sobre a almofada e com as nádegas e as pernas apoiadas no chão. (Caso sinta algum desconforto na base das costas, aumente a altura do apoio com um ou dois cobertores dobrados. Se perceber que está forçando o pescoço, ponha um cobertor dobrado sob a cabeça e o pescoço.) Descanse nesta postura pelo tempo que quiser, respirando profundamente.

Para sair, junte os joelhos, tire o cinto e role lentamente para o lado. Sente-se usando as mãos como apoio.

EFEITOS Durante as ondas de calor, esta postura reconforta e refresca.

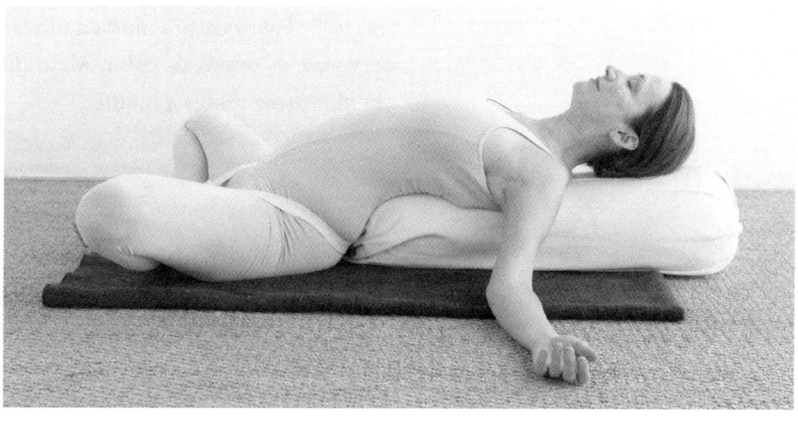

11. POSTURA COM AS PERNAS LEVANTADAS CONTRA A PAREDE† (Viparita Karani) Ponha uma almofada a uns 10 centímetros da parede. (Se você for alta, talvez precise de um apoio mais alto, como um cobertor dobrado sobre a almofada.) Sente-se na almofada com o lado do corpo e o quadril direito em contato com a parede. Usando as mãos para se apoiar, incline-se para trás e gire o corpo, levantando e apoiando na parede primeiro a perna direita e depois a esquerda. Mantenha as nádegas bem perto da parede ou apoiadas nela. (Caso sinta rigidez ou desconforto nas pernas ou nas costas, afaste ligeiramente as nádegas da parede.) Deite-se com a base das costas e as costelas apoiadas na almofada e com os ombros e a cabeça no chão. (Se o pescoço ficar desconfortável, ponha uma toalha ou cobertor dobrado sob ele.) Alongue-se através das pernas e ponha os braços para os lados, com os cotovelos flexionados e as palmas das mãos para cima. Sem mover o torso, abra as pernas. Fique nesta posição, respirando normalmente, de 3 a 5 minutos. (Se quiser, ponha uma máscara de dormir sobre os olhos para evitar distrações.)

Para sair, ponha os pés na parede e vá escorregando para fora da almofada. Role devagar para o lado e sente-se.

EFEITOS Se você sente agitação junto com as ondas de calor, esta postura pode deixá-la mais equilibrada e controlada.

†CUIDADO Esta postura pode ser feita durante a menstruação, mas sem a almofada, já que a pélvis não deve ficar mais alta do que o peito durante a menstruação.

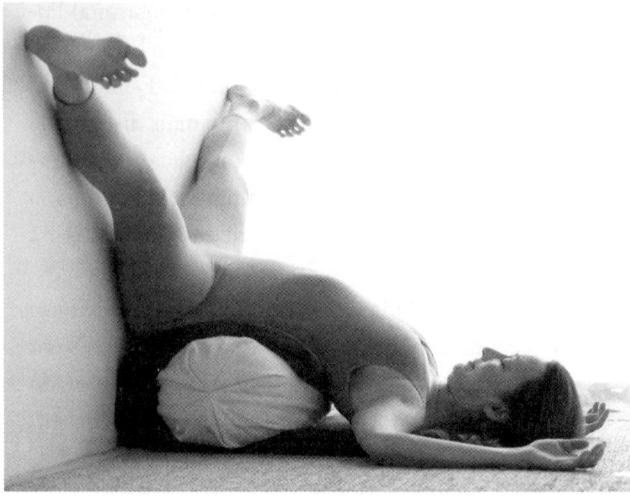

12. POSTURA DO CADÁVER (Savasana) Deite-se de costas, com as pernas estendidas à sua frente. Se quiser, ponha um cobertor dobrado sob o pescoço e a cabeça. Alternativamente, se quiser fazer a Respiração com Intervalos (ao lado), deite-se de costas sobre uma almofada vertical com um cobertor dobrado sobre uma das pontas servindo de apoio para a cabeça. Deixe os braços dos lados do corpo, levemente afastados do torso, com as palmas das mãos voltadas para cima. Alongue ativamente os braços e as pernas e depois deixe que se soltem completamente. Feche os olhos, deixando que tudo relaxe. Visualize o calor saindo de você a cada vez que respira. Uma máscara de dormir sobre os olhos ajuda a diminuir as distrações externas. Fique nesta postura, respirando normalmente, por 10 minutos, no mínimo.

EFEITOS Esta postura ajuda a aliviar a ansiedade, a tensão nervosa e as ondas de calor. Além disso, ela acalma o sistema nervoso e relaxa a mente.

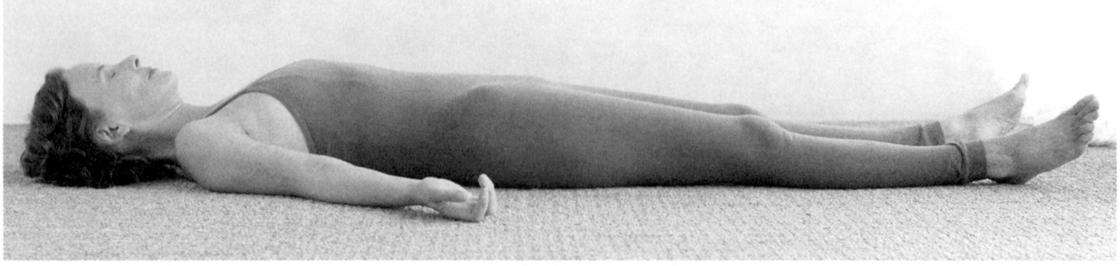

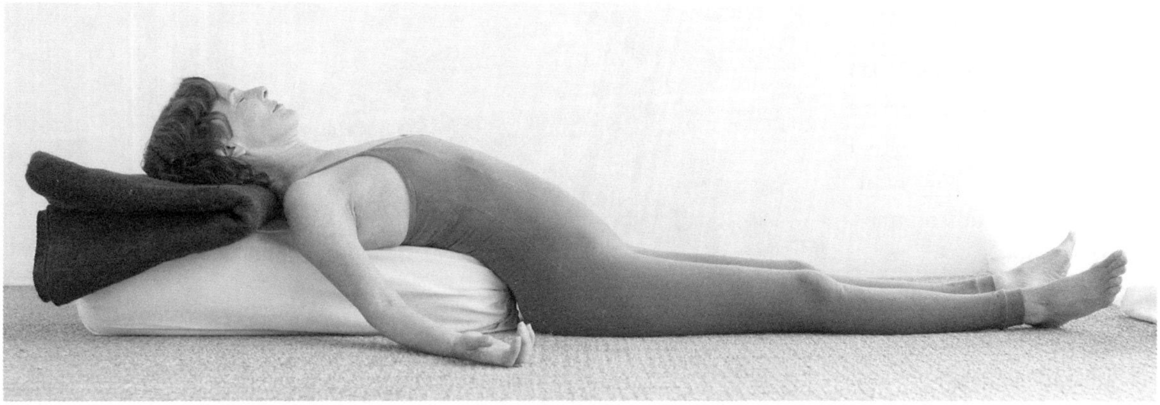

Respiração com Intervalos (Viloma) A

A respiração com intervalos traz uma maravilhosa sensação de leveza ao corpo e à mente. Ela ajuda a acalmar o sistema nervoso e alivia os nervos agitados, um estado que às vezes acompanha as ondas de calor.

Enquanto estiver na Postura do Cadáver (Savasana), com o esterno erguido pela almofada e pelo cobertor, inspire normalmente e expire devagar e profundamente, sem forçar. A expiração deve durar de 2 a 3 segundos. No final da expiração, faça uma pausa de 2 segundos antes de começar a inspirar de novo. Este é um ciclo completo da Respiração com Intervalos (Viloma).

Repita esse ciclo várias vezes, até que a respiração termine sem esforço no fim da expiração e comece com facilidade depois da pausa. As expirações devem continuar mais longas do que as inspirações. Durante 10 minutos, faça de 15 a 20 ciclos, concentrando-se na sensação de paz e calma que vem no silêncio da pausa. Volte a respirar normalmente e descanse na Postura do Cadáver (Savasana) por vários minutos.

UMA SEQÜÊNCIA PARA PERÍODOS MENSTRUAIS INTENSOS OU IRREGULARES

1. Postura em Ângulo Fechado (Baddha Konasana)
2. Postura Sentada em Ângulo Aberto I (Upavistha Konasana I)
3. Postura Reclinada em Ângulo Fechado (Supta Baddha Konasana)
4. Postura em Pé com Flexão para a Frente em Ângulo Aberto (Prasarita Padottanasana)
5. Postura da Ponte (Setu Bandha Sarvangasana)
6. Postura do Cadáver (Savasana)

1. POSTURA EM ÂNGULO FECHADO (Baddha Konasana) Faça a Postura em Ângulo Fechado conforme a descrição da p. 267. Fique nesta postura por 30 segundos ou mais, respirando normalmente.

EFEITOS Esta postura ajuda a fortalecer o útero, os rins e a bexiga.

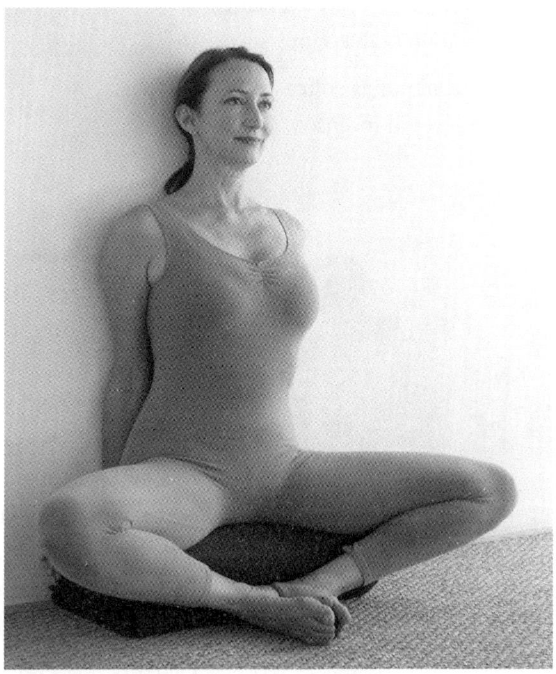

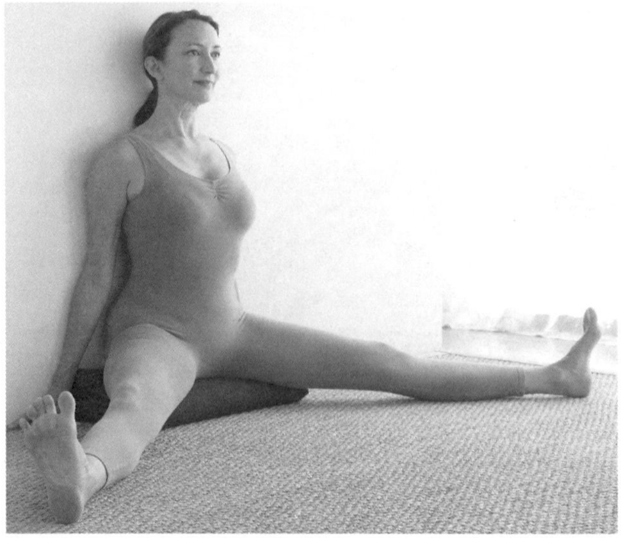

2. POSTURA SENTADA EM ÂNGULO ABERTO I (Upavistha Konasana I) Faça a Postura Sentada em Ângulo Aberto I conforme a descrição da p. 267. Fique nesta postura por 30 segundos ou mais, respirando normalmente.

EFEITOS Esta postura favorece a circulação para os órgãos reprodutores, ajudando a regular o fluxo menstrual.

3. POSTURA RECLINADA EM ÂNGULO FECHADO (Supta Baddha Konasana) Sente-se no meio de uma almofada vertical com um cobertor dobrado na ponta para você apoiar a cabeça. Passe um cinto pelas costas, na altura do sacro; puxe-o para a frente sobre os quadris, pelas canelas e sob os pés (ver p. 15). Junte as solas dos pés e deixe que os joelhos e as coxas caiam para os lados. Prenda o cinto com firmeza sob os pés. Deite-se, com a cabeça e os ombros fora da almofada. Respire normalmente, relaxando a barriga e soltando a base da pélvis. Fique nesta postura de 5 a 10 minutos, pelo menos. Para sair, junte os joelhos, tire o cinto, role para o lado e sente-se.

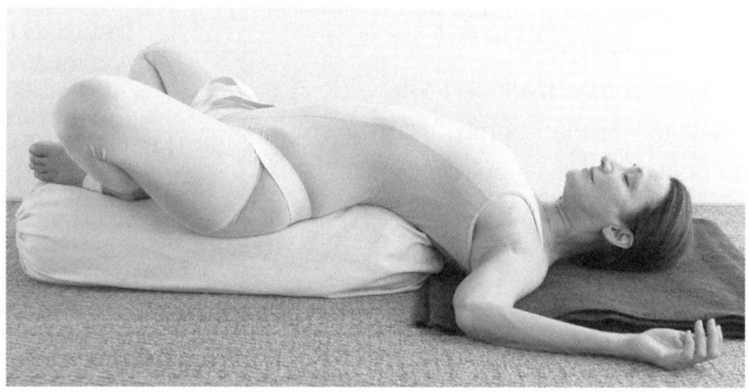

EFEITOS Esta postura ajuda a aliviar as cólicas e espasmos associados ao sangramento intenso.

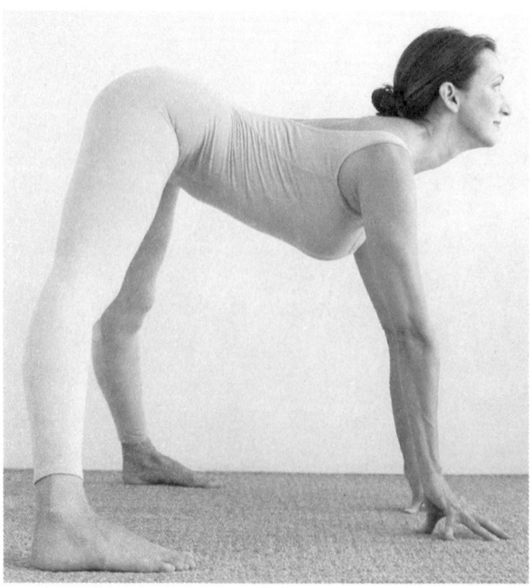

4. POSTURA EM PÉ COM FLEXÃO PARA A FRENTE EM ÂNGULO ABERTO (Prasarita Padottanasana) Fique em pé, com uma distância de mais ou menos 1,20 metro entre os pés, mantendo paralelas as bordas exteriores dos pés. Contraia o quadríceps para trazer as patelas dos joelhos para cima e manter as coxas bem elevadas. Ao expirar, incline-se para a frente a partir dos quadris e ponha as mãos no chão, entre os pés. (Caso sinta muita tensão na base das costas, apóie as mãos sobre blocos.) Erga os quadris em direção ao teto, leve as escápulas para dentro das costas e estenda o peito para a frente, mantendo a coluna côncava. Fique assim de 10 a 15 segundos. Para sair, leve as mãos aos quadris e erga o tronco.

EFEITOS Esta postura ajuda a erguer e a fortalecer o útero e pode diminuir o sangramento. Além disso, ela alivia a fadiga.

5. POSTURA DA PONTE (Setu Bandha Sarvangasana) Faça a Postura da Ponte conforme a descrição da p. 271. Fique nesta postura de 5 a 10 minutos ou pelo tempo que quiser.

EFEITOS Experimente esta postura para tonificar e rejuvenescer os órgãos reprodutores e aliviar a fadiga.

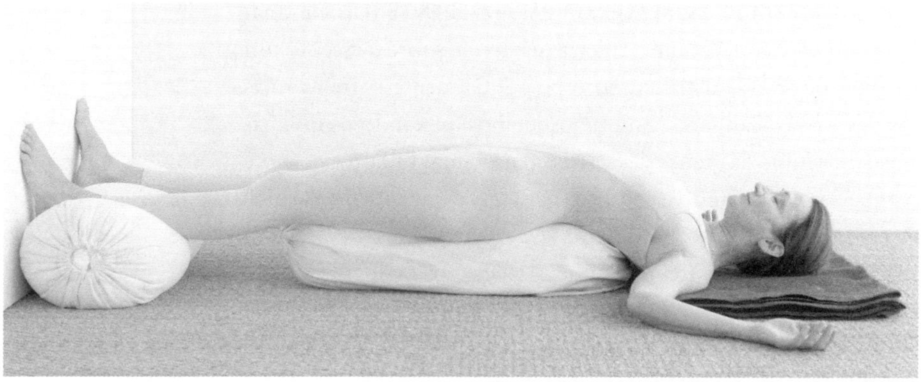

6. POSTURA DO CADÁVER (Savasana) Faça a Postura do Cadáver conforme a descrição da p. 272, tomando cuidado para relaxar completamente a barriga e a base da pélvis. Fique nesta postura de 5 a 10 minutos, no mínimo, respirando normalmente.

EFEITOS Esta postura acalma e relaxa o corpo inteiro.

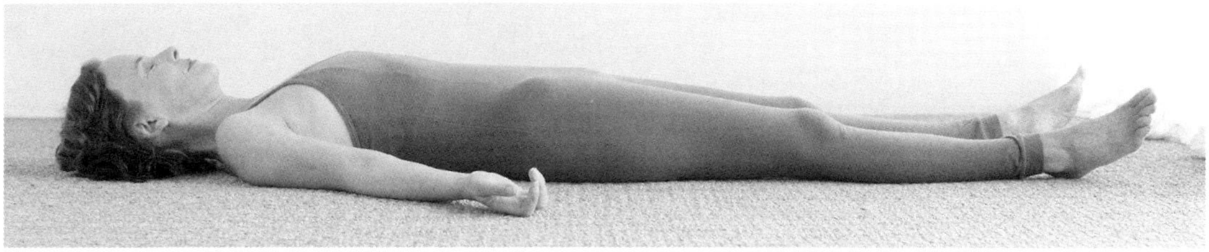

UMA SEQÜÊNCIA PARA OSCILAÇÕES DE HUMOR

1. Postura do Cachorro Olhando para Baixo (Adho Mukha Svanasana)
2. Postura em Pé com Flexão para a Frente (Uttanasana)
3. Postura em Pé com Flexão para a Frente em Ângulo Aberto (Prasarita Padottanasana)
4. Parada de Cabeça (Sirsasana)
5. Postura Invertida do Bastão (Viparita Dandasana)
6. Parada de Ombros (Sarvangasana)
7. Postura do Meio Arado (Ardha Halasana)
8. Postura da Ponte (Setu Bandha Sarvangasana)
9. Postura com as Pernas Levantadas contra a Parede (Viparita Karani) e Ciclo
10. Postura do Cadáver (Savasana)

1. POSTURA DO CACHORRO OLHANDO PARA BAIXO (Adho Mukha Svanasana) Faça a Postura do Cachorro Olhando para Baixo conforme a descrição da p. 268. Você pode apoiar a cabeça sobre cobertores dobrados ou sobre uma ou duas almofadas, dependendo de sua flexibilidade. Fique nesta postura de 1 a 2 minutos ou enquanto estiver confortável.

EFEITOS Esta postura acalma os nervos agitados, tranqüiliza a mente e traz uma sensação de relaxamento e alívio.

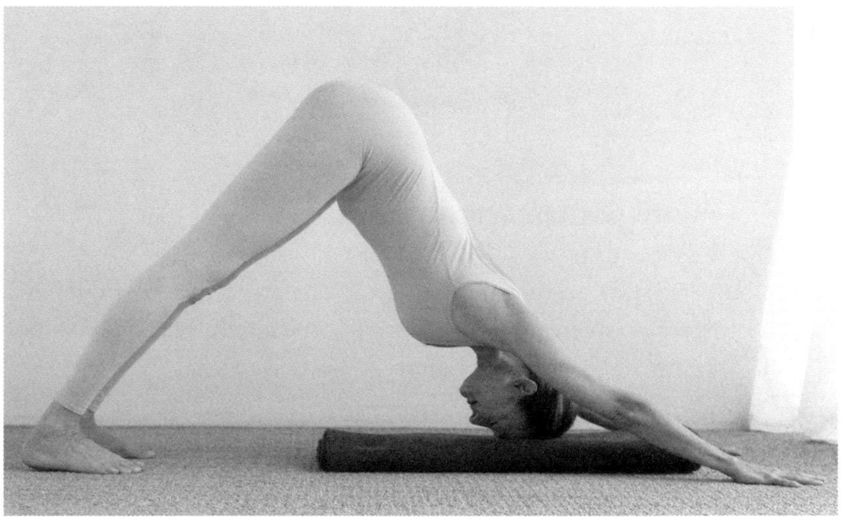

2. POSTURA EM PÉ COM FLEXÃO PARA A FRENTE (Uttanasana) Fique em pé, diante de uma cadeira que tenha sobre o assento um cobertor dobrado, distribuindo o peso igualmente entre as solas dos pés e os calcanhares. Estique os joelhos, puxando os quadríceps (músculos da frente das coxas) para cima. Erga o esterno e alargue o peito, rolando os ombros para trás e trazendo as escápulas para dentro. Erga o abdômen e leve o cóccix para dentro sem trazer as coxas para a frente. Ponha as mãos nos quadris e, ao expirar, estenda a coluna e flexione-se para a frente dos quadris. Descanse a testa no assento da cadeira e feche os olhos. Flexione os braços acima da cabeça ou deixe-os cair dos lados do corpo. Relaxe a base do crânio, o pescoço, os ombros e o abdômen. Relaxe nesta postura de 1 a 2 minutos, ou pelo tempo que quiser. Solte os braços e levante-se devagar. A cabeça deve vir por último.

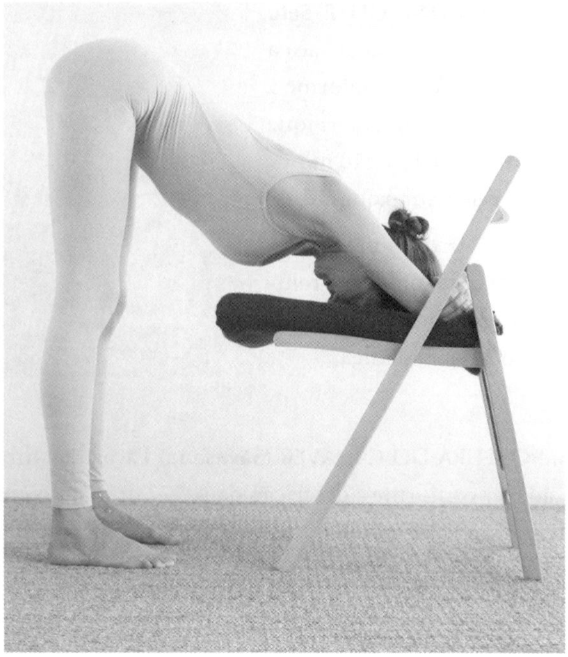

EFEITOS Esta postura calmante e estabilizante é boa para o sistema nervoso, favorece a circulação para o cérebro e ajuda a aliviar a agitação.

3. POSTURA EM PÉ COM FLEXÃO PARA A FRENTE EM ÂNGULO ABERTO (Prasarita Padottanasana) Faça esta postura conforme a descrição da p. 268, mantendo-a por 1 a 2 minutos, no mínimo.

EFEITOS Esta postura oferece muitos dos benefícios da Parada de Cabeça (Sirsasana), caso a última não faça parte de sua rotina.

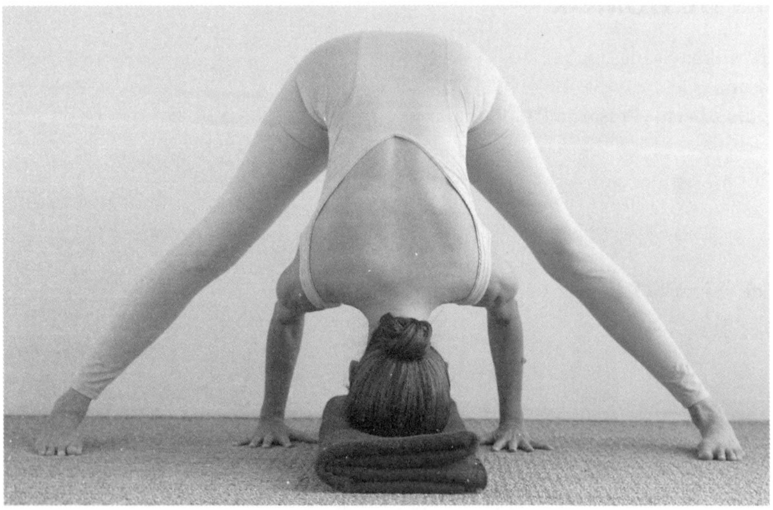

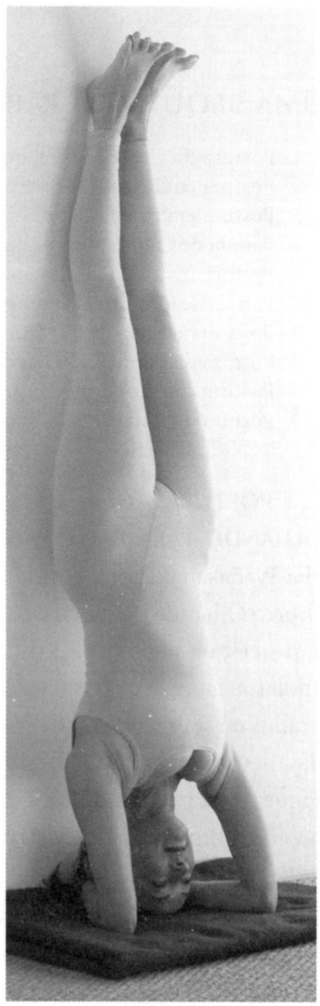

4. PARADA DE CABEÇA† (Sirsasana) Faça a Parada de Cabeça conforme a descrição da p. 269. ➢

EFEITOS Esta postura ajuda a clarear a mente, a aumentar o fluxo de sangue para o cérebro e a revitalizar o corpo inteiro, para que você possa pensar e agir com mais clareza.

†CUIDADO Só faça esta postura se ela já fizer parte de sua prática de yoga. Evite-a se tiver pressão alta, se estiver menstruada ou com enxaqueca ou se tiver problemas nas costas ou no pescoço.

5. POSTURA INVERTIDA DO BASTÃO† (Viparita Dandasana) (Antes de começar, veja as pp. 54-55.) Ponha um cobertor dobrado sobre uma cadeira que deve estar a uns 60 centímetros da parede — uma distância que lhe permita pressionar a parede com os pés quando estiver com as pernas estendidas. Ponha uma almofada (ou duas, dependendo de sua flexibilidade) à frente da cadeira, para apoiar a cabeça. Sente-se, com a cadeira ao contrário, passando os pés através do encosto. Deixando que as mãos deslizem pelos lados da cadeira, incline-se para trás lentamente, até que a cabeça e o pescoço ultrapassem a frente do assento da cadeira.

Segurando a cadeira pelos lados, arqueie as costas apoiando as escápulas na borda da frente do assento. (Talvez você precise levar as nádegas mais para trás.) Ponha os pés na parede, com as pernas levemente flexionadas, e segure as pernas de trás da cadeira (os braços devem ficar entre as pernas da frente a cadeira). Apóie a cabeça na almofada. Alongue as pernas, afastando a cadeira da parede, role as coxas aproximando uma da outra. (Caso sinta dor na base das costas, apóie o pé sobre as almofadas ou sobre um banquinho.) Respire calmamente, de 1 a 2 minutos. Se não conseguir, fique na postura por 30 segundos, sente-se e repita umas duas vezes.

Para sair, flexione os joelhos e apóie os pés no chão. Segure-se nos lados do encosto da cadeira e levante-se com cuidado a partir do esterno. Recline-se no encosto da cadeira e respire algumas vezes para soltar as costas.

EFEITOS Apoiar a cabeça na almofada tem um efeito calmante e refrescante para a mente, o que ajuda a recuperar o equilíbrio se você estiver sofrendo de oscilações de humor.

†CUIDADO Não faça esta postura se tiver problemas no pescoço, enxaqueca, dor de cabeça por tensão ou diarréia. Se ela for muito difícil, substitua-a pela Postura com Almofadas Cruzadas (ver p. 240).

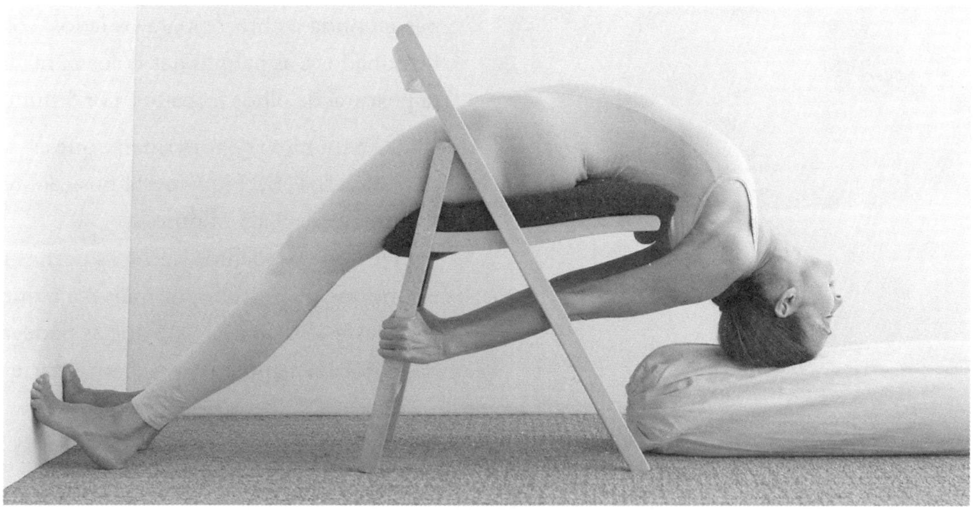

6. PARADA DE OMBROS† (Sarvangasana) Faça a Parada de Ombros conforme a descrição da p. 70. Fique nesta postura, respirando normalmente, por vários minutos.

EFEITOS Esta postura ajuda a acalmar os nervos e a equilibrar a mente. Algumas mulheres acham que ela ajuda a cultivar a paciência e a estabilidade emocional.

†CUIDADO Não faça esta postura se tiver problemas no pescoço ou nos ombros, se tiver pressão alta, se estiver menstruada, com enxaqueca ou dor de cabeça por tensão.

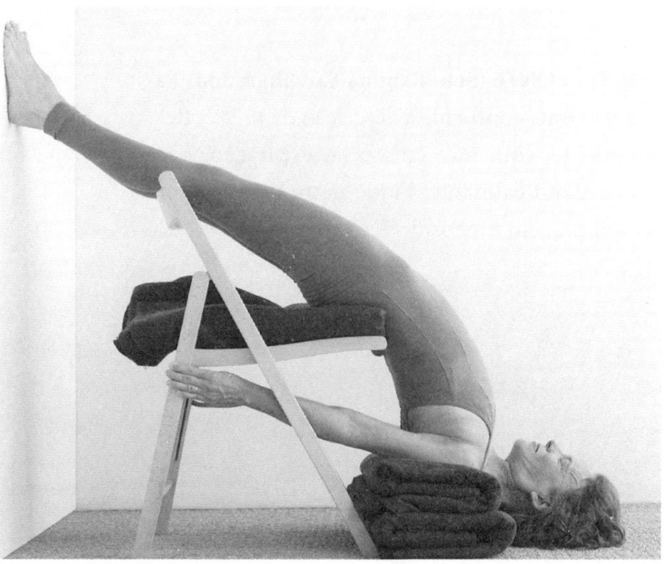

7. POSTURA DO MEIO ARADO† (Ardha Halasana) Faça a Postura do Meio Arado conforme a descrição da p. 270. Fique nesta postura de 3 a 5 minutos, respirando calmamente, enviando energia para o corpo inteiro.

EFEITOS Esta postura ajuda a acalmar a ansiedade e os nervos abalados. Ela alivia também as dores de cabeça por tensão, trazendo clareza e paz às emoções erráticas.

†CUIDADO Não faça esta postura se tiver problemas no pescoço ou nos ombros ou se estiver menstruada.

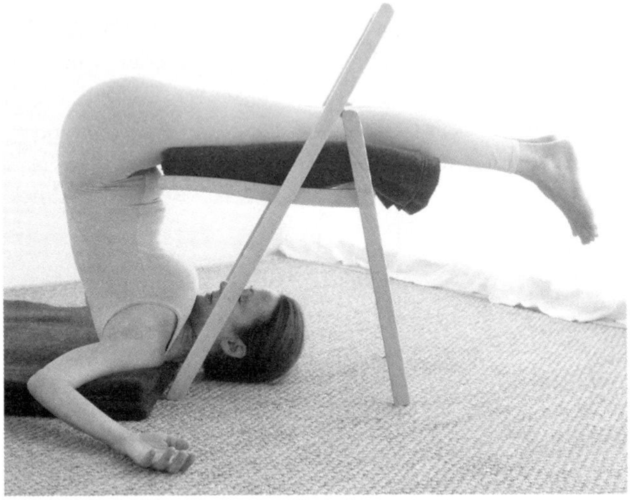

8. POSTURA DA PONTE (Setu Bandha Sarvangasana) Faça a Postura da Ponte conforme a descrição da p. 271. Respire normalmente, com leve ênfase na expiração, para conseguir um efeito calmante. Fique nesta postura pelo tempo que quiser, pelo menos de 3 a 5 minutos.

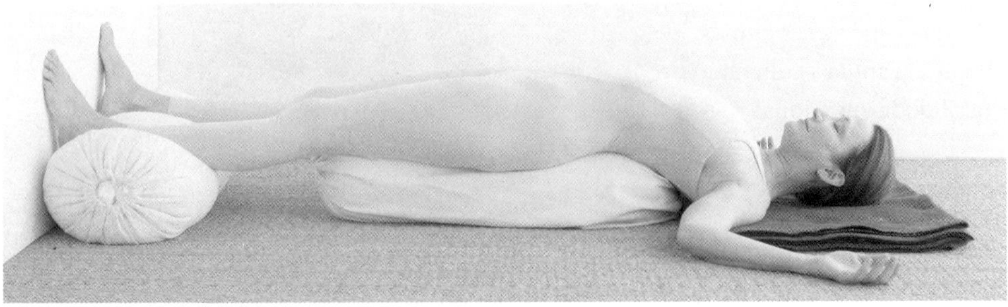

9. POSTURA COM AS PERNAS LEVANTADAS CONTRA A PAREDE† (Viparita Karani) E CICLO Ponha uma almofada a uns 10 centímetros da parede. (Se você for alta, talvez precise de um apoio mais alto, como um cobertor dobrado sobre a almofada.) Sente-se na almofada com o lado do corpo e o quadril direito em contato com a parede. Usando as mãos para se apoiar, incline-se para trás e gire o corpo, levantando e apoiando na parede primeiro a perna direita e depois a esquerda. As nádegas devem ficar bem perto da parede ou apoiadas nela; se elas se afastaram da parede quando você ergueu as pernas, ponha os pés na parede e use as mãos como apoio para erguer os quadris e levar as nádegas de volta à posição certa. (Caso sinta rigidez ou desconforto nas pernas ou nas costas, afaste ligeiramente as nádegas da parede.) Deite-se com a base das costas e as costelas apoiadas na almofada e com os ombros e a cabeça no chão (A). (Se o pescoço ficar desconfortável, ponha uma toalha ou cobertor dobrado sob ele.) Alongue-se através das pernas e ponha os braços para os lados, com os cotovelos flexionados e as palmas das mãos para cima. Fique nesta postura, de olhos fechados, por 5 minutos.

CICLO Sem mover o torso, deixe que as pernas se abram para os lados (B). Fique nesta posição, respirando normalmente, de 3 a 5 minutos.

Flexione os joelhos, cruze as pernas nos tornozelos e continue na postura por mais 3 a 5 minutos (C).

Afaste-se da parede até que as nádegas estejam fora da almofada e apoiadas no chão; a parte de trás das coxas deve continuar apoiada na almofada (D). Fique nesta posição por 5 minutos ou pelo tempo que quiser.

Para sair, descruze as pernas, afaste-se suavemente da almofada e role para o lado. Depois, apóie-se nos braços e sente-se.

EFEITOS Este ciclo calmante ajuda a revigorar o corpo, a mente e o espírito, deixando-a renovada.

†CUIDADO Esta postura pode ser feita durante a menstruação se você não usar a almofada; a pélvis não deve ficar mais alta do que o peito durante a menstruação.

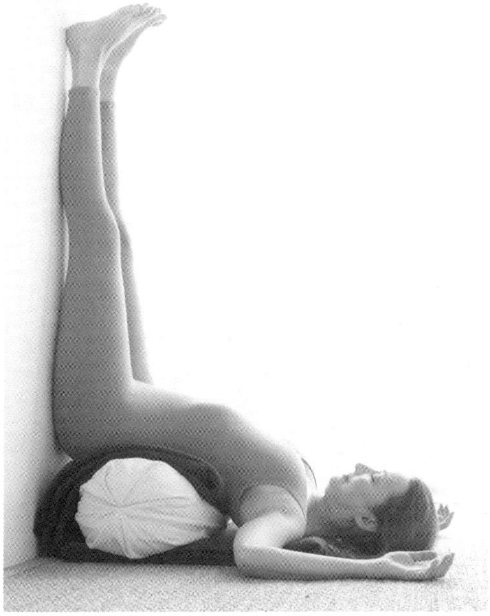

A

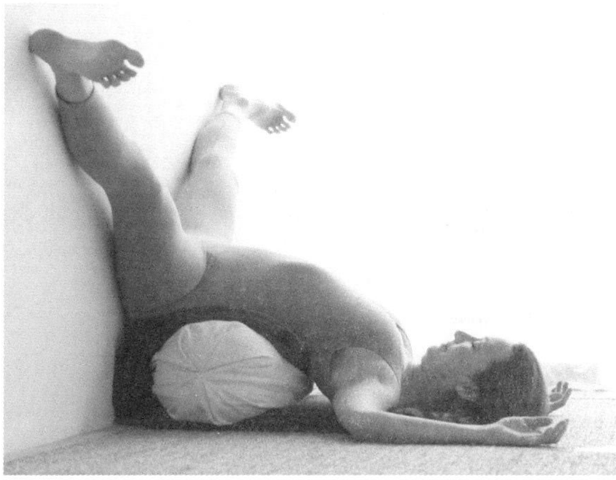

B

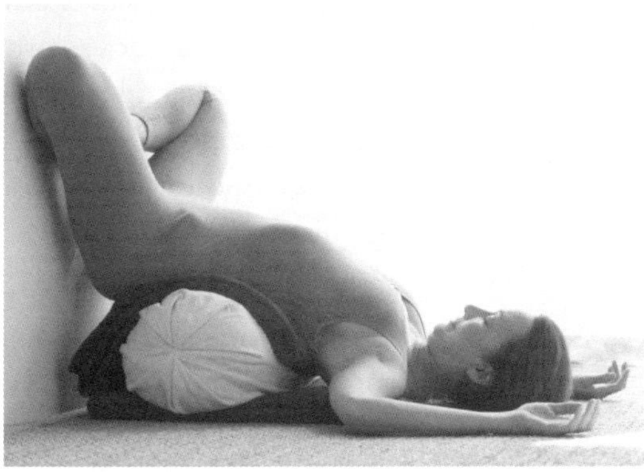

C

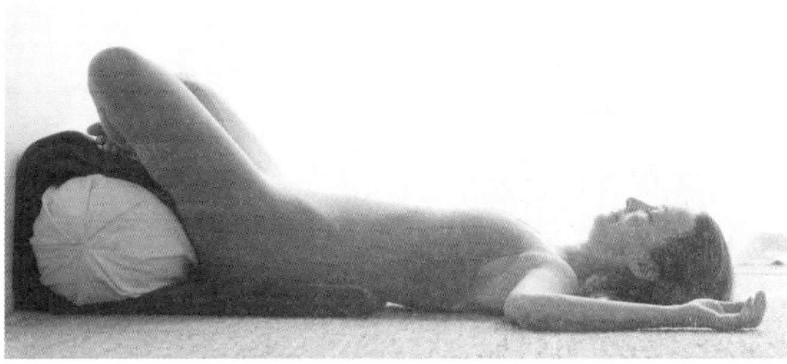

D

10. POSTURA DO CADÁVER (Savasana) Faça a Postura do Cadáver conforme a descrição da p. 272. Fique nesta postura de 5 a 10 minutos, no mínimo, respirando normalmente.

EFEITOS Esta postura maravilhosamente rejuvenescedora ajuda a acalmar e a restaurar a mente e o corpo, trazendo equilíbrio para o sistema nervoso simpático.

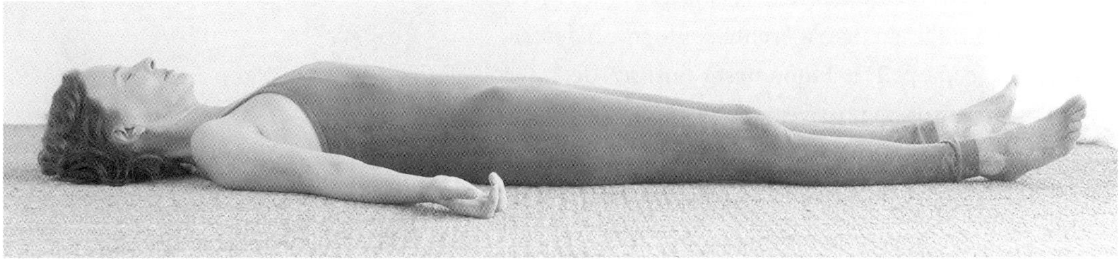

UMA SEQÜÊNCIA PARA A INSÔNIA

1. Postura Reclinada em Ângulo Fechado (Supta Baddha Konasana)
2. Postura do Cachorro Olhando para Baixo (Adho Mukha Svanasana)
3. Postura em Pé com Flexão para a Frente (Uttanasana)
4. Parada de Cabeça (Sirsasana)
5. Parada de Ombros (Sarvangasana)
6. Postura do Meio Arado (Ardha Halasana)
7. Postura da Ponte (Setu Bandha Sarvangasana)
8. Postura Sentada com Flexão Fácil para a Frente (Adho Mukha Sukhasana)
9. Postura do Cadáver (Savasana)

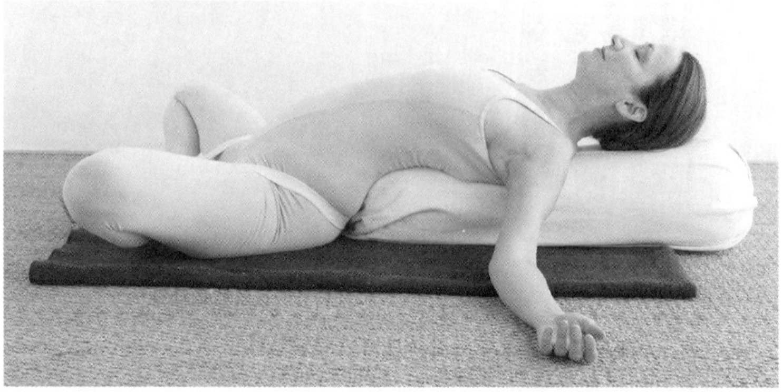

1. POSTURA RECLINADA EM ÂNGULO FECHADO (Supta Baddha Konasana) Faça esta postura conforme a descrição da p. 271. Descanse calmamente e respire com ênfase nas expirações durante 5 minutos, no mínimo.

EFEITOS Esta postura favorece a circulação no abdômen, ajudando a acalmar os nervos.

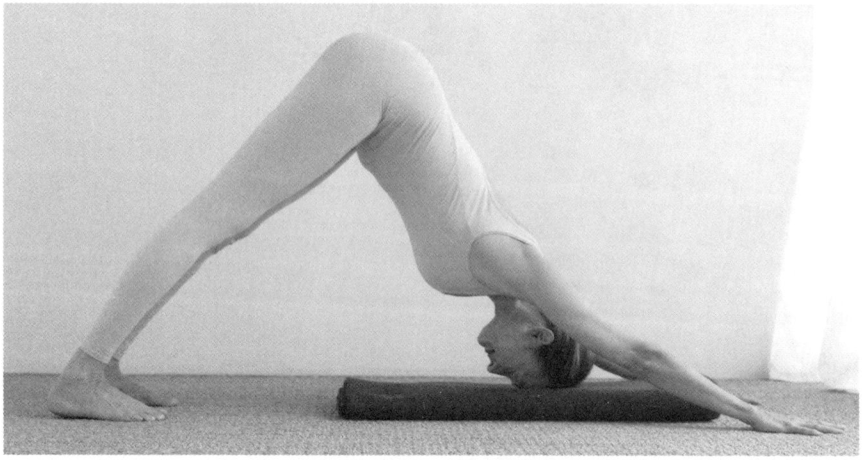

2. POSTURA DO CACHORRO OLHANDO PARA BAIXO (Adho Mukha Svanasana) Faça a Postura do Cachorro Olhando para Baixo conforme a descrição da p. 268. Fique nesta postura pelo tempo que quiser.

EFEITOS Esta postura relaxa o sistema nervoso, aliviando a ansiedade e a tensão.

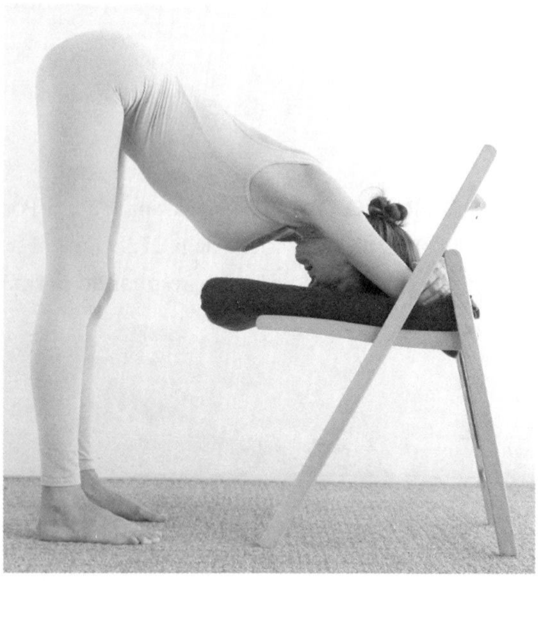

3. POSTURA EM PÉ COM FLEXÃO PARA A FRENTE (Uttanasana) Faça a Postura em Pé com Flexão para a Frente conforme a descrição da p. 276. Fique nesta postura de 1 a 2 minutos, se possível.

EFEITOS Acalmando o sistema nervoso simpático e aliviando a tensão, esta postura ajuda a combater a insônia.

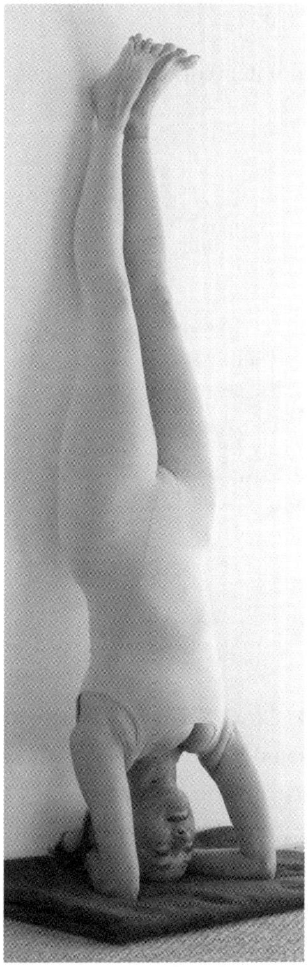

4. PARADA DE CABEÇA† (Sirsasana) Faça a Parada de Cabeça conforme a descrição da p. 269.

EFEITOS Você pode usar esta postura para equilibrar o sistema endócrino e para diminuir a insônia e a energia nervosa.

†CUIDADO Só faça esta postura se ela já fizer parte de sua prática de yoga. Evite-a se tiver pressão alta, se estiver menstruada ou com enxaqueca ou se tiver problemas no pescoço ou nas costas.

5. PARADA DE OMBROS† (Sarvangasana) Faça a Parada de Ombros conforme a descrição da p. 270. Fique nesta postura de 5 a 10 minutos, com a respiração calma e regular.

EFEITOS Esta postura ajuda a acalmar o sistema nervoso, sendo especialmente útil para combater a insônia, a perturbação emocional e a irritabilidade.

†CUIDADO Não faça esta postura se tiver pressão alta, problemas no pescoço ou nos ombros, se estiver menstruada, com enxaqueca ou dor de cabeça por tensão.

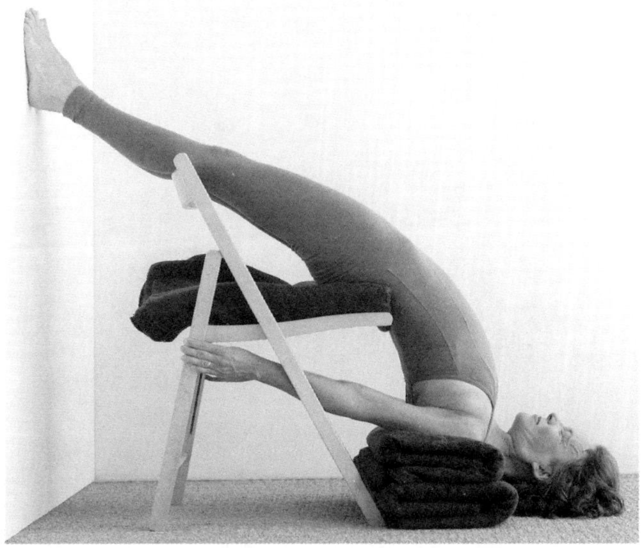

6. POSTURA DO MEIO ARADO† (Ardha Halasana) Faça a Postura do Meio Arado conforme a descrição da p. 270. Esta modificação permite que você mantenha a concentração interna e use a respiração como meio para se acalmar.

EFEITOS Esta postura traz uma sensação de calma e clareza à mente e ao corpo, equilibra a energia e alivia a ansiedade.

†CUIDADO Não faça esta postura se tiver problemas no pescoço ou nos ombros, ou se estiver menstruada.

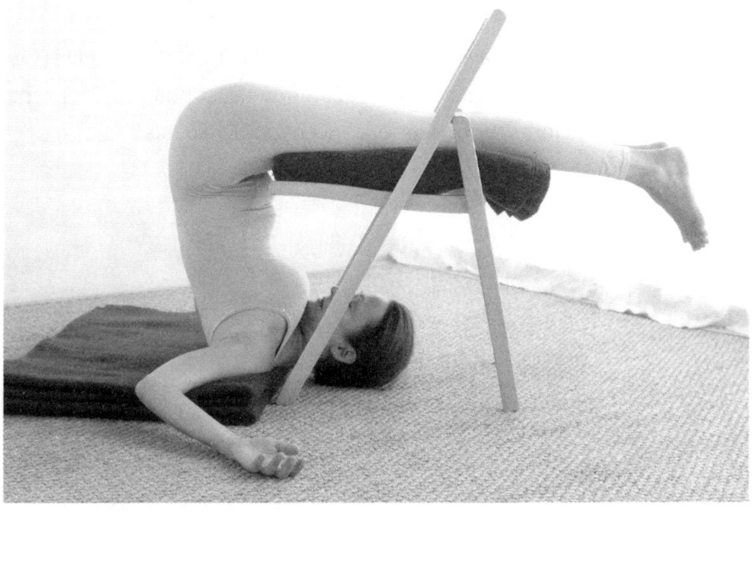

7. POSTURA DA PONTE (Setu Bandha Sarvangasana) Faça a Postura da Ponte conforme a descrição da p. 271. Fique nesta postura de 5 a 10 minutos, ou pelo tempo que quiser.

EFEITOS Esta postura diminui o nervosismo e a ansiedade, favorecendo o sono.

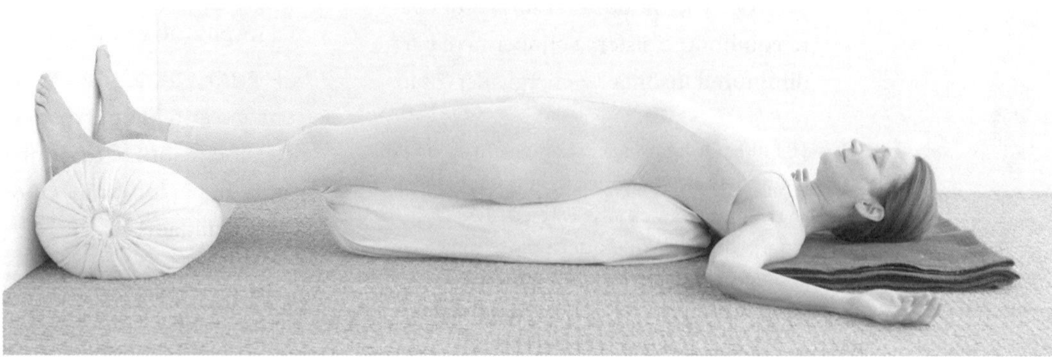

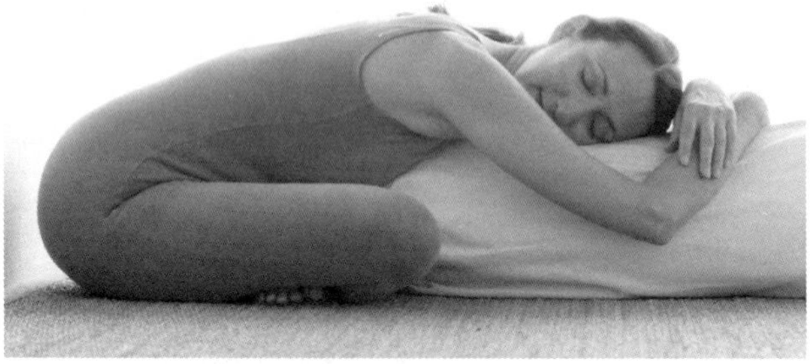

8. POSTURA SENTADA COM FLEXÃO FÁCIL PARA A FRENTE (Adho Mukha Sukhasana) Sente-se à frente de uma ou duas almofadas verticais (ou de uma cadeira com um cobertor dobrado sobre o assento, dependendo de sua flexibilidade) e cruze as pernas à sua frente. Inspirando, erga-se a partir da base da pélvis. Ao expirar, flexione os cotovelos, inclinando-se para a frente sobre o apoio. Flexione os braços sobre a almofada, vire a cabeça para o lado e relaxe completamente. Fique nesta postura, respirando normalmente, até 5 minutos.

EFEITOS Esta postura repousante acalma os nervos e prepara o corpo e a mente para o sono.

9. POSTURA DO CADÁVER (Savasana) Faça a Postura do Cadáver conforme a descrição da p. 272. Fique nesta postura de 5 a 10 minutos, no mínimo, concentrando-se nas expirações.

EFEITOS Relaxante, reconfortante e calmante, esta postura prepara a mente e o corpo para um sono repousante.

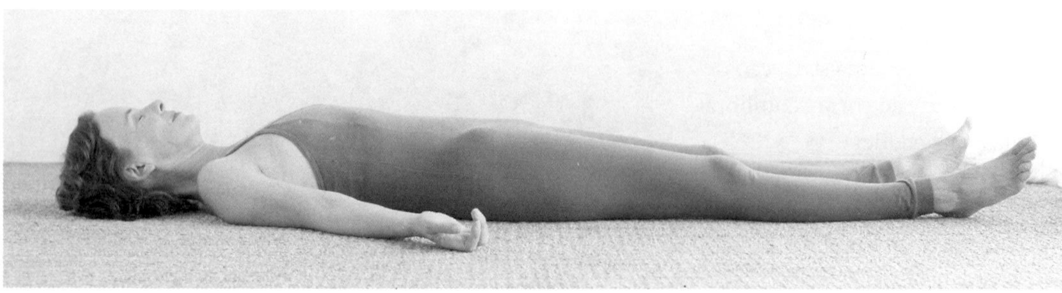

UMA SEQÜÊNCIA PARA CONFUSÃO MENTAL

1. Postura do Cachorro Olhando para Baixo (Adho Mukha Svanasana)
2. Postura em Pé com Flexão para a Frente (Uttanasana)
3. Parada de Cabeça (Sirsasana)
4. Parada de Ombros (Sarvangasana)
5. Postura do Arado (Halasana)
6. Postura da Ponte (Setu Bandha Sarvangasana)
7. Postura com as Pernas Levantadas contra a Parede (Viparita Karani)
8. Postura do Cadáver (Savasana)

Patricia Diz

Se possível, faça essas posturas como são apresentadas aqui. Você vai perceber que elas a mantêm presente no corpo e no momento, ajudando a eliminar as teias de aranha. Além disso, elas usam bastante energia. Mas, se alguma das posturas for difícil demais, omita-a ou use as modificações sugeridas na Seqüência Revigorante da Mulher (ver p. 63).

1. POSTURA DO CACHORRO OLHANDO PARA BAIXO (Adho Mukha Svanasana) Deite-se na esteira, de barriga para baixo. Ponha as palmas das mãos no chão dos lados do peito, com os dedos separados apontando para a frente. Erga-se, apoiando-se nas mãos e nos joelhos, e vire os dedos dos pés para baixo.

Expire, pressione as mãos com firmeza na esteira e alongue-se para cima através da parte interna dos braços. Expire novamente, erga as nádegas e leve as coxas para cima e para trás. Continue alongando-se através das pernas e leve os calcanhares em direção ao chão. Mantenha as pernas firmes e os cotovelos retos, erguendo ainda mais as nádegas. A ação dos braços e das pernas serve para alongar a coluna e soltar a cabeça. Fique nesta postura de 30 segundos a 1 minuto, respirando profundamente. Deixe a cabeça descansar completamente e solte a base do pescoço. Para sair, volte a se apoiar nas mãos e nos joelhos e sente-se nos calcanhares ou leve os pés para a frente, para voltar à Postura em Pé com Flexão para a Frente (Uttanasana). Levante-se devagar.

EFEITOS Sem apoio, esta postura traz uma sensação de realização e faz com que você fique no momento, acalmando a mente, aliviando a ansiedade e equilibrando o sistema nervoso.

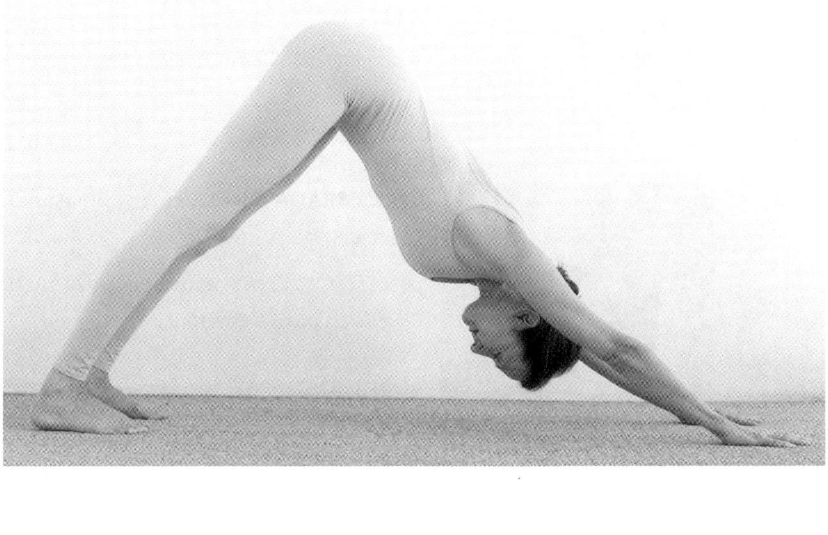

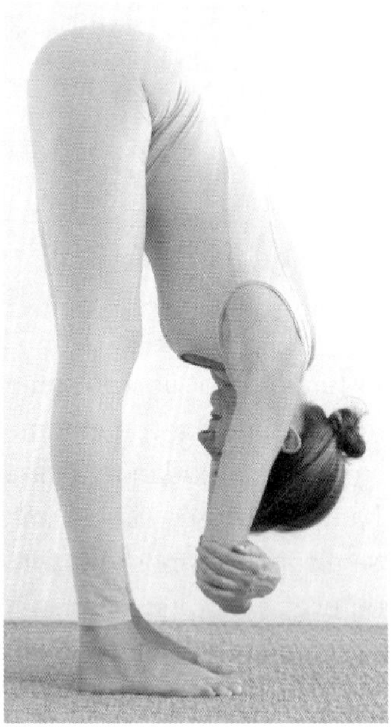

2. POSTURA EM PÉ COM FLEXÃO PARA A FRENTE (Uttanasana) Fique na Postura da Montanha (Tadasana). Distribua o peso igualmente entre os pés, alongue-se para cima através da parte interna das coxas e gire as coxas para dentro. Deixe as pernas bem firmes e erga os braços acima da cabeça, alongando-se através da cintura e das costelas. Flexione os braços e envolva os cotovelos com as mãos. Ao expirar, flexione-se para a frente nos quadris, com as pernas retas, e solte o corpo para baixo. Continue a segurar os cotovelos e solte a coluna. Respire normalmente, durante 30 a 60 segundos. Para sair, solte os braços, mantenha as pernas ativas e levante-se devagar. A cabeça deve subir por último.

EFEITOS Esta postura favorece o fluxo de sangue para o cérebro e acalma o sistema nervoso simpático, aliviando a ansiedade e a confusão.

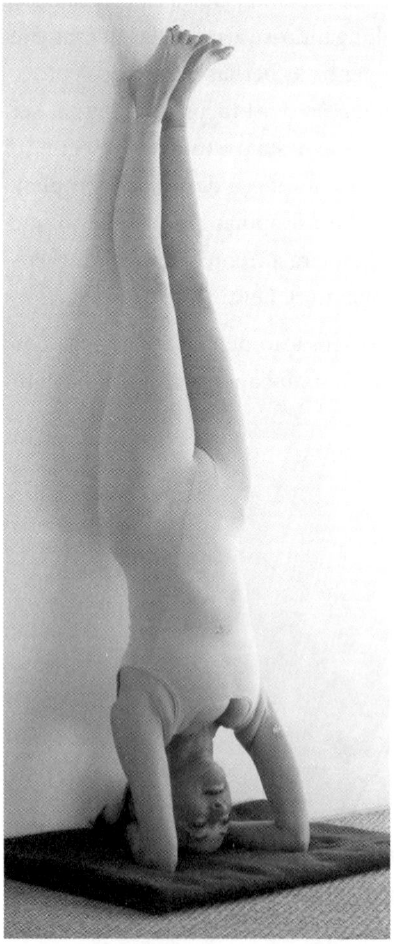

3. PARADA DE CABEÇA† (Sirsasana) Faça a Parada de Cabeça conforme a descrição da p. 269.

EFEITOS Esta postura energizante traz sangue recém-oxigenado para a cabeça e foco para a mente.

4. PARADA DE OMBROS† (Sarvangasana) (Antes de começar, veja as pp. 38-39.) Deite-se de costas, com os ombros apoiados em dois cobertores dobrados e os braços estendidos para os lados. Ao expirar, flexione os joelhos e erga as pernas em direção ao peito. Pressionando as mãos no chão, dê um impulso com as pernas flexionadas de modo que ultrapassem a cabeça. Apóie as costas com as mãos e, com firmeza, pressione os cotovelos nos cobertores. Erga o torso até que ele fique perpendicular ao chão e os joelhos estejam próximos do peito. Apoiando as costas, erga as pernas até que as coxas fiquem paralelas ao chão; erga-as mais um pouco, até que os joelhos apontem para o teto. Agora, levante completamente as pernas e alongue-se através dos calcanhares até que o corpo esteja perpendicular ao chão. Leve o cóccix para cima e para dentro e, com as mãos, eleve as costelas de trás. Sinta que o corpo inteiro está reto e alongado. Afaste os ombros das orelhas. Fique nesta postura o máximo possível, pelo menos 2 minutos. Para sair, flexione os joelhos e vá rolando para baixo devagar.

EFEITOS Como todas as inversões, esta postura traz sangue recém-oxigenado para as glândulas endócrinas e para o cérebro, ajudando a aclarar os pensamentos e a reenergizá-la.

†CUIDADO Só faça esta postura se ela já fizer parte de sua prática de yoga. Evite-a se tiver pressão alta ou problemas no pescoço e nas costas, se estiver menstruada ou com enxaqueca.

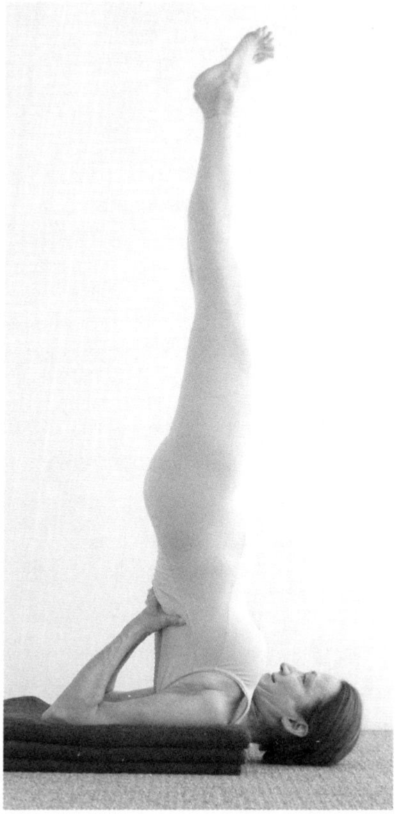

†CUIDADO Não faça esta postura se tiver problemas no pescoço ou nos ombros, se tiver pressão alta ou se estiver menstruada.

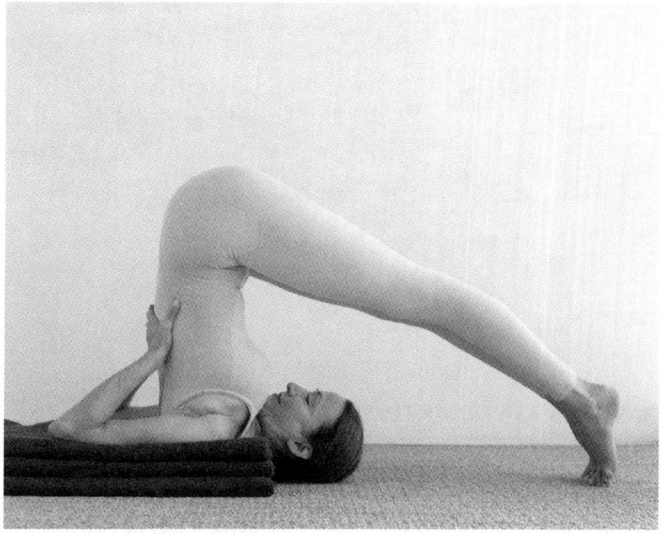

5. POSTURA DO ARADO† **(Halasana)** Da Parada de Ombros (Sarvangasana), ainda apoiando as costas com as mãos, estenda as pernas até tocar, com as pontas dos dedos, o chão atrás de você. Mantenha as coxas ativas esticando os joelhos para criar espaço entre o rosto e as pernas. Fique nesta postura de 1 a 2 minutos, respirando normalmente. Para sair, role lentamente para baixo, uma vértebra por vez.

EFEITOS Esta postura ajuda a acalmar a ansiedade e o nervosismo e a ajuda a pensar com mais clareza, pois traz sangue recém-oxigenado para a cabeça.

†CUIDADO Não faça esta postura se tiver problemas no pescoço ou se estiver menstruada.

6. POSTURA DA PONTE (Setu Bandha Sarvangasana) Faça a Postura da Ponte conforme a descrição da p. 271.

EFEITOS Com o corpo apoiado nas almofadas e a cabeça no cobertor, você relaxa completamente nesta postura. A respiração, regular e reconfortante, ajuda a diminuir a ansiedade.

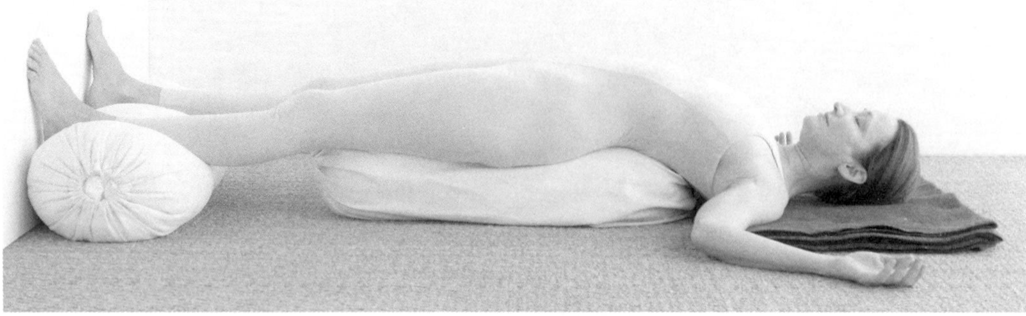

7. POSTURAS COM AS PERNAS LEVANTADAS CONTRA A PAREDE† (Viparita Karani) Faça a Postura com as Pernas Levantadas contra a Parede conforme a descrição da p. 278. Fique pelo menos de 5 a 10 minutos nesta postura. Fique de olhos fechados e, de preferência, com uma máscara de dormir sobre eles, para afastar as distrações externas e trazer uma sensação ainda mais profunda de calma e relaxamento.

EFEITOS Esta postura revigorante alivia a agitação e a ansiedade, ajudando-a a se concentrar e a pensar com mais clareza.

†CUIDADO Esta postura pode ser feita durante a menstruação se você não usar a almofada, já que nesse período, a pélvis não deve ficar mais alta do que o peito.

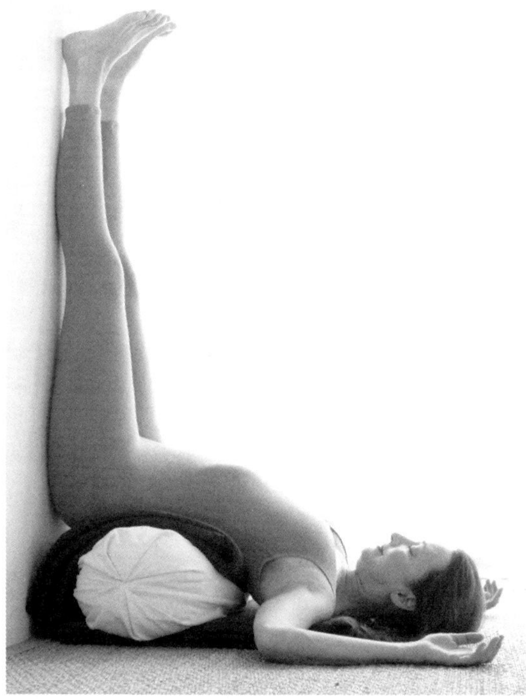

8. POSTURA DO CADÁVER (Savasana) Faça a Postura do Cadáver conforme a descrição da p. 272. Fique pelos menos de 5 a 10 minutos nesta postura, respirando normalmente, com ênfase nas expirações.

EFEITOS Esta postura revigorante traz calma e clareza à mente, além de renovar e rejuvenescer o corpo inteiro.

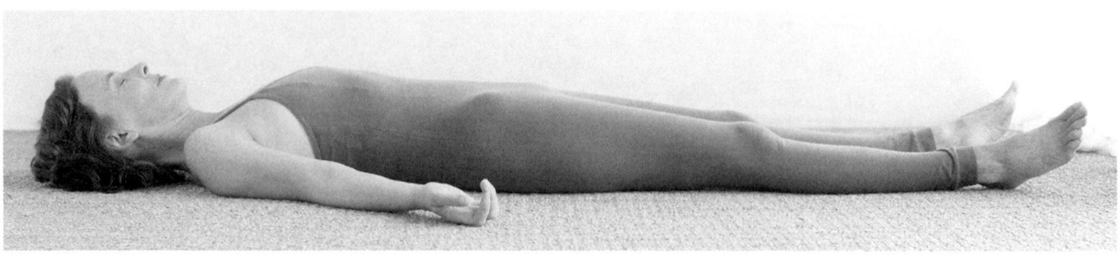

UMA SEQÜÊNCIA PARA A FADIGA

1. Postura Reclinada em Ângulo Fechado (Supta Baddha Konasana)
2. Postura Sentada com Flexão para a Frente (Paschimottanasana)
3. Postura com a Cabeça no Joelho (Janu Sirsasana) ou Postura Sentada com Flexão Fácil para a Frente (Adho Mukha Sukhasana)
4. Postura Sentada com Torção Simples (Bharadvajasana)
5. Postura do Cachorro Olhando para Baixo (Adho Mukha Svanasana)
6. Postura em Pé com Flexão para a Frente (Uttanasana)
7. Parada de Cabeça (Sirsasana)
8. Postura Invertida do Bastão (Viparita Dandasana)
9. Parada de Ombros (Sarvangasana)
10. Postura do Meio Arado (Ardha Halasana)
11. Postura da Ponte (Setu Bandha Sarvangasana)
12. Postura com as Pernas Levantadas contra a Parede (Viparita Karani)
13. Postura do Cadáver (Savasana)

1. POSTURA RECLINADA EM ÂNGULO FECHADO (Supta Baddha Konasana) Faça a Postura Reclinada em Ângulo Fechado conforme a descrição da p. 271. Caso sinta desconforto nos joelhos, cruze as pernas à sua frente, sem usar o cinto.

EFEITOS Esta postura é extremamente relaxante e revigorante, ajudando a recarregar a energia e a melhorar a circulação para o abdômen e para o coração.

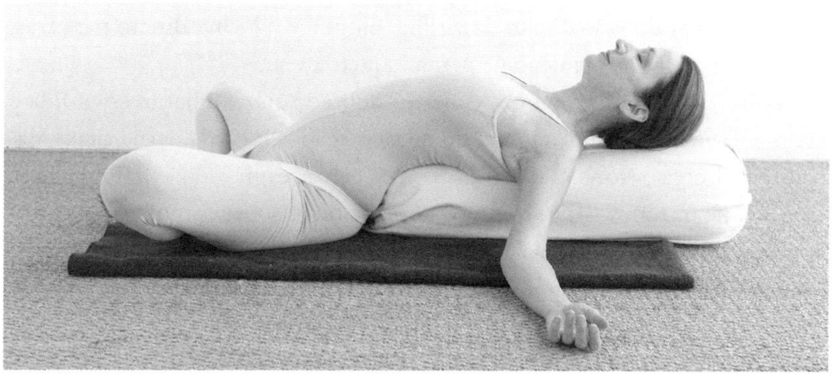

2. POSTURA SENTADA COM FLEXÃO PARA A FRENTE (Paschimottanasana) Sente-se na esteira ou em um ou dois cobertores dobrados com as pernas estendidas à sua frente. Ponha um cobertor dobrado ou uma almofada sobre as canelas. Inspire profundamente e erga os braços acima da cabeça, alongando-se através da coluna e erguendo o esterno e a cabeça. Deixe as costas ligeiramente côncavas. Expirando, flexione-se para a frente e alongue o torso sobre as pernas, apoiando a cabeça nos braços, que estão sobre o apoio. (Se perceber que está forçando as costas ou as pernas, acrescente mais altura ao apoio ou descanse a cabeça em uma cadeira forrada com um cobertor dobrado.) Fique nesta postura de 1 a 2 minutos, depois levante-se devagar.

EFEITOS Esta postura traz uma sensação de segurança e calma, já que equilibra e restaura o sistema nervoso. Você vai ficar renovada e com a energia mais concentrada.

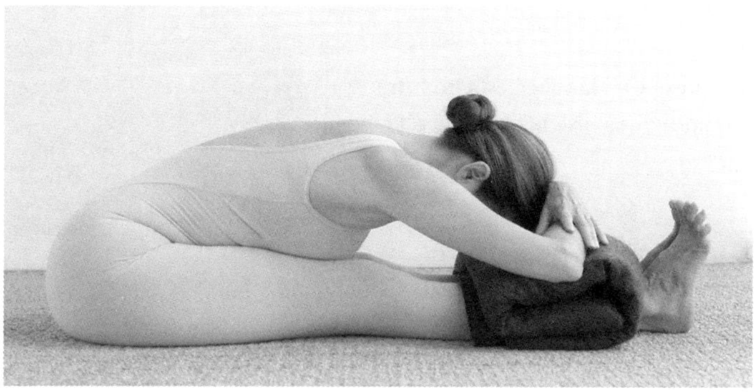

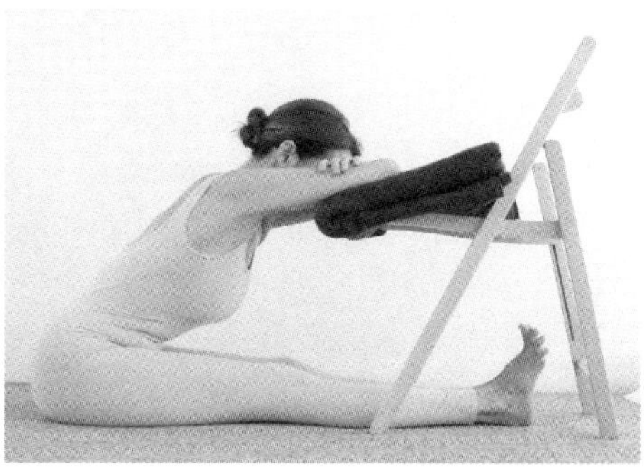

Modificação

3. POSTURA COM A CABEÇA NO JOELHO† (Janu Sirsasana) Sente-se no chão, com as pernas estendidas à sua frente. Flexione o joelho direito para o lado, formando um ângulo de 45 graus com a perna esquerda. O calcanhar direito deve se aproximar do lado direito da virilha. Empurre o joelho direito para trás, o máximo possível, e mantenha a perna esquerda reta.

Ponha uma almofada ou um cobertor dobrado sobre a perna estendida e vire o abdômen e o peito, alinhando o esterno ao centro da perna esquerda. Inspirando, erga o tronco a partir da base da pélvis; expirando, estenda os braços e incline o tronco para a frente. Cruze os braços sobre o apoio e repouse a cabeça sobre ele. (Caso sinta alguma tensão, acrescente mais altura ao apoio ou descanse a cabeça sobre uma cadeira forrada com um cobertor dobrado. Se ainda achar que está forçando as costas ou as pernas, faça a Postura Sentada com Flexão Fácil para a Frente, conforme a descrição da p. 282.)

Fique nesta postura pelos menos de 1 a 2 minutos, descansando a cabeça, a base do crânio, os olhos e o cérebro. Erga-se numa inspiração, depois endireite a perna direita e troque de lado.

EFEITOS Esta postura acalma a mente e os nervos.

†CUIDADO Não faça esta postura sem apoio caso esteja com diarréia ou náuseas.

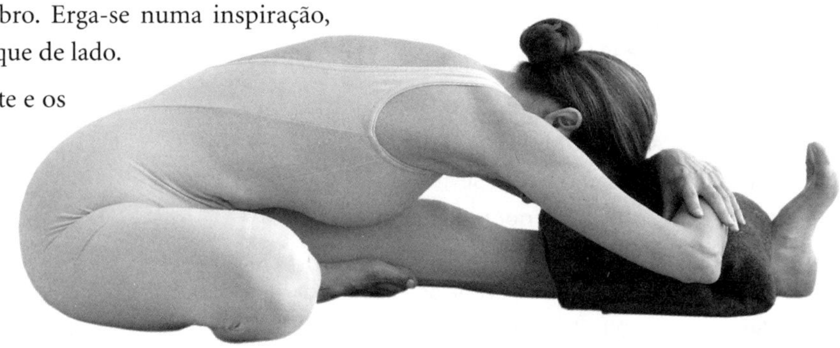

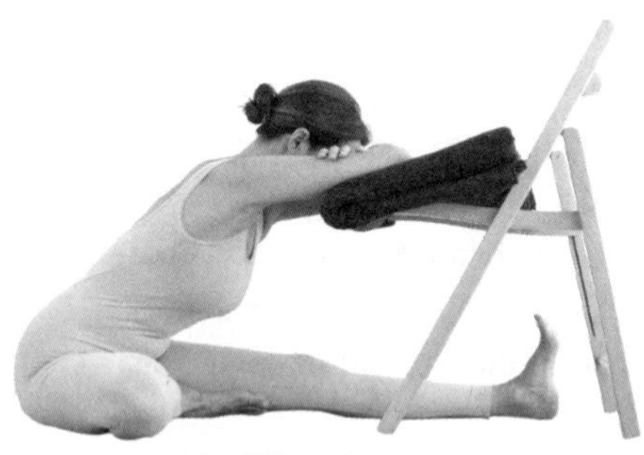

Modificação

4. POSTURA SENTADA COM TORÇÃO SIMPLES† (Bharadvajasana) Sente-se ereta, com as pernas estendidas à sua frente e o quadril esquerdo apoiado sobre dois cobertores dobrados. Flexione as pernas para a direita, aproximando os pés do quadril direito. Com as coxas e os joelhos voltados para a frente, verifique se o tornozelo direito está sobre o arco do pé esquerdo e se as nádegas estão apoiadas no chão e não no pé. Leve as escápulas para dentro das costas, alargue o peito e estenda a coluna para cima. Ao expirar, vire o abdômen, as costelas, o peito e os ombros (nessa ordem) para a esquerda; ponha a mão direita na parte externa da coxa esquerda e a mão esquerda no cobertor atrás de você. Fique nesta postura de 10 a 20 segundos. Volte à posição central, endireite as pernas e mude de lado.

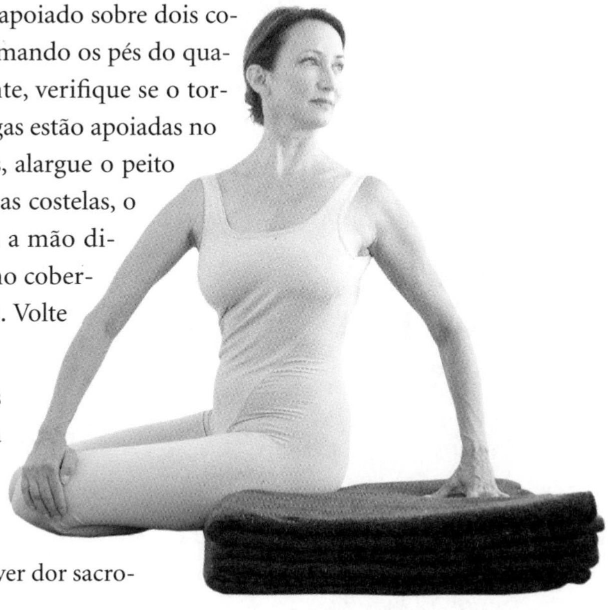

EFEITOS Torções suaves como esta recarregam as glândulas supra-renais, restauram o sistema nervoso e trazem energia e estabilidade a todo o organismo.

†CUIDADO Não pratique torções se estiver com diarréia ou náuseas. Não faça esta postura se tiver artrite nos joelhos. Se tiver dor sacroilíaca, solte a pélvis sempre que fizer uma torção.

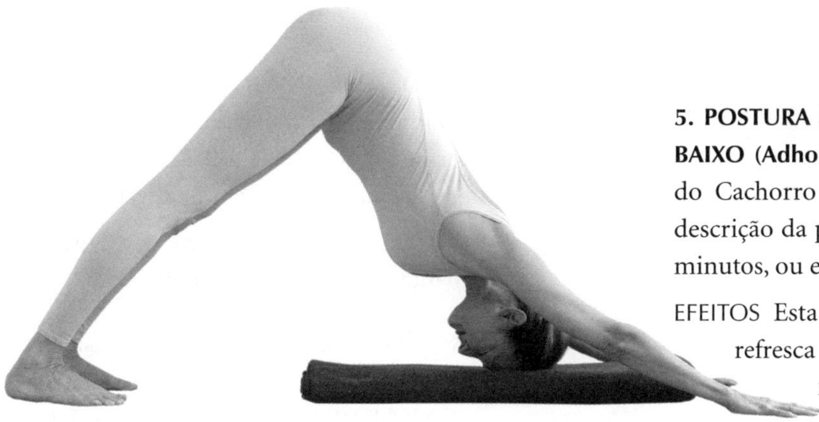

5. POSTURA DO CACHORRO OLHANDO PARA BAIXO (Adho Mukha Svanasana) Faça a Postura do Cachorro Olhando para Baixo conforme a descrição da p. 268. Fique nesta postura de 1 a 2 minutos, ou enquanto estiver confortável.

EFEITOS Esta postura acalma os nervos agitados, refresca a mente e dá uma sensação de relaxamento e alívio.

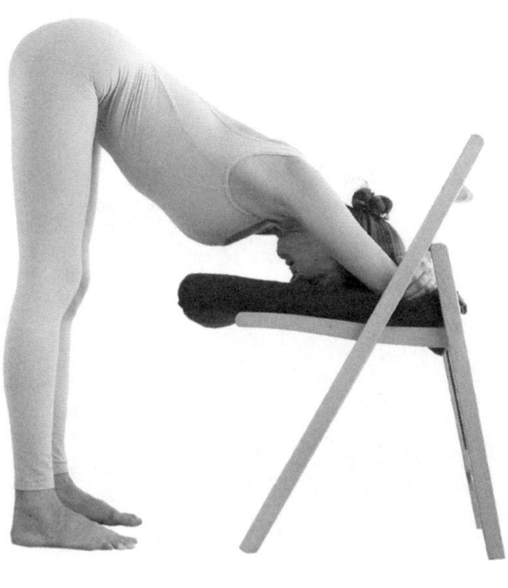

6. POSTURA EM PÉ COM FLEXÃO PARA A FRENTE (Uttanasana) Faça a Postura em Pé com Flexão para a Frente conforme a descrição da p. 276. Fique nesta postura de 1 a 2 minutos ou enquanto estiver confortável.

EFEITOS Esta variação é particularmente boa para acalmar a mente e aliviar a fadiga.

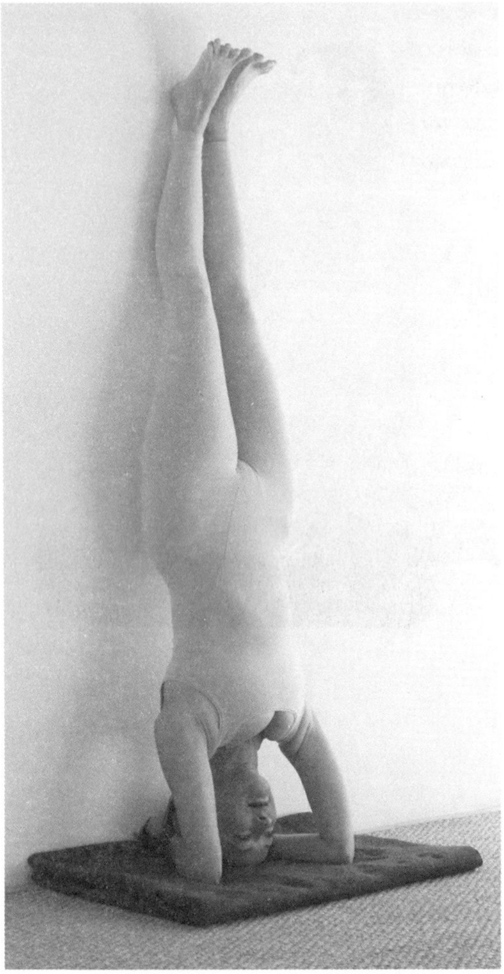

7. PARADA DE CABEÇA† (Sirsasana) Faça a Parada de Cabeça conforme a descrição da p. 269.

EFEITOS Esta postura traz sangue renovado para o coração e para a cabeça. Revigorante e energizante, ela equilibra o sistema endócrino e rejuvenesce o corpo inteiro.

†CUIDADO Só faça esta postura se ela já fizer parte de sua prática de yoga. Evite-a se tiver pressão alta, se estiver menstruada ou com enxaqueca ou se tiver problemas nas costas ou no pescoço.

8. POSTURA INVERTIDA DO BASTÃO† (Viparita Dandasana) Faça a Postura Invertida do Bastão conforme a descrição da p. 277. Fique nesta postura por 1 ou 2 minutos, enquanto estiver confortável.

EFEITOS Esta postura diminui a agitação, acalma a mente e aumenta a auto-estima.

†CUIDADO Se tiver problemas no pescoço, converse com um professor experiente. Não faça esta postura se estiver com enxaqueca, dor de cabeça por tensão ou diarréia.

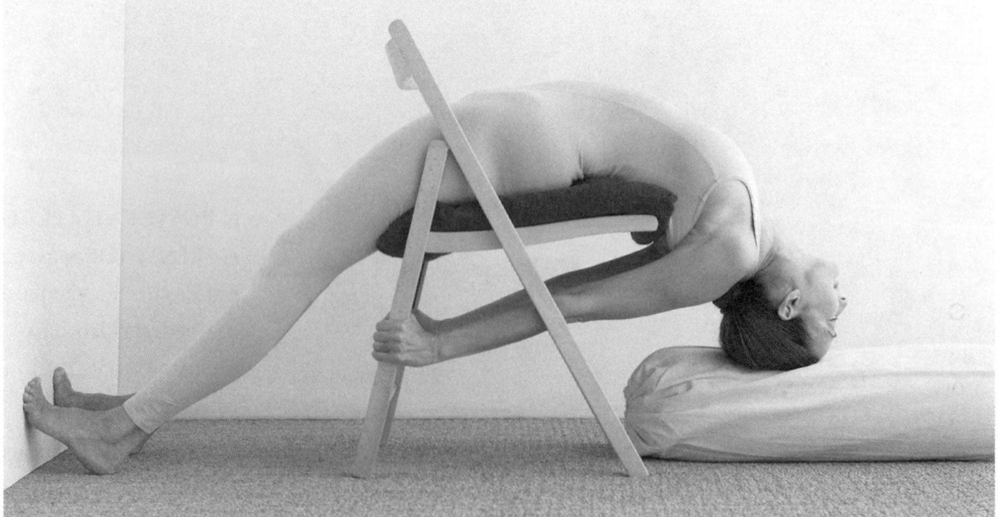

9. PARADA DE OMBROS† (Sarvangasana) Faça a Parada de Ombros conforme a descrição da p. 270. Fique nesta postura, respirando normalmente, por vários minutos.

EFEITOS Esta postura ajuda a mitigar os efeitos da hipertensão, incluindo a fadiga motivada pela ansiedade.

†CUIDADO Não faça esta postura se tiver problemas no pescoço ou nos ombros, se tiver pressão alta, se estiver menstruada, com enxaqueca ou dor de cabeça por tensão.

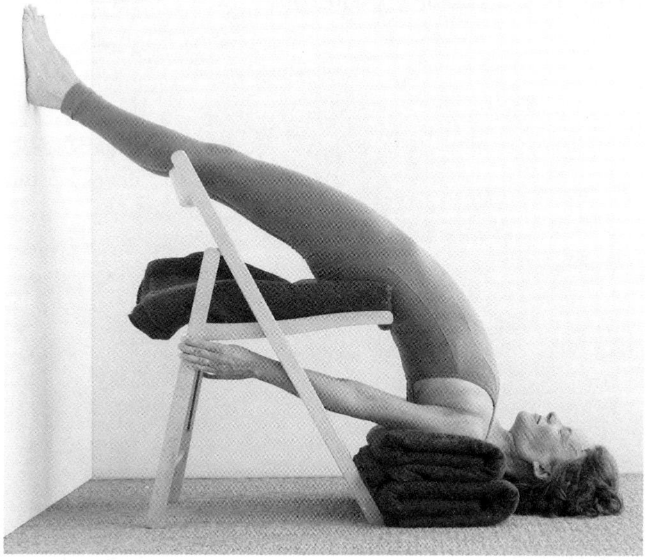

10. POSTURA DO MEIO ARADO† (Halasana) Faça esta postura conforme a descrição da p. 270. Com as pernas totalmente apoiadas, descanse o corpo inteiro e acalme a mente. Fique nesta postura de 3 a 5 minutos, respirando normalmente.

EFEITOS Esta postura acalma os nervos agitados e combate a fadiga.

†CUIDADO Não faça esta postura se tiver problemas no pescoço ou nos ombros, ou se estiver menstruada.

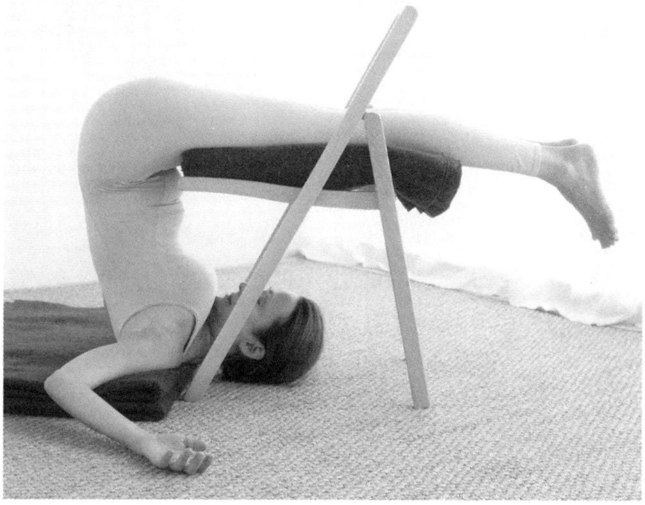

11. POSTURA DA PONTE (Setu Bandha Sarvangasana) Faça a Postura da Ponte conforme a descrição da p. 271.

EFEITOS Esta postura ajuda a acalmar e a recuperar o sistema nervoso, descansa o coração e alivia a exaustão nervosa.

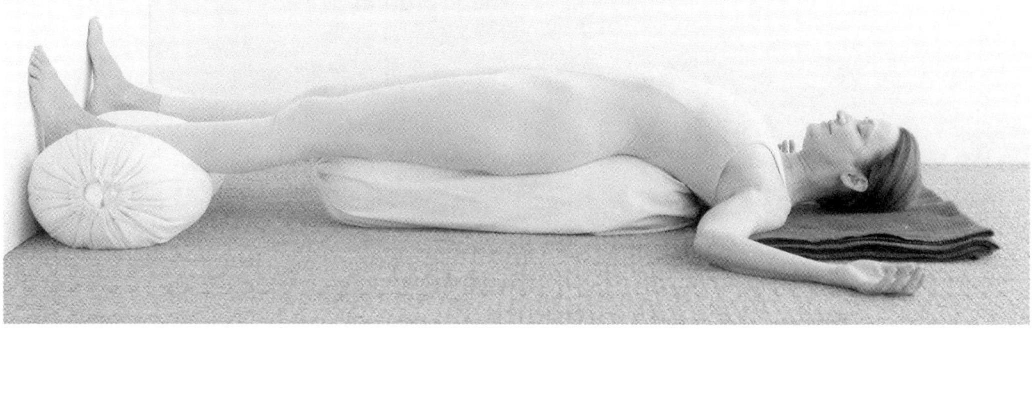

12. POSTURA COM AS PERNAS LEVANTADAS CONTRA A PAREDE† (Viparita Karani) E CICLO Faça a Postura com as Pernas Levantadas contra a Parede e Ciclo conforme a descrição da p. 278. Fique em cada estágio do ciclo pelo maior tempo possível, pelo menos de 3 a 5 minutos.

EFEITOS Esta postura ajuda a acalmar e a revigorar o corpo, a mente e o espírito, deixando-a renovada e descansada.

†CUIDADO Esta postura pode ser feita durante a menstruação, desde que você não use a almofada; a pélvis não deve ficar mais alta do que o peito durante a menstruação.

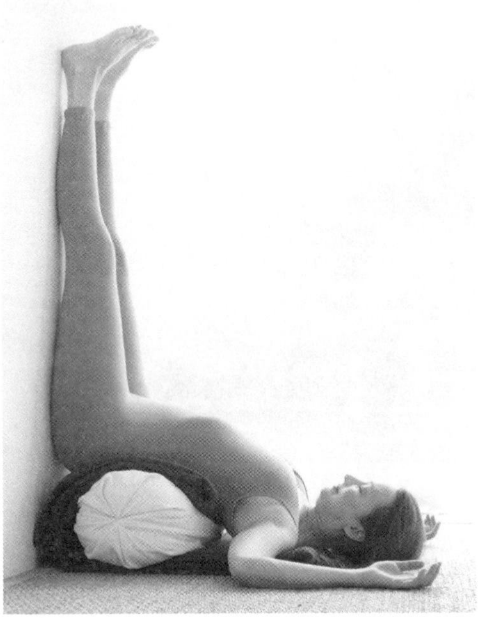

A

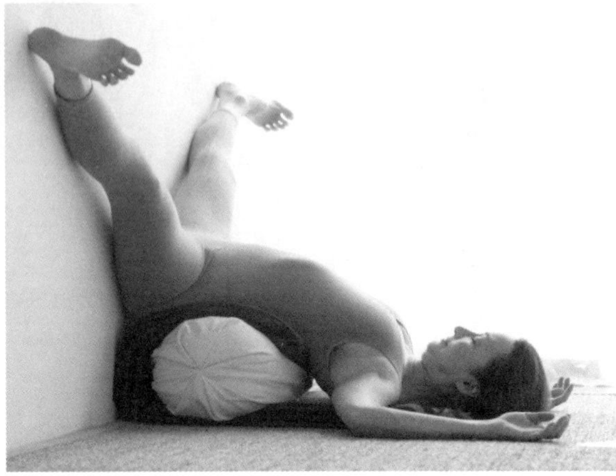

B

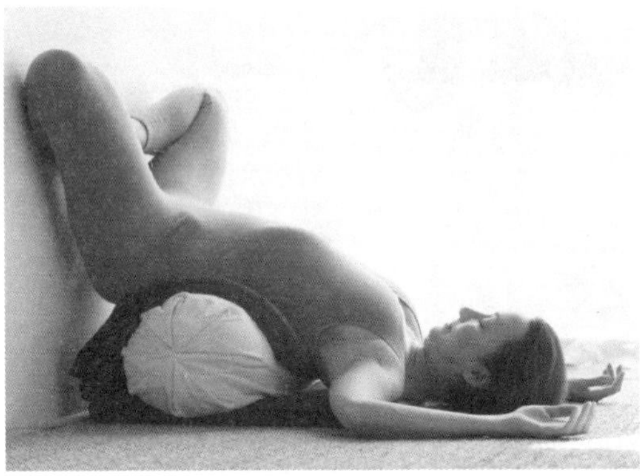

C

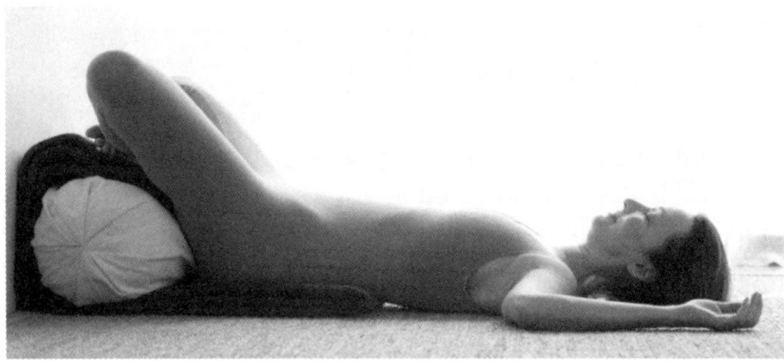

D

13. POSTURA DO CADÁVER (Savasana) Faça a Postura do Cadáver conforme a descrição da p. 272. Fique nesta postura pelos menos por 5 minutos.

EFEITOS Esta postura profundamente relaxante conforta e acalma, além de recuperar e rejuvenescer. Procure terminar cada prática com, pelo menos, de 5 a 10 minutos desta postura.

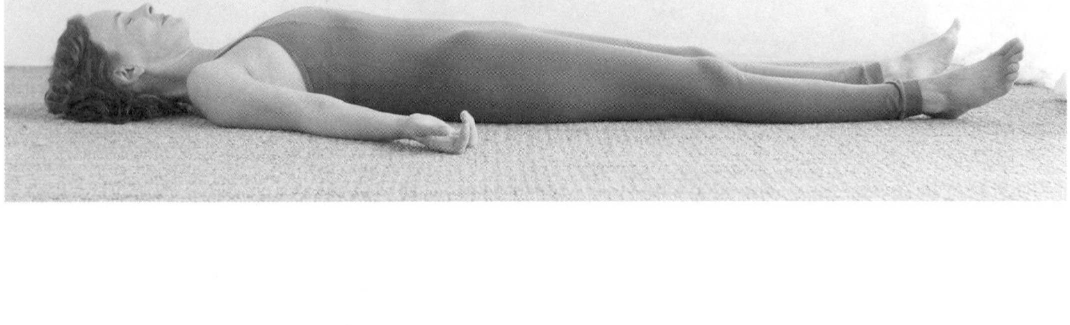

Capítulo 12 Como Melhorar a Digestão

NINGUÉM GOSTA MUITO DE FALAR NO ASSUNTO, MAS A MÁ DIGESTÃO incomoda muitas mulheres, principalmente à medida que a idade avança. Na verdade, os médicos ayurvédicos dizem que a maior parte das doenças vem do mau funcionamento do sistema digestivo. Carmen sabe disso. Ela diz que seus problemas começaram quanto tinha 45 anos. Em geral, ela fazia três refeições e nada sentia mas, em certas ocasiões, a barriga inchava à noite, como se ela estivesse no sexto mês de gravidez. A dor irradiava das costas para as pernas, acompanhada de gases e de uma horrível prisão de ventre, que a deixava ansiosa e exausta. Só de manhã ela melhorava. E assim continuou por mais de um ano, deixando Carmen à beira da loucura. Achando que o problema estava relacionado à dieta, ela foi deixando de comer várias coisas, mas nem assim descobriu a causa do seu desconforto.

Patricia Diz

Todas nós, adolescentes ou sábias mulheres na pós-menopausa, precisamos aceitar o nosso abdômen e fazer as pazes com ele para resolver nossas queixas digestivas. Uma rotina diária de yoga nos dá a oportunidade de relaxar o abdômen, de respirar profundamente e de nos recuperar.

Finalmente ela marcou uma consulta com o médico. A essa altura, como já tinha eliminado quase tudo da dieta, ela tinha perdido dez quilos e vivia de aveia e ovos mexidos, com medo de pôr qualquer outra coisa no estômago. Por sorte, ela reagiu bem a uma combinação de tratamentos ocidentais e ayurvédicos, além de começar a fazer uma série de posturas de yoga para trabalhar não apenas a área gastrointestinal (GI) mas também o fígado, o pâncreas, os rins e as glândulas endócrinas.

Carmen sofria da síndrome do cólon irritável (SCI), que algumas pessoas chamam de cólon espasmódico. Nem sempre o desconforto é tão grande, mas prisão de ventre, crises de diarréia, gases e indigestões são queixas comuns entre mulheres dessa idade. Embora ninguém goste de falar dos próprios intestinos — e os amigos certamente não gostam desse assunto — ignorar os distúrbios digestivos pode prejudicar seriamente a saúde e a vitalidade. Esses sintomas são desagradáveis na melhor das hipóteses e, na pior, podem causar síndrome da fadiga crônica, envelhecimento precoce, artrite, erupções cutâneas, alergias e até mesmo doenças auto-imunes.

O SEU SISTEMA DIGESTIVO

A maioria das pessoas acha que a digestão é um processo que começa no estômago mas, na verdade, ele começa na boca, com a primeira mordida ou com o primeiro gole. Enquanto você mastiga, o hipotálamo (no cérebro) avisa o sistema digestivo de que a comida está a caminho. Pequenas glândulas localizadas na boca segregam saliva mistura-

O SISTEMA DIGESTIVO

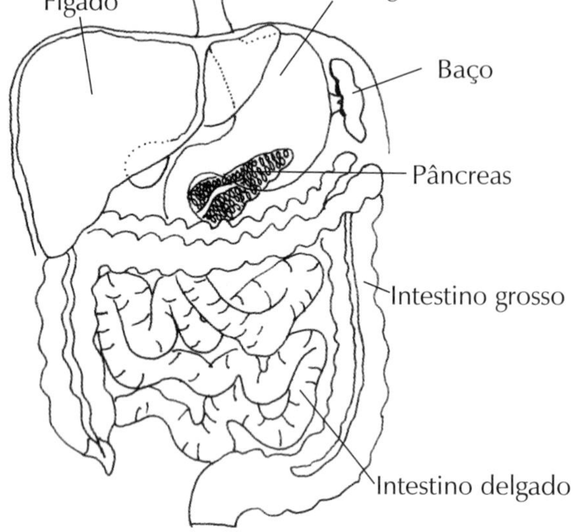

da com enzimas digestivas que quebram o alimento e o lubrificam, para que ele atravesse o esôfago e vá até o estômago. No estômago, as contrações musculares ajudam a quebrar ainda mais o alimento. Com a ajuda do ácido do suco gástrico, que destrói qualquer bactéria que haja na comida, essas contrações transformam as partículas de alimento em uma pasta espessa chamada quimo.

O quimo passa pelo duodeno e, com a ajuda de mais contrações musculares, entra no intestino delgado, que absorve os nutrientes que recebe no revestimento. O intestino delgado depende da vesícula, do fígado e do pâncreas, que produzem bile e enzimas adicionais, para quebrar as partículas de alimento, transformando-as em moléculas aproveitáveis, e para remover as substâncias tóxicas ou inúteis que foram ingeridas. O que sobra vai para o intestino grosso, que absorve o que precisa e empurra o restante para baixo e para fora, através do reto.

O QUE PODE DAR ERRADO?

Carmen está convencida de que seu sistema digestivo tem vontade própria, de que não é à toa que o seu problema é chamado de síndrome do "cólon irritável". Ela já conseguiu controlar o problema, mas antes, na pior fase, ela tinha a impressão de que sua barriga era uma criança recalcitrante, que se rebelava quando ninguém lhe dava a atenção que queria. Michael Gershon, do Columbia-Presbyterian Medical Center, em Nova York, diz que Carmen não deixava de ter razão. Em um artigo de Kristen Barensen, publicado em 1997 no *Yoga Journal*, Gershon explica que o trato gastrointestinal tem uma espécie de cérebro — um sistema nervoso entérico (ou intestinal) primitivo, com os próprios neurotransmissores (dopamina, serotonina, norepinefrina e uma barreira de sangue ao cérebro), semelhantes aos encontrados no cérebro central. Esse cérebro se comunica com o central através do nervo vago. Nos problemas gastrointestinais agudos, é possível que o cérebro central esteja ignorando ou superestimulando o cérebro entérico.

A ABORDAGEM AYURVÉDICA

O corpo inteiro trabalha para nos fazer digerir tudo o que ingerimos. Através do nervo vago, o cérebro envia sinais para o esôfago, para o estômago e para os intestinos; a glândula tireóide regula o metabolismo — o tempo que o corpo leva para quebrar e usar o alimento; e o fígado e a vesícula biliar produzem a quantidade certa de bile e enzimas para manter tudo fluindo.

Segundo os médicos ayurvédicos, uma falha em uma parte da equação afeta o resto do processo. O *stress* ou o medo podem fazer com que o cérebro "esqueça" de avisar o cérebro entérico de que a comida está a caminho. Da mesma forma, uma tireóide preguiçosa significa um sistema digestivo preguiçoso. O fígado pode deixar de produzir a bile necessária para quebrar as partículas de alimento caso esteja enfraquecido ou sobrecarregado por causa do *stress*, das drogas, do álcool, das toxinas ambientais ou de alimentos pouco saudáveis. As partículas não digeridas, segundo a teoria ayurvédica, causam inúmeros problemas.

A dra. Nancy Lonsdorf, co-autora de *A Woman's Best Medicine: Health, Happiness, and Long Life through Ayurveda*, explica que as mulheres não ingerem apenas comida. Não é só para a mente e para a alma que vão as informações, as emoções e os estímulos visuais, mas também para o corpo físico. Se você não digere o que ingeriu (em outras palavras, se você não consegue processar e eliminar o que ingeriu), esse excesso de bagagem pode criar, segundo Lonsdorf, o que a ayurveda chama de ama, uma matéria viscosa que se acumula no corpo quando alguma coisa não vai bem. Segundo a teoria ayurvédica, a ama, formada por experiências ou alimentos não digeridos pelo corpo, é a raiz de todas as doenças. Ela é a substância que bloqueia as artérias, névoa que obscurece os pensamentos e aquilo que a impede de amar e de se abrir.

Distúrbios Digestivos

Em geral, a prisão de ventre não oferece risco de vida. Ela indica que você mudou a dieta ou a rotina diária ou que está sob muito *stress*. Se possível, evite os laxantes. Acrescente aos alimentos ervas e temperos que aumentem o fogo digestivo e coma mais frutas e vegetais, que são ricos em fibras. Se a prisão de ventre durar mais de duas semanas, se vier acompanhada de dor abdominal ou de muito inchaço ou se de repente você começar a perder peso, procure seu médico.

Quando consegue se acumular no trato digestivo, a ama impede as contrações musculares que ajudam a quebrar as partículas de alimentos para que elas passem pelos canais apropriados. Ela obstrui o nervo vago e impede a comunicação entre o cérebro e o sistema nervoso entérico. Além disso, ela atrapalha o funcionamento do fígado e da vesícula biliar, criando excesso de colesterol "ruim" e cálculos biliares. Ela pode também provocar prisão de ventre ou uma reação inflamatória como a colite ou o mal de Crohn, ou até mesmo aparecer em forma de tumores fibróides no útero e nos seios.

O Fogo Digestivo

Praticantes holísticos do mundo inteiro afirmam que há, na barriga, mais do que estômago e intestinos. Para os ocidentais, é a força vital, para os médicos chineses tradicionais, é chi, para os ayurvédicos é agni — o grande fogo digestivo. Agni governa o metabolismo, quebrando o alimento ingerido para transformá-lo na energia, que é absorvida, e nos dejetos, que são eliminados. Os treze tipos de agni correspondem, a grosso modo, às enzimas digestivas que conhecemos no Ocidente. Na medicina ayurvédica, o que você come não é tão importante quanto como come e como digere. Quando o fogo vital ou agni está fraco, você vai ter problemas, seja qual for o tipo de alimento que põe na boca. O alimento não se quebra totalmente e fica no organismo, transformando-se em ama.

Emoções "não digeridas" também prejudicam a saúde, segundo o ayurveda. A raiva ou o ressentimento reprimidos, principalmente, produzem ama, rompendo o delicado equilíbrio que deve haver entre a vesícula biliar, o duto biliar e o intestino delgado.

POR QUE AS MULHERES TÊM MAIS PROBLEMAS DIGESTIVOS?

Segundo algumas estatísticas, quase 30% da população mundial sofre de síndrome do cólon irritável; crises periódicas de dor abdominal causadas por espasmos musculares que provocam diarréia ou prisão de ventre. E adivinhe só! As mulheres sofrem de SCI duas vezes e meia mais do que os homens.

Helen, uma professora de yoga de Nevada, diz que, entre as suas alunas de quarenta a cinqüenta anos que se queixam de problemas digestivos, muitas têm também problemas de imagem corporal e até mesmo distúrbios alimentares, como anorexia e bulimia. Elaine, uma amiga minha da cidade de Nova York, concorda. Com quase cinqüenta anos, ela se orgulhava de sua boa forma e de sua barriga retinha. Mas, de repente, seu corpo começou a mudar e ela entrou em pânico. Parou de comer laticínios — achou que talvez tivesse intolerância à lactose. Mas não adiantou. Então parou de comer trigo — nada de macarrão, nada de pão. Isso adiantou um pouco mas, antes que percebesse, ela tinha se tornado obsessiva com relação à comida.

Distúrbios Digestivos

• A diarréia pode ser sinal de ansiedade. Pode ser também uma forma do corpo se livrar de toxinas ou parasitas, ou um sinal de infecção viral. Evite tomar remédios sem receita, para deter a diarréia, porque eles impedem que o corpo se livre das toxinas. Beba muita água e chás de ervas, como camomila, urtiga e alfafa. Os médicos ayurvédicos recomendam noz-moscada em casos de emergência. Se houver sangue nas fezes ou se a diarréia persistir por vários dias, procure um médico.

Alergias alimentares podem ter a sua culpa, mas é mais provável que o problema de Elaine, segundo Patricia, esteja mais ligado à visão que a sociedade ocidental tem das mulheres do que à eventual intolerância de Elaine a algum tipo de comida. Nosso ideal de beleza, limitado a mulheres magras e jovens, com barriga retinha, vai contra a visão da barriga como um vaso em que a mulher mantém a criatividade, o poder e a intuição. O inchaço na barriga, a prisão de ventre crônica ou o excesso de tensão talvez indiquem que a mulher é incapaz de se afirmar, de estabelecer o seu lugar no mundo.

Patricia diz que, do ponto de vista fisiológico, o hábito de contrair o estômago para dentro e escondê-lo sob cintas e jeans apertados, como é o caso de Elaine, tende a obstruir o fluxo de sangue para o trato digestivo e para os órgãos reprodutores, causando distúrbios nesses sistemas.

O desejo de ter uma barriga enxuta tem também um preço emocional. Patricia conta que, certa vez, procurou um hipnoterapeuta. "Durante a sessão, o terapeuta me pediu para relaxar o abdômen. Depois de tentar durante uma meia hora, finalmente consegui. Quando soltei a tensão no abdômen, uma comporta de lágrimas se abriu. Eu percebi então quanta coisa eu armazenava ali e como era apegada à imagem da barriga enxuta. Eu não gostava de mim mesma quando minha barriga ficava visível. Muito de mim estava investido na aparência e não no que eu sentia." Hoje em dia, em seus *workshops* sobre menopausa, Patricia convida as mulheres a soltar o abdômen, a manter a barriga relaxada, e muitas ficam aliviadas, dizendo, muitas vezes, que não agüentavam mais. Quando restabelecem o contato com a própria intuição e com a própria criatividade, elas conseguem aceitar com orgulho a própria barriga, que começa a florescer, a se abrir e a relaxar.

Os médicos ayurvédicos apontam outra razão para os problemas digestivos que as mulheres apresentam à medida que envelhecem. Durante os anos reprodutivos, você tem um sistema de limpeza interno — o ciclo menstrual. Isso é uma bênção. No período menstrual, o corpo tem a chance de se livrar dos detritos armazenados — partículas de alimentos não digeridas, toxinas e outras impurezas — juntamente com o revestimento do endométrio. Depois da menopausa, você não tem mais esse luxo. Assim, os médicos ayurvédicos receitam uma limpeza mensal suave, que pode ser uma combinação de jejum leve com ervas de limpeza. É melhor consultar um médico ayurvédico para saber que tipo de programa funciona melhor para o seu tipo de corpo.

Fisiologicamente, quem está no climatério tem mais problemas digestivos do que as mulheres mais jovens por duas razões. Em primeiro lugar, o trato gastrointestinal fica mais lento porque o corpo produz menos estrogênio — um estimulante natural. Em segundo lugar, o fígado, um dos responsáveis pela quebra dos alimentos, está muito ocupado reciclando os hormônios que não foram usados, dispondo de menos tempo para o trabalho digestivo. É por isso que, no climatério, a glândula pituitária produz grandes quantidades de hormônio folículo-estimulante (FSH) e hormônio luteinizante (LH), na esperança de despertar a produção ovariana de estrogênio. O excesso desses hormônios vai para o fígado para ser eliminado.

Emocionalmente, o conflito com a imagem corporal aumenta o *stress* do sistema digestivo. Começa um círculo vicioso — você se esforça para pôr o estômago para dentro; ele reage inchando e se distendendo; você o pune ainda mais, cortando o alimento, em forma de comida ou de respiração, que acalma e cura; e o estômago se rebela ainda mais, procurando chamar ainda mais a sua atenção.

Receita de Massagem na Barriga

Faça em você mesma uma massagem na barriga, que é calmante, favorece a digestão e ajuda a eliminar os gases. Esquente um pouco de óleo de gergelim, que não seja filtrado e nem processado (encontrado em boas lojas de produtos naturais), perfumado com algumas gotas de óleo essencial de melissa ou de lavanda. Espalhe-o generosamente na barriga, com movimentos lentos e suaves, durante uns cinco minutos. Faça os movimentos no sentido horário, para favorecer a digestão.

E O QUE É QUE VOCÊ PODE FAZER?

A má digestão é uma parte inevitável do envelhecimento ou há alguma coisa que você pode fazer para ajudar o corpo a processar o que você lhe dá? Será que você tem que suportar a prisão de vente, o cólon irritável, o estômago estufado e a indigestão só porque está no climatério? Não necessariamente. Evidentemente, quem entra nesse estágio da vida com hábitos saudáveis de sono e de alimentação, e com uma rotina preventiva de yoga, tem mais chances de continuar saudável. Mas, mesmo que esse não seja o seu caso, ainda há esperanças; faça yoga e modifique o estilo de vida.

Exercício

Em geral, os exercícios ajudam a energizar um sistema digestivo preguiçoso. Andar, correr ou pular numa cama elástica são práticas que estimulam os músculos dos intestinos. Inversamente, a falta de exercício pode baixar o metabolismo e enfraquecer os sistemas de limpeza do corpo. A yoga, como você vai ver, estimula a função gastrointestinal e, além disso, ajuda a equilibrar a glândula tireóide, a acalmar o sistema nervoso central e a relaxar a região abdominal, levando até ela a respiração que cura. Além disso, ela faz com que você recupere o contato com sua fonte espiritual de força e criatividade.

Dieta

Se você sofre de prisão de ventre, deve estar na hora de reavaliar sua dieta. Pare de comer tanto pão e queijo. Aumente o consumo de frutas frescas, folhas verdes e cereais ricos em fibras. Beba muito líquido — especialmente água morna — ao longo do dia. Os médicos ayurvédicos dizem que goles de água morna sem sabor ajudam a quebrar a ama e estimulam o fluxo de resíduos para fora do corpo, sem estimular as enzimas digestivas. Evite alimentos que produzam muco (fritos ou processados, feitos com farinha branca, açúcar branco ou óleos parcialmente hidrogenados), já que podem prejudicar o fígado e sobrecarregar os intestinos.

Os ácidos graxos essenciais, especialmente de linhaça, favorecem a regularidade intestinal e beneficiam todo o sistema endócrino. A linhaça, por exemplo, acalma as mucosas dos intestinos. Compre as sementes e salpique-as sobre o cereal todas as manhãs. Como alternativa, compre óleo de linhaça numa loja de produtos naturais e tome uma ou duas colheres por dia. As algas, acrescentadas à dieta, dão à tireóide a dose de iodo que ela precisa para funcionar otimamente. As algas são encontradas em lojas de produtos naturais, inclusive em forma de cápsulas, uma boa alternativa caso você não suporte o gosto.

Se a comida provoca uma onda de gases embaraçosa e dolorida, tome cuidado com o consumo de pão e laticínios. Além disso, evite os alimentos feitos com açúcar simples ou amido, que estimulam a formação de fermento intestinal (*Candida albicans*), segundo K. P. Khalsa, herborista e especialista em ayurveda. Para evitar essa formação, restaure as bactérias benéficas ao organismo (a flora normal dos intestinos) com probióticos — acidophilus ou bifidobacterium — encontrados em lojas de produtos naturais e também nos supermercados. Probióticos são bactérias saudáveis que o corpo usa para produzir e absorver os nutrientes. Por meio da suplementação, você pode reabastecer o corpo dessas bactérias — os *Lactobacillus acidophilus.*

Quando eu conheci Maya Tiwari, praticante de ayurveda, ela me disse que a chave para a boa digestão é a regularidade. Ela me aconselhou a fazer a refeição principal antes das duas da tarde e fazer uma refeição mais leve entre 6 e 8 horas. Comer tarde da noite atrapalha o ritual noturno de limpeza e reconstrução do corpo. Segundo Maya, quem vai para a cama com o estômago cheio, obriga o corpo a trabalhar para digerir a comida, o que o deixa com menos tempo para limpar e restaurar. Ela recomenda também o consumo de alimentos fres-

Distúrbios Digestivos

• A indigestão pode ser sinal de excesso de comida ou de alto consumo de alimentos gordurosos, açucarados ou fritos. Ervas suaves, como a camomila e a menta, acalmam o estômago; ervas amargas, como a genciana e o açafrão, normalizam o fluxo dos sucos digestivos; antes da refeição, o alcaçuz pode ser um bom antiácido. Em caso de indigestão constante, sangue nas fezes, dor no peito ou no braço esquerdo, consulte um especialista.

cos da estação, e, sempre que possível, orgânicos, para minimizar a exposição a poluentes ambientais, aditivos químicos e pesticidas. Por exemplo: comer saladas verdes e frescas no começo da primavera é uma ótima maneira de fazer o sistema digestivo funcionar. Elas fornecem o amargor que estimulam as enzimas, além de vitaminas e minerais, como ácido fólico, vitaminas C e A, potássio, ferro, magnésio, cálcio e zinco. Minhas verduras preferidas são a chicória e o agrião.

Ervas e Temperos

A dra. Chris Clark, diretora médica do Raj, um centro de tratamentos ayurvédicos em Fairfield, Iowa, disse que é mais fácil digerir certos alimentos acrescentando a eles ervas digestivas e temperos. Se você está com o abdômen distendido e cheio de gases, use ervas picantes, carminativas. Gengibre, erva-doce, cominho, alho, alecrim e cardamomo funcionam bem e têm gosto bom. Ervas ocidentais, como a camomila, a erva-cidreira e o lúpulo aliviam a tensão nos intestinos, diminuem os espasmos do cólon e aumentam o apetite. Combinando essas ervas e deixando-as em infusão de cinco a dez minutos, você pode fazer chás deliciosos. Tome uma xícara antes de ir para a cama para acalmar o estômago e ajudá-la a dormir.

Pesquisadores alemães descobriram que cinco a dez gotas de óleo de menta e de semente de alcaravia em um copo grande de água morna aliviam os sintomas da SCI em 90% dos casos. O ginseng siberiano também ajuda, especialmente em casos de exaustão nervosa ou de problemas digestivos relacionados ao *stress.* Esse tipo de ginseng pode ser estimulante ou relaxante, dependendo do que o corpo precisa. Ele atua na glândula pituitária e recarrega as supra-renais.

Distúrbios Digestivos

• A síndrome do cólon irritável é caracterizada por crises de prisão de ventre e de diarréia, geralmente acompanhadas de distensão abdominal e dor. O *stress* e uma dieta pobre agravam a SCI. Marque uma consulta com um nutricionista ou com um especialista em medicina natural para modificar a dieta, caso ache que não está conseguindo sozinha uma solução. Essa síndrome pode ser provocada pela candidíase, um aumento de leveduras nos intestinos, causado por antibióticos e *stress*, que acaba com a flora natural dos intestinos, inimiga das bactérias.

• As doenças inflamatórias do cólon, como o mal de Crohn, a colite ulcerosa e a diverticulite, são problemas sérios que exigem atenção médica. Uma dieta rica em fibras, ácido fólico e zinco, combinada à prática regular de yoga e outras atividades que aliviem o *stress*, favorece o processo de recuperação.

Suplementos

À medida que envelhecemos, a produção de enzimas digestivas vai ficando menos eficiente e, com isso, o alimento que ingerimos é quebrado mais devagar. Ele fica muito tempo no intestino e acaba fermentando, causando flatulência e desconforto gástrico. Às vezes, um suplemento de betaína, que tem propriedades ácidas, ou uma dose diária de ervas amargas (genciana, berberis, raiz de dente-de-leão, leite de cardo e gengibre) estimulam a digestão. Não esqueça que o gosto amargo dessas ervas é acentuado, principalmente da genciana que, no entanto, é particularmente eficaz. O feno-grego é outra erva amarga que os médicos ayurvédicos costumam receitar, misturada com açafrão e limão. Uma xícara de água morna temperada com limão ou com fatias de gengibre também ajuda a estimular a digestão.

COMO A YOGA PODE AJUDAR

Uma prática de yoga, regular e bem-equilibrada, pode fazer maravilhas para a saúde digestiva. Patricia explica que a yoga tem uma grande capacidade de expulsar o sangue estagnado dos órgãos e depois inundá-los de sangue recém-oxigenado, o que renova os tecidos e favorece a função fisiológica.

Patricia Diz

• Se estiver doente, sua preocupação não deve ser melhorar e ficar mais forte nas posturas que pratica. Nesse caso, o foco deve ser interno.

• Relaxe o abdômen e os músculos esfincterianos; libere a tensão dos ombros, do pescoço, do rosto e dos dedos; e, ao inspirar, faça com que o ar vá diretamente para o abdômen e para a área pélvica.

• Caso não consiga fazer todas as seqüências que sugerimos, não se preocupe. Sei que parece óbvio, mas escolha as posturas que lhe fazem bem e evite as que pioram o seu mal-estar.

• A regularidade da prática é essencial para prevenir problemas digestivos.

• Só a prática pode ensiná-la a ser sensível ao corpo, mas quanto mais sensibilidade interna você adquirir, mais capacidade terá para usar a prática da yoga a seu favor.

A yoga favorece o equilíbrio entre atividade e descanso, necessário ao bom funcionamento do organismo. É possível, também, indicar posturas e exercícios respiratórios para tratar problemas digestivos específicos. Se as suas queixas digestivas começaram no climatério, é bom dar atenção às supra-renais, à tireóide e ao fígado e não apenas à barriga e ao trato intestinal.

Quem tem excesso de fogo digestivo — caracterizado por crises de indigestão, refluxo ácido ou queimação depois de comer — precisa de posturas que refresquem o organismo. Neste caso, as melhores posturas são as flexões para trás com apoio, que Patricia chama de "suptas". Essas posturas erguem um pouco o diafragma, aliviando a pressão no estômago e facilitando a circulação do sangue no abdômen. Evite as flexões para a frente quando estiver com queimação ou diarréia porque essas posturas aumentam a pressão no abdômen e geram calor.

Mas as flexões para a frente ajudam em casos de prisão de ventre, inchaço ou gases. Além do efeito calmante sobre o sistema nervoso central, a suave pressão que essas flexões exercem sobre o abdômen ajudam a liberar os gases aprisionados. Elas acalmam também as supra-renais e os rins favorecendo, ao mesmo tempo, o fluxo dos sucos digestivos.

As posturas em pé, desde que você tenha disposição para praticá-las, favorecem a digestão e a eliminação. Você pode fazer essas posturas com as costas apoiadas na parede. Assim como as flexões para trás com apoio, as posturas em pé modificadas refrescam o sistema digestivo e favorecem a circulação nos órgãos abdominais.

As torções ajudam a tonificar e energizar as supra-renais, o fígado e os intestinos. Até uma simples torção pode aliviar a gastrite, segundo Patricia. A vesícula biliar adora a massagem e a pressão das torções, que previnem a formação de cálculos biliares e favorecem a digestão das gorduras.

As inversões aliviam os problemas digestivos de várias maneiras. O simples fato de inverter a gravidade já é um descanso para os órgãos abdominais, além de aliviar a prisão de ventre e aumentar o fluxo de sangue para a área. As inversões são ótimas para melhorar a excreção e diminuir os gases do estômago. Além disso, elas equilibram o sistema endócrino (especialmente o hipotálamo, que controla a função digestiva, a tireóide e a paratireóide, que governam o metabolismo) e o sistema nervoso central. No entanto, vale uma observação: não confunda

Patricia Diz

Não faça inversões se estiver com náuseas. Virar de ponta-cabeça aumenta o refluxo gástrico. Faça qualquer uma das "suptas" — posturas reclinadas com apoio — que sugerimos aqui. Elas acalmam o estômago.

o pobre sistema digestivo virando de cabeça para baixo logo depois de comer; espere pelo menos uma hora e meia ou duas. E não faça inversões se estiver com náuseas ou com dor de cabeça.

Termine a prática com a Postura do Cadáver (Savasana), que a leva de volta ao centro e lhe dá a oportunidade de acalmar os órgãos abdominais com o poder de cura da respiração.

UMA SEQÜÊNCIA PARA MELHORAR A DIGESTÃO

1. Postura Reclinada do Herói (Supta Virasana)
2. Postura Reclinada em Ângulo Fechado (Supta Baddha Konasana)
3. Postura do Cachorro Olhando para Baixo (Adho Mukha Svanasana)
4. Postura com a Cabeça no Joelho (Janu Sirsasana)
5. Postura Sentada com Flexão para a Frente (Paschimottanasana)
6. Postura com a Cabeça no Joelho (Janu Sirsasana)
7. Parada de Cabeça (Sirsasana)
8. Postura da Criança (Adho Mukha Virasana)
9. Postura Invertida do Bastão (Viparita Dandasana)
10. Parada de Ombros (Sarvangasana)
11. Postura da Ponte (Setu Bandha Sarvangasana)
12. Postura com as Pernas Levantadas contra a Parede (Viparita Karani)
13. Postura do Cadáver (Savasana)

1. POSTURA RECLINADA DO HERÓI (Supta Virasana) Ajoelhe-se no chão com os joelhos juntos e os pés apontando para trás, ultrapassando ligeiramente a linha dos quadris. Ponha uma almofada atrás de você no sentido vertical, com um cobertor dobrado sobre a ponta mais afastada, para que lhe sirva de apoio à cabeça. Sente-se entre os pés, no chão ou em um bloco. Incline-se para trás, apoiada nos antebraços, e deixe o tronco descansar sobre a almofada e a cabeça sobre o cobertor. Deixe os braços caídos para os lados, em posição relaxada. Caso sinta desconforto na base das costas, acrescente mais uma almofada ou mais um cobertor ao apoio. Feche os olhos e respire profundamente, levando o ar para o abdômen, com uma leve ênfase nas expirações. Fique nesta postura pelos menos de 1 a 2 minutos.

Para sair, pressione as mãos contra o chão e sente-se. Solte as pernas uma por vez e alongue-as à sua frente.

EFEITOS Esta postura ergue o diafragma, aumentando o espaço no abdômen. Além disso, ela aumenta o fluxo de sangue para essa área e refresca a "queimação na barriga".

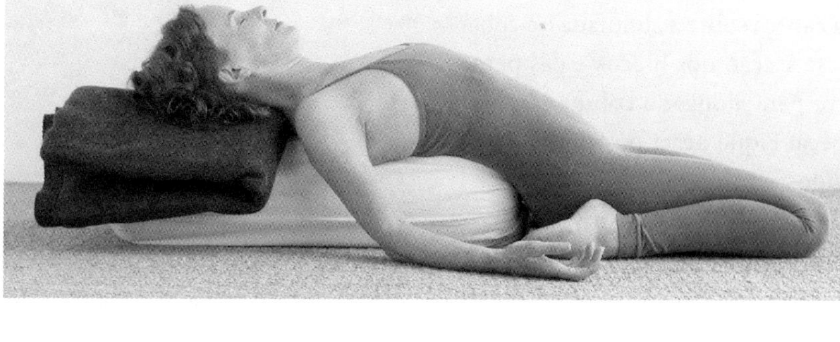

2. POSTURA RECLINADA EM ÂNGULO FECHADO (Supta Baddha Konasana) Ponha uma almofada no chão atrás de você, no sentido vertical, e sente-se à frente dela, com os joelhos flexionados e o sacro tocando a ponta da almofada. Passe um cinto pelas costas, na altura do sacro; puxe-o para baixo, passando-o sobre os quadris, pelas pernas e sob as solas dos pés (ver p. 15). Junte as solas dos pés e deixe que os joelhos e as coxas caiam para os lados. Prenda o cinto com firmeza sob os pés. Deite-se com a cabeça e o torso repousando na almofada e as nádegas e as pernas apoiadas no chão. (Se achar que está forçando a base das costas, aumente a altura da almofada com um ou dois cobertores dobrados. Se estiver forçando o pescoço, ponha um cobertor dobrado sob a cabeça. Caso sinta tensão muscular nas pernas, enrole dois cobertores na vertical e ponha um sob a parte superior de cada coxa.) Descanse nesta posição pelo tempo que quiser, respirando profundamente.

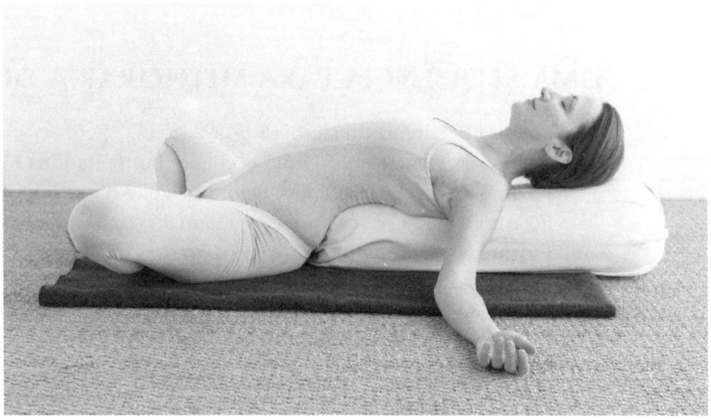

Para sair, junte os joelhos, tire o cinto e role lentamente para o lado. Apóie-se nas mãos e sente-se.

EFEITOS Esta postura refresca o fogo digestivo e acalma a barriga, afastando o diafragma do estômago e do fígado. Além disso, ela aumenta o fluxo de sangue para o abdômen e para os intestinos.

3. POSTURA DO CACHORRO OLHANDO PARA BAIXO† (Adho Mukha Svanasana) Deite-se de rosto para baixo na esteira. Ponha as palmas das mãos no chão, dos lados do peito, com os dedos separados e apontando para a frente. Erga-se, apoiando-se nas mãos e nos joelhos. É essa a sua posição. Ponha uma almofada ou um ou dois cobertores dobrados alinhados ao seu esterno. Esse apoio deve ser alto o suficiente para você apoiar a cabeça e baixo o suficiente para você alongar o pescoço. Volte a se apoiar nas mãos e nos joelhos e vire os dedos dos pés para baixo.

Expire, pressione as mãos com firmeza na esteira e alongue-se para cima através da parte interna dos braços. Ao expirar, erga as nádegas bem alto e leve as coxas para cima e para trás. Continue alongando-se através das pernas e leve os calcanhares em direção ao chão. Mantenha as pernas firmes e os cotovelos retos, erguendo ainda mais as nádegas e solte a cabeça sobre a almofada ou cobertores. A ação dos braços e das pernas serve para alongar a coluna e soltar a cabeça. Fique nesta postura de 30 segundos a 1 minuto.

Apóie-se outra vez nas mãos e nos joelhos. Junte os pés, fique com os joelhos ligeiramente separados e sente-se nos calcanhares. Flexione-se para baixo e descanse a cabeça no apoio. Solte os braços para os lados com as palmas das mãos para cima e relaxe completamente. Fique nesta postura de 1 a 2 minutos, respirando profundamente.

EFEITOS Esta inversão suave ajuda a equilibrar o hipotálamo, que controla a digestão, alivia a prisão de ventre e a indigestão.

†CUIDADO Não faça esta postura se estiver com náuseas ou vontade de vomitar.

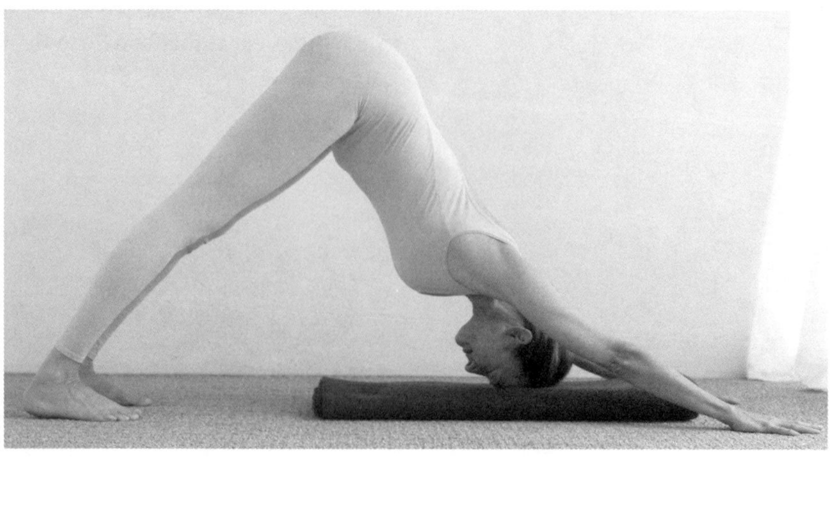

4. POSTURA COM A CABEÇA NO JOELHO† (Janu Sirsasana) Sente-se na esteira com as pernas estendidas à sua frente. Flexione o joelho direito para o lado e aproxime o calcanhar direito do lado direito da virilha. Empurre o joelho direito para trás o máximo possível. Mantenha a perna esquerda reta. Vire o abdômen e o peito para a esquerda, alinhando o esterno ao centro da perna esquerda. Flexione o joelho esquerdo e passe um cinto pela sola do pé. Endireite a perna esquerda. Expirando, flexione-se para a frente dos quadris, puxando o cinto ao mesmo tempo. Inspire e erga o tronco a partir da base da pélvis. Olhe para a frente, por sobre a perna estendida e deixe as costas levemente côncavas. Mantenha a postura de 20 a 30 segundos, respirando normalmente. Saia da postura e repita com a outra perna.

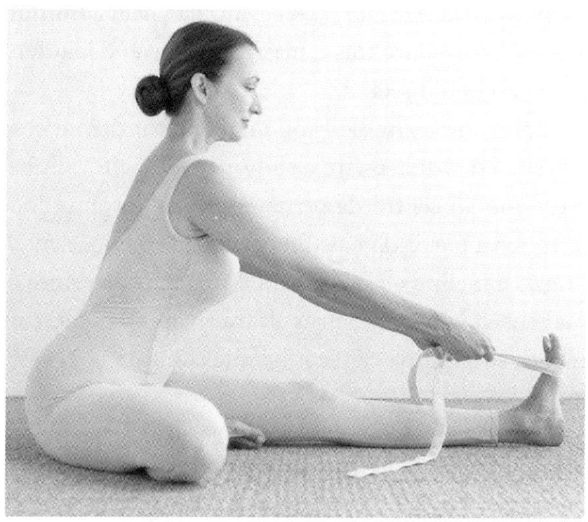

EFEITOS Esta torção tonifica e melhora a circulação para os rins e para os órgãos abdominais. Ela pode, também, acalmar a dor das hemorróidas.

†CUIDADO Não faça esta postura se estiver com diarréia ou com náuseas.

5. POSTURA SENTADA COM FLEXÃO PARA A FRENTE† (Paschimottanasana) Sente-se na esteira ou em um ou dois cobertores dobrados com as pernas estendidas à sua frente. Ponha um cobertor dobrado ou uma almofada sobre as canelas. Inspire profundamente e erga os braços acima da cabeça, alongando-se através da coluna e erguendo o esterno e a cabeça. Deixe as costas ligeiramente côncavas. Ao expirar, flexione-se para a frente e estenda o torso sobre as pernas, apoiando a cabeça nos braços, sobre o cobertor. (Se achar que está forçando as costas ou as pernas, acrescente mais altura ao apoio ou descanse a cabeça em uma cadeira forrada com um cobertor dobrado.) Fique nesta postura por 5 minutos e levante-se devagar.

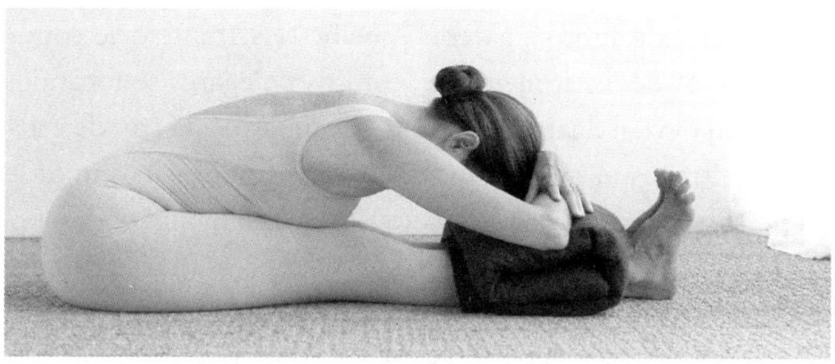

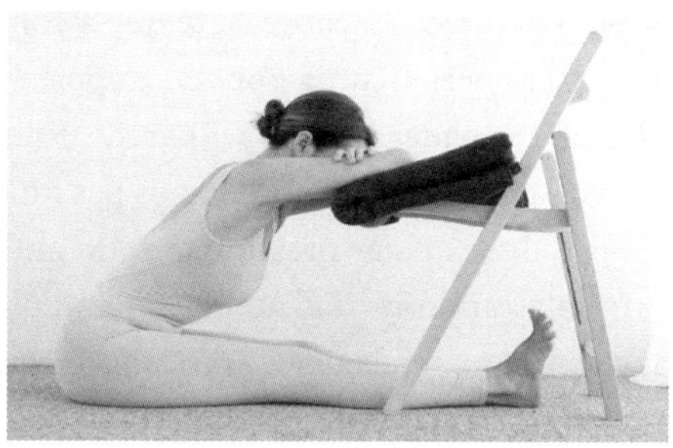

Modificação

EFEITOS Esta postura aquece a barriga e acalma os nervos. É boa também para aliviar a prisão de ventre e a flatulência.

†CUIDADO Não faça esta postura se tiver indigestão ácida ou diarréia.

6. POSTURA COM A CABEÇA NO JOELHO† (Janu Sirsasana) Sente-se no chão, com as pernas estendidas à sua frente. Flexione o joelho direito para o lado, formando um ângulo de 45 graus com a perna esquerda e aproxime o calcanhar direito do lado direito da virilha. Empurre o joelho direito para trás o máximo possível e mantenha a perna esquerda reta.

Ponha uma almofada ou um cobertor dobrado sobre a perna estendida e vire o abdômen e o peito, alinhando o esterno ao centro da perna esquerda. Inspirando, erga o tronco a partir da base da pélvis; expirando, estenda os braços e incline o tronco para a frente. (Caso sinta alguma tensão, acrescente mais altura ao apoio ou descanse a cabeça sobre uma cadeira forrada com um cobertor dobrado. Se ainda estiver forçando as costas ou as pernas, limite-se a cruzar as pernas à sua frente.)

Fique nesta postura de 1 a 2 minutos, descansando a cabeça, a base do crânio, os olhos e o cérebro. Erga-se numa inspiração, endireite a perna direita e troque de lado, flexionando o joelho esquerdo.

EFEITOS Esta postura acalma o sistema nervoso simpático e sua ação de torção tonifica os rins e melhora o funcionamento da bexiga.

†CUIDADO Não faça esta postura sem apoio se estiver com diarréia ou náuseas.

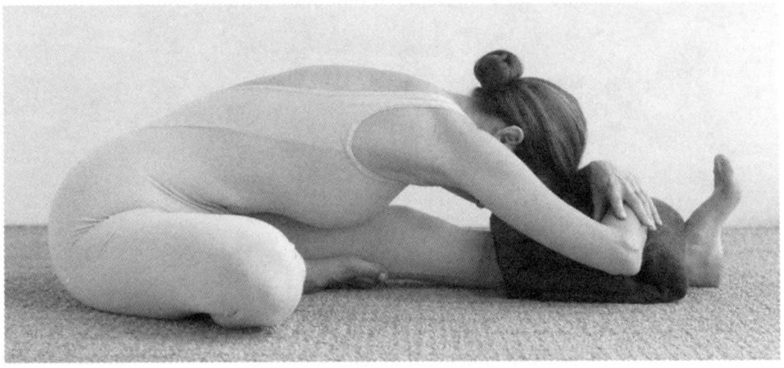

Modificação

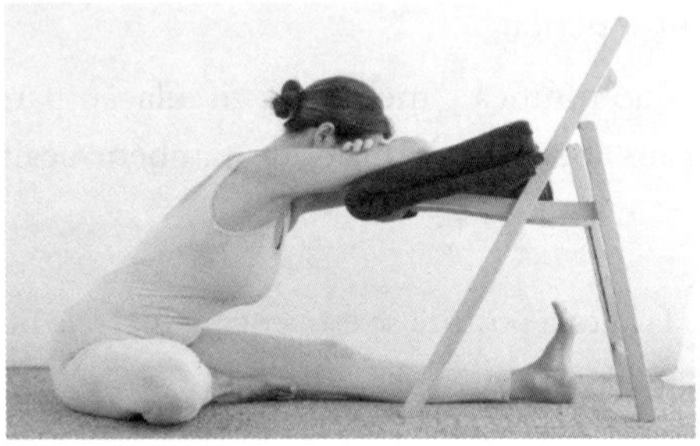

7. PARADA DE CABEÇA† (Sirsasana) (Antes de começar, veja as pp. 36-37.) Ponha um cobertor dobrado junto à parede. Ajoelhe-se à frente dele com os pés e os joelhos juntos. Entrelace os dedos firmemente, com os polegares se tocando e as mãos em concha. As mãos não devem ficar a mais de 10 centímetros da parede e a abertura dos cotovelos não devem ultrapassar a linha dos ombros e os pulsos devem ficar perpendiculares ao chão. Os pulsos, os antebraços e os cotovelos formam a base desta postura.

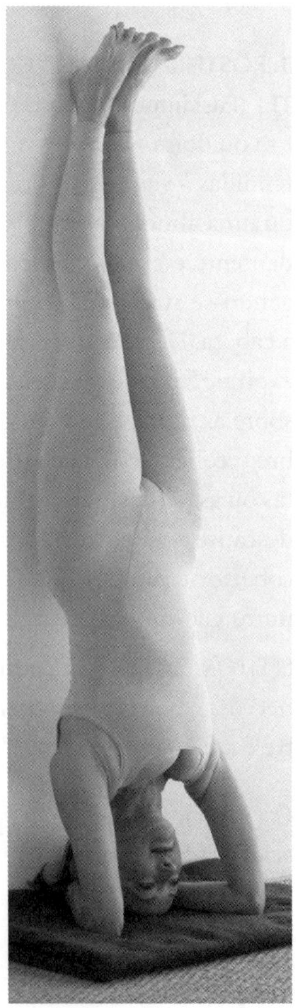

Alongue o pescoço e apóie o topo da cabeça no cobertor. A parte de trás da cabeça deve ficar em contato com as mãos. Pressione os antebraços no chão e erga os ombros, afastando-os do chão. Mantenha essa ação enquanto estiver nesta postura. Endireite as pernas, erga os quadris e leve os pés em direção à cabeça, até que a coluna esteja quase perpendicular ao chão. Expirando, erga as pernas, uma por vez, e apóie os calcanhares na parede.

Mantenha os calcanhares e as nádegas contra a parede. Role as coxas para dentro, erga o cóccix, alongue as pernas para cima e mantenha os pés juntos. Lembre-se de se equilibrar sobre o topo da cabeça, de se apoiar pressionando os antebraços no chão e de continuar a erguer os ombros, afastando-os das orelhas. Mantenha a respiração regular, os olhos e a garganta soltos e o abdômen relaxado. Praticando regularmente, você vai aprender a afastar as nádegas e os calcanhares da parede. Mantenha a postura o máximo que puder, até 5 minutos.

Para sair, expire e leve as pernas para o chão, uma por vez. Flexione os joelhos, sente-se nos tornozelos e respire algumas vezes antes de erguer a cabeça.

EFEITOS Esta postura ajuda a estabilizar o trato digestivo e alivia espasmos no cólon, especialmente quando praticada com a Parada de Ombros (Sarvangasana).

†CUIDADO Só faça esta postura se ela já fizer parte de sua prática regular de yoga. Evite-a se tiver indigestão ácida, pressão alta ou dor de cabeça, ou se estiver menstruada.

8. POSTURA DA CRIANÇA† (Adho Mukha Virasana) Ajoelhe-se no chão com uma almofada à sua frente, no sentido vertical, com uma das pontas entre os seus joelhos. Afaste os joelhos e suba na almofada, juntando os dedos dos pés. Flexione-se para a frente, alongando os braços e o tronco sobre a almofada, pressionando-a contra o abdômen. Descanse a cabeça na almofada e relaxe por um minuto ou dois, respirando regularmente. Erga-se, com a ajuda das mãos, para sair da postura.

EFEITOS Esta postura ajuda a aliviar a prisão de ventre, o inchaço e a flatulência.

†CUIDADO Não faça flexões para a frente se sofrer de indigestão ácida.

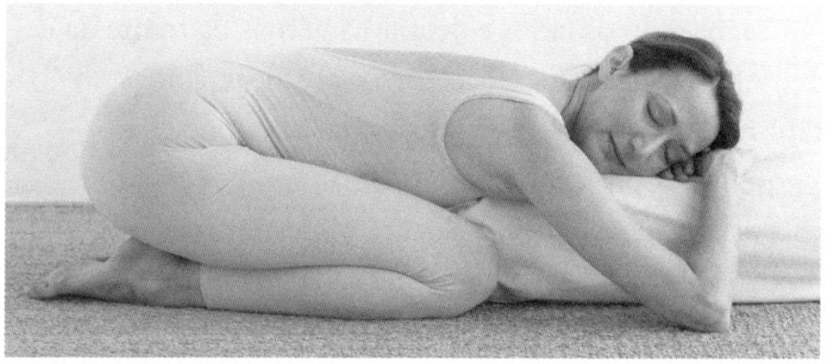

9. POSTURA INVERTIDA DO BASTÃO† (Viparita Dandasana) (Antes de começar, veja as pp. 54-55.) Ponha um cobertor dobrado sobre uma cadeira que deve estar a uns 60 centímetros da parede — uma distância que lhe permita pressionar a parede com os pés quando estiver com as pernas estendidas. Ponha uma almofada (ou duas, dependendo de sua flexibilidade) à frente da cadeira para servir de apoio para a sua cabeça. Sente-se, com a cadeira ao contrário, passando os pés através do encosto. Deslize as mãos pelos lados da cadeira, apóie-se nos cotovelos e incline-se para trás lentamente, de maneira que a cabeça e o pescoço ultrapassem a frente do assento da cadeira.

Segurando a cadeira pelos lados, arqueie as costas apoiando as escápulas na borda da frente do assento. (Talvez você precise levar as nádegas mais para trás.) Leve os pés à parede, as pernas levemente flexionadas, e leve as mãos às pernas de trás da cadeira (seus braços devem ficar entre as pernas da frente da cadeira). Apóie a cabeça na almofada. Alongue as pernas, como se afastasse a cadeira da parede, role as coxas, aproximando uma da outra, e solte a cabeça para trás. Mantenha as mãos nos lados ou nas pernas da cadeira (Caso sinta tensão na base das costas, ponha os pés mais altos, sobre um bloco ou sobre um banquinho baixo.) Respire calmamente, de 1 a 2 minutos. Se não conseguir, fique nesta postura por 30 segundos, sente-se e repita umas duas vezes.

Para sair, flexione os joelhos e apóie os pés no chão. Segure-se nos lados do encosto da cadeira e levante-se com cuidado. Recline-se no encosto e respire algumas vezes para soltar as costas.

EFEITOS Esta postura é excelente para aliviar a acidez do estômago, as cólicas abdominais e a flatulência.

†CUIDADO Busque o conselho de um professor experiente se tiver algum problema no pescoço. Não faça esta postura se estiver com enxaqueca, dor de cabeça por tensão ou diarréia.

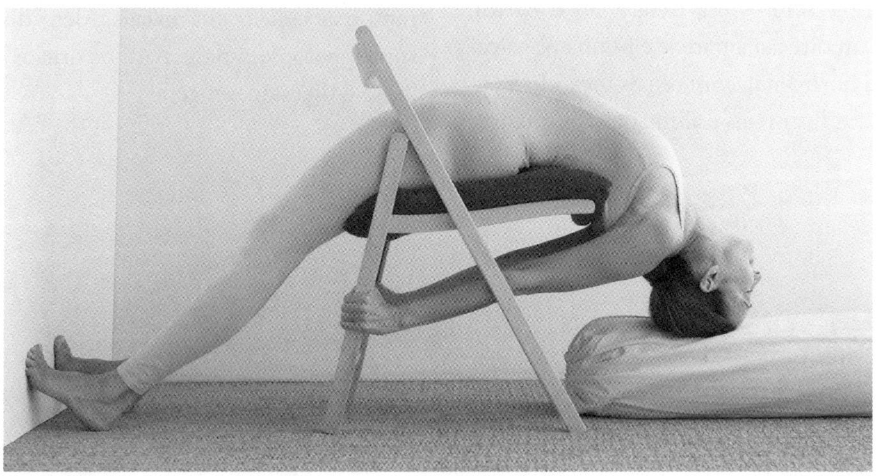

10. PARADA DE OMBROS† (Sarvangasana) (Antes de começar, veja a p. 70.) Ponha uma cadeira a uns 25 centímetros da parede, com um cobertor dobrado sobre o assento. Ponha mais dois ou três cobertores dobrados à frente da cadeira. Sente-se na cadeira ao contrário, com as pernas flexionadas sobre o encosto; leve as nádegas para o centro do assento.

Segurando os lados e depois as pernas da frente da cadeira, desça lentamente o torso, até ficar com os ombros apoiados nos cobertores e a cabeça no chão. Enquanto isso, estenda a coluna e abra o peito, para chegar à posição correta. Segure as pernas traseiras da cadeira com as mãos, uma de cada vez; os braços devem passar entre as pernas da frente. Alongue as pernas, da virilha aos calcanhares. Estenda as pernas, gire as coxas para dentro e apóie os pés na parede ou erga as duas pernas retas. Mantenha as pernas juntas e alongue-se da virilha aos calcanhares. Feche os olhos, respire normalmente e leve o peito em direção ao queixo. Fique nesta postura de 3 a 5 minutos, ou enquanto estiver confortável.

Para sair da postura, flexione os joelhos, ponha os pés no encosto da cadeira, solte as mãos e deslize para baixo até que o sacro se apóie nos cobertores e as panturrilhas no assento da cadeira. Descanse-se assim por um momento, depois role para o lado e sente-se devagar.

EFEITOS Esta é uma excelente postura revigorante para quem tem colite, prisão de ventre crônica ou hemorróidas.

†CUIDADO Não faça esta posição se tiver problemas no pescoço ou nos ombros, se tiver pressão alta, se estiver menstruada ou se tiver enxaqueca ou dor de cabeça de tensão.

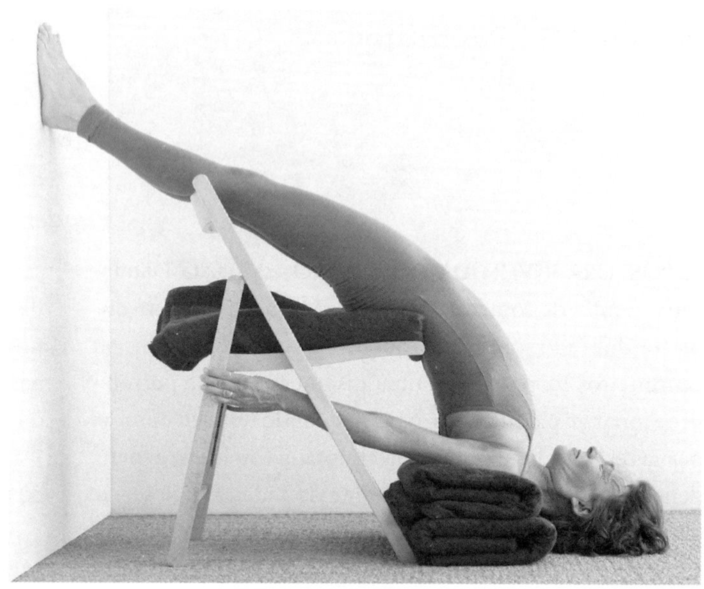

11. POSTURA DA PONTE (Setu Bandha Sarvangasana) Ponha uma almofada contra a parede, no sentido horizontal, e outra no sentido vertical, formando um T. Estenda um cobertor dobrado no chão, junto à ponta mais afastada da parede da almofada vertical, para apoiar a cabeça. Sente-se na ponta mais próxima à parede da almofada na vertical. Com os joelhos flexionados, deite-se para trás, sobre a almofada. Deslize para baixo até ficar com o meio das costas na ponta da almofada e os ombros no cobertor. Descanse os ombros e a cabeça no cobertor. Alongue as pernas em direção à parede e ponha os calcanhares na almofada horizontal, com os pés tocando a parede. As pernas devem ficar retas e alinhadas aos quadris. Deixe os braços em posição confortável — acima da cabeça ou abertos para os lados. Feche os olhos e relaxe completamente, respirando profundamente. Fique nesta postura de 5 a 10 minutos, ou pelo tempo que quiser.

Para sair, flexione os joelhos e role lentamente para o lado. Com a ajuda das mãos, erga-se e volte à posição sentada.

EFEITOS Esta suave flexão para trás ajuda a acalmar o sistema digestivo, alivia a sensação de estômago empanturrado e as cólicas estomacais. Além disso, ela aumenta o suprimento de sangue para os órgãos abdominais e melhora a digestão em geral.

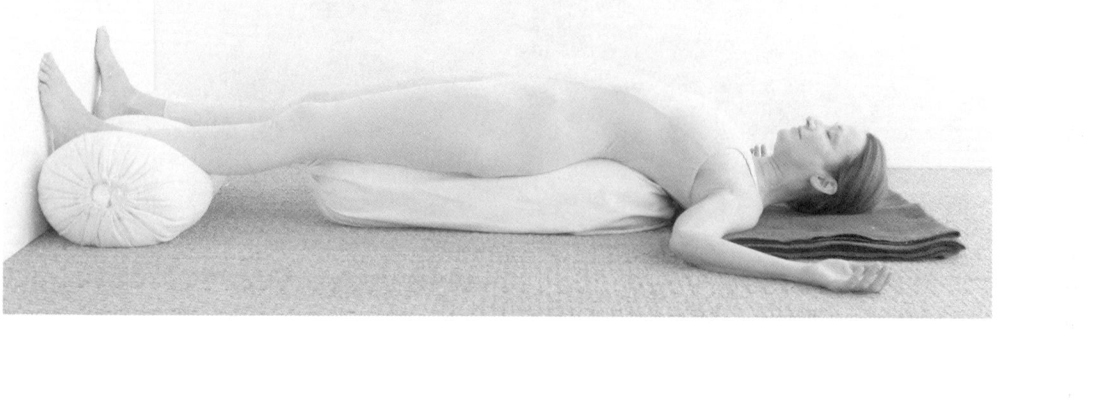

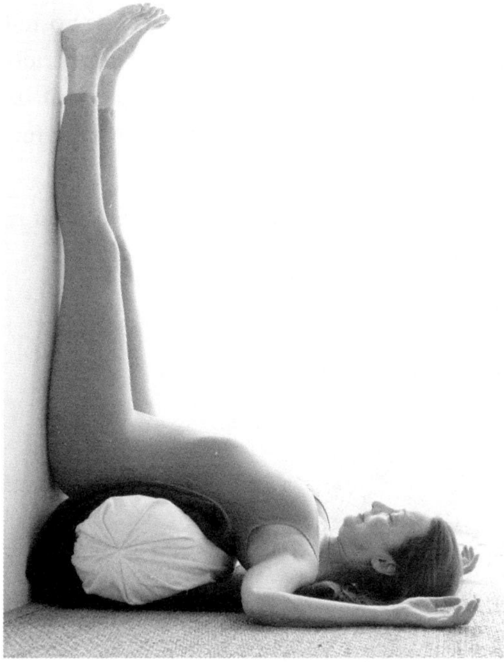

12. POSTURA COM AS PERNAS LEVANTADAS CONTRA A PAREDE† **(Viparita Karani)** Ponha uma almofada a uns 10 centímetros da parede. (Se você for alta, talvez precise de um apoio mais alto, como um cobertor dobrado sobre a almofada.) Sente-se na almofada com o lado do corpo e o quadril direito em contato com a parede. Usando as mãos para se apoiar, incline-se para trás e gire o corpo, levantando e apoiando na parede primeiro a perna direita e depois a esquerda. As nádegas devem ficar bem perto da parede ou apoiadas nela; se elas se afastaram da parede quando você ergueu as pernas, ponha os pés na parede e use as mãos como apoio para erguer os quadris e levar as nádegas de volta à posição correta. (Caso sinta rigidez ou desconforto nas pernas, afaste ligeiramente as nádegas da parede.) Deite-se com a base das costas e as costelas apoiadas na almofada; o cóccix solto, descendo para o chão e os ombros e a cabeça apoiados no chão. (Se o pescoço ficar desconfortável, ponha uma toalha ou cobertor dobrado sob ele.) Alongue-se através das pernas e ponha os braços para os lados, com os cotovelos flexionados e as palmas das mãos para cima. Fique nesta postura, respirando normalmente, por 5 minutos ou mais. (Se quiser, ponha uma máscara de dormir sobre os olhos para evitar distrações.)

Para sair, ponha os pés na parede e vá se afastando suavemente da almofada. Role devagar para um lado e sente-se.

EFEITOS Esta é uma postura excelente para aliviar a diarréia e a náusea.

†CUIDADO Não faça esta postura quando estiver menstruada.

13. POSTURA DO CADÁVER (Savasana) Deite-se de costas, com as pernas estendidas à sua frente. Ponha os braços confortavelmente dos lados do corpo, levemente afastados do torso, com as palmas das mãos voltadas para cima. Alongue ativamente os braços e as pernas e depois deixe que relaxem completamente. Feche os olhos e deixe tudo relaxar. Fique nesta postura, respirando normalmente, por 10 minutos.

EFEITOS Esta postura propicia um repouso completo. Ela é excelente para aliviar sintomas relacionados ao *stress*, como dor de estômago, diarréia ou náusea, equilibrando o sistema nervoso central.

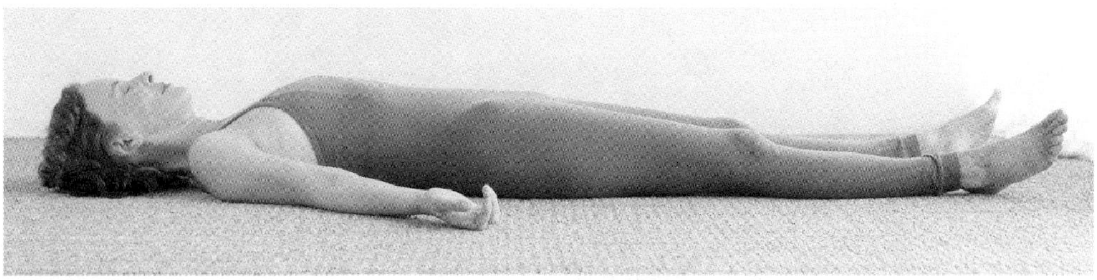

UMA SEQÜÊNCIA PARA ALIVIAR A DIARRÉIA

1. Postura com Almofadas Cruzadas
2. Postura Reclinada em Ângulo Fechado (Supta Baddha Konasana)
3. Postura da Ponte (Setu Bandha Sarvangasana)
4. Postura com as Pernas Levantadas contra a Parede (Viparita Karani)
5. Postura do Cadáver (Savasana)

1. POSTURA COM ALMOFADAS CRUZADAS Ponha uma almofada sobre a esteira e uma outra atravessada sobre o centro da primeira, formando uma cruz. Sente-se no meio da almofada de cima e, com cuidado, deite-se para trás, com a coluna apoiada na almofada e a parte de trás da cabeça no chão. (Se o alongamento for muito forte ou forçar o pescoço, ponha um cobertor dobrado sob a cabeça.) Ponha os braços dos lados da cabeça, com as palmas das mãos para cima e os cotovelos flexionados. Relaxe completamente. (Se achar que está forçando a base das costas, apóie os pés sobre um bloco.) Relaxe nesta postura por vários minutos, soltando o abdômen e inspirando até ele a energia de cura. Para sair da postura, flexione os joelhos e role para o lado. Para sentar, use as mãos como apoio.

EFEITOS Esta postura ajuda a aliviar a indigestão, a flatulência e a diarréia.

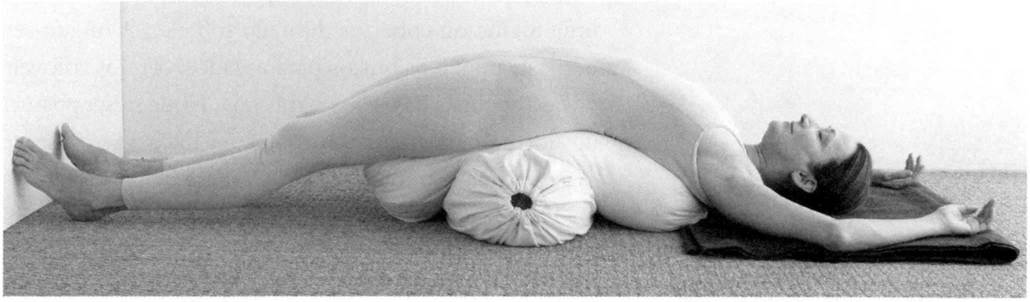

2. POSTURA RECLINADA EM ÂNGULO FECHADO (Supta Baddha Konasana) Faça a Postura Reclinada em Ângulo Fechado conforme a descrição da p. 302.

EFEITOS Experimente esta postura para aliviar a indigestão e a flatulência, assim como a diarréia.

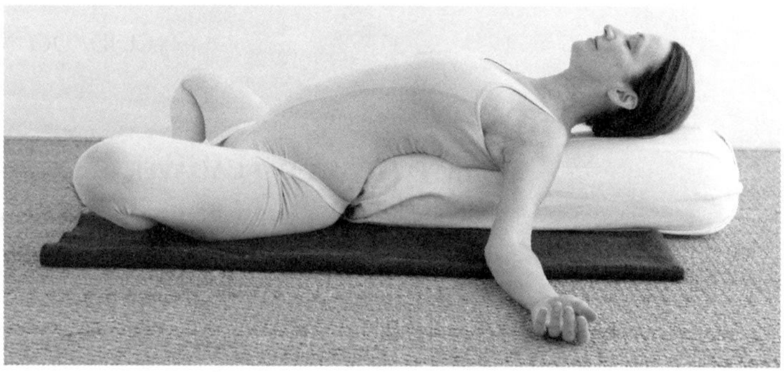

3. POSTURA DA PONTE (Setu Bandha Sarvangasana) Faça a Postura da Ponte conforme a descrição da p. 306. Fique nesta postura de 3 a 5 minutos.

EFEITOS Experimente esta postura para melhorar a digestão em geral, para tonificar a região abdominal e para aliviar a diarréia.

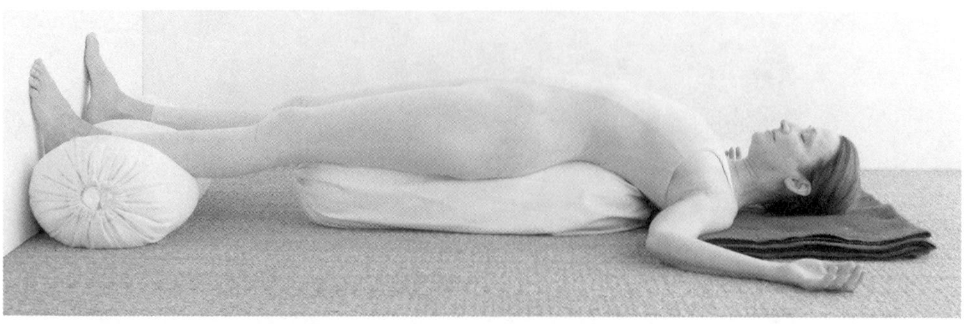

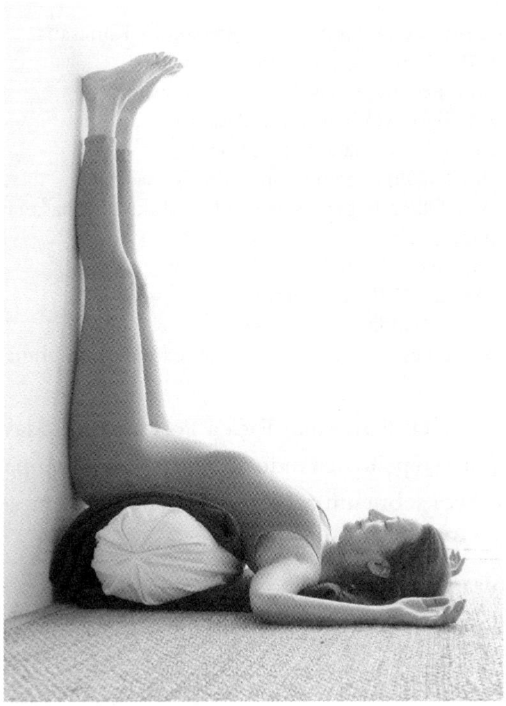

4. POSTURA COM AS PERNAS LEVANTADAS CONTRA A PAREDE† (Viparita Karani) Faça a Postura com as Pernas Levantadas Contra a Parede conforme a descrição da p. 307. Fique nesta postura por 5 minutos, pelo menos.

EFEITOS Esta postura alivia a diarréia, a indigestão e a náusea.

†CUIDADO Não faça esta postura quando estiver menstruada.

5. POSTURA DO CADÁVER (Savasana) Faça a Postura do Cadáver conforme a descrição da p. 307. Fique nesta postura por 10 minutos. (Se for mais confortável, você pode abrir o peito deitando-se sobre uma almofada — no sentido vertical — e apoiando a cabeça sobre um cobertor dobrado.)

EFEITOS Esta posição propicia um repouso completo. Ela é excelente para aliviar sintomas relacionados ao *stress*, incluindo a diarréia e as cólicas abdominais.

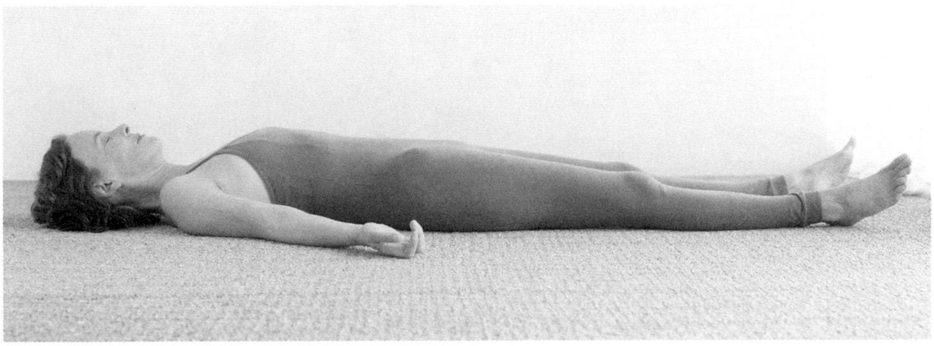

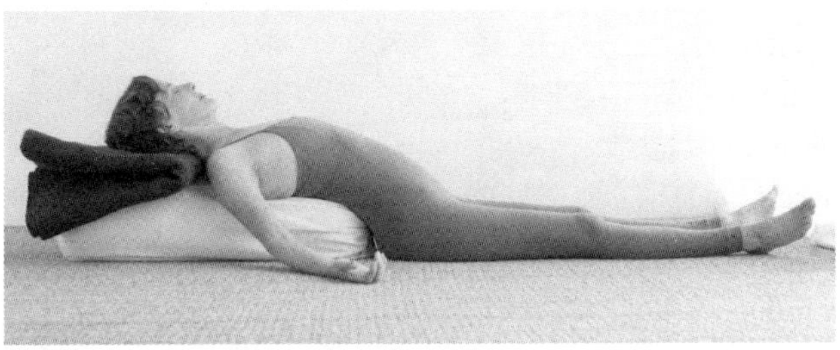

Modificação

UMA SEQÜÊNCIA PARA A SÍNDROME DO CÓLON IRRITÁVEL

1. Postura do Cadáver (Savasana)
2. Postura Reclinada em Ângulo Fechado (Supta Baddha Konasana)
3. Postura Reclinada do Herói (Supta Virasana)
4. Postura Sentada com Reclinação Fácil (Supta Sukhasana)
5. Postura Invertida do Bastão (Viparita Dandasana)
6. Postura em Ângulo Fechado (Baddha Konasana)
7. Postura Sentada em Ângulo Aberto I (Upavistha Konasana I)
8. Postura do Cachorro Olhando para Baixo (Adho Mukha Svanasana)
9. Parada de Cabeça (Sirsasana)
10. Parada de Ombros (Sarvangasana)
11. Postura do Meio Arado (Ardha Halasana)
12. Postura da Ponte (Setu Bandha Sarvangasana)
13. Postura com as Pernas Levantadas contra a Parede (Viparita Karani)

1. POSTURA DO CADÁVER (Savasana) Faça a Postura do Cadáver conforme a descrição da p. 307. Abra o peito deitando-se de costas sobre uma almofada vertical e apoiando a cabeça sobre um cobertor dobrado. Fique nesta postura, respirando normalmente, por 10 minutos.

EFEITOS Esta postura propicia um repouso completo. Ela é excelente para aliviar sintomas relacionados ao *stress*, incluindo diarréia e cólicas abdominais.

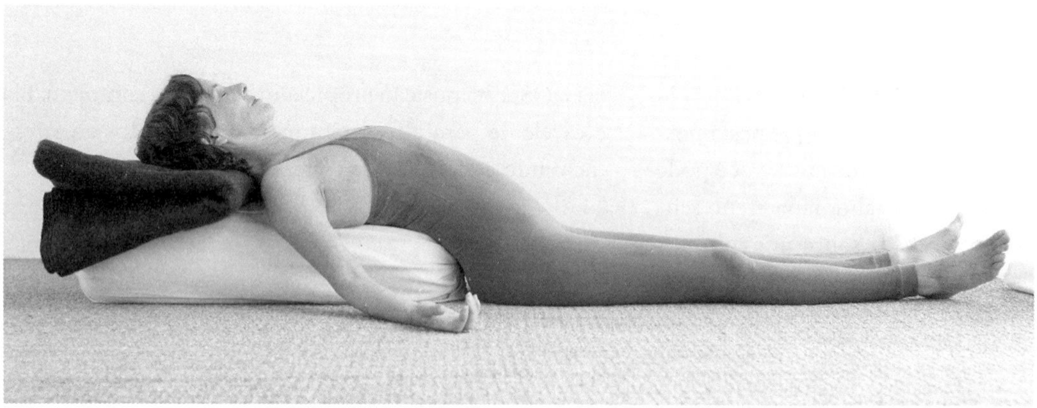

2. POSTURA RECLINADA EM ÂNGULO FECHADO (Supta Baddha Konasana) Faça a Postura Reclinada em Ângulo Fechado conforme a descrição da p. 302.

EFEITOS Esta postura alivia a indigestão, a flatulência e a diarréia.

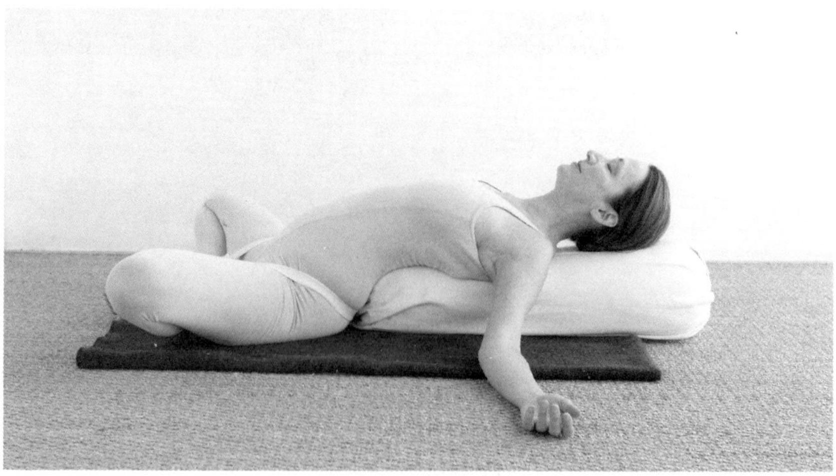

3. POSTURA RECLINADA DO HERÓI (Supta Virasana) Faça a Postura Reclinada do Herói conforme a descrição da p. 301.

EFEITOS Esta postura ajuda a aliviar a acidez estomacal, as cólicas abdominais e a flatulência.

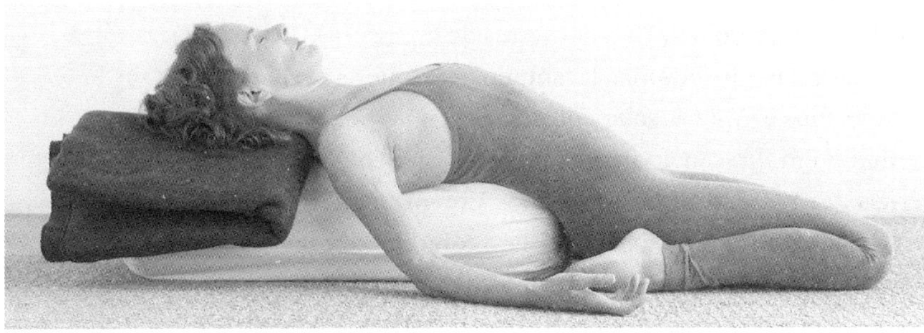

4. POSTURA SENTADA COM RECLINAÇÃO FÁCIL (Supta Sukhasana) Ponha uma almofada no chão atrás de você no sentido vertical e sente-se à frente dela, com os joelhos flexionados e o sacro em contato com a borda da almofada (como na Postura Reclinada em Ângulo Fechado). Você pode pôr um cobertor dobrado sobre a almofada para apoiar a cabeça. Cruze as pernas confortavelmente na altura das canelas e alongue-se para cima através da coluna. Usando as mãos como apoio, deite-se para trás sobre a almofada. Solte os braços para os lados, leve as escápulas para dentro das costas e erga o peito. Esta postura deve ser muito confortável e você não deve sentir nenhum desconforto. (Caso sinta tensão nas costas, aumente a altura do apoio.) Fique nesta postura de 1 a 2 minutos, pelo menos. Para sair, descruze as pernas, apóie os pés no chão e role lentamente para o lado. Sente-se, usando as mãos como apoio.

EFEITOS Esta postura alivia cólicas abdominais, indigestão e flatulência.

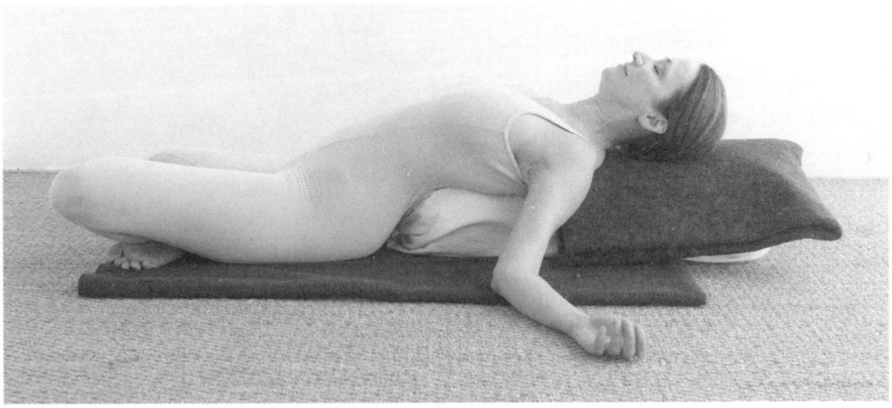

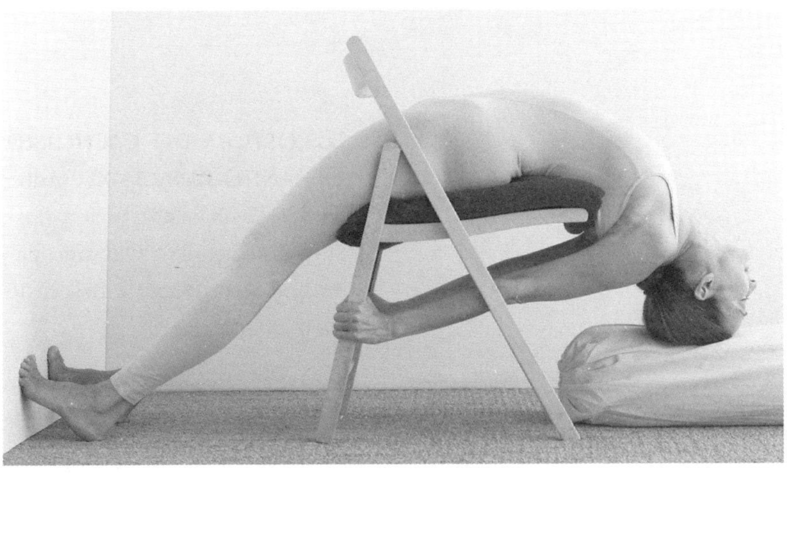

5. POSTURA INVERTIDA DO BASTÃO† (Viparita Dandasana) Faça a Postura Invertida do Bastão conforme a descrição da p. 305.

EFEITOS Faça esta postura para aliviar a diarréia, as cólicas abdominais, a flatulência e a indigestão.

†CUIDADO Fale com um professor experiente caso tenha problemas no pescoço. Não faça esta postura se tiver enxaqueca, dor de cabeça por tensão ou diarréia.

6. POSTURA EM ÂNGULO FECHADO (Baddha Konasana) Sente-se, encostada na parede, sobre um bloco ou sobre um cobertor dobrado (com uns 10 centímetros de espessura). Mantenha as costas retas e o abdômen levantado. Flexione as pernas, afaste os joelhos e junte as solas dos pés. Segure os pés e leve os calcanhares em direção ao períneo ou osso púbico. As bordas externas dos pés devem ficar no chão. Alongue a coluna para cima, conduzindo o movimento com o topo da cabeça. Alongue a parte externa das coxas da virilha aos joelhos, abaixe gentilmente os joelhos, o máximo que puder. Ponha as mãos atrás de você para ficar ainda mais ereta e levante o abdômen. Fique nesta posição por um minuto ou mais, respirando normalmente. Para sair, relaxe os braços dos lados do corpo e leve os joelhos para cima, um por vez. Alongue as pernas à sua frente.

EFEITOS Esta postura aumenta a circulação para o abdômen e para a pélvis, melhorando a função digestiva.

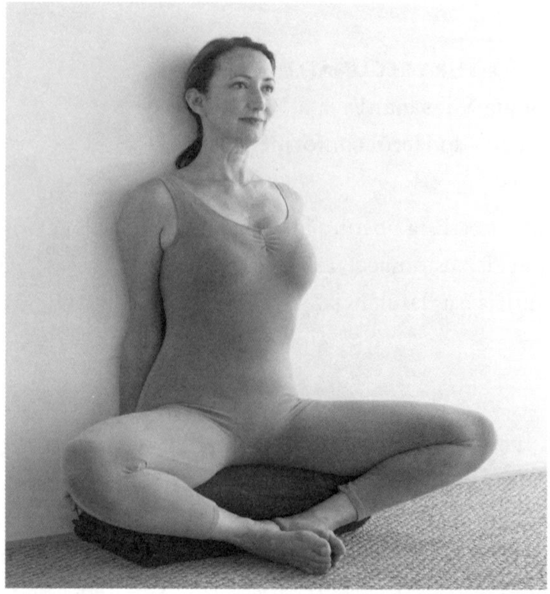

7. POSTURA SENTADA EM ÂNGULO ABERTO I (Upavistha Konasana I) Sente-se, encostada na parede, sobre um bloco ou sobre um cobertor dobrado (com uns 10 centímetros de espessura). Afaste bem as pernas e flexione os pés. Ajuste a parte carnuda das nádegas, levando-a para trás e para os lados. Ponha as mãos no chão atrás de você, leve o abdômen e as costelas flutuantes para cima, em direção ao peito, e as escápulas para dentro das costas. Fique ereta, alongando-se através das pernas e com os joelhos esticados. Fique nesta postura por 1 minuto, pelo menos. Para sair, relaxe os braços e junte as pernas.

EFEITOS Esta postura aumenta a circulação para o abdômen e para a pélvis, melhorando a função digestiva.

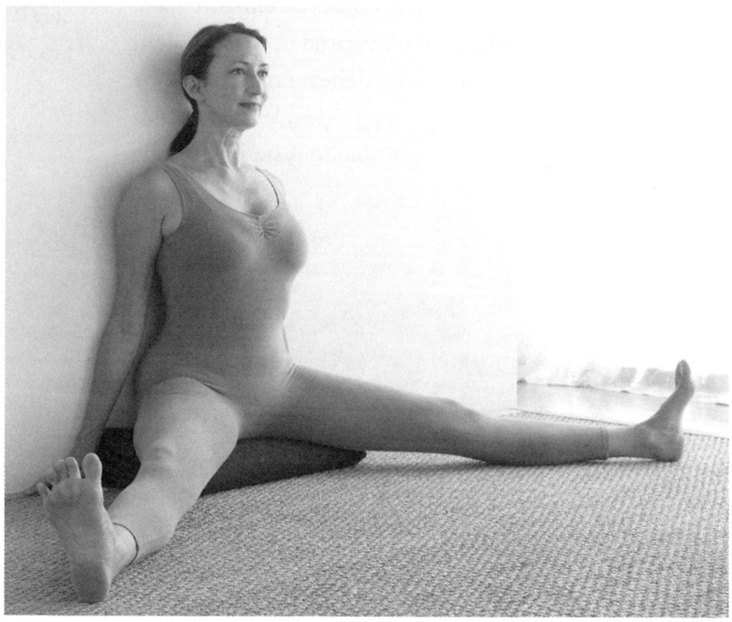

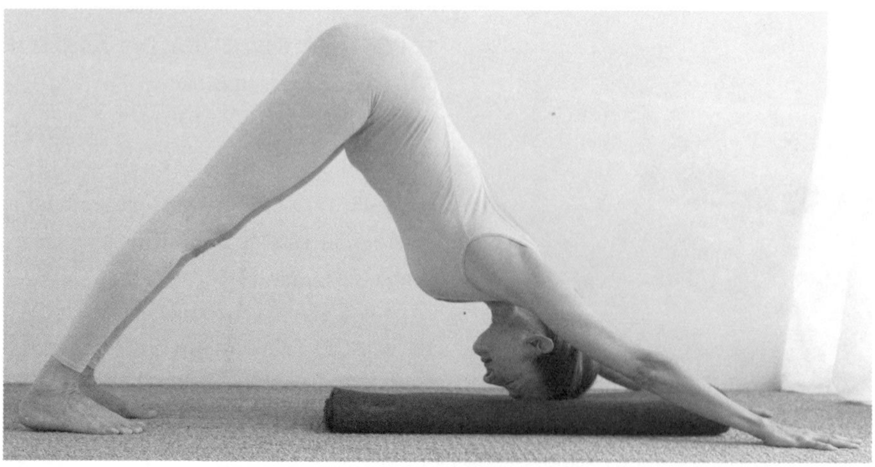

8. POSTURA DO CACHORRO OLHANDO PARA BAIXO (Adho Mukha Svanasana) Faça a Postura do Cachorro Olhando para Baixo conforme a descrição da p. 302.

EFEITOS Esta postura acalma o sistema nervoso, alivia a prisão de ventre e a indigestão.

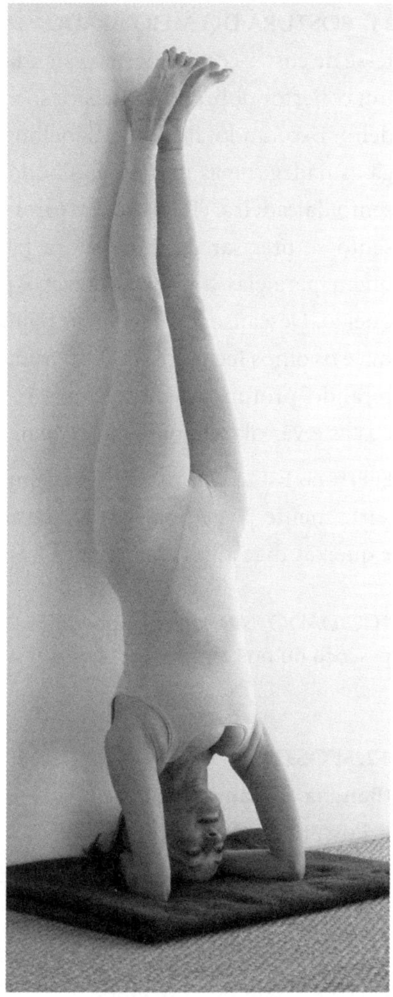

9. **PARADA DE CABEÇA† (Sirsasana)** Faça a Parada de Cabeça conforme a descrição da p. 304.

EFEITOS Esta postura ajuda a estabilizar o trato digestivo e alivia espasmos no cólon, especialmente quando praticada com a Parada de Ombros (Sarvangasana).

†CUIDADO Só faça esta postura se ela já fizer parte de sua prática de yoga. Evite-a se estiver menstruada ou com enxaqueca, se tiver pressão alta ou problemas nas costas.

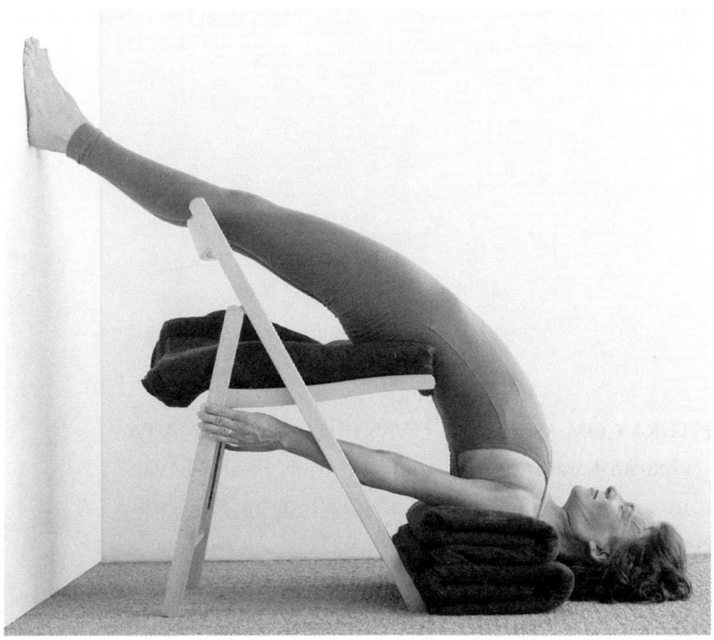

10. **PARADA DE OMBROS† (Sarvangasana)** Faça a Parada de Ombros conforme a descrição da p. 306, ficando nesta postura por vários minutos ou enquanto estiver confortável.

EFEITOS Esta é uma excelente postura revigorante para quem tem síndrome do cólon irritável, colite, prisão de ventre crônica ou hemorróidas.

†CUIDADO Não faça esta postura se tiver problemas nos ombros, pressão alta, se estiver menstruada, com enxaqueca ou dor de cabeça por tensão.

11. POSTURA DO MEIO ARADO† (Ardha Halasana) Deite-se de costas com as pernas estendidas, os ombros sobre um cobertor dobrado e a cabeça sob o assento de uma cadeira. Expirando, flexione os joelhos e impulsione ou erga as nádegas e as pernas, apoiando as coxas sobre o assento da cadeira. (Ponha cobertores dobrados sobre o assento se precisar de mais altura para que as pernas fiquem paralelas ao chão.) Leve o peito em direção ao queixo. Descanse assim, com as palmas das mãos para cima e os olhos fechados, de 3 a 5 minutos, no mínimo, respirando profundamente. Para sair, ponha as mãos nas costas e vá rolando para baixo, bem devagar.

EFEITOS Esta postura ajuda a acalmar os nervos e a relaxar a mente. Ela é boa para aliviar distúrbios estomacais e queixas digestivas associadas à ansiedade.

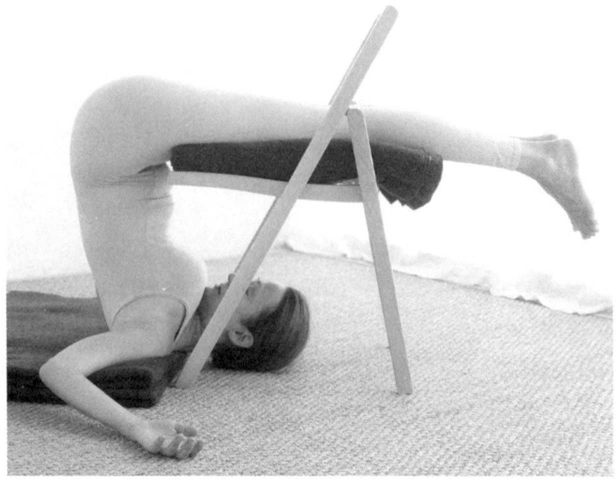

†CUIDADO Não faça esta postura se tiver problemas no pescoço ou nos ombros ou se estiver menstruada.

12. POSTURA DA PONTE (Bandha Sarvangasana) Faça a Postura da Ponte conforme a descrição da p. 306. Fique nesta postura de 3 a 5 minutos.

EFEITOS Esta postura ajuda a melhorar a digestão em geral, tonifica a região abdominal, alivia a diarréia e as cólicas abdominais.

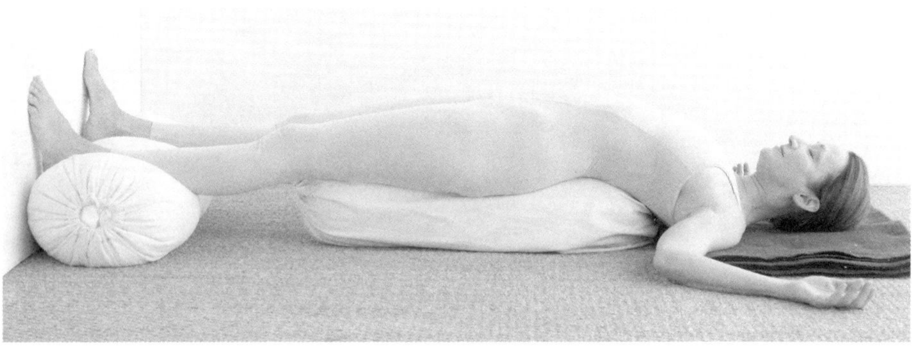

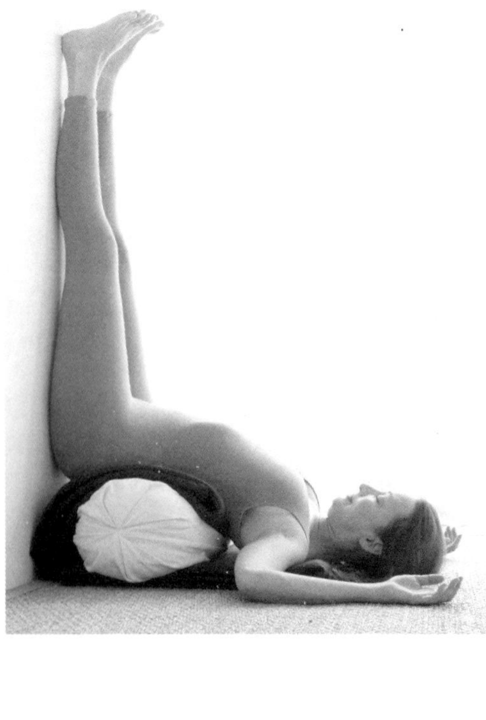

13. POSTURA COM AS PERNAS LEVANTADAS CONTRA A PAREDE† (Viparita Karani) Faça a Postura com as Pernas Levantadas contra a Parede conforme a descrição da p. 307. Fique nesta postura por 5 minutos, pelo menos.

EFEITOS Esta postura é ótima para acalmar o sistema nervoso simpático e aliviar distúrbios digestivos relacionados à ansiedade, como diarréia, indigestão e náusea.

†CUIDADO Não faça esta postura quando estiver menstruada.

PARTE CINCO

A Sabedoria que vem do Coração

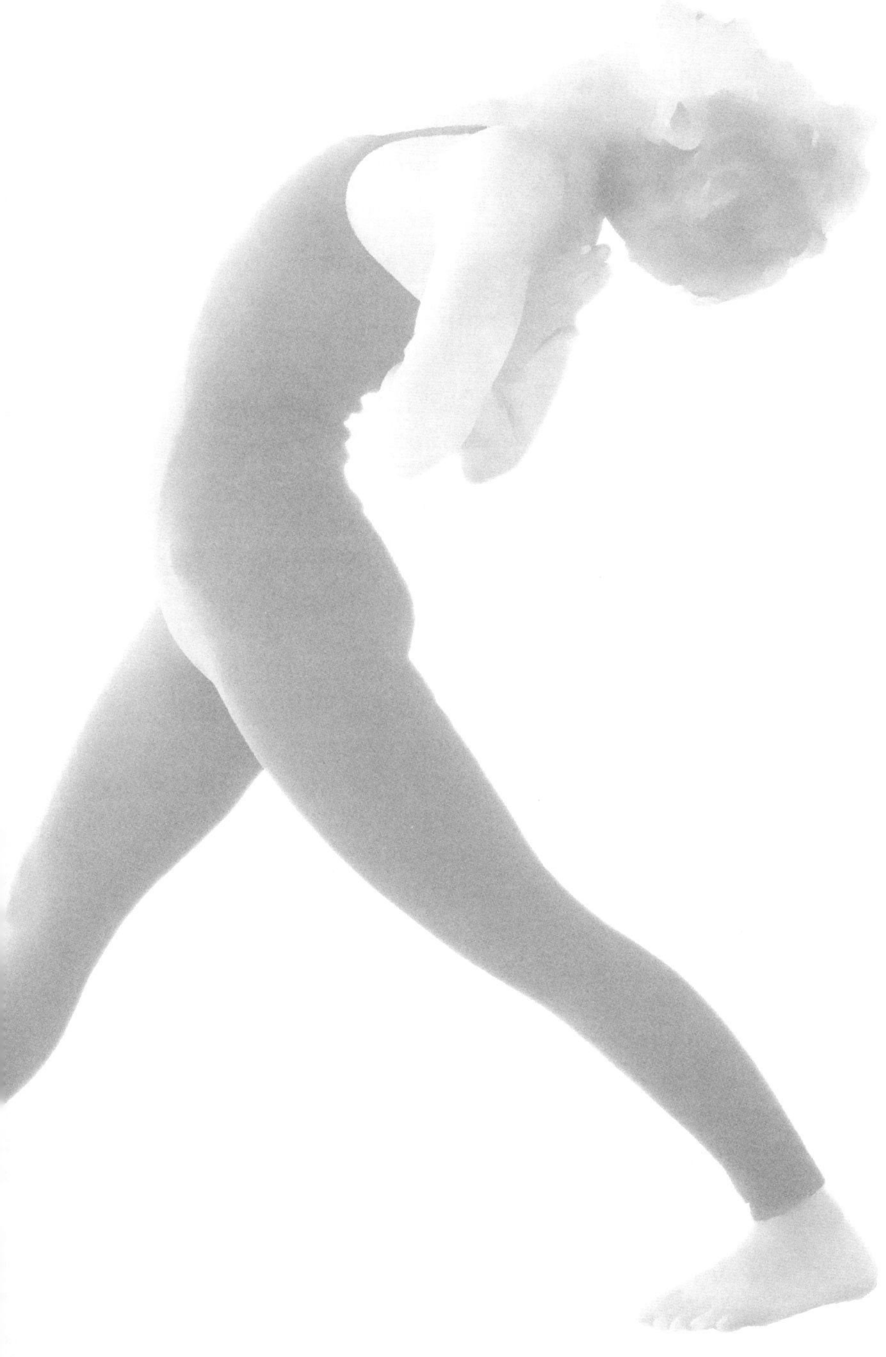

Introdução

Há uns dez anos, numa conferência sobre ervas em Massachusetts, conheci três mulheres incríveis. Juliette de Bairacli Levy, na época chegando aos oitenta, contava casos do tempo em que praticou a cura entre os ciganos na Grécia e de suas atividades como defensora dos animais no mundo inteiro. Adele Dawson, com 85 anos, encantava a todos com seu humor e com histórias de sua vida como herborista e jardineira, contadas com a paixão contagiante que tinha pelas flores e criaturas da floresta que viviam perto de sua casa. Hortense Robinson, setenta anos, falava com timidez de seus ensinamentos como praticante da cura maia em Belize, uma prática que começara havia uma década e que continuava a florescer na medida em que se espalhava pelo país a fama de sua habilidade para curar e aconselhar. Naquela noite em Massachusetts, diante de mim e de mais duzentas pessoas, essas mulheres contaram as suas histórias — não como histórias de juventude perdidas no passado distante, mas como parte da vida presente. A companhia delas me deixou reconfortada, revigorada e inspirada. Elas se tornaram minhas professoras, exemplos a serem seguidos.

Toda mulher precisa de exemplos à medida que vai atravessando os estágios da vida. E será que há alguém melhor para servir de exemplo do que as mulheres que já passaram por aquilo que ela está passando? Patricia diz que as mulheres mais velhas sempre a motivaram. Aos vinte anos, ela já reverenciava mulheres cuja sabedoria vinha da experiência, do trabalho no mundo. Todas essas mulheres têm claramente o que Margaret Mead chamou de *postmenopausal zest* (vigor da pós-menopausa). Eu prefiro muito mais essa imagem do que a da velhinha encarquilhada e improdutiva, cuja juventude e utilidade fazem parte do passado.

Os anos de sabedoria da mulher têm muito em comum com a meninice. Antes que a puberdade abafe a voz da menina, ela fala com uma candura estimulante (às vezes alarmante) e uma inocência à flor da pele. À medida que envelhece, você recupera essa honestidade e essa maneira direta de falar, enriquecidas por uma vida inteira de relacionamentos e experiências. Mais velha e livre da imprevisibilidade dos hormônios do climatério, você descobre em si mesma um nível de energia e vitalidade equivalente ao de antes da puberdade. Patricia diz que, nessa fase, muitas mulheres iniciam uma intensa prática de yoga, especialmente se foram fisicamente ativas ao longo da vida.

Se você conseguiu chegar ao 65 anos com boa saúde, os gerontologistas dizem que há uma boa chance de você viver mais quinze a dezoito anos. Os desafios dessa fase — e a sua maneira de enfrentá-los — vão determinar a riqueza desses anos adicionais. Fisicamente, os anos pós-menopausa trazem a ameaça da osteoporose, das doenças cardíacas e de uma variedade de outros males. Mentalmente, há o medo de perder a memória e de deslizar para a demência. Mas, é interessante notar, as mesmas coisas que ajudam a prevenir (ou administrar) os sintomas físicos podem reduzir também a probabilidade de deterioração mental. O corpo e a mente precisam de estímulo para se manterem fortes e alertas. Continue ativa na comunidade, faça aulas diárias de yoga, leia, escreva, mantenha o contato com os amigos — todas essas atividades trazem uma sensação de bem-estar, de utilidade e de alegria que aumenta a capacidade de continuar crescendo e de envelhecer dignamente.

O apoio recíproco é fundamental nessa fase da vida. Muitas mulheres sobrevivem aos maridos por uma década ou mais e temem a solidão. Patricia diz repetidamente às suas alunas que, em todos os estágios da vida, o apoio recíproco é essencial para a saúde física, mental e espiritual. Aprender e ensinar, aproveitar a companhia umas das outras, compartilhar informações — assim como alegrias e tristezas — são as maiores dádivas que podemos dar às outras e a nós mesmas.

Fisicamente, a yoga é uma companhia ideal para esta fase da vida. Não importa o estado do seu corpo e da sua mente; sempre dá para fazer algum tipo de yoga. Às vezes, você tem vontade de fazer uma prática vigorosa; em outros dias, o corpo pede uma prática suave e restauradora; em certas ocasiões, você tem energia para fazer os exercícios respiratórios e só. Seja qual for a sua prática de yoga em um determinado dia, Patricia diz que são profundos os benefícios para o corpo e para a mente.

Na esfera mental e emocional, a yoga traz estabilidade e calma, fortalecendo o sistema imunológico e pacificando o sistema nervoso. Hannah, de 76 anos, que faz yoga desde os 68, diz que, para ela, a maior dádiva da yoga foi a consciência que adquiriu da capacidade do próprio corpo. Aprendendo a ficar ereta na Postura da Montanha (Tadasana), equilibrando-se na Postura da Meia Lua (Ardha Chandrasana) e alongando-se na Postura do Triângulo Estendido (Utthita Trikonasana) ela começou a ficar mais forte. Agora, ela não tem mais medo de cair; a confiança no próprio equilíbrio lhe trouxe de volta a sensação de independência e liberdade que tinha perdido.

Há um nível muito profundo, em que a yoga lhe mostra a sabedoria inerente ao corpo em cada postura que você faz. E ela propicia tempo e espaço para entrar em contato com o lado intuitivo da mente e com os ensinamentos do coração, para que possa compartilhar esses dons com o resto do mundo.

Experimente as posturas de yoga e as sugestões de estilo de vida que Patricia e eu selecionamos para tratar as queixas mais comuns da pós-menopausa. Se você sofre do coração ou tem osteoporose, converse com o médico para saber se a prática de yoga que escolheu é segura e eficaz no seu caso, especialmente se você for iniciante.

Capítulo 13 *Como Minimizar os Sintomas da Pós-Menopausa*

OS ANOS DA PÓS-MENOPAUSA TRAZEM COM ELES UMA NOVA ORDEM de desafios físicos e emocionais. Você precisa descobrir como tratar alguns sintomas desagradáveis, como secura e atrofia vaginal, incontinência urinária e diminuição de mobilidade nas articulações. Estimular essas áreas por meio de uma prática constante de yoga ajuda a neutralizar o que há de pior nesses problemas.

SECURA VAGINAL E DIMINUIÇÃO DA LIBIDO

Nem todas as mulheres na pós-menopausa sofrem de diminuição da libido (falta de interesse em sexo), mas a maioria admite que sua lubrificação vaginal se modificou. Para algumas, esse sintoma já basta para reforçar o estereótipo da velha seca e encarquilhada, levando-as, mesmo com relutância, a procurar a terapia de reposição hormonal (TRH).

Não é para menos, afinal muitos médicos acreditam que a "atrofia vaginal" é inevitável na menopausa (e ainda por cima lhe dão esse nome), o que é suficiente para qualquer mulher temer essa fase da vida. Mas, embora os baixos níveis de progesterona e de estrogênio causem um afinamento do tecido vaginal e uma diminuição de sua lubrificação protetora, você não precisa abrir mão do sexo, a menos que queira. A secura da vagina torna as relações desconfortáveis para algumas e intoleráveis para outras, mas não é um problema irreversível. Lubrificantes, cremes com estrogênio, dieta e certas posturas de yoga podem minimizar os efeitos dos baixos níveis hormonais. Muitas mulheres que já estão na pós-menopausa têm tanto prazer nas relações sexuais quanto tinham quando eram mais jovens (e às vezes mais).

Quase todas as mulheres sabem que ficam mais sensuais quando estão de bem consigo mesmas — quando estão descansadas, pensando com clareza, sentindo-se bonitas. Só que é difícil sentir tudo isso quando se tem insônia e ondas de calor, quando as idéias estão confusas e a auto-estima está baixa. Outras mulheres admitem que a menopausa é uma desculpa para não fazer amor com quem não contribui para que se sintam felizes ou desejáveis. Fisiologicamente, é provável que você precise dar atenção a certas coisas que conspiram contra o prazer nas relações sexuais. Em primeiro lugar, sua abertura vaginal está menor, mais estreita e mais seca do que antes. Com essa falta de muco, a lubrificação é mais difícil e talvez você não consiga chegar ao orgasmo com a rapidez de antes. Além disso, a sensibilidade dos seios pode ter diminuído. Martine, uma professora de yoga, diz que a falta de lubrificação tem sido o seu maior desafio na medida em que a idade avança. Aos 57 anos, ela está tão viva sexualmente quanto sempre foi, mas sua vagina demora para ficar lubrificada. O parceiro, desde que tenha sensibilidade, pode ajudar muito, observa ela.

O tratamento mais comum para a secura vaginal é com estrogênio, mas muitas mulheres relutam em procurar a TRH por causa dos efeitos colaterais, especialmente se a pós-menopausa não lhes trouxe outros problemas. Os cremes com hormônios constituem uma alternativa mais segura, embora nem sempre sejam livres de efeitos colaterais. Martine diz que, no começo, gostou do creme com testosterona, estriol e progesterona que o médico lhe receitou. Mas, depois de três meses, os seios começaram a ficar doloridos, abalando o sucesso inicial do medicamento. Segundo a dra. Susan Love, autora de *Dr. Susan Love's Hormone Book: Making Informed Choices About Menopause*, basta uma pequena quantidade (em geral muito menor do que a dose recomendada) de um creme com dosagem bem baixa para se ter bons resultados, evitando assim os efeitos colaterais de que Martine se queixou. A dra. Love observa também que alguns desses cremes são feitos com estriol, um tipo muito menos potente de estrogênio, e são indicados também em casos de incontinência urinária.

Mesmo que você não seja sexualmente ativa, é importante manter um nível saudável de lubrificação vaginal para se prevenir contra infecções na vagina, no útero, nas vias urinárias e na bexiga. Mas antes de partir para a terapia hormonal (mesmo em forma de creme), experimente alguns remédios naturais.

Não é Falta de Uso?

Quanto mais amor você fizer, mais tonificada e lubrificada vai ficar a sua vagina. A atividade aumenta o fluxo de sangue para a vagina e estimula as mucosas. Os músculos também ficam mais fortalecidos mas, mesmo assim, faça religiosamente os exercícios Kegel. Quase todo mundo conhece esses exercícios desde a adolescência. Os movimentos de aperta-e-solta fortalecem os músculos da base pélvica, aumentam a circulação e têm ainda o efeito de melhorar o orgasmo e o tônus vaginal. Para fazer esses exercícios, contraia os músculos como se quisesse parar de fazer xixi e, depois de cinco segundos, solte-os completamente. Repita várias vezes seguidas, várias vezes ao dia. Pratique quando estiver trabalhando, falando ao telefone, parada no farol ou até mesmo durante as relações.

Dieta

Beba muita água, de oito a dez copos por dia (incluindo chás de ervas). Evite bebidas com cafeína ou álcool. E corte o açúcar branco (especialmente se tem tendência às infecções vaginais por fungos), os alimentos industrializados e a carne vermelha, que sobrecarregam as glândulas supra-renais. Prefira alimentos ricos em fitoestrogênios, como folhas (couve, mostarda, dente-de-leão), soja e sementes de linhaça, além de suco de uva-do-monte (adoçado com suco de uvas brancas e não com xarope de milho).

Suplementos

Aumente o consumo de vitamina E (até 600 IU/dia durante dois meses ou mais), zinco e ácidos graxos essenciais (como os do óleo de sementes de linhaça). Susun Weed, autora de *Menopausal Years: The Wise Woman Way*, sugere tintura de agripalma (dez a vinte gotas, várias vezes ao dia) para os casos em que a secura vaginal se intensifica, chegando a queimar e a coçar. Linimento de ungüento traz alívio instantâneo em muitos casos. Gel de aloe vera (duas colheres de sopa misturadas a um quarto de copo de água) é a receita da herborista Amanda McQuade Crawford para tratar a irritação da vagina.

Lubrificantes

Os lubrificantes fazem maravilhas. Não pense que usá-los significa que você falhou como amante. Trate-os como um adereço sexual e divirta-se! Experimente lubrificantes mais sensuais, como gel de aloe vera, azeite de oliva ou óleo de vitamina E. Os médicos ayurvédicos recomendam óleo de gergelim levemente aquecido. Não use cremes com estrogênio como lubrificante para fazer amor porque seu parceiro pode ficar com excesso de estrogênio no organismo.

Atitude

Não é fácil superar o estereótipo da velha encarquilhada, mas muitas mulheres conseguiram. Há vários anos, numa palestra sobre tratamentos com ervas na menopausa, a herborista Rosemary Gladstar falou com tanto entusiasmo e expectativa desses anos de transição que uma participante perguntou se o envelhecimento a deixava nervosa. Rosemary olhou para ela, sorriu e disse: "Que nada, eu me sinto ótima. Molhada e suculenta!"

A atitude de Rosemary não é incomum. Muitas mulheres falam de um grande aumento da libido na menopausa, já que, pela primeira vez, não precisam se preocupar com a gravidez. Uma praticante de yoga da Califórnia disse que, aos 55 anos, ela se acha mais sexy e mais desejável do que nunca. Outras mulheres preferem não ter muito contato sexual. Uma professora de yoga diz que continua tão apaixonada quanto antes. Só que a sua paixão está agora voltada para dentro, para a prática espiritual, o que lhe faz muito bem.

A dra. Christiane Northrup acha que algumas mulheres se queixam de queda da libido porque exauriram a energia vital (chi) ao longo de anos de *stress*, nada restando para a intimidade sexual. Essa é mais uma razão para recarregar as supra-renais através da yoga e de mudanças no estilo de vida.

Mesmo quem prefere abdicar do contato sexual precisa respeitar os órgãos pélvicos. Como o revestimento do colo do útero fica mais fino e o da vagina fica mais seco, esses órgãos ficam vulneráveis a doenças e infecções, para não falar da coceira e da queimação. Uma prática ativa de yoga, combinada a algumas das sugestões que apresentamos aqui, vai manter o fluxo dos seus sucos criativos, sejam eles direcionados ao trabalho, à vida amorosa ou à jornada espiritual.

Como a Yoga Pode Ajudar

Ninguém garante que a yoga vai manter a sua lubrificação e aumentar a sua libido, mas com certeza não vai lhe fazer mal. A exaustão das glândulas supra-renais exacerba o problema, caso o corpo não possa mais contar com elas para fornecer estrogênio. Para manter as supra-renais ativas e saudáveis, Patricia diz que é preciso primeiro fortificá-las com flexões para a frente e depois ativá-las com torções.

Patricia sugere, ainda, flexões para trás para tonificar e fortalecer o sistema nervoso. Quase todas as mulheres conhecem os benefícios dos exercícios Kegel, mas há algumas posturas de yoga que também tonificam e fortalecem a base pélvica, além de favorecer a circulação na área. As inversões e as posturas sentadas ou em pé com flexões para a frente, feitas com as costas levemente côncavas, fortalecem a parede pélvica, tonificam e levantam o útero e reforçam os músculos do ânus e do períneo. Combinada aos exercícios Kegel, que trabalham os músculos voluntários, a yoga fortalece os ligamentos que sustentam o útero. As posturas que Patricia sugere neste capítulo tonificam os órgãos reprodutores e favorecem a circulação para eles.

INCONTINÊNCIA URINÁRIA

Valerie, uma professora de yoga de Los Angeles, diz que, embora suas alunas não toquem muito no assunto, ela suspeita que, depois da menopausa, os problemas de uretra e bexiga são mais comuns do que as mulheres admitem. Às vezes, ela mesma é vítima deles.

Há dois tipos de incontinência que podem afetá-la neste estágio da vida: de *stress* e de urgência. No primeiro tipo, pequenas quantidades de urina vazam quando você ri, espirra, tosse, corre ou se mexe, aumentando a pressão abdominal ou forçando a abertura da uretra. Em geral, a causa é a fraqueza dos músculos da base pélvica, que sustentam a bexiga, o reto, o útero e a vagina.

A incontinência de urgência ocorre quanto as contrações involuntárias da bexiga fazem com que a pressão exceda a capacidade da uretra de reter a urina. Quem tem esse tipo de incontinência sente vontade de urinar de repente e mal consegue chegar a tempo no banheiro. Assim como o revestimento da vagina, a mucosa da bexiga e da uretra precisa de estrogênio para continuar forte e flexível. Quando o nível de estrogênio cai, o trato urinário inferior perde a elasticidade e a capacidade de funcionar otimamente. As flutuações hormonais deixam mais sensíveis os nervos sacrais que cercam os órgãos pélvicos, o que tende a deixá-la com vontade de ir ao banheiro com mais freqüência. Quem fez histerectomia tem mais probabilidade de ter esse tipo de incontinência do que quem passou naturalmente pela menopausa.

A Questão Médica

Antes de experimentar qualquer coisa mais drástica para resolver seu problema, descarte a possibilidade de uma infecção na uretra ou na bexiga, que pode causar uma incontinência temporária. Seja qual for o seu caso, a terapia hormonal — natural ou não — não ajuda muito, mas alguns estudos demonstram que os cremes vaginais com estriol (o mais fraco dos estrogênios) podem ter um bom efeito. Segundo Susan Love, o estriol tem um ponto positivo: "muito menos (estriol) é absorvido pela vagina para o resto do corpo, fazendo dele uma boa opção para mulheres que têm, como único problema, infecções do trato urinário". Algumas mulheres conseguem bons resultados usando cremes com progesterona natural (de inhame silvestre), que ajuda a tonificar o tecido da bexiga. Todos os médicos e herboristas com quem conversei recomendam os exercícios Kegel. Os professores de yoga recomendam posturas sentadas ou em pé com extensões para a frente, que levantam e tonificam o útero.

Dieta

Evite a cafeína e o álcool, que agravam a incontinência. Para acalmar as supra-renais, os médicos ayurvédicos recomendam uma dieta com alimentos picantes e ácidos. Ironicamente, beber muita água pode minimizar os problemas no trato urinário, especialmente se você é suscetível a infecções. Consuma alimentos ricos em fitoestrogênios e siga as sugestões de dieta para secura vaginal e diminuição da libido. Algumas ervas, como a urtiga e a gatária, também são indicadas.

Como a Yoga Pode Ajudar

Priorize as posturas de yoga que fortalecem os músculos da base pélvica e que favorecem a circulação para essa área, especialmente se você fez cesariana ou histerectomia ou se sofre de prolapso do útero. Segundo Geeta Iyengar, as flexões para a frente, com as costas ligeiramente côncavas, ajudam a tratar o prolapso da bexiga ou da uretra e suavizam as paredes da vagina e da vulva. Além disso, elas fortalecem os músculos pélvicos. Todas as flexões para a frente que sugerimos neste capítulo devem ser praticadas com as costas ligeiramente côncavas. As inversões drenam o sangue venoso dos órgãos pélvicos e favorecem a circulação, mantendo-os flexíveis.

Se você já tem uma prática mais avançada, acrescente uma rotação à Parada de Cabeça (Sirsasana) ou à Parada de Ombros (Sarvangasana), para estimular mais ainda as supra-renais. Juntar as solas dos pés (Baddha Konasana) ou afastar bem as pernas (Upavistha Konasana) na Parada de Cabeça ou na Parada de Ombros alivia imediatamente a pressão na pélvis. A Postura da Ponte (Setu Bandha Sarvangasana) ajuda a tonificar os músculos laterais que sustentam o útero.

As flexões para trás, tanto sem apoio quanto com a ajuda de uma cadeira ou almofada, exigem bastante dos músculos do períneo e do ânus, permitindo assim que mantenham o tônus e a elasticidade. Até mesmo algumas posturas revigorantes, como a Postura Reclinada em Ângulo Fechado (Supta Baddha Konasana), podem ser de grande valor para erguer e fortalecer a uretra. Quando você entra e sai de uma torção, as veias da pélvis são comprimidas, expulsando o sangue venoso, e depois a área é inundada de sangue recém-oxigenado, estimulando os órgãos pélvicos. Patricia sugere a Postura do Grande Selo (Maha Mudra), com as costas côncavas, para tonificar e erguer o útero.

DOR E RIGIDEZ NAS ARTICULAÇÕES

Lynn, uma editora de 56 anos, não conseguia entender que problema tinha nos ombros e nos cotovelos, que estavam sempre duros e doloridos. Às vezes, quando pegava uma jarra ou lata mais pesada, ela sentia dor no cotovelo, como, imaginava ela, sentem às vezes os tenistas. Embora seu trabalho a obrigue a ficar presa ao computador, às vezes por longos períodos, isso nunca tinha lhe dado problemas. Numa conferência, Susan Love mencionou, quase de passagem, que muitas mulheres se queixam de dor nas articulações durante a menopausa, principalmente nos ombros, cotovelos e joelhos. Ao ouvir isso, Lynn ficou aliviada, e feliz por não sofrer de rigidez na base das costas, nos quadris ou nos pulsos — sinal de osteoporose ou de problemas renais.

Se a dor nas articulações vier acompanhada de inchaço e vermelhidão, procure um médico para descartar a hipótese de osteoartrite ou artrite reumatóide. Não ignore a dor ou a rigidez; quanto mais cedo tratá-las, mais fácil será a solução. (No Capítulo 8, sugerimos posturas de yoga, mudanças na dieta e no estilo de vida, que podem aliviar dores nas articulações e até casos mais sérios de artrite.)

Como a Yoga Pode Ajudar

As posturas da Seqüência para Rigidez nas Articulações são indicadas para quem tem problemas nas articulações associados à menopausa e à pós-menopausa. Lynn percebeu que, para ela, era melhor entrar e sair várias vezes das posturas, uma sugestão que Patricia faz a todas as alunas que estão na pós-menopausa. Por exemplo: elas fazem a Postura Reclinada com o Dedão do Pé I (Supta Padangusthasana I) com um cinto, levando cada perna para a frente e para trás em movimentos suaves, para manter a mobilidade das articulações.

UMA SEQÜÊNCIA PARA A SAÚDE DA VAGINA

1. Postura da Montanha (Tadasana)
2. Postura em Pé com Flexão para a Frente (Uttanasana)
3. Postura do Cachorro Olhando para Baixo (Adho Mukha Svanasana)
4. Postura com Torção da Coluna (Marichyasana III)
5. Postura Invertida do Bastão (Viparita Dandasana)
6. Postura do Grande Selo (Maha Mudra)
7. Postura do Arco com Rosto para Cima (Urdhva Dhanurasana)
8. Parada de Ombros (Sarvangasana)
9. Postura do Meio Arado (Ardha Halasana)
10. Postura da Ponte (Setu Bandha Sarvangasana)
11. Postura com as Pernas Levantadas contra a Parede (Viparita Karani)
12. Postura do Cadáver (Savasana)

1. POSTURA DA MONTANHA (Tadasana) Fique em pé com as pernas retas e os dedões dos pés se tocando, desde que a posição não lhe cause desconforto. Distribua o peso por igual entre as solas dos pés e os calcanhares. Ponha um bloco entre as coxas, na parte de cima, e pressione-o com firmeza, sem apertar os músculos da vagina nem do ânus. Estique os joelhos puxando para cima com os quadríceps (músculos da parte da frente das coxas). Erga o esterno e alargue o peito rolando os ombros para trás e levando as escápulas para dentro. Erga o abdômen e leve o cóccix para dentro, sem empurrar as coxas para a frente. Estenda os braços para baixo com as palmas das mãos voltadas para as coxas e os dedos juntos. Mantenha os ombros se afastando das orelhas. Fique nesta postura de 30 a 60 segundos, respirando normalmente.

EFEITOS Esta postura ajuda a erguer e a tonificar o útero e melhora a circulação para a pélvis.

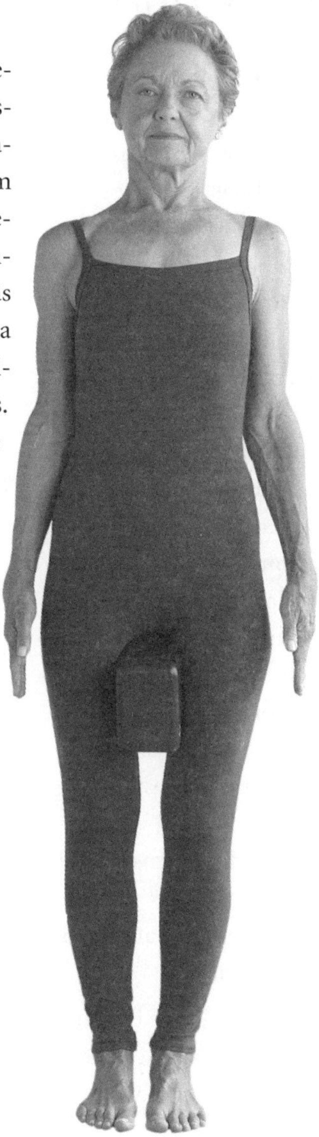

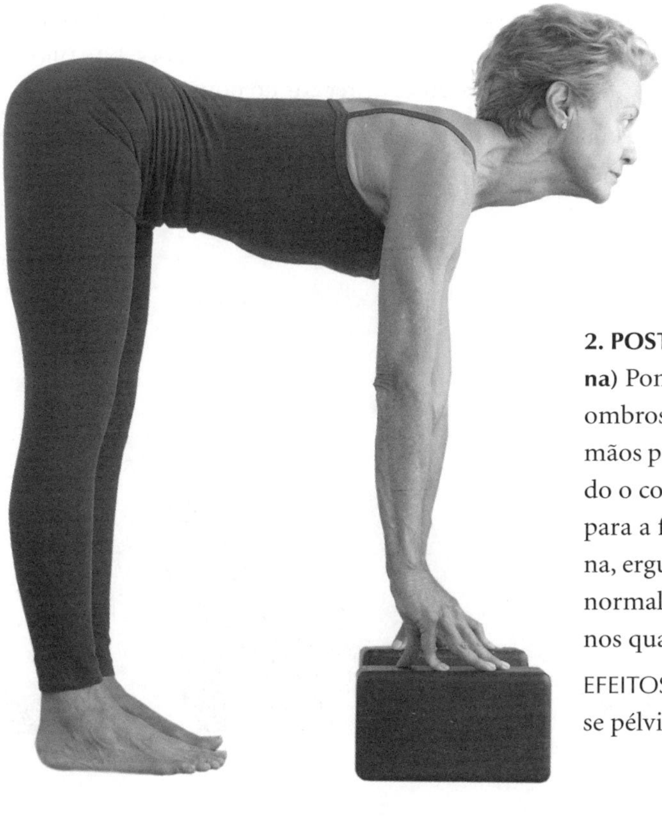

2. POSTURA EM PÉ COM FLEXÃO PARA A FRENTE (Uttanasana) Ponha dois blocos no chão, à sua frente, em linha com os ombros. Fique em pé, com os pés juntos. Vire as palmas das mãos para fora e levante os braços acima da cabeça, alongando o corpo inteiro. Expirando, estenda a coluna e flexione-se para a frente, apoiando as mãos nos blocos. Alongue a coluna, erguendo a cabeça e deixando as costas côncavas. Respire normalmente de 30 a 60 segundos. Para sair, ponha as mãos nos quadris e erga o torso, voltando para a posição em pé.

EFEITOS Esta postura ajuda a erguer o útero e a tonificar a base pélvica.

3. POSTURA DO CACHORRO OLHANDO PARA BAIXO (Adho Mukha Savanasana) Ponha dois blocos junto à parede. Deite-se de rosto para baixo, com os pés à frente dos blocos. Ponha as palmas das mãos no chão, uma de cada lado do corpo, com os dedos abertos e apontados para a frente. Erga-se, apoiando-se sobre as mãos e os joelhos, e ponha os pés sobre os blocos.

Expire e pressione ativamente as mãos no chão e os dedos dos pés nos blocos. Erga as nádegas bem alto. Leve as coxas para cima e para trás, continue alongando através das pernas e leve os calcanhares em direção aos blocos, levantando ainda mais as nádegas. A ação dos braços e das pernas serve para alongar a coluna e soltar a cabeça. Fique nesta postura de 30 segundos a 1 minuto, respirando profundamente.

Para sair, desça dos blocos e volte a se apoiar nas mãos e nos joelhos. Deixe os joelhos levemente afastados e sente-se nos calcanhares.

EFEITOS Esta postura ergue e tonifica o útero, melhora a circulação para a pélvis e fortalece a base pélvica.

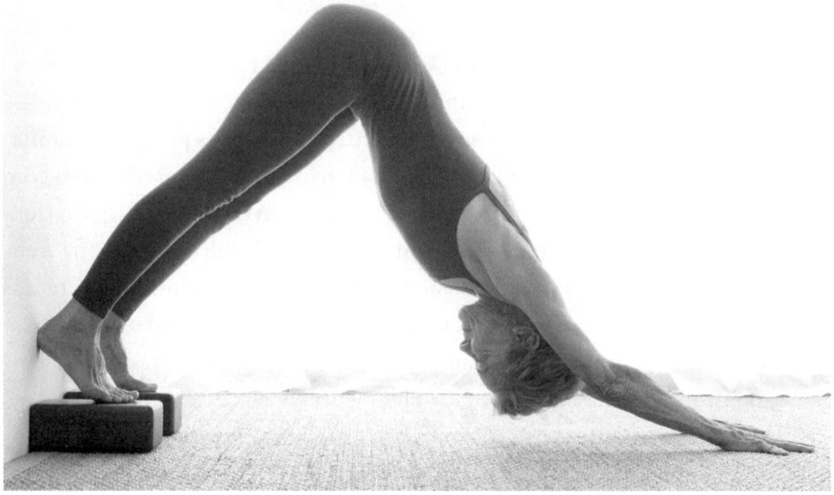

4. POSTURA COM TORÇÃO DA COLUNA (Marichyasana III) Sente-se com as pernas estendidas à sua frente. Flexione a perna esquerda para cima, com o pé totalmente apoiado no chão, junto ao osso púbico, e a panturrilha encostada na coxa. Mantenha a perna direita estendida e ativa. Respire fundo. Ao expirar, estenda a coluna e gire o torso em direção à perna esquerda, aproximando o abdômen da coxa. Ponha a mão esquerda no chão (ou em um bloco) atrás de você, a vários centímetros das nádegas; abra o peito. Levante o braço direito e flexione o cotovelo, apoiando a parte externa do cotovelo sobre a parte externa do joelho esquerdo. As pontas dos dedos devem apontar para o teto. Vire a cabeça para olhar sobre o ombro esquerdo. Fique nesta postura, respirando normalmente, de 10 a 15 segundos. Solte a cabeça, os braços e as pernas e sente-se, com as pernas estendidas, antes de repetir do outro lado.

EFEITOS Esta é uma boa postura para tonificar e massagear os órgãos reprodutores, o fígado e os rins.

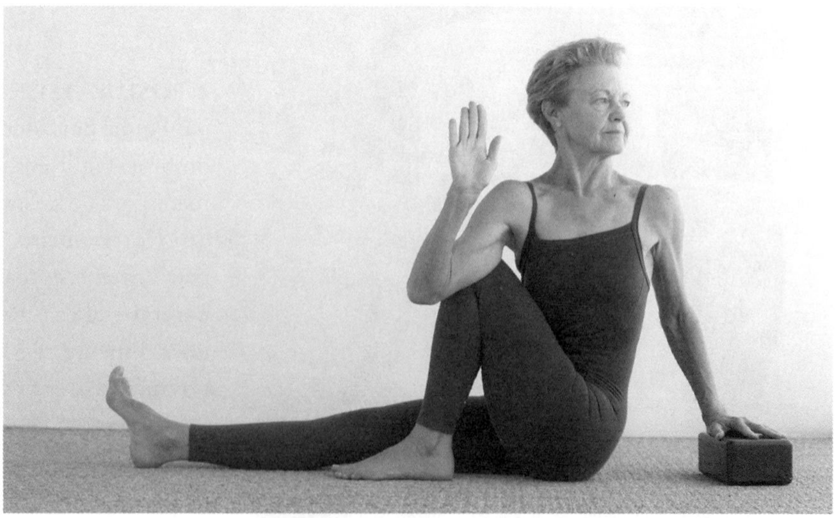

5. POSTURA INVERTIDA DO BASTÃO† **(Viparita Dandasana)** (Antes de começar, veja as pp. 54-55.) Ponha um cobertor dobrado sobre uma cadeira que deve estar a uns 60 centímetros da parede — uma distância que lhe permita pressionar a parede com os pés quando estiver com as pernas estendidas. Sente-se ao contrário na cadeira, de frente para a parede, passando os pés através do encosto. Segure a cadeira pelos lados, apóie-se nos cotovelos e incline-se para trás lentamente. A cabeça, o pescoço e os ombros devem ultrapassar a frente do assento da cadeira. (Talvez você precise chegar mais para trás no assento.) Ponha os pés na parede e leve as mãos, uma por vez, para as pernas de trás da cadeira. Alongue as pernas e role as coxas para dentro. (Se você tiver problemas no pescoço, descanse a cabeça em uma ou duas almofadas. Caso sinta dor na base das costas, ponha os pés sobre um bloco ou almofada que deve estar junto à parede.) Respire calmamente, de 30 a 60 segundos.

Para sair, flexione os joelhos e apóie os pés no chão. Segure-se nos lados do encosto da cadeira e erga-se a partir do esterno. Recline-se no encosto da cadeira e respire algumas vezes para soltar as costas.

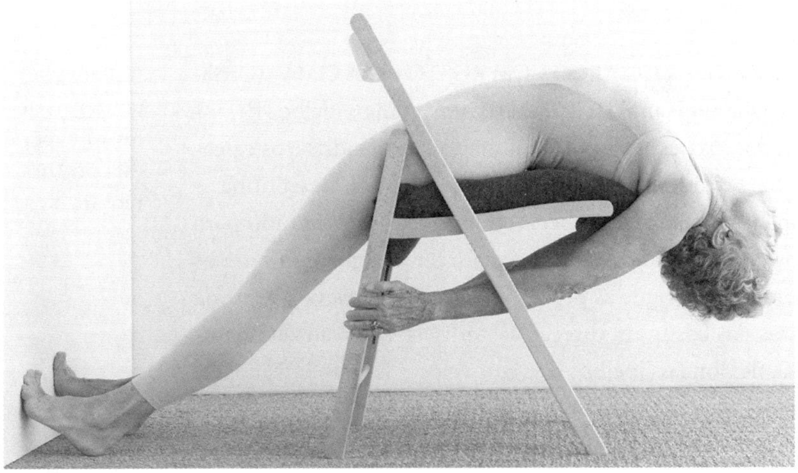

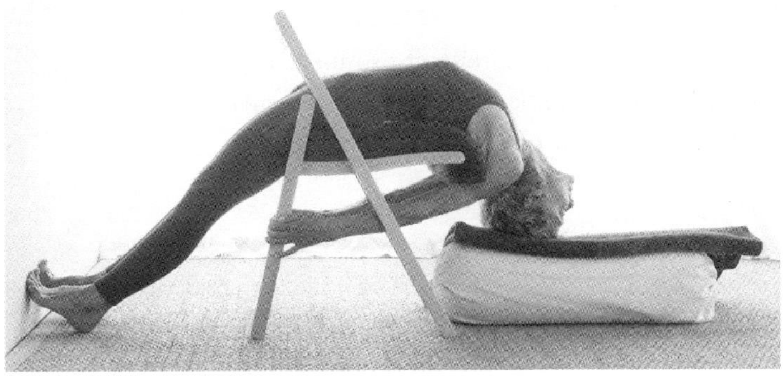

Modificação

EFEITOS Esta postura estimula as supra-renais, ajuda a corrigir o deslocamento da bexiga e o prolapso do útero.

†CUIDADO Se você tiver problemas no pescoço, peça antes a opinião de um professor experiente. Não faça esta postura se estiver com enxaqueca, dor de cabeça por tensão ou diarréia.

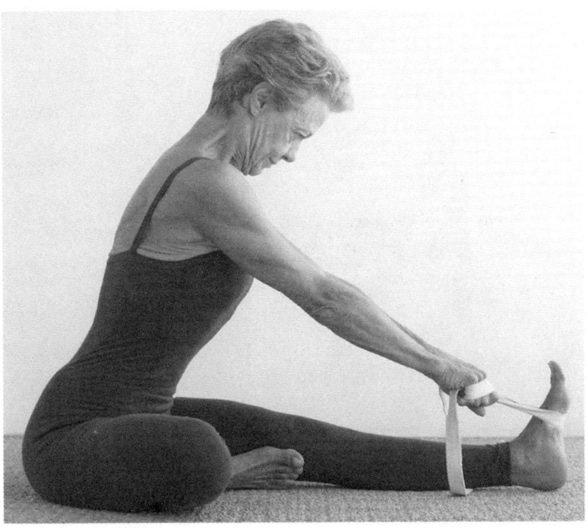

6. POSTURA DO GRANDE SELO (Maha Mudra) Sente-se ereta com as pernas alongadas à sua frente. Ponha o calcanhar direito junto à virilha, de forma que a perna direita fique perpendicular à esquerda. Estenda os braços e passe um cinto pela sola do pé. Pressionando as coxas contra o chão, erga o torso e alongue os braços. As costas devem ficar ligeiramente côncavas e o esterno levantado. Leve o queixo em direção ao peito e expire completamente. Inspire e erga o osso púbico, trazendo os músculos abdominais para trás e para cima, em direção ao peito, enquanto alonga a coluna. Prenda a respiração, durante 3 a 5 segundos, expandindo ainda mais o peito. Expire e repita, antes de mudar de lado.

EFEITOS Esta postura ajuda a equilibrar o sistema endócrino, realinha o útero e tonifica os músculos da base da pélvis.

7. POSTURA DO ARCO COM ROSTO PARA CIMA† (Urdhva Dhanurasana) Deite-se de costas, com os joelhos flexionados, os pés afastados e alinhados aos quadris e os calcanhares junto às nádegas. Flexione os cotovelos e ponha as mãos dos lados da cabeça, com os dedos apontando para os pés. Expirando, erga os quadris e o peito, endireite os braços e alongue as pernas. Erga o cóccix e leve a parte de trás das coxas em direção às nádegas. Para sair da postura, flexione os joelhos e os cotovelos e, lentamente, abaixe o corpo até o chão. Fique nesta postura de 5 a 10 segundos. Se não conseguir, entre e saia dela duas ou três vezes. Se tiver dificuldade para fazer esta flexão para trás, experimente a modificação da p. 57.

EFEITOS Esta postura ajuda a fortalecer os músculos da pélvis e do abdômen e estimula as glândulas endócrinas. Ela ajuda também a corrigir o prolapso de útero.

†CUIDADO Só faça a versão sem apoio desta postura se ela já fizer parte de sua prática de yoga. Converse com um professor experiente se tiver problemas no pescoço. Não faça esta postura se estiver com enxaqueca ou dor de cabeça por tensão, ou se tiver qualquer outra doença séria.

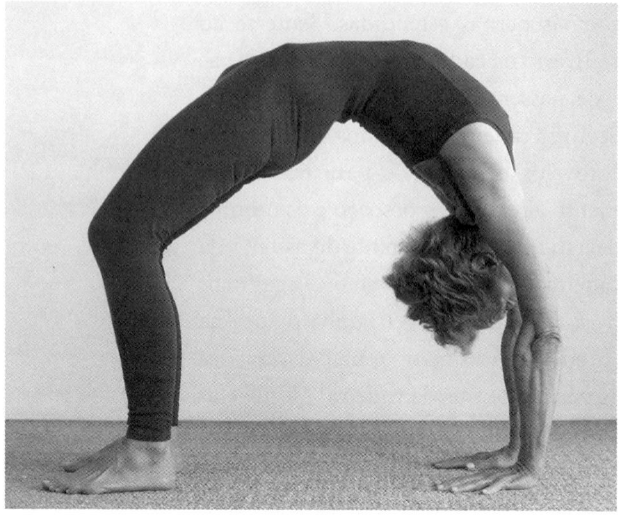

8. PARADA DE OMBROS† (Sarvangasana) (Antes de começar, veja a p. 70.) Ponha uma cadeira a uns 25 centímetros da parede, com um cobertor dobrado sobre o assento e dois ou três cobertores dobrados à frente da cadeira. Sente-se na cadeira ao contrário, com as pernas flexionadas sobre o encosto, e leve as nádegas para o centro do assento.

Segurando os lados e depois as pernas da frente da cadeira, desça lentamente o torso, até ficar com os ombros apoiados nos cobertores e a cabeça no chão. Para chegar à posição correta é preciso, ao mesmo tempo, estender a coluna e abrir o peito. Segure as pernas traseiras da cadeira com as mãos uma de cada vez; os braços devem passar entre as pernas da frente. Alongue as pernas, gire as coxas para dentro, apóie os calcanhares na parede ou erga as pernas diretamente para cima. Mantenha as pernas juntas e alongadas, da virilha aos calcanhares. Feche os olhos, respire normalmente e leve o peito para o queixo. Fique nessa postura de 3 a 5 minutos.

Para sair da postura, flexione os joelhos, ponha os pés no encosto da cadeira, solte as mãos e deslize para baixo até ficar com o sacro apoiado nos cobertores e as panturrilhas no assento da cadeira. Descanse assim por um momento, depois role para o lado e sente-se devagar.

EFEITOS Esta postura favorece o funcionamento da tireóide e das paratireóides e acalma os nervos. Além disso, ela ajuda a corrigir o deslocamento do útero.

†CUIDADO Não faça esta postura se tiver problemas no pescoço ou nos ombros, se estiver com pressão alta, enxaqueca ou dor de cabeça por tensão.

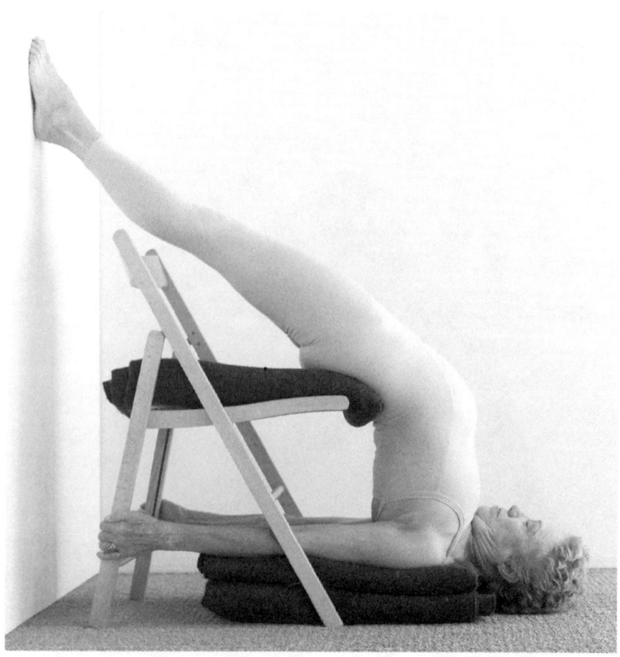

9. POSTURA DO MEIO ARADO† (Ardha Halasana) Ponha um cobertor dobrado sobre a esteira, com a borda arredondada junto às pernas de uma cadeira. Deite-se de costas com as pernas estendidas, os ombros nos cobertores e a cabeça sob o assento da cadeira. Ao expirar, flexione os joelhos e impulsione ou erga as nádegas e as pernas, apoiando as coxas sobre o assento da cadeira. (Ponha cobertores dobrados sobre o assento se precisar de mais altura para que as pernas fiquem paralelas ao chão.) Leve o peito em direção ao queixo (não o queixo em direção ao peito). Relaxe, com as palmas das mãos para cima e os olhos fechados. Fique nesta postura por 5 minutos, pelo menos. Para sair, ponha as mãos nas costas e role lentamente para baixo, uma vértebra por vez. Role para um dos lados e sente-se.

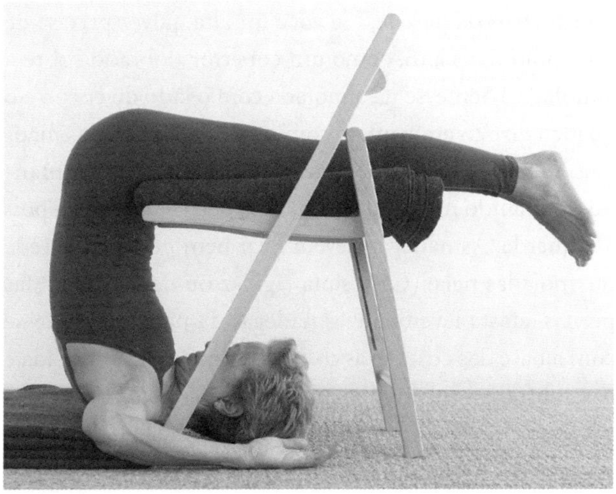

EFEITOS Esta postura alivia a dor e o peso no útero. Além disso, alivia os distúrbios urinários.

†CUIDADO Não faça esta postura se tiver problemas no pescoço ou nos ombros.

10. POSTURA DA PONTE (Setu Bandha Sarvangasana) Ponha uma almofada contra a parede, no sentido horizontal, e outra no sentido vertical, formando um T. Ponha um cobertor dobrado no chão para apoiar a cabeça. Sente-se na ponta mais próxima à parede da almofada vertical. Com os joelhos flexionados, deite-se sobre a almofada. Deslize para trás até ficar com o meio das costas na ponta da almofada e os ombros no cobertor. Descanse os ombros e a cabeça sobre o cobertor. Com os pés e os calcanhares juntos, alongue as pernas em direção à parede e ponha os calcanhares na almofada horizontal, com os pés tocando a parede. As pernas devem ficar retas à sua frente. Deixe os braços em qualquer posição confortável. Feche os olhos e relaxe completamente, soltando o abdômen e respirando profundamente. Fique nesta postura de 5 a 10 minutos.

Para sair, flexione os joelhos e role lentamente para o lado. Com o apoio das mãos, volte à posição sentada.

EFEITO Esta postura fortalece e tonifica os órgãos pélvicos e traz uma sensação de calma ao corpo e à mente.

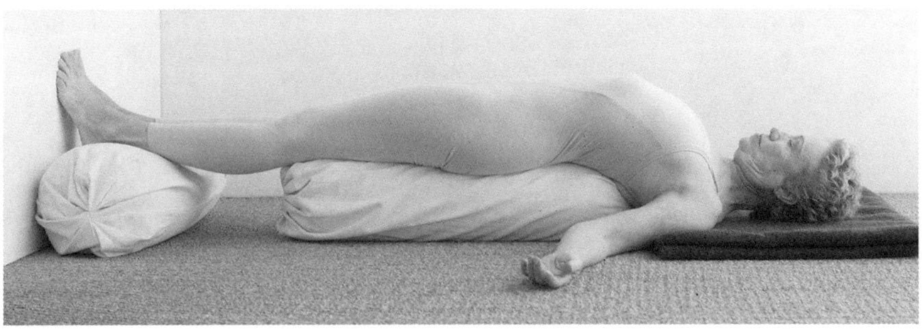

11. POSTURA COM AS PERNAS LEVANTADAS CONTRA A PAREDE (Viparita Karani) Ponha uma almofada a uns 10 centímetros da parede. (Se você for alta, talvez precise de um apoio mais alto, como um cobertor dobrado sobre a almofada.) Sente-se na almofada com o lado do corpo e o quadril direito em contato com a parede. Usando as mãos para se apoiar, incline-se para trás e gire o corpo, levantando e apoiando na parede primeiro a perna direita e depois a esquerda. As nádegas devem ficar bem perto da parede ou apoiadas nela. (Caso sinta rigidez ou desconforto nas pernas, afaste levemente as nádegas da parede.) Deite-se com a base das costas e as costelas apoiadas na almofada e os ombros e a cabeça apoiados no chão. (Se o pescoço ficar desconfortável, ponha uma toalha ou cobertor dobrado sob ele.) Alongue-se através das pernas e ponha os braços para os lados, com os cotovelos flexionados e as palmas das mãos para cima. Fique nesta postura, de olhos fechados, de 5 a 10 minutos, pelo menos.

Para sair, afaste-se suavemente da parede até que as nádegas estejam fora da almofada, descansando no chão, role para o lado e sente-se usando os braços como apoio.

EFEITOS Esta postura ergue e tonifica os órgãos pélvicos e alivia a exaustão nervosa.

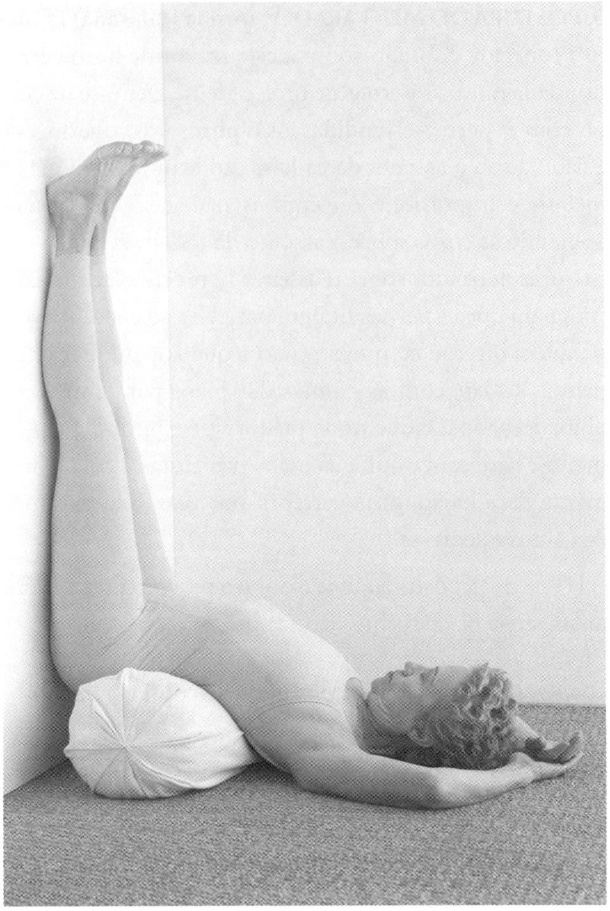

12. POSTURA DO CADÁVER (Savasana) Deite-se de costas, com as pernas estendidas à sua frente. Ponha os braços confortavelmente dos lados do corpo, levemente afastados do torso, com as palmas das mãos voltadas para cima. Alongue ativamente os braços e as pernas e depois deixe que relaxem completamente. Feche os olhos e relaxe o corpo inteiro. Respire algumas vezes, inspirando o ar para o peito, sem contrair a garganta, o pescoço e o diafragma. Expire soltando o corpo no chão, principalmente os ombros, o pescoço e os músculos faciais. Relaxe o músculo pélvico (aquele que você usa para parar de urinar), os músculos das nádegas e do abdômen; solte a base das costas. Enquanto isso, respire normalmente durante 10 minutos, pelo menos. Para sair da postura, flexione os joelhos, role para o lado e, depois de respirar algumas vezes, sente-se devagar.

EFEITOS Esta é uma postura muito repousante, que pode ajudá-la a adquirir confiança, aliviar a fadiga e a depressão e a rejuvenescer o corpo inteiro. Como favorece o equilíbrio do sistema nervoso simpático, ela acalma também os órgãos reprodutores.

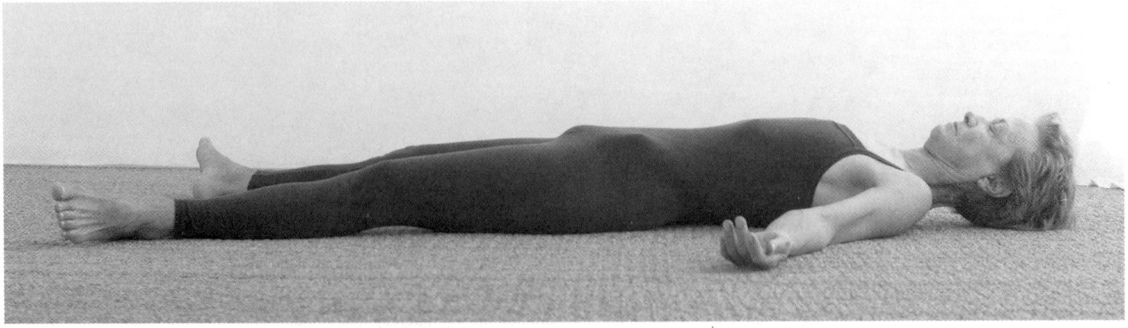

UMA SEQÜÊNCIA PARA INCONTINÊNCIA URINÁRIA

1. Postura em Pé com Flexão para a Frente (Uttanasana)
2. Postura em Pé com Flexão para a Frente em Ângulo Aberto (Prasarita Padottanasana)
3. Postura do Grande Selo (Maha Mudra)
4. Postura em Ângulo Fechado (Baddha Konasana)
5. Postura Sentada em Ângulo Aberto I (Upavistha Konasana I)
6. Postura Reclinada em Ângulo Fechado (Supta Baddha Konasana)
7. Parada de Ombros (Sarvangasana)
8. Postura do Arado (Halasana)
9. Postura da Ponte (Setu Bandha Sarvangasana)
10. Postura com as Pernas Levantadas contra a Parede (Viparita Karani)
11. Postura do Cadáver (Savasana)

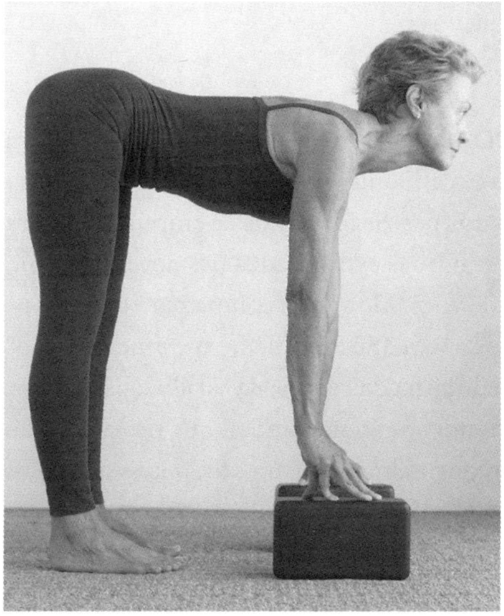

1. POSTURA EM PÉ COM FLEXÃO PARA A FRENTE (Uttanasana) Faça a Postura em Pé com Flexão para a Frente conforme a descrição da p. 325. Fique nesta postura de 30 a 60 segundos.

EFEITOS Esta postura levanta o útero e tonifica a base pélvica.

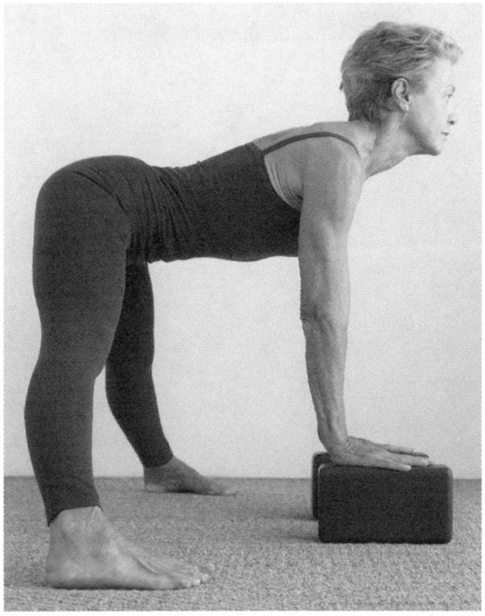

2. POSTURA EM PÉ COM FLEXÃO PARA A FRENTE EM ÂNGULO ABERTO (Prasarita Padottanasana) Ponha dois blocos à sua frente, em linha com os ombros. Afaste os pés 1,20 metro ou o máximo possível, mantendo paralelas as suas bordas externas. Contraia o quadríceps para trazer as patelas dos joelhos para cima e manter as coxas bem elevadas. Ao expirar, flexione-se para a frente dos quadris e ponha as mãos sobre os blocos — alinhados aos ombros. Erga os quadris em direção ao teto, leve as escápulas para dentro das costas e estenda o peito para a frente. Olhe para cima e estenda o tronco para a frente, mantendo a coluna côncava. Fique nesta postura por 1 minuto, se possível. Para sair, leve as mãos aos quadris e erga o tronco. Junte os pés.

EFEITOS Esta postura levanta e tonifica o útero e melhora a circulação para a pélvis.

3. POSTURA DO GRANDE SELO (Maha Mudra) Faça a Postura do Grande Selo conforme a descrição da p. 327.

EFEITOS Use esta postura para equilibrar o sistema endócrino, realinhar o útero e tonificar os músculos da base da pélvis.

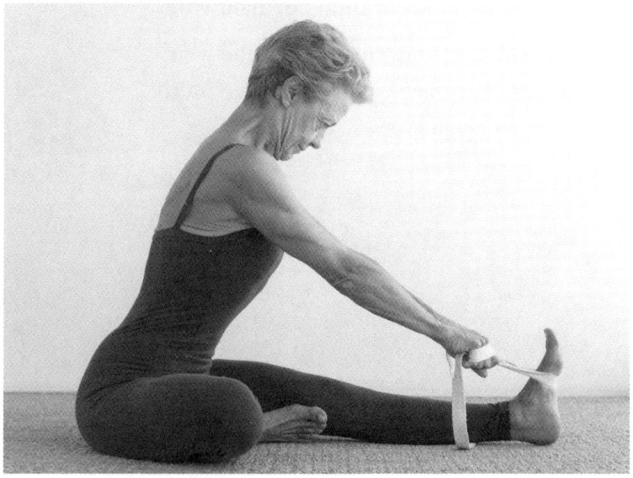

4. POSTURA EM ÂNGULO FECHADO (Baddha Konasana) Sente-se sobre um bloco, com as costas contra a parede e o abdômen levantado. Flexione as pernas, afaste os joelhos e junte as solas dos pés. Segure os pés e empurre-os para dentro, em direção ao osso púbico. As bordas externas dos pés devem ficar no chão. Ponha as mãos no bloco, atrás de você. Alongue a coluna para cima, conduzindo o movimento com o topo da cabeça. (Se for difícil, experimente a modificação da p. 336.) Alongue a parte interna das coxas, da virilha aos joelhos, e abaixe gentilmente os joelhos, afastando-os ao máximo. Fique nesta posição por 30 segundos ou mais, respirando normalmente. Para sair, relaxe os braços e leve os joelhos para cima, um por vez.

EFEITOS Esta é uma postura que tonifica e massageia os rins, fortalece a bexiga e levanta o útero.

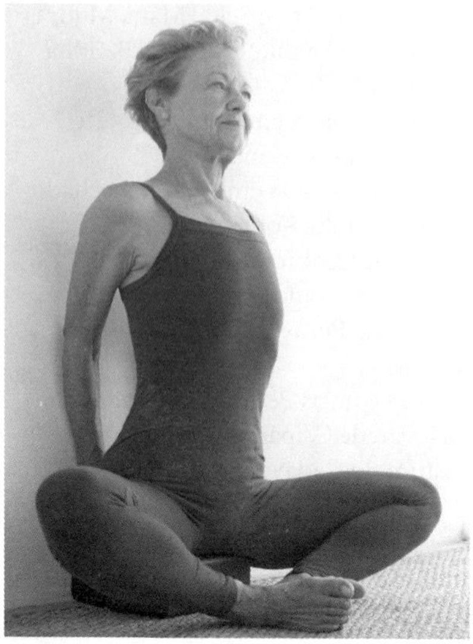

5. POSTURA SENTADA EM ÂNGULO ABERTO I (Upavistha Konasana I) Sente-se sobre um bloco, com as costas apoiadas na parede. Afaste bem as pernas e flexione os pés. Ajuste a parte carnuda das nádegas, levando-a para trás e para os lados. Ponha as mãos no bloco atrás de você para trazer o abdômen para dentro, abrir mais o peito e trazer as escápulas para dentro das costas. Fique ereta, alongando da virilha aos calcanhares e com os joelhos esticados. Fique nesta postura por 30 segundos ou mais, respirando normalmente.

EFEITOS Esta postura ajuda a aumentar a circulação para a região pélvica, tonifica o útero e fortalece a bexiga.

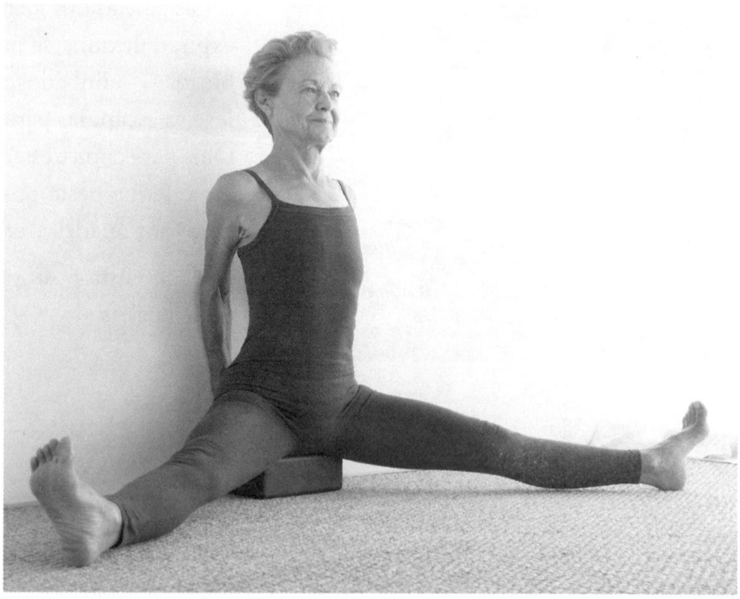

6. POSTURA RECLINADA EM ÂNGULO FECHADO (Supta Baddha Konasana) Ponha uma almofada no chão atrás de você, no sentido vertical, com um cobertor dobrado na ponta, para servir de apoio para o pescoço e a cabeça. Sente-se à frente da almofada, com o sacro em contato com ela e os joelhos flexionados. Passe um cinto pelas costas, na altura do sacro; puxe-o para baixo, passando-o sobre os quadris, pelas canelas e sob as solas dos pés (ver p. 15). Junte as solas dos pés e deixe que os joelhos e as coxas caiam para os lados. Prenda o cinto com firmeza sob os pés. Deite-se com a cabeça e o torso confortavelmente sobre a almofada e as nádegas e as pernas apoiadas no chão. (Caso sinta que está forçando a base das costas, aumente a altura do apoio, com um ou dois cobertores. Caso sinta tensão muscular nas pernas, enrole dois cobertores na vertical e ponha um sob a parte superior de cada coxa.) Fique nesta postura de 5 a 10 minutos, pelo menos, respirando profundamente.

Para sair, junte os joelhos, tire o cinto e role lentamente para o lado. Use o apoio das mãos para voltar à posição sentada.

EFEITOS Esta postura acalma o sistema nervoso e diminui a pressão na área pélvica.

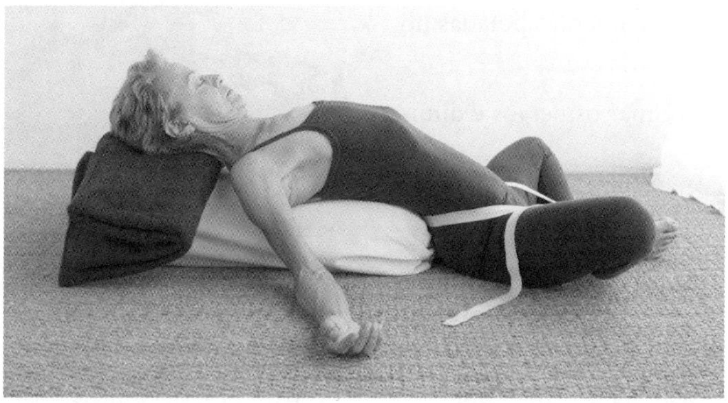

7. PARADA DE OMBROS† (Sarvangasana) (Antes de começar, veja pp. 38-39.) Deite-se de costas com dois cobertores dobrados sob os ombros e os braços estendidos para os lados. Ao expirar, flexione os joelhos e erga as pernas em direção ao peito. Pressionando as mãos no chão, dê um impulso com as pernas flexionadas, fazendo com que ultrapassem a cabeça. Apóie as costas com as mãos e, com firmeza, pressione os cotovelos no cobertor. Erga o torso até que ele fique perpendicular ao chão e os joelhos estejam próximos ao peito. Apoiando as costas, erga as pernas até que as coxas fiquem paralelas ao chão; erga-as mais um pouco, até que os joelhos apontem para o teto. Agora, estique totalmente as pernas e alongue-se através dos calcanhares, até que o corpo inteiro esteja perpendicular ao chão. Use as mãos para erguer as costelas de trás.

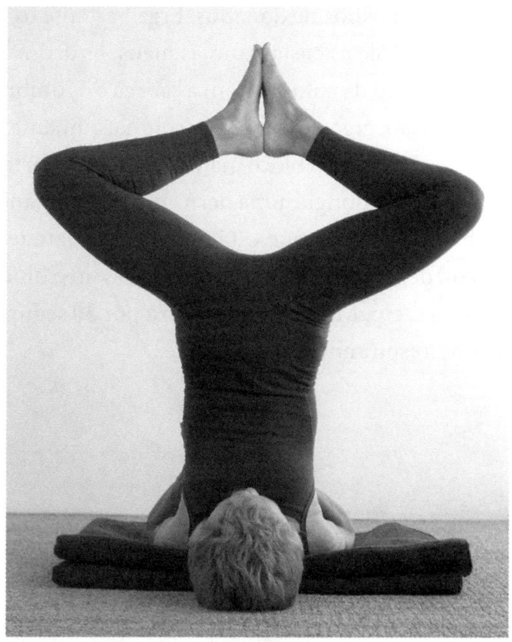

Flexione as pernas, afaste os joelhos para fora e junte as solas dos pés, pressionando uma contra a outra. Respire várias vezes nesta postura, durante 1 ou 2 minutos. Volte à Parada de Ombros esticando as pernas. Mantendo as mãos nas costas como apoio, role lentamente para baixo. Descanse, respirando várias vezes.

EFEITOS Esta postura ajuda a corrigir os distúrbios urinários e é reconfortante para o sistema nervoso.

†CUIDADO Não faça esta postura se tiver problemas no pescoço ou nos ombros, se tiver pressão alta, se estiver com enxaqueca ou com dor de cabeça por tensão.

8. POSTURA DO ARADO† (Halasana) Deite-se de costas, com dois cobertores dobrados sob o pescoço e os ombros e a cabeça no chão. Flexione os joelhos e leve as coxas para o peito. Expirando, impulsione ou erga as nádegas e as pernas em direção ao teto, apoiando as costas com as mãos, e estenda as pernas por sobre a cabeça, até que os dedos dos pés toquem o chão atrás de você. Mantenha as coxas ativas, esticando os joelhos para criar espaço entre o rosto e as pernas. Fique nesta postura, respirando devagar e profundamente, por 30 segundos ou mais, até 3 minutos. Para sair, role lentamente para baixo, uma vértebra por vez. Descanse com as costas totalmente apoiadas no chão, respirando profundamente várias vezes.

EFEITOS Esta postura ajuda a acalmar os nervos e diminui os problemas urinários.

†CUIDADO Não faça esta postura se tiver problemas no pescoço.

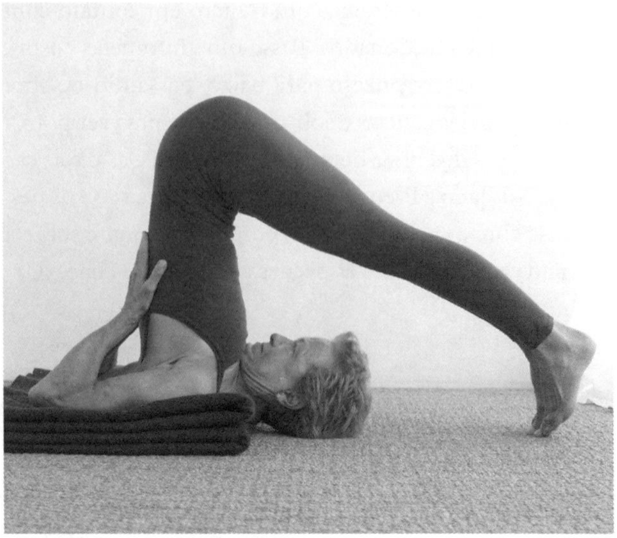

9. POSTURA DA PONTE (Setu Bandha Sarvangasana) Ponha um bloco de pé contra a parede e outro ao seu lado. Deite-se de costas, com os braços estendidos dos lados do corpo e os joelhos flexionados. Erga bastante os quadris e o peito e apóie as costas com as mãos, os dedos apontando na direção da coluna. Com a cabeça e os ombros apoiados no chão, erga ainda mais a coluna, aumentando o arco, e ponha o outro bloco, na vertical, sob a parte carnuda das nádegas. Alongue uma perna por vez, apoiando os calcanhares no bloco que está apoiado na parede. Solte os braços, deixando que as mãos ultrapassem o bloco que está sob o sacro. Mantenha a postura por 30 segundos, pelo menos, respirando normalmente.

Para sair, flexione os joelhos e ponha os pés no chão. Depois, tire o bloco que está sob o sacro e, lentamente, role para baixo, uma vértebra por vez. Abrace os joelhos contra o peito e respire várias vezes.

Se esta postura for muito difícil, você pode substituí-la pela versão descrita na Seqüência Revigorante da Mulher (p. 71).

EFEITOS Esta postura tonifica os rins e alivia a ansiedade.

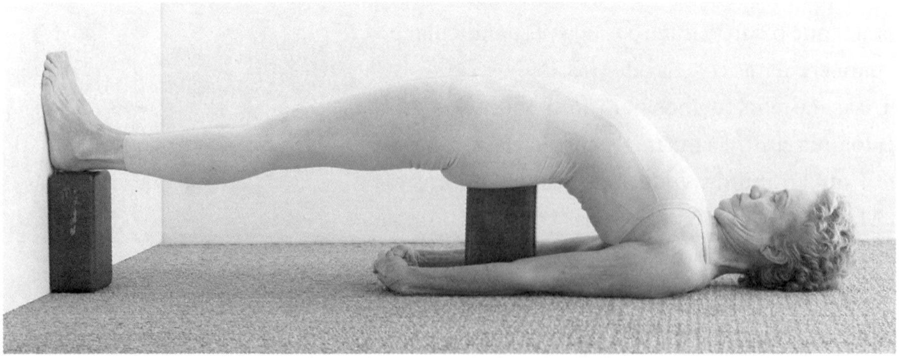

10. POSTURA COM AS PERNAS LEVANTADAS CONTRA A PAREDE (Viparita Karani) Faça esta postura conforme a descrição da p. 330. Fique nesta postura por 5 minutos ou mais.

EFEITOS Esta postura ajuda a acalmar os nervos, diminui os sintomas dos distúrbios renais e acalma o sistema digestivo.

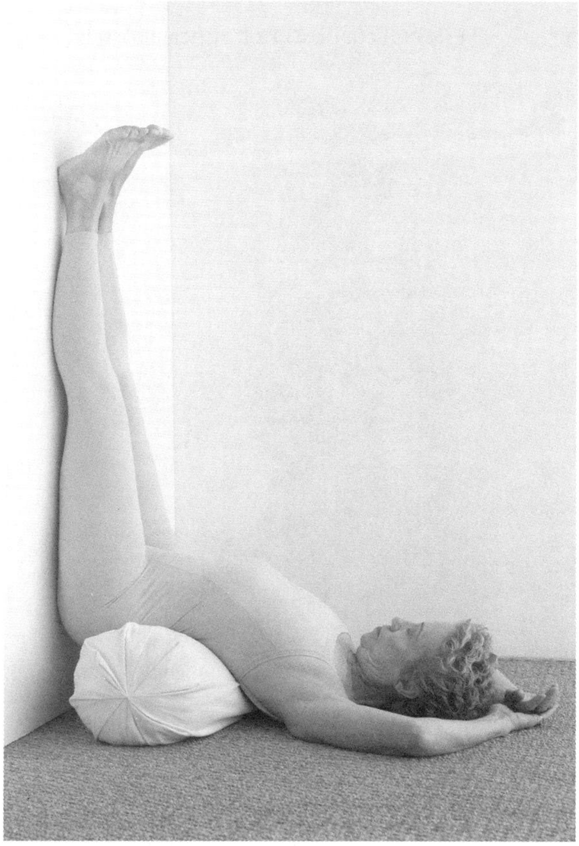

11. POSTURA DO CADÁVER (Savasana) Faça esta postura conforme a descrição da p. 330 e fique nela de 5 a 10 minutos.

EFEITOS Esta postura reconforta e reenergiza o corpo inteiro.

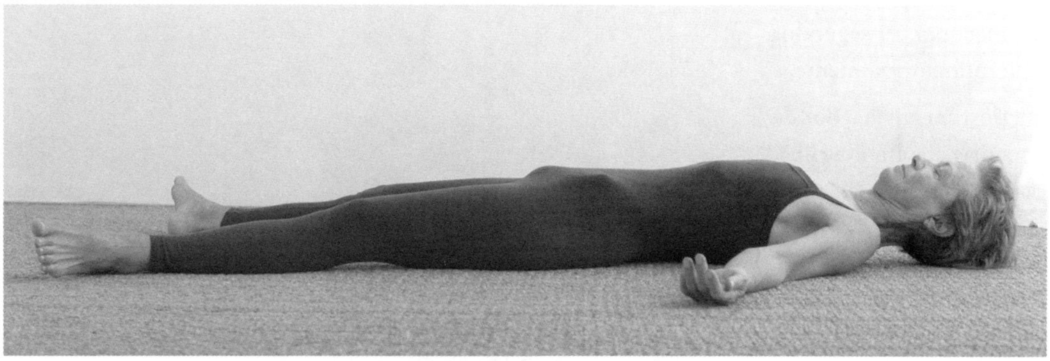

UMA SEQÜÊNCIA PARA A RIGIDEZ NAS ARTICULAÇÕES

1. Postura em Ângulo Fechado (Baddha Konasana)
2. Postura Sentada em Ângulo Aberto I (Upavistha Konasana I)
3. Postura Reclinada com o Dedão do Pé I (Supta Padangusthasana I)
4. Postura do Cachorro Olhando para Baixo (Adho Mukha Svanasana)
5. Postura do Cachorro Olhando para Baixo (Adho Mukha Svanasana)
6. Postura do Cachorro Olhando para Cima (Urdhva Mukha Svanasana)
7. Postura da Montanha com Braços Acima da Cabeça (Urdhva Hastasana em Tadasana)
8. Postura em Pé com Flexão para a Frente (Uttanasana)
9. Postura do Triângulo Estendido (Utthita Trikonasana)
10. Postura Estendida em Ângulo Lateral (Utthita Parsvakonasana)
11. Postura em Pé com Flexão para a Frente em Ângulo Aberto (Prasarita Padottanasana)
12. Postura da Criança (Adho Mukha Virasana)
13. Postura Reclinada em Ângulo Fechado (Supta Baddha Konasana)
14. Postura do Cadáver (Savasana)

1. POSTURA EM ÂNGULO FECHADO (Baddha Konasana) Faça esta postura conforme a descrição da p. 332 ou com as mãos apoiadas em uma cadeira à sua frente. Fique nesta postura por 30 segundos ou mais, respirando normalmente.

EFEITOS Esta postura tonifica e fortalece a coluna e aumenta a flexibilidade.

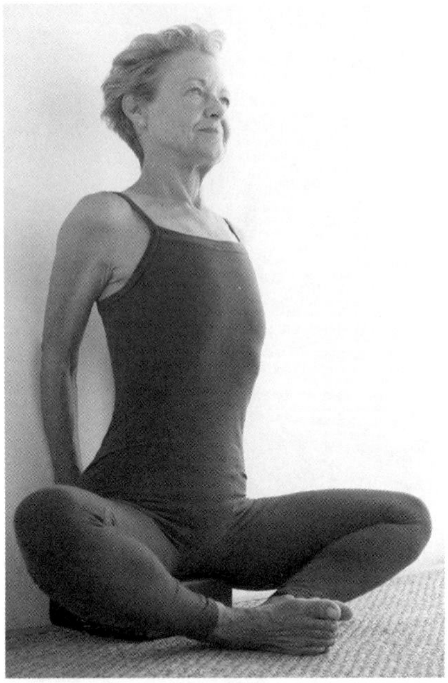

Modificação

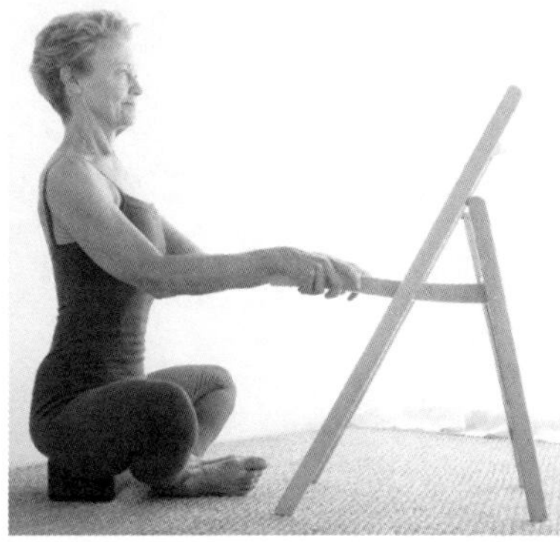

2. POSTURA SENTADA EM ÂNGULO ABERTO I (Upavistha Konasana I) Faça a Postura Sentada em Ângulo Aberto I conforme a descrição da p. 332 e fique nela por 30 segundos ou mais, respirando normalmente.

EFEITOS Esta postura alivia a dor da artrite nos quadris e solta a virilha. Além disso, alonga e fortalece a coluna, trazendo flexibilidade aos músculos das costas.

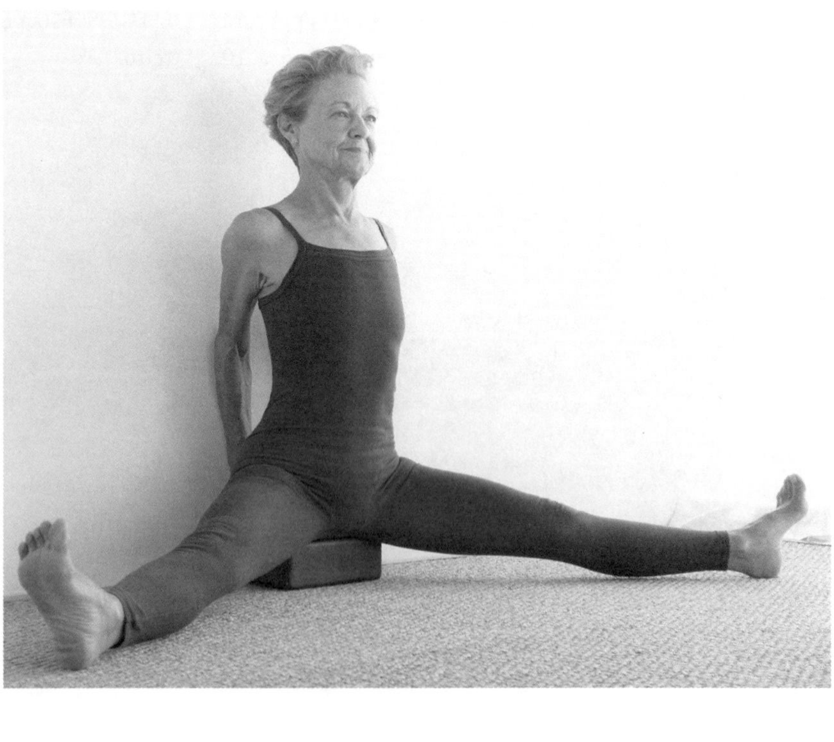

3. POSTURA RECLINADA COM O DEDÃO DO PÉ I (Supta Padangusthasana I) Deite-se de costas, com as pernas estendidas e juntas. Inspirando, leve o joelho esquerdo ao peito e passe um cinto pela sola do pé. Expirando, estenda a perna para o teto (A). Puxando o cinto com as duas mãos, faça com que a perna chegue mais perto da cabeça (se possível), mantendo, com firmeza, a nádega esquerda no chão (B). Pressione ativamente a perna direita contra o chão, com os dedos dos pés voltados para o teto. Para ter mais apoio, pressione os pés contra a parede. Mova gentilmente a perna para trás e para a frente para aumentar a mobilidade e manter as articulações fluidas. Solte o cinto devagar e mude de perna.

EFEITOS Esta postura cria mais flexibilidade nas articulações dos quadris, alivia a rigidez na base das costas, alonga os tendões das pernas e os músculos da panturrilha e fortalece os joelhos.

A

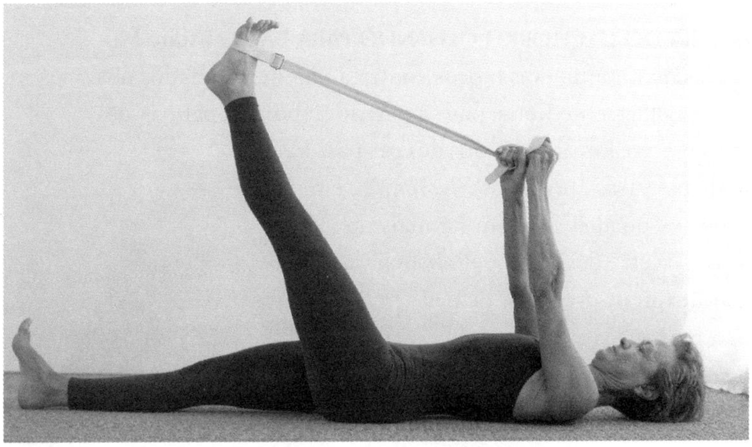

B

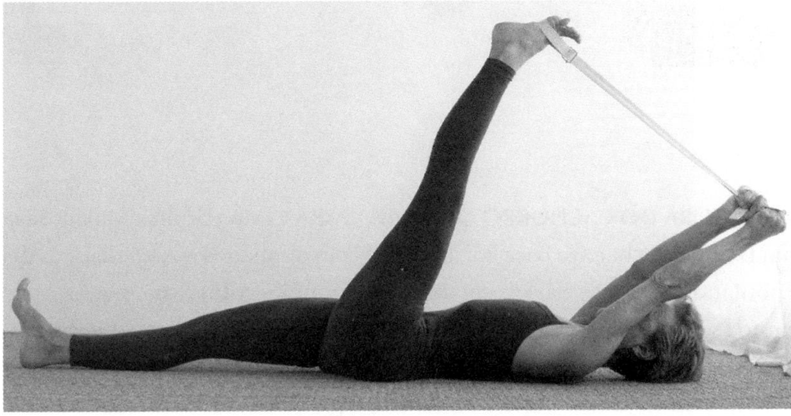

4. POSTURA DO CACHORRO OLHANDO PARA BAIXO (Adho Mukha Svanasana) Deite-se na esteira, com o rosto para baixo. Ponha as palmas das mãos no chão, dos lados do peito, com os dedos estendidos e apontando para a frente. Erga-se, apoiando-se nas mãos e nos joelhos. É essa a sua posição. Ponha sobre a esteira uma almofada ou um ou dois cobertores dobrados no sentido vertical, alinhando-os ao seu esterno. O apoio deve ser alto o suficiente para apoiar a cabeça, mas baixo o suficiente para alongar o pescoço. Volte a se apoiar nas mãos e nos joelhos e vire os dedos dos pés para baixo.

Expire, pressione as mãos com firmeza na esteira e alongue-se para cima através da parte interna dos braços. Ao expirar novamente, erga as nádegas bem alto e leve as coxas para cima e para trás. Continue alongando-se através das pernas, leve os calcanhares em direção ao chão. Mantenha as pernas firmes e os cotovelos retos ao erguer ainda mais as nádegas e soltar o topo da cabeça sobre o apoio. A ação dos braços e das pernas serve para alongar a coluna e soltar a cabeça. Fique nesta postura de 30 segundos a 1 minuto, respirando profundamente.

Volte a se apoiar nas mãos e nos joelhos. Junte os pés, deixe os joelhos levemente separados e sente-se nos calcanhares. Flexione-se para baixo e apóie a testa na almofada ou cobertores. Deixe que os braços caiam para os lados, com as palmas das mãos para cima, e relaxe. Fique assim por um minuto, respirando profundamente.

EFEITOS Esta postura ajuda a aliviar a dor da artrite nos cotovelos, ombros, pulsos e mãos. Além disso, ela diminui a rigidez nas costas e nos tendões das pernas.

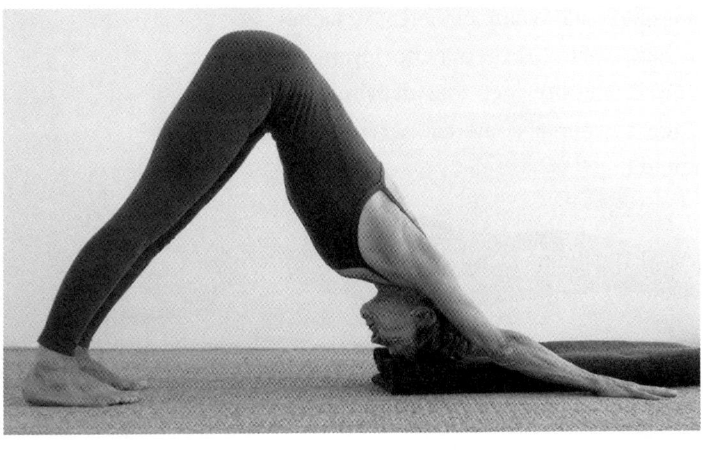

5. POSTURA DO CACHORRO OLHANDO PARA BAIXO (Adho Mukha Svanasana) Ponha dois blocos contra a parede, alinhados aos ombros. Ajoelhe-se de frente para a parede e apóie as palmas das mãos nos blocos. Enrole os dedos dos pés para baixo e ande para trás até que os pés, sempre em linha com os quadris, estejam há mais ou menos 1,20 metro das mãos e alinhados a elas. Ao expirar, pressione os pés no chão e as mãos nos blocos. Prossiga conforme a descrição da p. 337.

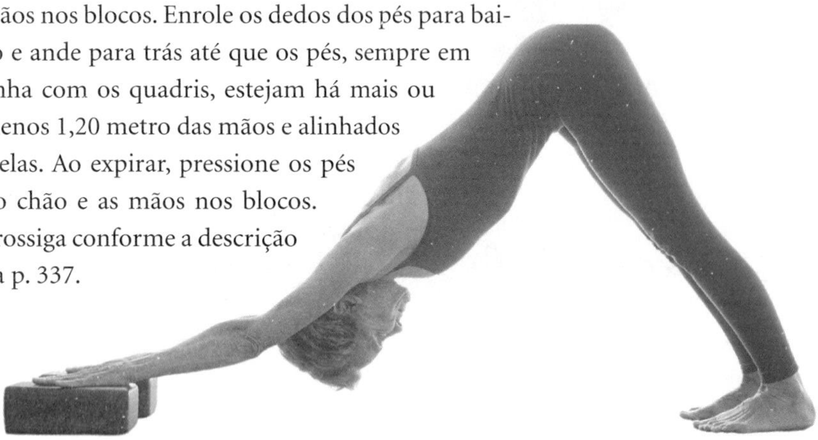

6. POSTURA DO CACHORRO OLHANDO PARA CIMA (Urdhva Mukha Savasana) Deite-se de barriga para baixo, com os pés alinhados aos quadris, os dedos apontando para trás e as pernas ativas. Flexione os cotovelos e ponha as mãos junto às costelas flutuantes, com os dedos apontando para a cabeça. Role as coxas uma em direção à outra e, conduzindo a ação com o esterno e o topo da cabeça, erga do chão a parte de cima do corpo. Pressione as mãos no chão e erga o esterno o máximo que puder, trazendo a pélvis em direção às mãos. Erga os quadris do chão, mantenha as coxas firmes e os joelhos erguidos, para que não se apóiem no chão. Leve as escápulas para dentro das costas, expanda o peito e leve a cabeça para trás, olhando para o teto. (Se tiver problemas no pescoço, olhe para a frente.) Fique nesta posição de 15 a 20 segundos. (Se você não conseguir tirar as coxas do chão ou não conseguir abrir o peito, apóie as mãos em dois blocos.) Para sair, expire e flexione os cotovelos, apoiando os quadris, as coxas e o peito no chão. Abaixe a cabeça e relaxe.

EFEITOS Esta postura alivia a rigidez nos ombros e na parte superior das costas e também a tensão na base das costas. Abrir o peito levanta o ânimo quando você está deprimida e ajuda a acalmar a energia nervosa ou agitada.

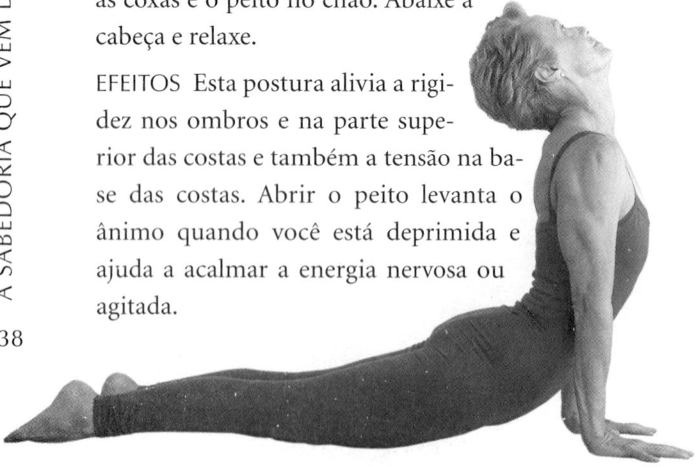

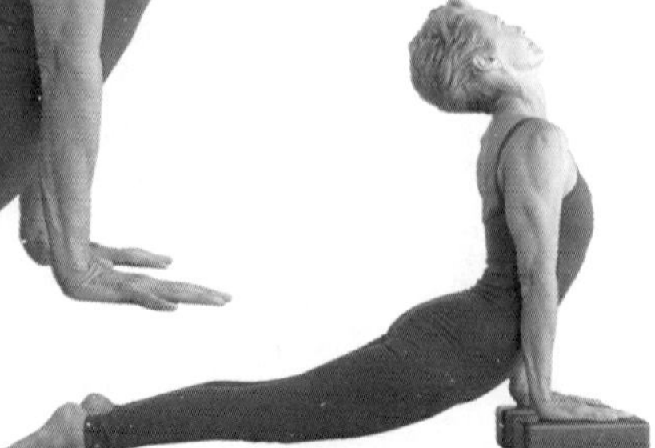

Modificação

7. POSTURA DA MONTANHA COM BRAÇOS ACIMA DA CABEÇA (Urdhva Hastasana em Tadasana) Fique na Postura da Montanha (veja p. 325, mas sem o bloco). Vire as palmas das mãos para fora e erga lentamente os braços para os lados e depois acima da cabeça, mantendo os ombros para baixo e afastados das orelhas. Levante o peito e leve as escápulas para dentro das costas. Fique nesta postura, respirando normalmente, de 20 a 30 segundos. Se não conseguir, entre e saia dela de duas a três vezes, respirando regularmente. Para sair, solte os braços dos lados do corpo.

EFEITOS Esta postura alivia a dor da artrite nos ombros, nos braços e na coluna; fortalece os joelhos, as pernas e os tornozelos; e alonga os tendões das pernas.

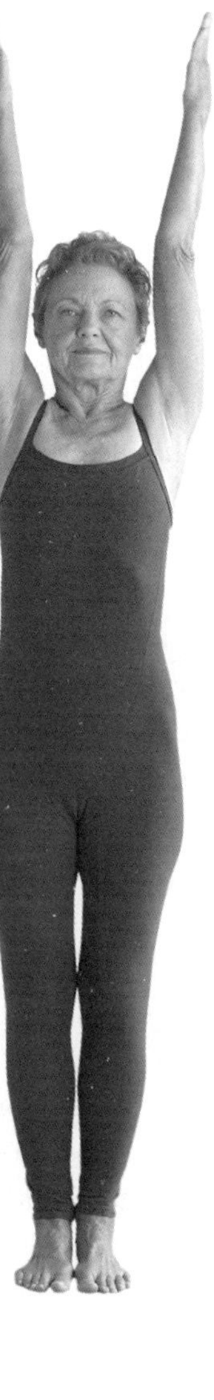

8. POSTURA EM PÉ COM FLEXÃO PARA A FRENTE (Uttanasana) Fique na Postura da Montanha (Tadasana). Distribua o peso por igual entre os pés, alongue-se para cima através da parte interna das coxas e gire as coxas para dentro. Deixe as pernas e os joelhos bem firmes e vá erguendo os braços acima da cabeça, alongando-se através da cintura e das costelas. Ao expirar, flexione-se para a frente dos quadris e solte o corpo em direção aos joelhos. Pressione as mãos no chão, paralelas aos pés (A). (Se não der para alcançar o chão, apóie as mãos em blocos ou nas canelas.) Volte à Postura da Montanha, entrelace os dedos nas costas e, ao expirar, estenda-se suavemente através dos braços e leve as mãos, por sobre a cabeça, em direção ao chão (B). Mantenha as escápulas movendo-se para dentro das costas, afastando-se do pescoço.

EFEITOS Esta postura fortalece e alonga os tendões das pernas e os joelhos, além de aumentar a flexibilidade das articulações dos quadris e dos ombros.

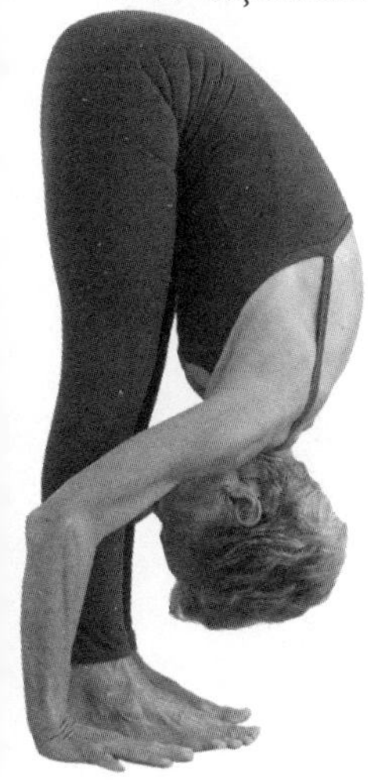

A

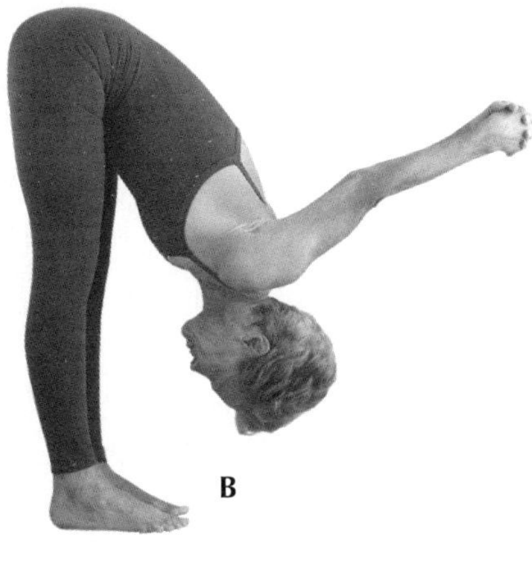

B

9. POSTURA DO TRIÂNGULO ESTENDIDO (Utthita Trikonasana) Fique na Postura da Montanha (Tadasana). Afaste os pés, que devem ficar a mais ou menos um metro um do outro; gire o pé direito 90 graus para fora e o esquerdo levemente para dentro. O calcanhar do pé direito deve ficar alinhado ao arco do pé esquerdo. (Ponha um bloco junto ao lado de fora do pé direito, para o caso de precisar dele depois.) Alongue os braços para os lados, estenda-se para cima através do quadríceps e erga o abdômen e o peito. Expirando, mantendo as costas retas, estenda o tronco para a direita e leve a mão direita até o chão ou até o bloco. Pressione a mão no chão ou no bloco, sentindo o alongamento cruzar o peito e subir através do braço esquerdo. Leve as escápulas para dentro, gire o peito em direção ao teto e olhe para a frente ou para cima, na direção da mão direita. Respire normalmente e mantenha a postura de 20 a 30 segundos. Inspirando, erga-se e endireite o torso. Repita a postura do lado esquerdo, depois vire os dedos dos pés para a frente e aproxime os pés.

EFEITOS Esta postura fortalece as pernas, os joelhos e os tornozelos, além de aliviar a rigidez nos cotovelos, nos ombros, no pescoço e nos pulsos.

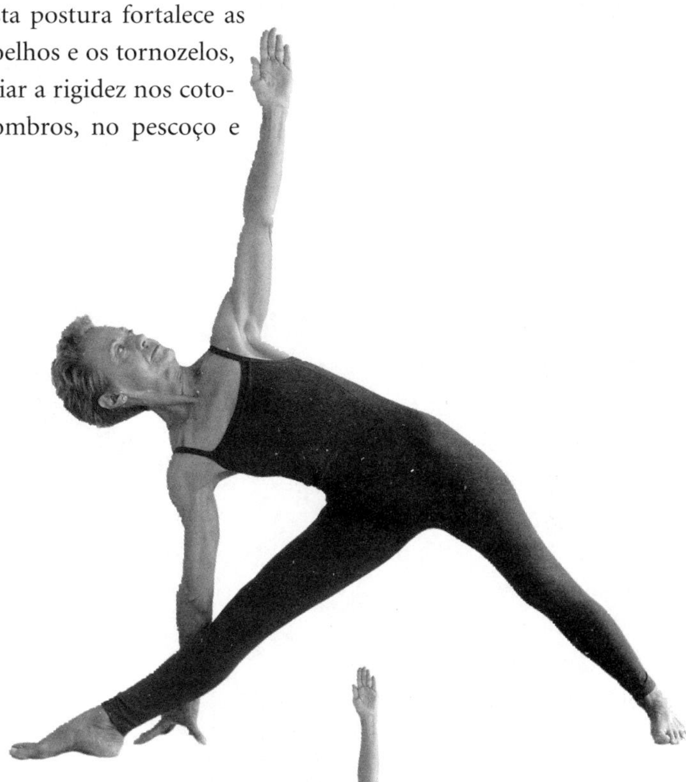

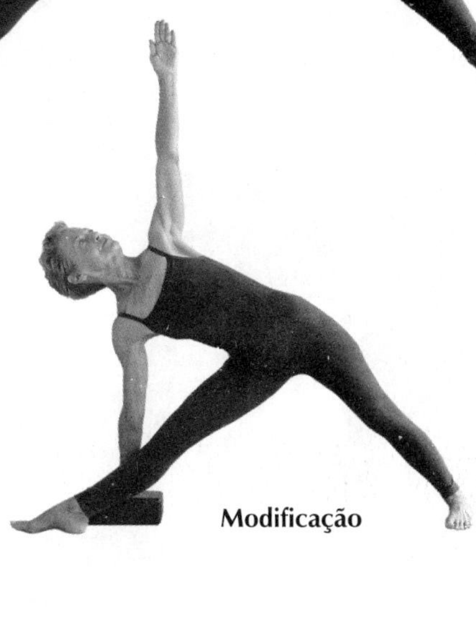

Modificação

10. POSTURA ESTENDIDA EM ÂNGULO LATERAL (Utthita Parsvakonasana) Fique na Postura da Montanha (Tadasana). Afaste os pés o máximo possível (cerca de 1,30 metro, se for possível); gire o pé esquerdo 90 graus para fora e o direito levemente para dentro. O calcanhar do pé esquerdo deve ficar alinhado ao arco do direito. Alongue os braços para os lados até que fiquem paralelos ao chão. Ao expirar, flexione o joelho esquerdo de forma que a coxa fique paralela ao chão e o queixo perpendicular a ele. (Se o joelho ultrapassar o tornozelo, é preciso afastar ainda mais os pés.) Com as costas retas, expire e estenda o tronco para a esquerda, leve a mão esquerda até o chão (ou até o bloco) e alongue o braço direito acima da orelha direita. Leve as escápulas para dentro, vire o tronco para o teto e olhe para a frente ou para o teto. Vire o abdômen para a direita. Respire normalmente e fique nesta postura de 20 a 30 segundos, se possível. Inspirando, erga e endireite o torso. Repita a postura do lado direito, depois vire os dedos dos pés para a frente, aproxime os pés e volte para a Postura da Montanha.

EFEITOS Esta postura abre as articulações dos quadris e alonga a coluna. Além disso, fortalece as pernas, os joelhos, os tornozelos e alivia a rigidez nos cotovelos, no pescoço e nos ombros.

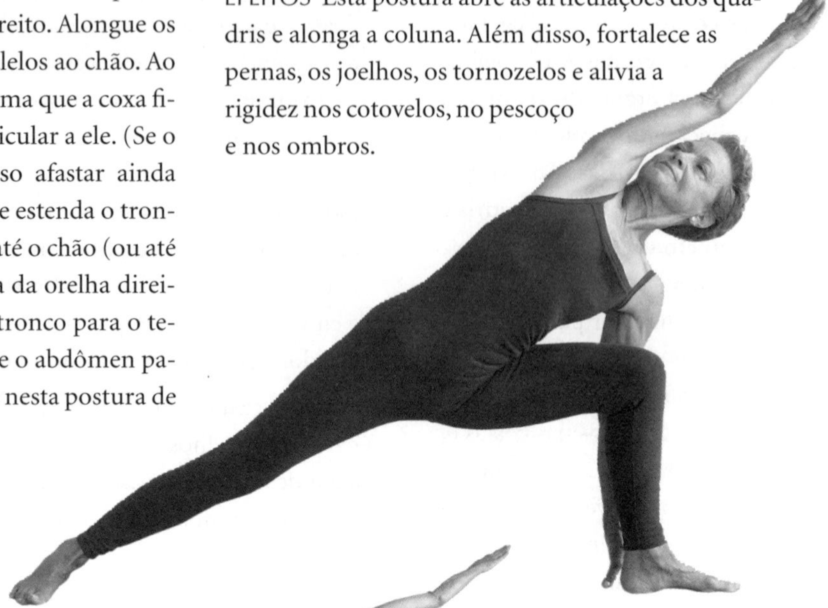

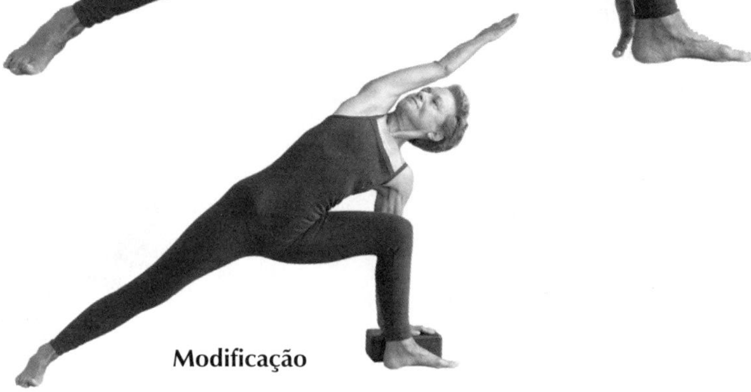

Modificação

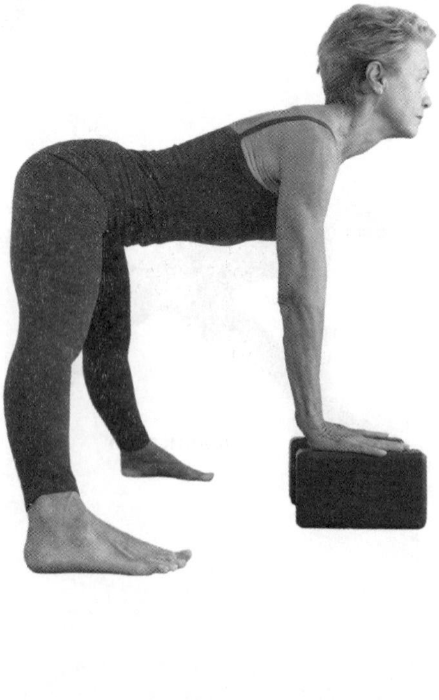

11. POSTURA EM PÉ COM FLEXÃO PARA A FRENTE EM ÂNGULO ABERTO (Prasarita Padottanasana) Faça a Postura em Pé com Flexão para a Frente em Ângulo Aberto conforme a descrição da p. 331, ficando nesta postura de 20 a 30 segundos. Se você não conseguir, entre e saia dela algumas vezes.

EFEITOS Esta postura alivia a tensão nas costas, nos ombros e nas pernas.

12. POSTURA DA CRIANÇA (Adho Mukha Virasana) Ajoelhe-se no chão com os joelhos afastados, ultrapassando ligeiramente a linha dos quadris, e junte os dedões dos pés. Flexione-se para a frente e alongue os braços e o tronco para a frente. Apóie a cabeça no chão ou num cobertor.

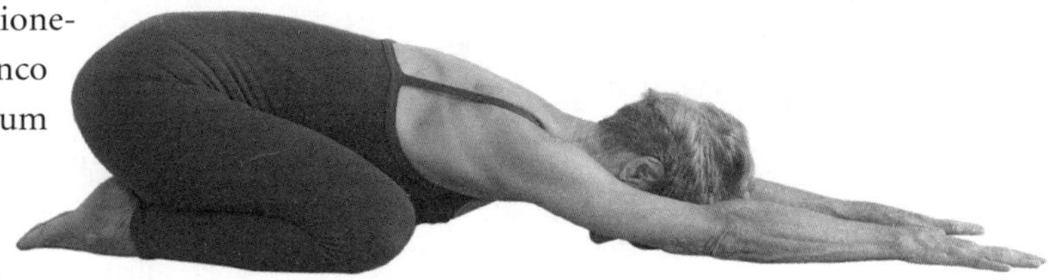

EFEITOS Esta postura alonga e tonifica a coluna inteira enquanto solta os músculos do pescoço e da parte superior das costas.

13. POSTURA RECLINADA EM ÂNGULO FECHADO (Supta Baddha Konasana) Faça a Postura Reclinada em Ângulo Fechado conforme a descrição da p. 333. Alongue as pernas, da virilha aos joelhos, e solte toda a tensão das coxas, dos joelhos e dos tornozelos. Fique nesta postura de 5 a 10 minutos.

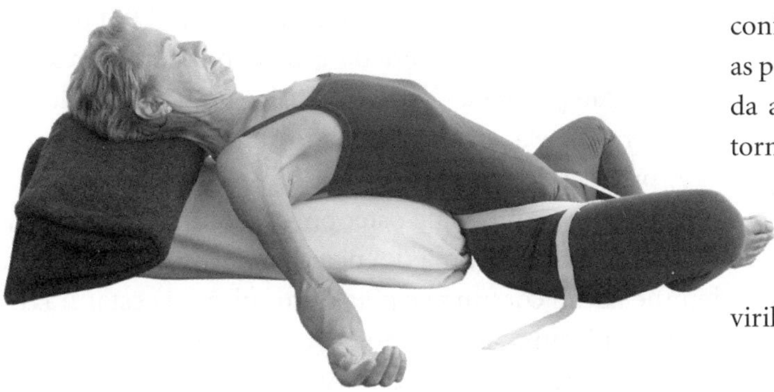

EFEITOS Esta postura abre suavemente o peito, os quadris e a área da virilha, favorecendo a circulação.

14. POSTURA DO CADÁVER (Savasana) Faça a Postura do Cadáver conforme a descrição da p. 330. (Se a base das costas ficar tensa ou dolorida, ponha uma almofada sob os joelhos.) Fique nesta postura, respirando normalmente, de 5 a 10 minutos, pelo menos.

EFEITOS Esta postura permite que o corpo inteiro relaxe.

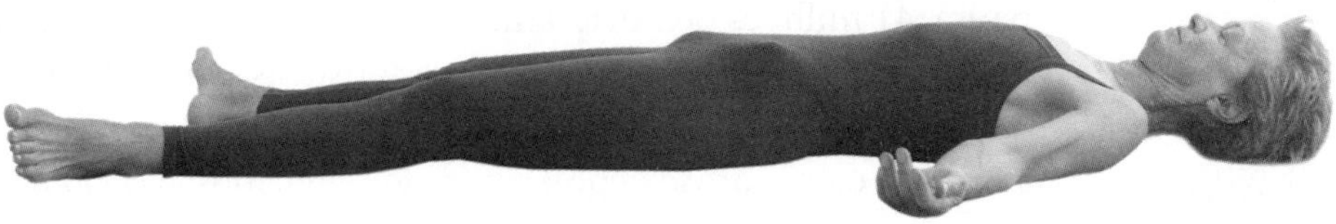

Capítulo 14 *Proteção contra a Osteoporose*

O FANTASMA DA OSTEOPOROSE, MAIS DO QUE AS ONDAS DE CALOR e dos outros sintomas, aparentemente sem fim, do climatério, apavora a maioria das mulheres — até mesmo as que passaram pela menopausa relativamente incólumes — e as faz buscar, a qualquer custo, uma terapia de reposição hormonal (TRH). Uma amiga minha, que passou sem problemas pela menopausa, começou a fazer TRH por medo de vir a ter osteoporose. Como eu, Freida é uma mulher caucasiana, magra e de constituição pequena — um tipo físico vulnerável à doença. O que mais a apavora, diz ela, é a possibilidade de, sem saber, já ter osteoporose.

A própria definição de osteoporose contribui para o medo de Freida. Eu sempre soube que osteoporose significa diminuição anormal da densidade óssea — uma doença caracterizada por fraturas ósseas, pela denunciadora corcunda e pela diminuição da estatura. Eu a associava à minha tia Emma, de 92 anos. Quando lhe perguntavam como estava, ela sempre respondia: "Muito bem, só que mais baixa." A doença é vista pelos médicos como um problema inevitável do envelhecimento: eles a definem como perda de massa óssea, o que significa que o corpo perde mais células ósseas do que produz, um processo que leva ao enfraquecimento dos ossos e à elevação do risco de fraturas. O problema é que toda mulher começa a perder mais células ósseas do que produz quando vai chegando aos quarenta.

As estatísticas são assustadoras. Segundo a U.S. National Osteoporosis Foundation, essa doença silenciosa afeta 28 milhões de norte-americanos, dos quais 80% são mulheres, e causa danos muito antes de ser detectada. Quando a geração que nasceu no pós-guerra atingir a menopausa, 41 milhões de norte-americanas terão um alto risco de contrair a doença. A imprensa é pródiga em estatísticas assustadoras, segundo as quais uma em cada duas norte-americanas vai sofrer uma fratura causada pela osteoporose depois dos cinqüenta anos; 37.500 norte-americanas morrem de complicações dessas fraturas; 90% das mulheres com mais de 75 anos têm osteoporose; dez anos depois da menopausa, as mulheres já perderam 30% da massa óssea.

Com estatísticas como essa, é compreensível que os médicos indiquem tratamentos que previnam ou pelo menos adiem os efeitos da perda óssea. E é compreensível que as mulheres procurem esses tratamentos para prevenir o "inevitável" — uma fratura por osteoporose quando tiverem mais idade.

No entanto, muitas mulheres começaram a questionar a teoria segundo a qual a osteoporose é pré-determinada. Freida perguntou à sua médica por que tinha que passar a maior parte do período da pós-menopausa tomando remédios para uma doença que poderia ou não vir a ter aos 75 ou oitenta anos. Ela queria saber se os hormônios eram realmente a única opção. A médica lhe prescreveu um exame de densitometria óssea, que mede a densidade mineral dos ossos, suplementos de cálcio/magnésio, exercícios diários e uma revisão na dieta. Ela explicou a Freida que entrar com saúde na menopausa e aumentar ao máximo a massa óssea são medidas que diminuem o risco da osteoporose.

O QUE CAUSA A OSTEOPOROSE

Os praticantes de medicina holística dizem que a osteoporose se deve, em grande parte, ao estilo de vida ocidental. Seria absurdo pensar que a natureza cria o corpo feminino para se autodestruir depois da menopausa, deixando, inadvertidamente, que os ovários parem de produzir o estrogênio e a progesterona necessários a uma vida saudável. Segundo a dra. Susan Love, autora de *Dr. Susan Love's Hormone Book: Making Informed Choices About Menopause*, a osteoporose não é tão comum quanto a medicina tradicional nos faz acreditar: apenas 25% das mulheres a desenvolvem. A dra. Love diz que um resultado baixo no exame de densitometria óssea não significa automaticamente que você tem osteoporose, sendo apenas uma indicação de um risco maior, um alerta para reformular o estilo de vida. É verdade que o estrogênio e a progesterona contribuem para a estabilidade óssea, mas também é verdade que a natureza lhe dá o que você precisa através de outros hormônios e de outros órgãos. No entanto, cabe a você manter o corpo saudável. Quem faz pouco exercício, fuma, come muita proteína, açúcar e alimentos industrializados e bebe muito álcool e cafeína, corre o risco de esgotar os recursos hormonais, candidatando-se a ter osteoporose mais adiante.

Fatores de Risco da Osteoporose

- Origem caucasiana
- Histórico familiar de osteoporose
- Excesso de exercícios ou sedentarismo
- Amenorréia (atrasos menstruais)
- Constituição magra e ossos pequenos
- Pouca absorção de cálcio (determinada por testes sangüíneos e exames dos ossos)
- Hipertireoidismo
- Cigarro
- Ingestão excessiva de álcool, carne vermelha e cafeína
- Exposição a toxinas ambientais
- Menopausa prematura ou remoção dos ovários antes da menopausa natural
- Uso de certas drogas, como antiepiléticos, esteróides e afinadores do sangue.

Como o Corpo Produz os Ossos

A partir da puberdade, a produção equilibrada de estrogênio e progesterona garante a regularidade menstrual e a expectativa de uma gravidez saudável e livre de problemas. O estrogênio predomina durante a primeira metade do ciclo, preparando o útero para receber um óvulo fertilizado e estimulando, ao mesmo tempo, a retenção de cálcio nos ossos. Tornando mais lenta a ação dos osteoclastos (as células que decompõem o osso), o estrogênio exerce algum controle sobre a quantidade de células ósseas que você perde. A progesterona, por outro lado, estimula os osteoblastos (as células que produzem osso novo). Como a progesterona é produzida nos ovários durante a segunda fase do ciclo, ao parar de ovular, você deixa de produzir tecido ósseo com eficiência e perde massa óssea mais depressa. Excesso de *stress* ou de exercício, perda brusca de peso, deficiência de vitaminas e minerais e certos medicamentos contribuem para períodos sem ovulação e, como resultado, para a perda de massa óssea.

O estrogênio e a progesterona não são os únicos hormônios produzidos pelo sistema endócrino que contribui para a manutenção de massa óssea saudável. Segundo Susan Love, os hormônios da tireóide e das paratireóides regulam o metabolismo e fazem com que o corpo mantenha a quantidade certa de cálcio. Quando o cálcio não é suficiente, as paratireóides mandam mensagens aos rins para que preservem suas reservas e aos osteoclastos para que quebrem mais células ósseas, jogando o cálcio na corrente sangüínea. O córtex das supra-renais (sensível ao *stress* físico) faz com que os ossos liberem cálcio nas emergências (reabsorção óssea); e a testosterona e outros androgênios (que as supra-renais produzem depois da menopausa) promovem o crescimento ósseo para compensar a reabsorção óssea acionada pelos esteróides.

As células osteoclastas procuram tecido ósseo velho ou danificado, quebrando-o e removendo-o. As células osteoblastas entram em ação e criam novo tecido ósseo. Para isso, precisam de vitaminas, como a A, a C e a K, e de minerais, como o cálcio, o magnésio, o fósforo, o manganês, o zinco, o cobre e o silicone. A vitamina D faz com que os ossos absorvam e usem o cálcio necessário. Antes dos 35 anos, a ação dos osteoclastos e dos osteoblastos é equilibrada — osso velho se dissolve e osso novo se forma. Lá pelos 35 anos, a massa óssea atinge o seu máximo. Daí em diante, os osteoclastos passam a quebrar mais células do que os osteoblastos conseguem construir e a produção de tecido ósseo vai ficando deficiente.

Esse processo de produção e quebra de tecido ósseo tem um objetivo importante: garantir que o corpo mantenha níveis de cálcio que lhe permitam funcionar corretamente. Quando há falta de cálcio, o corpo não consegue regular o batimento cardíaco, o fluxo de impulsos nervosos ou o tempo de coagulação do sangue. A força dos músculos e dos ossos, assim como dos dentes e das gengivas, depende do cálcio. Na verdade, o cálcio é tão importante que uma das glândulas endócrinas — a paratireóide — tem como função regular sua quantidade no organismo. Quando o cálcio é suficiente, a paratireóide instrui os ossos a armazenar o excesso (o que os fortalece); quando falta cálcio, as paratireóides exigem que os ossos devolvam uma parte do estoque (o que faz com que os ossos fiquem mais fracos e porosos).

Mas se, para evitar a osteoporose, bastasse tomar cálcio e suplementos de estrogênio, as mulheres norte-americanas — que bebem mais leite e fazem mais reposição hormonal do que quaisquer outras no mundo — teriam as taxas mais baixas de osteoporose. Mas não é verdade: suas taxas são as mais altas. O fato é que o corpo tem que ser capaz de usar o cálcio que recebe e o estilo de vida interfere nesse processo.

O CONTRA-ATAQUE

Mesmo fazendo tudo certo, o corpo perde massa óssea em ritmo acelerado depois da menopausa e, pelo que se saiba, a reposição hormonal não impede que isso aconteça. Os cientistas sabem, no entanto, que a perda óssea continua por pelo menos de cinco a dez anos depois da menopausa e depois se estabiliza. Por isso, quanto mais massa óssea você tiver quando entrar na menopausa, melhor vai estar daí a dez, vinte ou trinta anos. Mesmo nos países em que a menopausa não é um problema sério, as mulheres apresentam alguma perda de massa óssea. A chave para manter ossos saudáveis e prevenir os efeitos debilitantes da osteoporose é uma dieta balanceada com bastante cálcio, um bom programa de exercícios que façam o corpo sustentar o próprio peso e um estilo de vida que lhe garanta tempo e espaço para lidar com os estresses que surgem no caminho.

Patricia Diz

• Para trabalhar com a osteoporose, é importante incluir, na prática diária, inversões e asanas que façam o corpo sustentar o próprio peso. A Postura do Cachorro Olhando para Baixo (Adho Mukha Svanasana), a Parada de Cabeça (Sirsasana) e a Postura do Arco com Rosto para Cima (Urdhva Dhanurasana) são muito boas neste caso. As praticantes avançadas podem aproveitar também os benefícios das inversões com apoio nas mãos ou nos cotovelos (como Pincha Mayurasana). Essas posturas, assim como a Postura do Arco com Rosto para Cima, fazem com que você erga e sustente o próprio peso, o que é muito importante para aumentar a massa óssea.

Infelizmente, ninguém controla alguns dos fatores de risco. Por exemplo: Freida, sendo mulher, tem menos massa óssea do que um homem; não há nada que ela possa fazer a esse respeito. Além disso, ela é magra, tem ossos pequenos, é caucasiana e tanto a mãe quanto a avó sofreram fraturas de vértebras na velhice. Também com relação a isso, ela nada pode fazer. Mas ela pode criar um estilo de vida que propicie a seus ossos um cuidado preventivo. As mudanças no estilo de vida deveriam acontecer bem antes da mulher entrar no climatério, de preferência entre os vinte e trinta anos, mas nunca é tarde demais para começar.

Exercício

Até o médico mais conservador sabe que o exercício aumenta a massa óssea depois da menopausa. A chave, segundo o dr. Kendra Kaye Zuckerman, diretor do programa de osteoporose do Allegheny University Hospitals, na Filadélfia, é fazer exercícios regularmente, durante pelo menos trinta minutos por dia, cinco dias por semana. O exercício funciona, segundo o dr. Krishna Raman, autor de *A Matter of Health*, porque estimula a produção óssea, "melhora a absorção de cálcio no intestino e promove seu depósito nos ossos". No entanto, não é qualquer exercício que funciona. Exercícios com sustentação do peso corporal e movimentos que exerçam pressão sobre os ossos estimulam a retenção do cálcio. Os médicos recomendam andar ou correr, exercícios que estimulam os ossos dos pés, das pernas, da pélvis e da coluna ao combinar os efeitos da gravidade e da contração muscular. A natação, pelo contrário (que é ótima em casos de dor nas articulações e limitação da mobilidade) nada faz para aumentar a densidade óssea.

Se você já começou a perder massa óssea — sendo, portanto, vulnerável a fraturas por *stress* na coluna — a corrida pode forçar demais os joelhos, os tornozelos e a região lombar da coluna. Além disso, andar ou correr em detrimento de exercícios com sustentação de peso acaba beneficiando apenas os membros inferiores, sem nada fazer para fortalecer os punhos, os ombros, a parte superior das costas e os cotovelos.

Mais uma advertência com relação aos exercícios aeróbicos: tenha cuidado para não exagerar. O excesso de exercícios, e uma diminuição correspondente da gordura corporal, pode aumentar suas chances de desenvolver osteoporose, segundo a National Osteoporosis Foundation.

Patricia Diz

- Mantenha uma boa postura, com a cabeça acima dos ombros e os ombros em linha com os quadris, para diminuir a pressão sobre a coluna. Sente-se, fique em pé e ande como se estivesse fazendo a Postura da Montanha (Tadasana).
- Faça com que o corpo esgote todas as possibilidades de movimento — levantar e sentar, ficar de cabeça para cima e de cabeça para baixo, ir para a frente e para trás, torcer de um lado para o outro — para aumentar e manter a mobilidade e a flexibilidade.
- Faça posturas revigorantes que propiciam um completo relaxamento ao corpo e aos músculos.

Boa Postura

Como já discutimos neste livro, uma postura correta é fundamental para manter a coluna saudável. Uma postura errada, somada à fraqueza da coluna, aumenta a probabilidade de fratura vertebral. Se a cabeça se projeta à frente dos ombros, o peso não fica bem distribuído ao longo da coluna; dessa forma, a parte frontal das vértebras torácicas recebem a maior parte do peso, tornando-se vulneráveis a fraturas por *stress.*

As posturas em pé, como a Postura da Montanha (Tadasana), fortalecem os músculos das costas e melhoram a postura. As flexões para a frente e para trás, quando incluídas na prática diária de yoga, fortalecem a parte da frente e a parte de trás da coluna e aumentam a flexibilidade geral. As flexões modificadas, que alongam passivamente o trecho torácico da coluna, evitam as fraturas por *stress.* (Ver posturas adicionais no Capítulo 8.)

Dieta

A comida tem um importante papel na manutenção da massa óssea. Mesmo que você tenha sido negligente no passado, nunca é tarde para melhorar a dieta. Use as orientações a seguir para avaliar a sua dieta atual.

Coma menos proteína animal. Pesquisas demonstram que mulheres vegetarianas perdem muito menos massa óssea do que as comedoras de carne. Na verdade, um estudo conduzido em Michigan demonstrou que as mulheres que seguiam uma dieta vegetariana há vinte anos tinham 18% de perda de massa óssea, enquanto as carnívoras tinham 35%. Segundo o dr. Dean Ornish, diretor do Preventive Medicine Research Institute de Sausalito, Califórnia, isso se explica porque uma dieta rica em proteína animal pode fazer com que o corpo elimine muito cálcio através da urina. Ou seja, o corpo elimina o cálcio antes que você se beneficie dele. As vegetarianas, por outro lado, eliminam muito menos cálcio, que é melhor aproveitado para fortalecer os ossos.

Suplemente sua dieta com cálcio. Ingerir quantidades adequadas de cálcio (1.000 mg/dia antes e durante a menopausa, 1.500 mg/dia depois da menopausa) é fundamental para a saúde dos ossos e do coração. Mas lembre-se, nenhum suplemento de cálcio vai fazer efeito se a sua dieta impedir que o corpo o absorva. Os ossos sofrem no caso de você ingerir pouco cálcio ou no caso do corpo eliminar cálcio demais. Segundo um artigo de 1998 do *Internal Medicine News*, tomar suplementos de cálcio (1.200 a 1.500 mg/dia) e vitamina D (700 a 800 IU/dia) reduz em 50% o risco de fraturas nas mulheres após a menopausa. Se você não está acostumada a tomar muito leite ou sofre de intolerância à lactose, não se desespere. O cálcio está presente em uma variedade de outras fontes — verduras com folhas verde-escuras, amêndoas, soja, algas e salmão. Em vez de leite, tome sucos de frutas enriquecidos com soja. Algumas ervas são boas fontes de cálcio: urtiga, cavalinha, sálvia, borragem, folhas de amora e alfafa.

É importante tomar os suplementos de cálcio de acordo com as instruções do rótulo para otimizar a absorção. (Observação: não pense em aproveitar o cálcio de antiácidos que contêm alumínio, pois este favorece a eliminação do cálcio.) Alguns tipos de cálcio, como o carbonato de cálcio, devem ser consumidos junto com a comida para melhorar a sua absorção; outros tipos, como o citrato de cálcio, funcionam melhor longe das refeições. Para usar o cálcio que você ingere, o corpo precisa de quantidades corretas de vitamina D, e também de magnésio, oligoelementos e ácidos gástricos — que, depois da menopausa, se tornam mais escassos. As mulheres precisam de mais ou menos 2 mg de cobre, 3 mg de manganês e 12 mg de zinco todos os dias. As nozes, as frutas vermelhas e o tofu contêm bastante manganês e cálcio, as algas e as ervilhas são boas fontes de zinco. Outros minerais, que existem em quantidades mínimas no corpo, também ajudam o cálcio a aumentar a densidade óssea. Se precisar, você pode comprar betaína, que tem propriedades ácidas, em lojas de produtos naturais.

Além disso, tome cuidado com os ladrões de cálcio. Assim como as proteínas, o excesso de sal pode lixiviar o cálcio dos ossos. Cuidado com o sal escondido em alimentos industrializados e refrigerantes. Os fosfatos das bebidas gaseificadas também roubam o estoque de cálcio do corpo, assim como a cafeína, o álcool e a nicotina. Alguns pesquisadores advertem que mais do que quatro xícaras de café por dia aumenta o risco de perda óssea em 80%. Fumar e beber, mesmo que moderadamente, são hábitos que dobram esse risco.

Banhos de sol. Todos sabem como é perigoso tomar muito sol. No entanto, 25 a trinta minutos, três ou quatro vezes por semana, fornecem a vitamina D que o corpo precisa para absorver e usar o cálcio com eficácia. Por isso, abuse do filtro solar e aproveite o sol.

Suplementos adicionais. Além do cálcio e do magnésio, a vitamina K também ajuda a fortalecer os ossos, segundo pesquisadores da Tufts University. Se você não toma remédios para afinar o sangue, pergunte ao médico se você pode aumentar o consumo diário de vitamina K. Na verdade, é fácil ingerir tudo o que é necessário ao corpo na comida de todos os dias. Meia xícara de couve, por exemplo, fornece mais de 400

Patricia Diz

- Para manter as articulações móveis e flexíveis, entre e saia várias vezes de cada postura em pé antes de mantê-la pelo tempo estipulado. Não demore demais em uma só postura e não trave as articulações: o importante é criar liberdade nas articulações.
- Não pratique posturas que comprimam a coluna — mantenha-a alongada.
- Se você já sofreu fraturas devidas à osteoporose, evite movimentos súbitos e bruscos. Não faça a Parada de Cabeça (Sirsasana) ou outras inversões sem apoio, em que o peso é sustentado pela coluna.

mcg de vitamina K; a mesma quantidade de espinafre fornece 360 mcg e o brócoli 113 mcg. Ácidos graxos essenciais, vitamina B_6, vitamina C e ácido fólico também contribuem para a saúde da estrutura óssea.

Estrogênio na Medida Certa

O corpo precisa de um bom suprimento de estrogênio para manter a força e a saúde dos ossos e minimizar a perda de massa óssea. Depois da menopausa, como os ovários não produzem mais tanto estrogênio quanto antes, o corpo precisa procurar outro fornecedor. Seja paciente. Lembre-se: sempre que você entra em outra fase da vida, o corpo precisa de algum tempo para se adaptar. Você já passou por períodos de instabilidade hormonal pelo menos duas vezes na vida (e até mais, se teve filhos) e continua viva. Agora, o corpo precisa de tempo para compreender esta fase.

Enquanto ele avalia a situação, os ossos vão perdendo densidade e pouco se pode fazer a esse respeito. O corpo vai recorrer primeiro às supra-renais em busca dos hormônios; a gordura corporal e os músculos também produzem algum estrogênio (e até os ovários continuam a produzir um pouco). Se as glândulas supra-renais estiverem esgotadas pelo *stress*, por uma dieta errada ou pela doença, elas não vão cumprir essa tarefa. Se você fez muitos regimes e não tem muita gordura corporal, essa é outra fonte com que o corpo não pode contar.

TRH e Osteoporose

Um estudo citado na edição de 15 de abril de 2001 do *American Journal of Medicine* parece indicar que a terapia de reposição hormonal não previne a osteoporose e nem ajuda a revertê-la. Esse estudo faz parte de uma pesquisa que acompanhou por quatro anos 2.700 mulheres na pós-menopausa para determinar (em parte) o efeito da TRH sobre as fraturas ósseas. De acordo com os resultados, a TRH não foi mais eficaz do que o placebo na proteção contra as fraturas.

Terapia de Reposição Hormonal. Em uma palestra que deu no Kripalu Yoga Center, em maio de 1999, Susan Love propôs uma questão interessante. Se, como os estudos demonstram, uma mulher perde uma quantidade significativa de massa óssea duas vezes na vida — no período de cinco a dez anos depois da menopausa e outra vez lá pelos setenta anos — mas as fraturas ósseas, especialmente nos quadris, não ocorrem antes dos setenta ou oitenta anos, será que ela deve fazer TRH desde o climatério para prevenir as fraturas que vão ocorrer só quando estiver bem mais velha (se é que vão ocorrer)? É possível esperar que a mulher atinja os setenta ou 75 anos e entrar então com doses de estrogênio suficientes apenas para evitar as fraturas? Os efeitos colaterais mais perigosos da terapia hormonal — maior risco de câncer nas mamas e no endométrio — parecem estar relacionados ao uso a longo prazo (mais de cinco anos). Quem começa a tomar hormônios aos 45 ou cinqüenta anos para prevenir uma possível fratura no quadril daqui a trinta anos, adverte a dra. Love, pode estar se expondo a morrer de câncer de mama ou no útero muito antes que tenha idade para quebrar um osso. Infelizmente, ainda não há respostas claras para essas perguntas.

O dr. John Lee, co-autor do conhecido e controverso livro *What Your Doctor May Not Tell You About Menopause: The Breakthrough Book on Natural Progesterone*, prescreve creme com progesterona para as pacientes que sofrem de osteoporose e obtém, segundo diz, resultados notáveis. Segundo a sua teoria, o estrogênio aumenta a massa óssea dos tecidos existentes mas nada faz para criar mais tecido ósseo. Já a progesterona sim, desde que não seja sintética. O dr. Lee recomenda o creme porque descobriu que, assim, os efeitos colaterais são praticamente inexistentes. A dra. Love recomenda o uso de progesterona micronizada que, segundo alguns estudos, constrói tecido ósseo e previne a reabsorção. Infelizmente, nos EUA, não existe à venda a progesterona micronizada usada nas experiências clínicas que ela descreve. Mas, com receita médica, é possível encontrar outras marcas em farmácias alternativas, como a Women's International Pharmacy, em Madison, Wisconsin. Mas não há ainda um número suficiente de estudos para validar essa teoria sobre a progesterona ou para demonstrar categoricamente que tomar estrogênio ou uma combinação de estrogênio e progesterona previne as fraturas ósseas relacionadas à idade.

Há alternativas promissoras para os hormônios, incluindo os bisfosfonatos, como o Fosamax. Os bisfosfonatos impedem que os osteoclastos reabsorvam o tecido ósseo. Infelizmente, ainda não existem estudos a longo prazo para determinar sua eficácia. Há também a possibilidade do tratamento com calcitonina, um hormônio da tireóide, e com um bioflavonóide chamado ipriflavona, que pode aumentar a densidade óssea. Estudos recentes mostram que o tratamento com o hormônio das paratireóides pode estimular o crescimento ósseo com poucos efeitos colaterais. Só que, até agora, esse hormônio só pode ser administrado através de injeções diárias, durante um ano ou dois.

Mesmo que você decida tomar hormônios ou fazer alguma outra forma de tratamento — agora ou mais adiante — lembre-se de que, sozinhos, os remédios (ou as alternativas vegetais) não previnem a osteoporose. Mesmo fazendo um tratamento, você precisa prestar atenção na dieta; você precisa praticar exercícios diariamente, de preferência incluindo uma prática de yoga bem equilibrada com posturas em que o corpo sustenta o próprio peso; e você precisa respeitar as necessidades do corpo — de renovação e de repouso. A osteoporose é uma doença dolorosa e debilitante, mas quando se dá atenção a todos os aspectos da saúde, ela não precisa ser uma conseqüência inevitável do envelhecimento.

COMO A YOGA PODE AJUDAR

A yoga ajuda o corpo de várias maneiras. Médicos e outros terapeutas reconhecem sua utilidade no combate ao *stress* que compromete o sistema imunológico e o sistema endócrino. Mas a yoga faz mais do que isso. Em um artigo publicado em 1988 no *Yoga Journal*, a dra. Mary Schatz diz que a yoga pode estimular os ossos a reter o cálcio, desde que a ingestão de cálcio seja suficiente. O segredo? A yoga privilegia posições com sustentação do peso do corpo (como apoio nos braços, inversões e posturas em pé) que trabalham a coluna, os braços, os ombros, os cotovelos, as pernas, os joelhos, os calcanhares e os pés, além de explorar todas as possibilidades dos movimentos. Um estudo ainda não publicado, feito por pesquisadores da Califórnia State University em Los Angeles no ano 2000, mostra o que os professores de yoga sempre souberam: a yoga aumenta a densidade óssea. Esse estudo foi feito com dezoito mulheres, das quais nove passaram a praticar yoga. Os testes de densidade óssea foram feitos no começo do estudo e repetidos depois de seis meses. As praticantes de yoga tiveram aumento de densidade óssea nas vértebras, mas as não praticantes não tiveram mudança alguma. E, fato interessante, as praticantes de yoga tiveram também uma diminuição da densidade do osso do quadril. Ironicamente, os médicos acreditam que essa diminuição prenuncia, na verdade, um novo aumento na densidade óssea.

B. K. S. Iyengar argumenta que, por meio do processo de comprimir certas áreas, livrando-as assim do sangue e dos fluidos linfáticos já usados para depois levar até elas fluidos e sangue recém-oxigenado, a yoga ajuda o corpo a usar os nutrientes de que precisa. As inversões, especialmente a Parada de Ombros (Sarvangasana) e a Postura do Arado (Halasana), são particularmente eficazes. Essas posturas, segundo Iyengar, regulam a tireóide e as paratireóides (essenciais ao metabolismo) por meio do travamento de queixo que comprime a área e expulsa o sangue usado. Quando você sai da postura e solta o travamento, a região do pescoço é banhada com sangue novo. Em outras palavras, as inversões favorecem a circulação na região da cabeça e do pescoço, rejuvenescendo as glândulas.

Patricia ensina às suas alunas que as flexões para a frente aquietam as glândulas supra-renais, mitigando os efeitos da reação lutar-ou-fugir, e que as flexões para trás as energizam. Ela diz que as torções são igualmente eficazes para regular as supra-renais que, assim, fornecem as quantidades certas de estrogênio e de progesterona aos ossos.

Muitas pessoas idosas caem porque perdem a confiança na própria capacidade de se movimentar direito; outras não enxergam bem, têm os músculos enfraquecidos (em geral por falta de uso), a postura errada ou sofrem de artrite. A yoga melhora a postura e a coordenação, fortalece os músculos, aumenta a flexibilidade e favorece o equilíbrio geral.

As posturas da seqüência a seguir devem ser feitas com apoio, como mostramos aqui. Ou, se você já pratica diariamente e não apresenta sintomas, faça a versão completa de cada uma (como é mostrado nos Capítulos 1 e 2). Se você já sofre os efeitos da osteoporose ou se tem alto risco de contrair a doença, fale com o seu médico antes de começar. Você vai descobrir que há algumas asanas próprias para quem tem pouca mobilidade, mas primeiro converse com o médico. É claro que, depois de instalada, a osteoporose é um problema sem solução. Quem se exercita demais — ou faz o tipo errado de exercícios — corre o risco de ter mais fraturas, além de sentir muita dor. Quem não se exercita fica com os músculos fracos e perde o cálcio necessário para prevenir outras fraturas. Assim, é imperativo que você converse com um professor de yoga terapêutica e com o médico.

UMA SEQÜÊNCIA PARA A OSTEOPOROSE

1. Postura da Montanha (Tadasana) com diferentes posições de braço
2. Postura em Pé com Flexão para a Frente (Uttanasana)
3. Postura do Cachorro Olhando para Baixo (Adho Mukha Svanasana)
4. Postura do Guerreiro I (Virabhadrasana I)
5. Postura do Guerreiro II (Virabhadrasana II)

6. Postura do Triângulo Estendido (Utthita Trikonasana)
7. Postura em Giro e em Triângulo (Parivrtta Trikonasana)
8. Postura em Pé com Torção da Coluna (Utthita Marichyasana)
9. Postura do Camelo (Ustrasana)
10. Postura do Arco com Rosto para Cima (Urdhva Dhanurasana)
11. Postura da Criança (Adho Mukha Virasana)
12. Postura com as Pernas Levantadas contra a Parede (Viparita Karani) e Ciclo
13. Postura do Cadáver (Savasana)

1. POSTURA DA MONTANHA (Tadasana) Fique em pé, ereta, com as pernas juntas (e os dedões se tocando, desde que seja confortável). Distribua o peso por igual entre as solas dos pés e os calcanhares. Estique os joelhos puxando os quadríceps (músculos da parte da frente da coxa) para cima. Erga o esterno e abra o peito, rolando os ombros para trás e as escápulas para dentro. Erga o abdômen e leve o cóccix para dentro, sem empurrar as coxas para a frente. Estenda os braços para baixo com as palmas voltadas para as coxas e os dedos juntos (A). Mantenha os ombros afastados das orelhas. Visualize o alongamento da coluna enquanto você firma os pés no chão. Respire normalmente, relaxe os músculos da base da pélvis (os que você contrai para parar de urinar), os ombros e o pescoço. Fique nesta postura de 30 a 60 segundos.

BRAÇOS ACIMA DA CABEÇA (Urdhva Hastasana) Fique na Postura da Montanha (Tadasana), vire as palmas das mãos para fora e erga devagar os braços, para os lados e acima da cabeça, mantendo os ombros para baixo e afastados das orelhas (B). Levante o peito e leve as escápulas para dentro das costas. (Se tiver dificuldade para se equilibrar, afaste um pouco os pés ou pratique com as costas apoiadas na parede.) Fique nesta postura de 20 a 30 segundos, se possível. Se não, entre e saia dela umas duas ou três vezes.

BRAÇOS EM POSIÇÃO DE PRECE (Namaskar) Para abrir ainda mais a área do peito e dos ombros, continue na Postura da Montanha (Tadasana) e junte as mãos às costas, em posição de prece (C). Tome cuidado para não arquear as costas. (Se esse alongamento for muito forte, cruze os braços às costas, segurando os cotovelos.) Mantenha-se em alinhamento, como se estivesse com os braços dos lados do corpo.

EFEITOS As diferentes posições de braços aliviam a rigidez dos ombros, dos braços, da parte inferior e da parte superior das costas; favorece a circulação pelo corpo todo; e corrige problemas de postura.

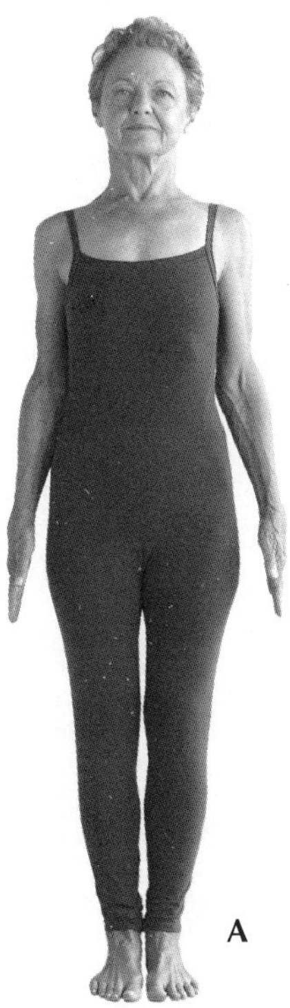
A

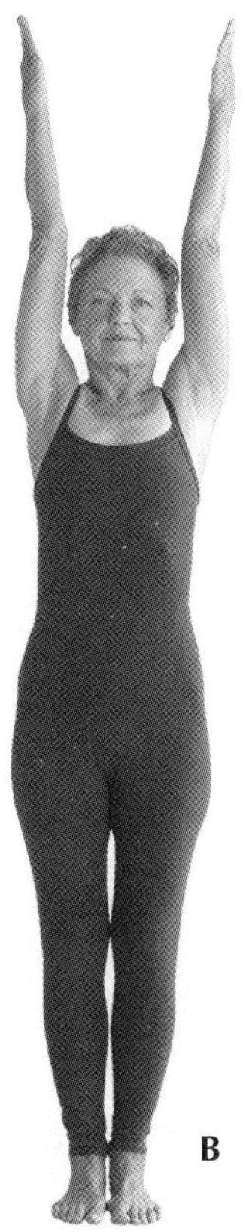
B

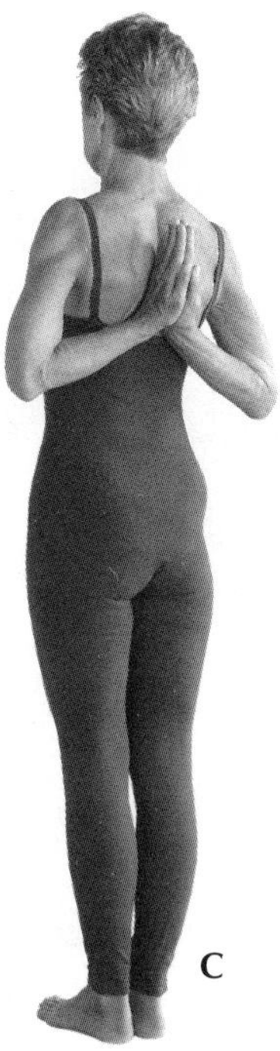
C

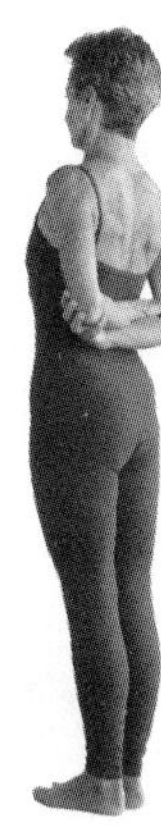
Modificação

2. POSTURA EM PÉ COM FLEXÃO PARA A FRENTE (Uttanasana) Fique em pé, com os pés ligeiramente separados. Entrelace os dedos às costas e, ao expirar, alongue a cintura e as costelas em direção ao chão. Flexione-se para a frente, alongue-se através dos braços e leve as mãos, por sobre a cabeça, em direção ao chão. Mantenha as escápulas se afastando do pescoço. Fique nesta postura de 10 a 15 segundos, voltando devagar para a posição em pé. Descanse enquanto respira algumas vezes.

EFEITOS Entrelaçando os dedos atrás das costas, você abre o peito e libera a tensão e a rigidez dos ombros, dos cotovelos, dos pulsos e dos dedos.

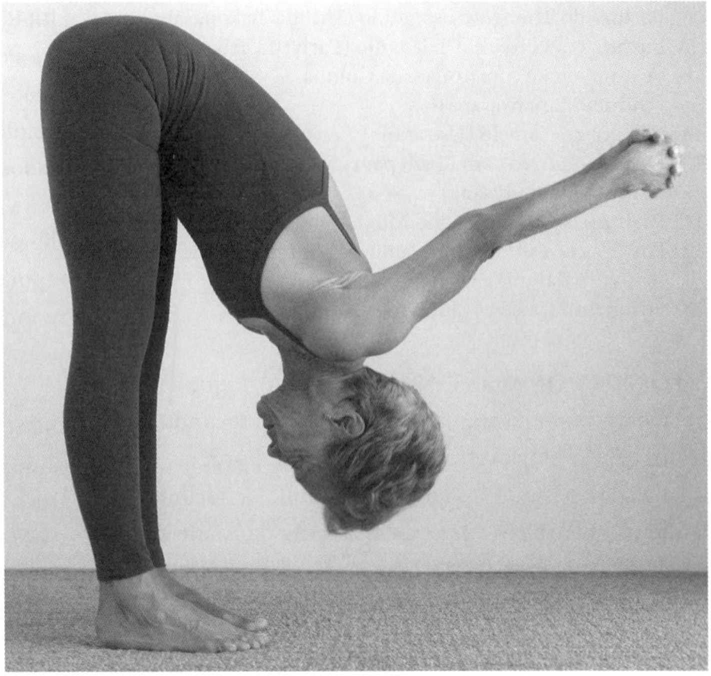

3. POSTURA DO CACHORRO OLHANDO PARA BAIXO (Adho Mukha Svanasana) Para encontrar a distância correta entre as mãos e os pés nesta postura, deite-se de barriga para baixo. Ponha as palmas das mãos no chão dos lados do peito, com os dedos separados apontando para a frente. Erga-se apoiando-se nas mãos e nos joelhos. (Se você for bastante flexível, mantenha os pés bem juntos.) Expire, pressione as mãos com firmeza na esteira e estenda-se para cima através da parte interna dos braços. Expire novamente, erga as nádegas bem alto e leve as coxas para cima e para trás, continue alongando-se através das pernas e leve os calcanhares em direção ao chão, erguendo ainda mais as nádegas. A ação dos braços e das pernas serve para alongar a coluna e soltar a cabeça. Fique nesta postura de 30 segundos a 1 minuto, respirando profundamente. Deixe a cabeça descansar completamente e solte a base do pescoço. Para sair, volte a se apoiar nas mãos e nos joelhos, sente-se nos calcanhares e erga a cabeça.

EFEITOS Como faz com que o corpo sustente o próprio peso, esta postura fortalece os braços, as pernas e a coluna. Além disso, ela alonga a coluna e alivia a tensão e a rigidez nos ombros, no pescoço e nos braços.

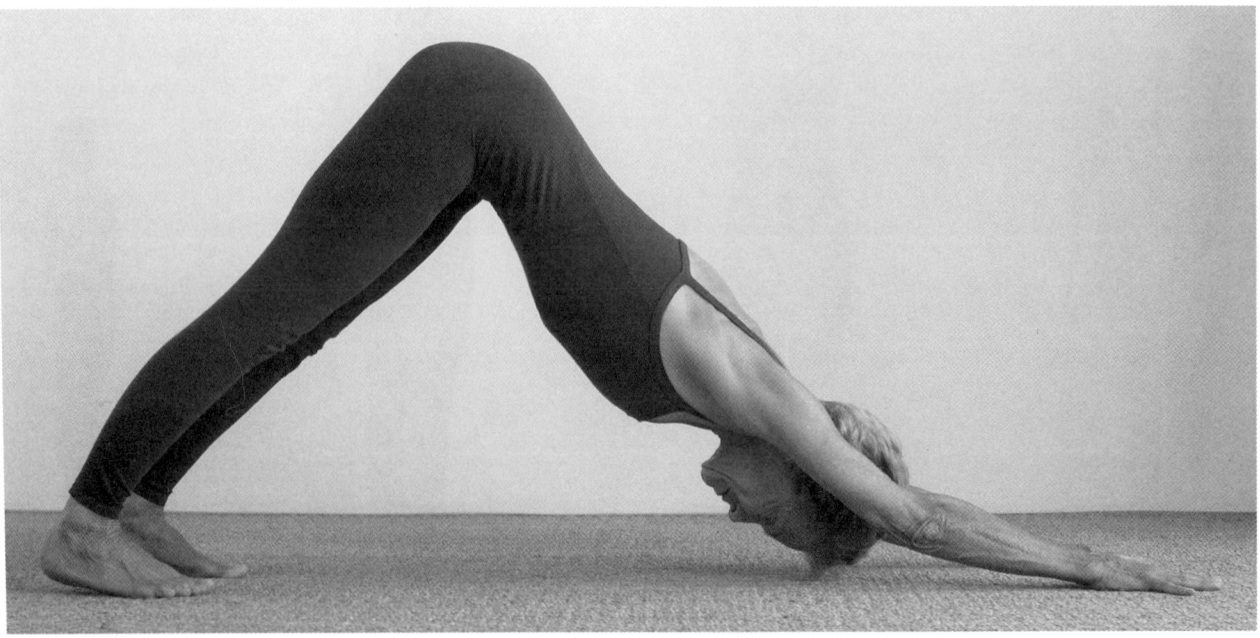

4. POSTURA DO GUERREIRO I (Virabhadrasana I) Fique na Postura da Montanha (Tadasana). Afaste os pés ao máximo (1,30 metro mais ou menos), com os dedos apontando para a frente. Alongue os braços para os lados, na altura dos ombros, paralelos ao chão, com as palmas das mãos voltadas para baixo. Vire as palmas das mãos para cima e erga os dois braços até que fiquem alinhados às orelhas e paralelos entre si; os cotovelos devem ficar retos. Alongue-se para cima através do quadríceps e erga o abdômen e o peito. Ao expirar, vire ao mesmo tempo o torso e a perna direita uns 90 graus para a direita e o pé esquerdo uns 60 graus para a direita. Inspirando alongue-se através dos braços erguidos; expire e flexione o joelho direito de forma que a coxa e a canela formem um ângulo reto, estando a coxa paralela ao chão. (Se o joelho ultrapassar o tornozelo, aumente e distância entre os pés.) Alongue o torso para cima, em direção ao teto, leve a cabeça para trás e olhe na direção dos polegares. (Se achar que está forçando demais o pescoço, mantenha a cabeça reta e olhe para a frente.) Entre e saia da postura várias vezes para criar mobilidade nos quadris e nos joelhos.

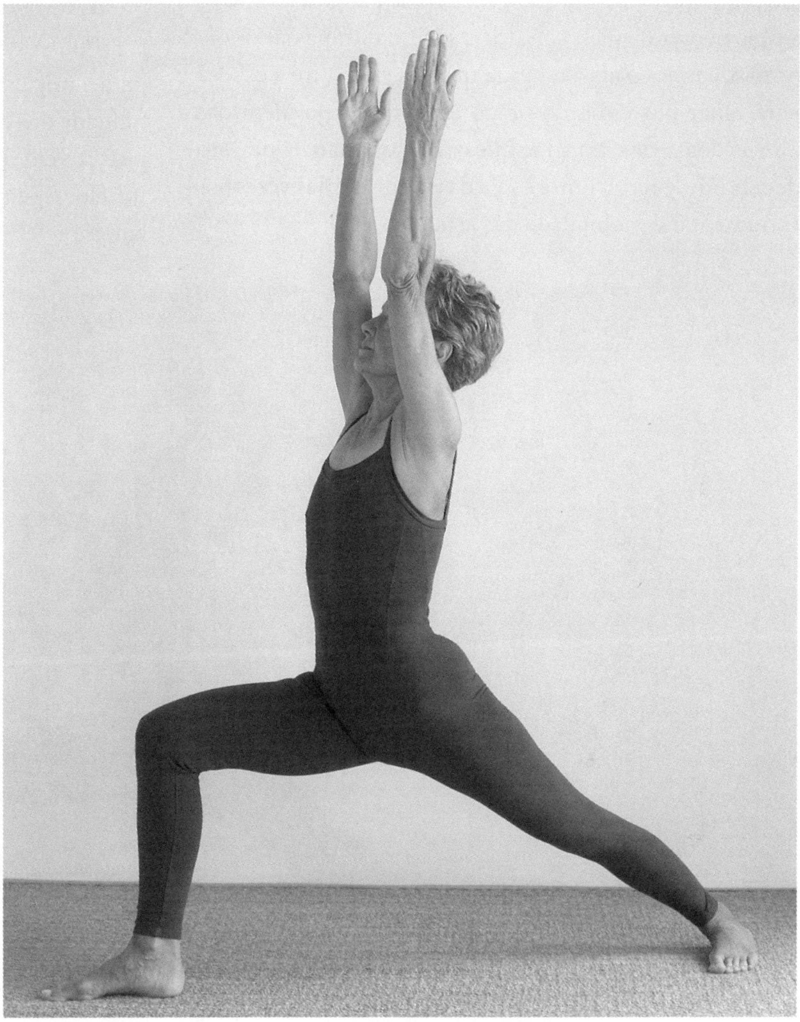

MODIFICAÇÃO Se você sentir que precisa de mais apoio ou estabilidade, pressione contra a parede os dedos do pé que estiver à frente e apóie as mãos na parede. Olhe para a frente. Entre e saia da postura a cada expiração, flexionando e endireitando a perna da frente umas três ou quatro vezes. Quando flexionar o joelho pela última vez, tire as mãos da parede e alongue os braços acima da cabeça com as palmas das mãos voltadas uma para a outra. Mantenha as escápulas para dentro e para baixo, e abra o peito. Lembre-se de não deixar que o joelho ultrapasse o tornozelo. Respire normalmente várias vezes. Volte à Postura da Montanha (Tadasana) e inverta as pernas.

Modificação A

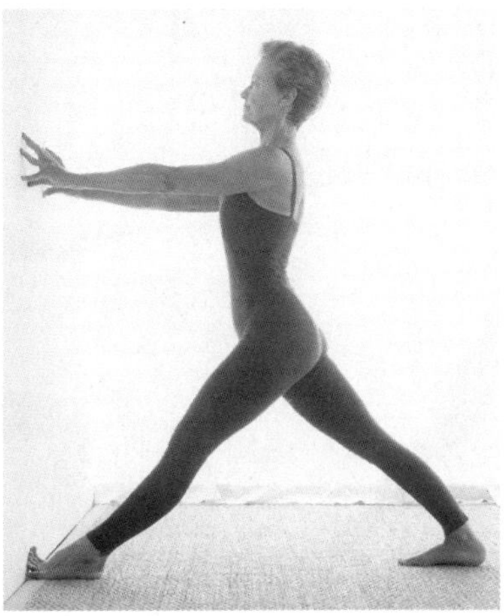

Modificação B

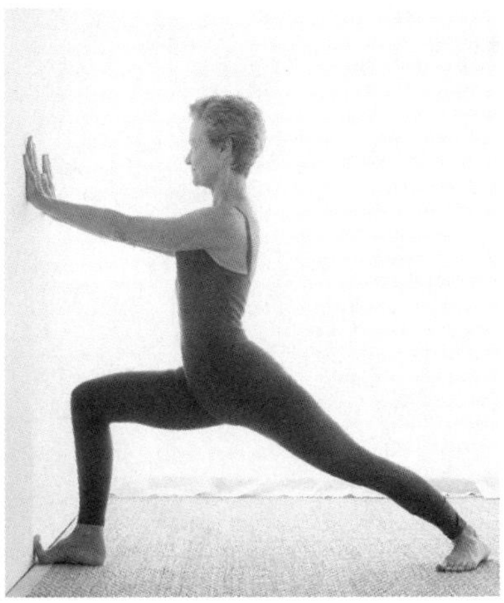

EFEITOS Trabalhando com o peso do corpo, esta postura cria mobilidade nos quadris e na base das costas. Entrar e sair da postura mantém as articulações flexíveis.

5. POSTURA DO GUERREIRO II (Virabhadrasana II) Fique na Postura da Montanha (Tadasana). Afaste os pés ao máximo possível (1, 20 metro, mais ou menos); gire o pé esquerdo 90 graus para fora e o direito levemente para dentro. O calcanhar do pé esquerdo deve estar alinhado ao arco do direito. Alongue os braços para os lados, de forma que fiquem paralelos ao chão. Expirando, flexione o joelho esquerdo de forma que a coxa fique paralela ao chão e a tíbia perpendicular a ele. (Se o joelho ultrapassar o tornozelo, é preciso afastar ainda mais os pés.) Vire a cabeça para olhar por cima do braço esquerdo, logo além das pontas dos dedos. Imagine que os braços estão brincando de cabo-de-guerra. Entre e saia da postura várias vezes para aumentar a mobilidade das articulações.

MODIFICAÇÃO Se precisar de apoio, pratique com um pé pressionado contra a parede e a mão apoiada nela. Entre e saia da postura: ao inspirar, endireite o joelho da perna que estiver mais próxima à parede e, ao expirar, flexione esse joelho, soltando levemente os braços se for necessário. Quando entrar na postura pela última vez, tire a mão da parede e fique nesta postura durante várias expirações e inspirações. Junte os pés e troque de lado.

EFEITOS Esta postura é ótima para melhorar a postura, para alongar e fortalecer a coluna e para aumentar a flexibilidade dos quadris, das costas e das pernas. Como é uma postura em que o peso é sustentado pelos pés, pelos tornozelos e pelas pernas, os ossos dessas regiões são estimulados a reter o cálcio.

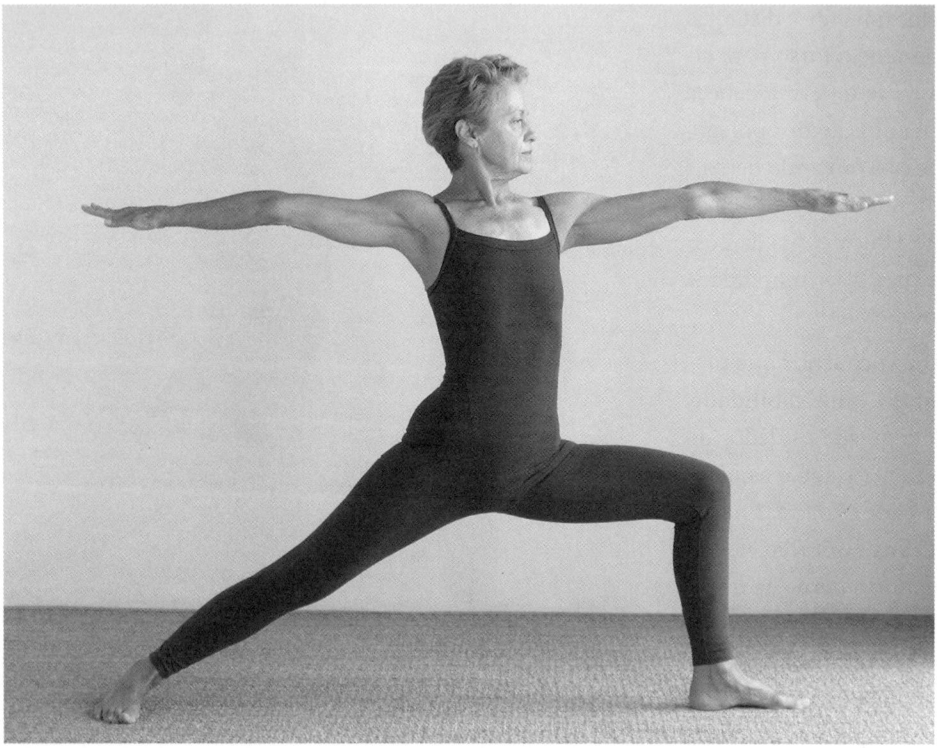

Modificação A

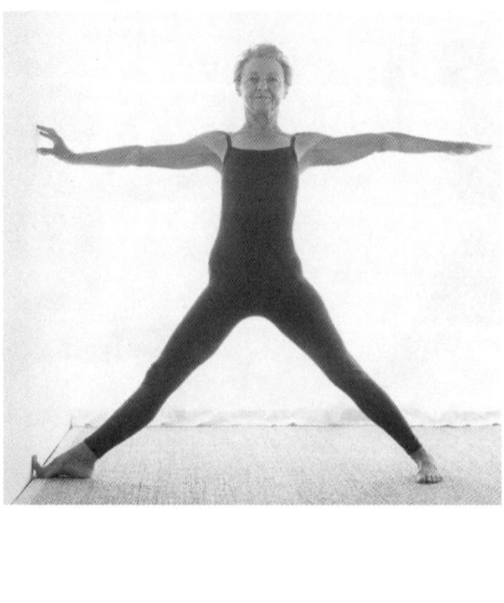

Modificação B

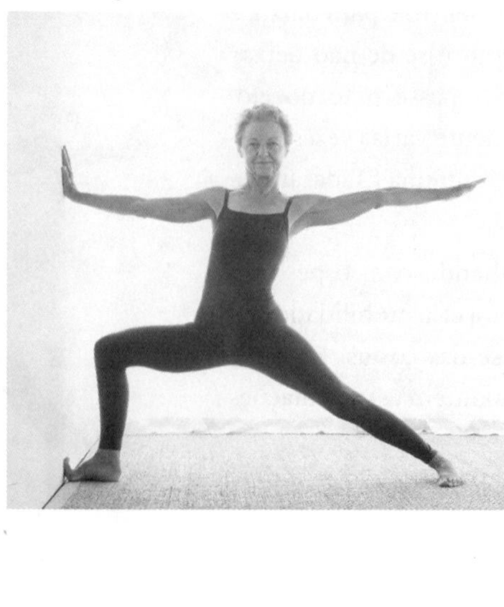

6. POSTURA DO TRIÂNGULO ESTENDIDO (Utthita Trikonasana) Fique na Postura da Montanha (Tadasana). Afaste os pés, que devem ficar a mais ou menos um metro um do outro; gire o pé direito 90 graus para fora e o esquerdo levemente para dentro. O calcanhar do pé direito deve ficar alinhado ao arco do esquerdo. Ponha um bloco junto à borda externa do pé direito. Estenda os braços para os lados, erga-se através do quadríceps e erga o abdômen e o peito. Expirando, com as costas retas, estenda o tronco para a direita e leve a mão direita para baixo até o bloco. Pressionando a mão sobre o bloco, alongue-se para cima através do braço esquerdo. Leve as escápulas para dentro, vire o peito em direção ao teto e olhe para a frente ou para cima, na direção da mão esquerda. Gire o abdômen para a esquerda. Respire normalmente e mantenha a postura de 20 a 30 segundos. Em uma inspiração, levante e endireite o torso. Repita a postura do lado esquerdo. Para sair, vire os dedos dos pés para a frente e aproxime os pés, voltando para a Postura da Montanha.

MODIFICAÇÃO Se esta postura for muito difícil ou se você ficar insegura, substitua o bloco por uma cadeira ou por um banquinho. Ponha uma das mãos sobre a cadeira e a outra no quadril. Mantenha as pernas e os braços ativos e fortes. Relaxe os ombros, o pescoço e os músculos faciais. Respire normalmente várias vezes.

EFEITOS Esta postura alonga e fortalece a coluna e aumenta a circulação para a região pélvica. Ela é excelente para aumentar a flexibilidade e a estabilidade. Como é uma postura em que o peso é sustentado pelos braços, pelas pernas e pela coluna, ela estimula a retenção de cálcio nos ossos dessas regiões.

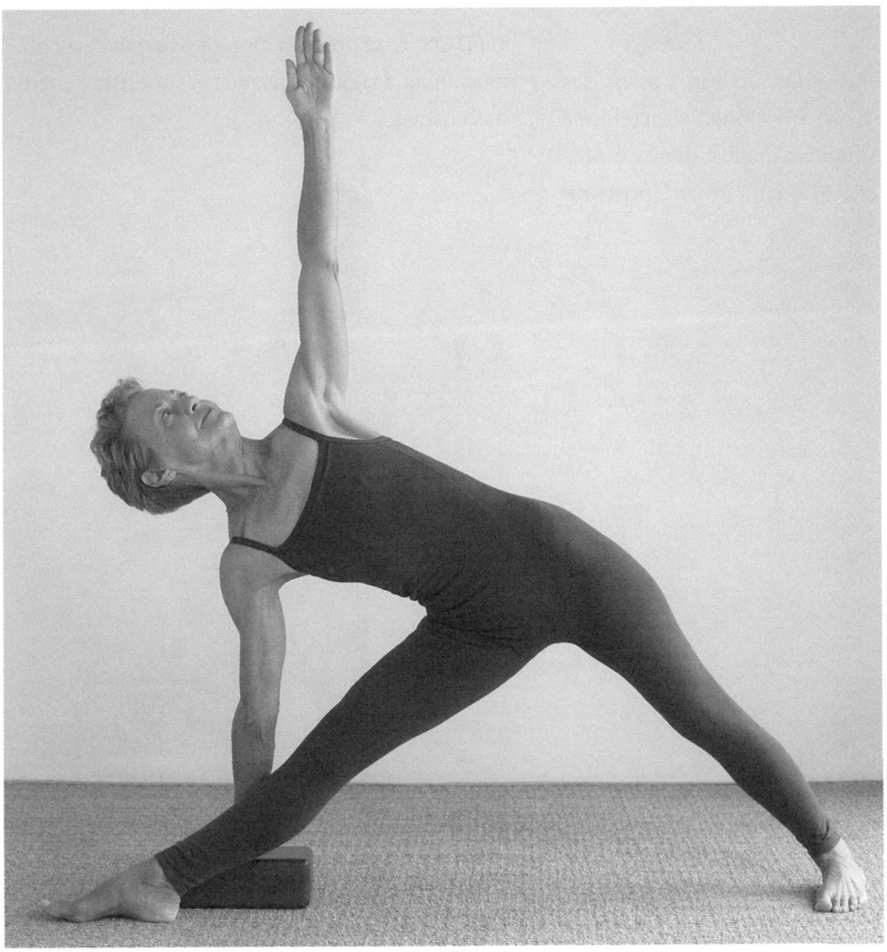

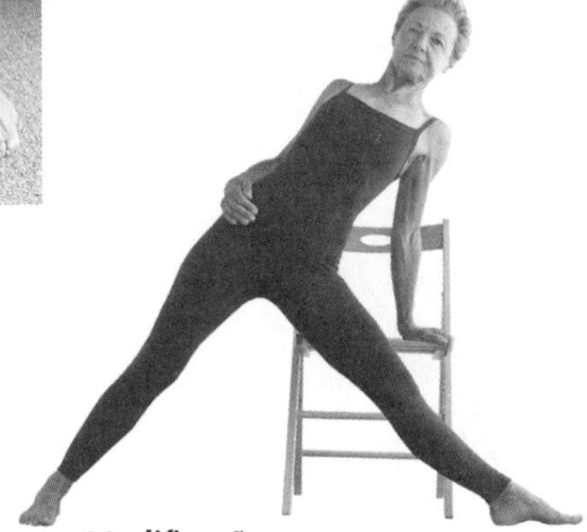

Modificação

7. POSTURA EM GIRO E EM TRIÂNGULO (Parivrtta Trikonasana) Fique na Postura da Montanha (Tadasana). Com os pés afastados, cerca de um metro, gire o pé esquerdo uns 90 graus para fora e o direito levemente para dentro. O calcanhar do pé esquerdo deve ficar alinhado ao arco do pé direito. Ponha um bloco paralelo à borda externa do pé esquerdo. Ao expirar, gire o torso, de forma a ficar voltada para a esquerda; a perna e o joelho direitos devem virar para dentro. Ponha as pontas dos dedos da mão direita sobre o bloco. Contraia as pernas e mantenha o peito expandido, levando a escápula direita para dentro das costas. Estenda o braço esquerdo para cima, vire a cabeça e olhe para cima. Respire normalmente de 10 a 15 segundos. Levante-se durante uma inspiração, vire-se e repita a postura do outro lado.

Se esta postura for muito difícil, substitua o bloco por uma cadeira. Acrescente cobertores e almofadas à cadeira para aumentar a altura. Entre e saia da postura várias vezes para manter as articulações fluidas e flexíveis. Mantenha a postura final durante várias inspirações e expirações, se for possível.

EFEITOS Esta postura estimula a retenção de cálcio nos ossos das pernas, dos braços e da coluna. Além disso, ela alonga e fortalece a região torácica da coluna vertebral, aumenta a flexibilidade e a mobilidade dos ombros, dos quadris e das costas e melhora a postura.

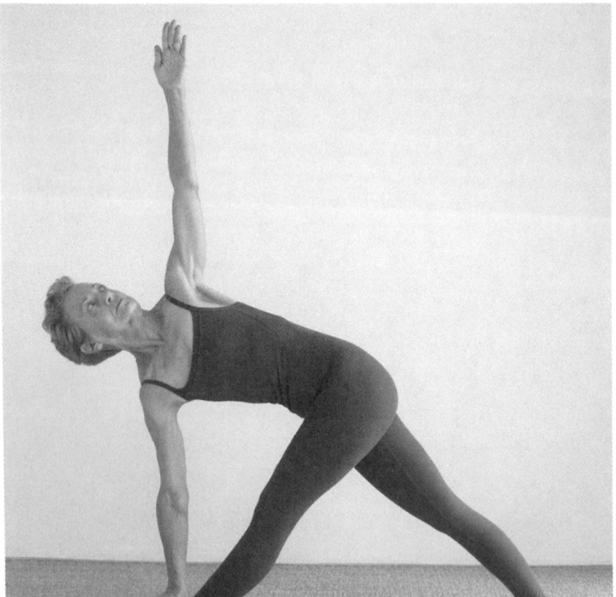

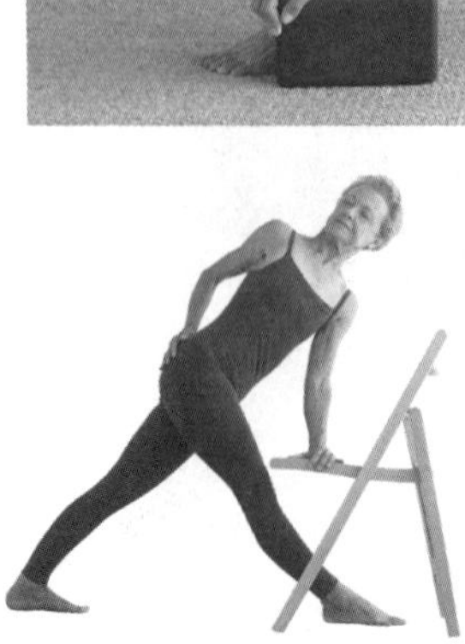

Modificação

8. POSTURA EM PÉ COM TORÇÃO DA COLUNA (Utthita Marichyasana) Ponha uma cadeira com um dos lados encostado na parede. Ponha um bloco sobre ela, na borda do assento que estiver mais perto da parede. (Se o assento da cadeira for muito liso, ponha uma proteção antiderrapante sob o bloco.) Fique em pé, olhando para a cadeira, com o lado esquerdo do corpo junto à parede. Com a perna direita firme, ponha o pé esquerdo sobre o bloco. Inspire e alongue-se para cima, expire e vire o torso em direção à parede, com a mão direita sobre o joelho esquerdo e a mão esquerda na parede. Entre e saia da postura várias vezes, alongando-se para cima a cada inspiração e virando o torso um pouco mais a cada expiração. Vire a cadeira e repita com o pé direito.

EFEITOS Esta postura alonga e fortalece a coluna e alivia a rigidez das partes superior e média das costas.

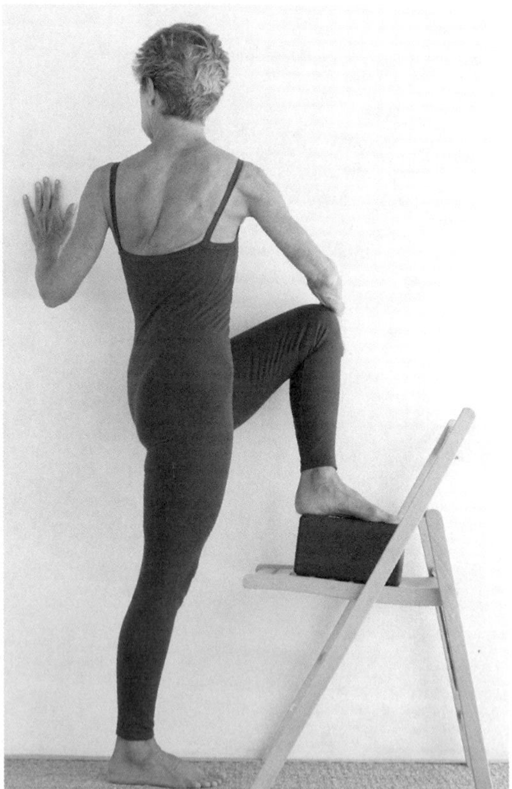

9. POSTURA DO CAMELO† (Ustrasana) Ajoelhe-se no chão, com os joelhos e os pés alinhados aos quadris. Ponha as mãos nas nádegas e, ao expirar, leve as coxas levemente para a frente e erga as costelas laterais. Flexione-se para trás aos poucos, erga o peito e alargue os ombros. Leve as mãos das nádegas para os pés e segure os calcanhares. (Se não conseguir alcançar os calcanhares, ponha as mãos sobre os blocos, que devem estar junto aos tornozelos, com os dedos apontando na mesma direção dos pés.) As coxas devem estar perpendiculares ao chão. Leve a cabeça para trás e respire regularmente de 10 a 15 segundos. Se achar a postura muito difícil no começo, entra e saia dela umas duas vezes.

Para sair, solte as mãos, uma por vez. Ao expirar, levante-se devagar a partir do esterno, usando os músculos das coxas. A cabeça deve subir por último.

EFEITOS Esta postura estimula a retenção de cálcio nas vértebras, fortalece a coluna e os músculos da parte superior das costas.

†CUIDADO Não faça esta postura se estiver com enxaqueca ou com dor de cabeça por tensão, ou se sofrer de hipertensão.

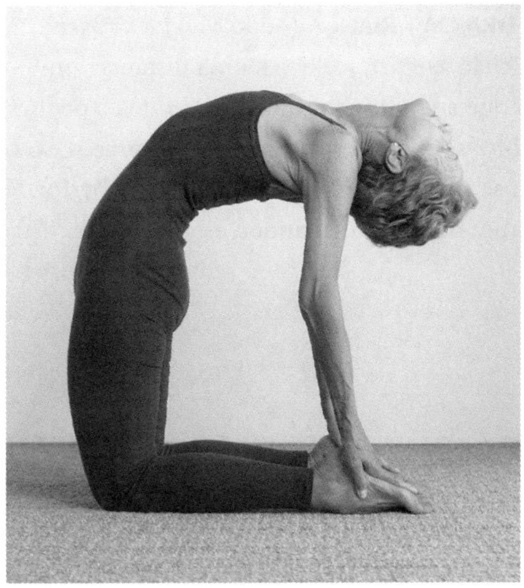

10. POSTURA DO ARCO OLHANDO PARA CIMA† (Urdhva Dhanurasana) Deite-se de costas, com os joelhos flexionados, os pés afastados e alinhados aos quadris e os calcanhares junto às nádegas. Flexione os cotovelos e ponha as mãos dos lados da cabeça, com os dedos apontando para os pés. Expirando, erga os quadris e o peito, endireite os braços e alongue as pernas. Erga o cóccix e aproxime a parte de trás das coxas das nádegas. Para sair, flexione os joelhos e os cotovelos e desça o corpo para o chão, bem devagar. Fique nesta postura de 5 a 10 segundos. Se não conseguir, entre e saia dela duas ou três vezes.(Se você não conseguir fazer esta flexão para trás, experimente a versão com blocos e uma almofada, como é mostrado na p. 57.)

EFEITOS Como faz com que você erga o próprio peso, esta postura é extremamente benéfica, estimulando a retenção de cálcio nos ossos das costas, dos braços, dos ombros, das pernas e dos pés. Além disso, ela aumenta a flexibilidade do peito e da coluna.

†CUIDADO Só faça a versão sem apoio desta postura se ela já fizer parte de sua prática de yoga. Converse com um professor experiente caso tenha problemas no pescoço. Não faça esta postura se estiver com enxaqueca ou dor de cabeça por tensão, se estiver grávida ou se tiver problemas cardíacos ou qualquer outra doença séria.

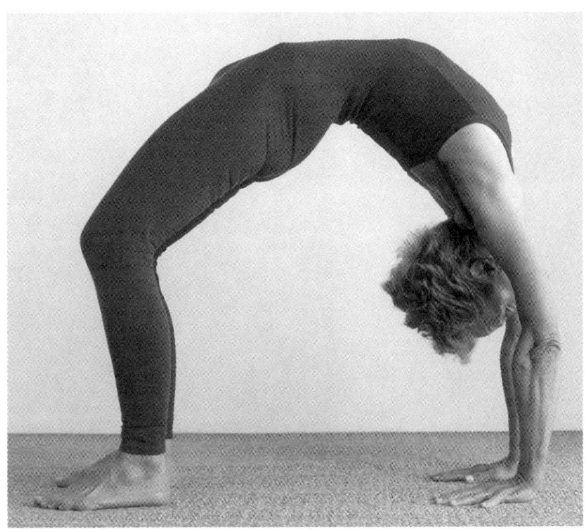

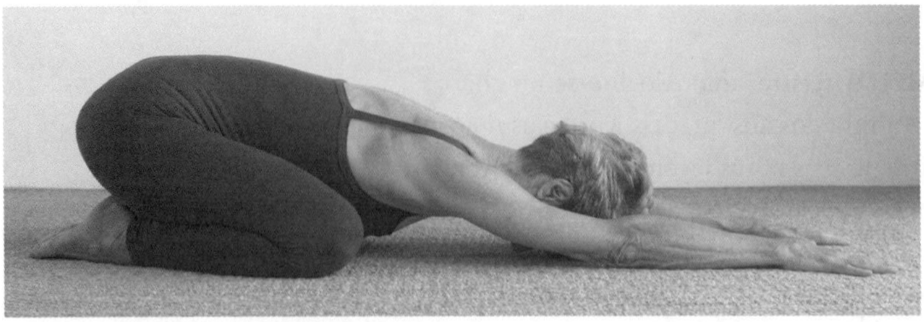

11. POSTURA DA CRIANÇA (Adho Mukha Virasana) Ajoelhe-se no chão, com os joelhos a uma distância um pouco maior do que a largura dos quadris e junte os dedões dos pés. Flexione-se para a frente e alongue os braços e o tronco. Descanse a cabeça no chão ou sobre um cobertor. Fique nesta postura de 20 a 30 segundos, alongando as costas.

EFEITOS Esta é uma contrapostura repousante para praticar depois de flexões para trás. Ela alonga e tonifica a coluna e alivia a tensão das costas, do pescoço, dos ombros e dos braços.

12. POSTURA COM AS PERNAS LEVANTADAS CONTRA A PAREDE† (Viparita Karani) E CICLO Ponha uma almofada a uns 10 centímetros da parede. Sente-se na almofada, com o lado do corpo e o quadril direito em contato com a parede. Usando as mãos para se apoiar, incline-se para trás e gire o corpo, levantando e apoiando na parede primeiro a perna direita e depois a esquerda. As nádegas devem ficar bem perto da parede ou apoiadas nela; se elas se afastaram da parede quando você levantou as pernas, ponha os pés na parede e use as mãos como apoio para erguer os quadris e levar as nádegas de volta à posição certa. (Caso sinta desconforto nas pernas ou nas costas, afaste ligeiramente as nádegas da parede.) Deite-se com a base das costas e as costelas apoiadas na almofada, o cóccix descendo para o chão, os ombros e a cabeça apoiados no chão (A). (Se o pescoço ficar desconfortável, ponha uma toalha ou cobertor dobrado sob ele.) Alongue-se através das pernas e ponha os braços para os lados, com os cotovelos flexionados e as palmas das mãos para cima. Fique nesta posição, de olhos fechados, por 5 minutos.

CICLO Sem mover o torso, deixe que as pernas se abram para os lados (B). Fique nesta posição, respirando normalmente, de 3 a 5 minutos.

A

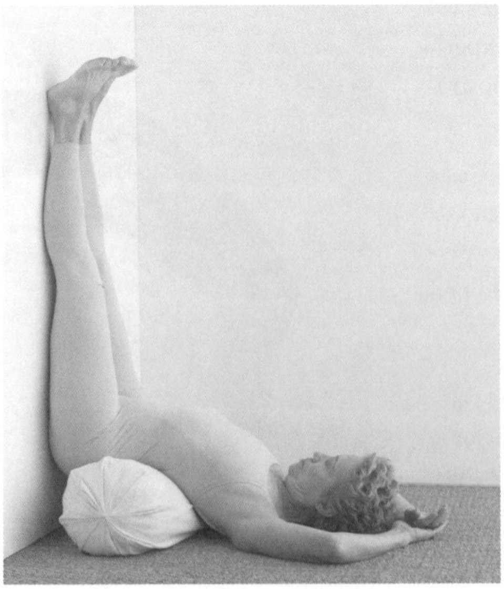

B

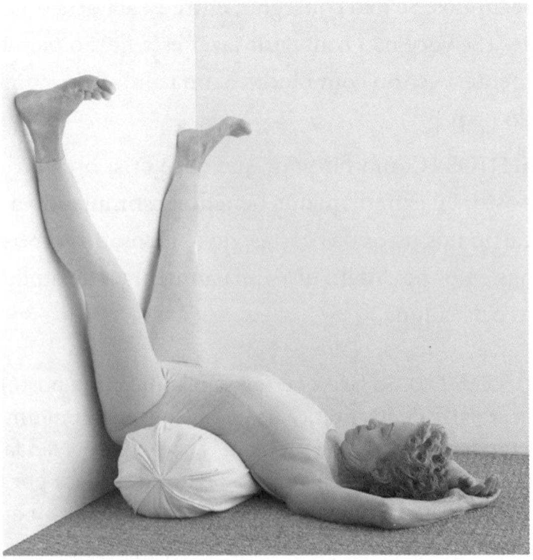

Com o torso na mesma posição, flexione os joelhos, cruze as pernas nos tornozelos e continue nesta postura por mais 3 a 5 minutos (C).

Afaste-se suavemente da parede até que as nádegas estejam fora da almofada e apoiadas no chão; a parte de trás das coxas e das pernas continuam na almofada. Fique nesta posição por 5 minutos ou pelo tempo que quiser (D).

Para sair, descruze as pernas, afaste-se suavemente da almofada e role para o lado. Respire algumas vezes e depois sente-se, usando os braços como apoio.

EFEITOS Esta postura revigorante propicia um relaxamento profundo e solta a base das costas.

C

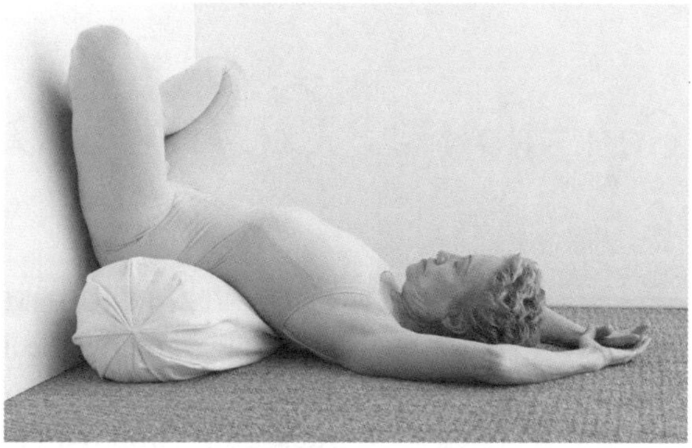

D

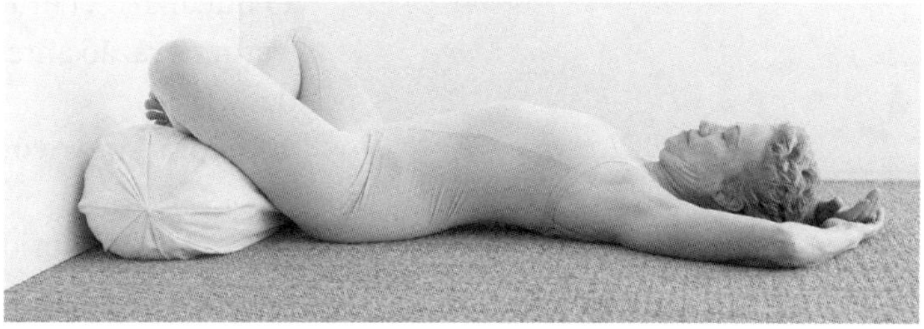

13. POSTURA DO CADÁVER (Savasana) Deite-se de costas com as pernas estendidas à sua frente. Ponha os braços confortavelmente dos lados do corpo, levemente afastados do torso, com as palmas das mãos voltadas para cima. Alongue ativamente os braços e as pernas e depois deixe que relaxem. Feche os olhos e relaxe o corpo inteiro. Respire algumas vezes, inspirando o ar para o peito sem contrair a garganta, o pescoço e o diafragma. Expire soltando o corpo no chão, principalmente os ombros, o pescoço e os músculos faciais. Mantenha o abdômen frouxo e relaxado e solte a base das costas. (Caso sinta tensão no pescoço, ponha um cobertor dobrado sob a cabeça.) Respire normalmente, de 5 a 10 minutos, pelo menos. Para sair da postura, flexione os joelhos, role para um dos lados e, depois de respirar algumas vezes, sente-se devagar.

EFEITOS Esta postura traz uma sensação de completo relaxamento, leveza e serenidade.

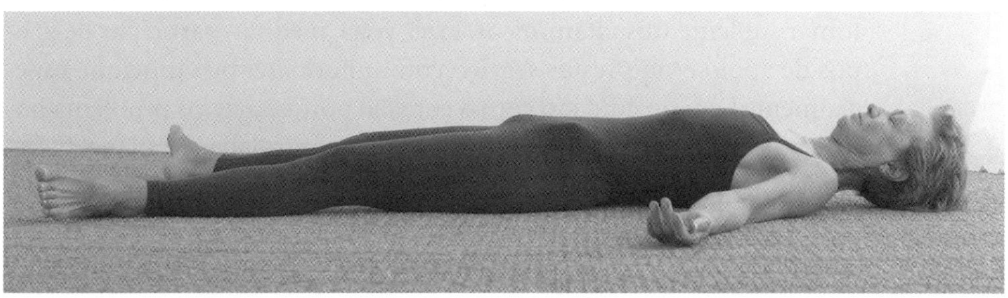

Capítulo 15 Como Fortalecer o Coração

CERTA VEZ, PERGUNTEI À MINHA AVÓ DE 88 ANOS O QUE MAIS A assustava no envelhecimento. Estava preocupada com a osteoporose? "Um pouco", admitiu ela, apesar de continuar ereta como sempre. "A idéia de quebrar o quadril ou a perna me apavora, porque então alguém teria que cuidar de mim. Eu não suportaria isso."

"O que mais?", cutuquei.

"Perder a razão antes que meu corpo esteja pronto para desistir", respondeu ela.

"E o coração, vovó? Você tem medo de ter um ataque cardíaco?", insisti.

"Não, minha querida. Isso é doença de homem. Minha única preocupação é ter espaço suficiente no coração para todos os meus netos e bisnetos."

Infelizmente para as mulheres, as doenças cardiovasculares não são mais um problema exclusivo da saúde masculina. Na verdade, a imprensa, os textos de medicina, os médicos de família e os ginecologistas dizem que, depois dos 75 anos, a probabilidade de uma mulher morrer de ataque do coração aumenta drasticamente. Os estudos revelam que, entre os 45 e os 64 anos, apenas uma entre dez mulheres tem algum tipo de doença no coração, enquanto que, depois dos 65 anos, essa proporção aumenta para uma entre quatro. Na verdade, o ataque cardíaco vai matar mais mulheres do que todos os tipos de câncer combinados.

Diante dessas estatísticas, é difícil ignorar o risco que as doenças cardíacas representam na pós-menopausa. Felizmente, mesmo as mulheres que reúnem vários fatores de alto risco podem reduzir sua chance de morrer antes do tempo com certas mudanças no estilo de vida: começar a fazer terapia de reposição hormonal (TRH), modificar a dieta, tomar suplementos vitamínicos, fazer yoga, meditar, participar de grupos de apoio e/ou prestar serviço comunitário. A yoga funciona especialmente bem no cuidado com o coração porque ataca o problema holisticamente e permite que a doença seja controlada no plano físico, emocional e espiritual.

O SEU CORAÇÃO

O coração é formado por duas bombas, tendo cada uma duas câmaras, um átrio em cima e um ventrículo embaixo. O sangue oxigenado dos pulmões flui para o átrio esquerdo, passa pelo ventrículo esquerdo e sai para a aorta, sendo então distribuído para o resto do corpo. Depois de alimentar o corpo inteiro, o sangue, agora com o oxigênio esgotado, vol-

O CORAÇÃO HUMANO

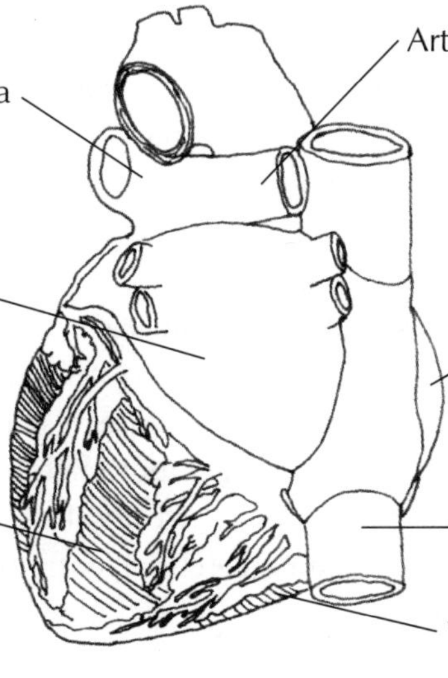

ta para o coração através do átrio direito, de onde vai para o ventrículo direito, que o bombeia para os pulmões através da artéria pulmonar.

A circulação do sangue, para dentro e para fora do coração e pelo resto do corpo, depende do batimento cardíaco. Um batimento forte e regular requer um músculo cardíaco forte, que se contraia ritmicamente, enviando sangue oxigenado para os tecidos do corpo e depois bombeando o sangue para os pulmões para a reoxigenação. Quando o corpo está em repouso, o coração bate, em média, 60 a 100 vezes por minuto. Ao descansar entre as fortes contrações, o coração recebe o sangue de volta nas câmaras superiores — o sangue oxigenado enche o átrio esquerdo e o sangue sem oxigênio enche o átrio direito.

Quando o coração bombeia o sangue para o corpo através das artérias, cria-se uma pressão contra as paredes das artérias. Os médicos medem essa pressão sangüínea em seu braço. Quando o coração se contrai, a pressão sangüínea sobe, e o número mais alto de batidas (normalmente entre 100 e 140) representa a pressão máxima, ou sistólica. Quando o coração relaxa entre as batidas, a pressão cai levemente. Essa leitura (em geral entre 60 e 85) representa a pressão diastólica, ou mínima. O sistema nervoso central regula o ritmo do batimento cardíaco, isso explica por que o coração bate tão forte quando você fica ansiosa ou assustada.

O QUE DÁ ERRADO

Fisiologicamente, a doença cardíaca — ou, mais exatamente, a doença cardiovascular — abrange todos os problemas relativos ao coração e aos vasos sangüíneos. Uma das categorias desse tipo de doença está associada ao endurecimento das artérias, um processo conhecido como arteriosclerose. Essa categoria inclui as doenças coronarianas, caracterizadas pela diminuição do fluxo sangüíneo para o músculo cardíaco; a angina (dores no peito), que indica um agravamento das doenças coronarianas; e enfarte do miocárdio, que ocorre quando um vaso que leva sangue ao coração fica totalmente bloqueado. Os problemas na fiação elétrica do coração causam batimentos irregulares, conhecidos como arritmias. Há também problemas estruturais, muitas vezes provenientes de infecções, como a febre reumática, ou de defeitos hereditários nas paredes entre as câmaras do coração, como é o caso dos defeitos ventriculares septais.

A pressão alta ou hipertensão não é um problema que se restringe ao músculo cardíaco, mas contribui para as doenças coronarianas. A pressão alta, quando não é tratada, é um fator que contribui para outros problemas, pois o músculo cardíaco vai se cansando, depois de anos lutando contra esse desequilíbrio da pressão.

Os derrames, embora não tenham relação direta com o coração, são provocados pela arteriosclerose da artéria carótida (a grande artéria que vai para o cérebro), entre outros fatores.

Colesterol Alto

Você com certeza já ouviu dizer que o colesterol aumenta o risco de doenças do coração. Na verdade, o problema não é o colesterol em si. Ele é uma substância gordurosa, produzida pelo fígado, que tem um papel central na criação das membranas das células. Além disso, faz com que os sais biliares absorvam as vitaminas solúveis em gordura, repara danos nas células e participa da síntese de vários hormônios, como estrogênio, progesterona, testosterona e cortisol. Os problemas surgem quando o organismo, acostumado a produzir a quantidade necessária de colesterol, recebe uma quantidade muito maior através dos alimentos que você ingere, especialmente produtos animais, gorduras parcialmente hidrogenadas (usadas para prolongar a validade do produto) e gorduras saturadas. Mas algumas mulheres têm predisposição genética às altas taxas de colesterol, por mais que façam exercícios e sigam uma dieta correta.

O debate a respeito do colesterol ficou ainda mais complexo. Durante anos, prevaleceu a noção médica de que altas taxas de colesterol causam doenças cardíacas. Mas, os atuais estudos sobre problemas cardíacos entre as mulheres distinguem entre o tipo ruim de colesterol (lipoproteínas de baixa densidade, ou LDL) e o tipo bom (lipoproteínas de alta densidade, ou HDL). Os pesquisadores especulam que é o LDL — um certo tipo de LDL — que causa problemas nas artérias coronárias.

Suplementos Alimentares

Verifique se o seu suplemento de vitaminas contém quantidades adequadas de cobre, cromo e selênio, assim como das vitaminas antioxidantes A, C e E. O cobre, o cromo e o selênio ajudam a baixar o nível do colesterol, reduzindo assim o risco de ataques do coração. Os antioxidantes trabalham em conjunto para impedir que o LDL se oxide. Pimentão verde, tomate, couve, brócoli e folhas em geral, morangos e grapefruit contêm vitamina C. Cenouras e outros vegetais, verdes e amarelos, contêm bastante vitamina A. Amêndoa, avelã, amendoim, sementes de girassol e gérmen de trigo são boas fontes de vitamina E.

Assim como a pressão alta, o LDL pode danificar as paredes das artérias coronárias, causando bloqueios que diminuem o fluxo de sangue para o coração (para pernas e para o cérebro). O excesso de LDL se acumula na camada do meio da parede das artérias coronarianas. A artéria procura se livrar do LDL segregando substâncias para oxidá-lo. Uma vez oxidado, o LDL se torna ainda mais perigoso, formando placas de gordura dentro da artéria. Se estiver presente na quantidade correta, o HDL pode varrer o LDL oxidado antes que ele cause muitos danos.

Patricia Diz

• Não pratique a versão completa e sem apoio das inversões e das flexões para trás se você sofrer de pressão alta, mesmo que controlada por remédios. No entanto, as flexões para trás com apoio, como a Postura com Almofadas Cruzadas ou a Postura Reclinada em Ângulo Fechado (Supta Baddha Konasana) são boas por dois motivos: favorecem a circulação para o coração e para os pulmões e restauram o equilíbrio do sistema nervoso.

• Se você tiver a pressão sangüínea normal, não deixe de fazer inversões, já que essas posturas aumentam a circulação e estimulam o fluxo de sangue e de fluidos linfáticos da pélvis e das pernas para o coração.

Quando não há HDL em quantidade suficiente, o sistema imunológico envia células brancas para a área afetada. Infelizmente, essas células podem ficar presas também, aumentando ainda mais as placas. Essas placas (às vezes calcificadas) estreitam a artéria e deixam o fluxo de sangue para o coração mais lento. Quando o coração não recebe o sangue necessário, o peito dói intensamente. Essa dor, chamada angina, é um sinal de alerta importante de que o coração está com problemas. Ela ocorre com mais freqüência durante o esforço físico, quando o coração está batendo mais forte e mais depressa, e desaparece quando o coração está em repouso. Se você ignorar a angina e não modificar o seu estilo de vida, pode muito bem estar se candidatando a um ataque do coração quando a artéria ficar totalmente bloqueada, privando de sangue o músculo cardíaco.

Uma boa dieta pode ajudar a controlar o excesso de colesterol e manter as artérias desobstruídas. Mas é principalmente a genética que comanda a metabolização da gordura. Algumas mulheres têm, por natureza, altos níveis de colesterol, enquanto outras podem comer de tudo, aparentemente sem efeitos adversos. Na menopausa, o nível de LDL pode subir enquanto o de HDL fica mais baixo, principalmente no caso de mulheres sedentárias que ganharam peso com o término da menstruação.

Outros Indicadores Físicos

Níveis elevados de triglicérides e de homocisteína indicam, muitas vezes, a existência de problemas cardíacos. Na verdade, alguns médicos acreditam que o aumento dessas substâncias representa um risco maior para a saúde arterial do que a pressão alta ou o excesso de colesterol. Assim como o colesterol, HDL ou LDL, os triglicérides também são lipídeos. E, como no caso do LDL, quanto mais baixos seus níveis, menos provável é que você venha a sofrer do coração. A homocisteína é um subproduto da metabolização da metionina, um aminoácido. O excesso de homocisteína, combinado a níveis baixos de ácido fólico, parece aumentar drasticamente o risco de doenças cardíacas coronarianas, especialmente nas mulheres. Mas, parece que as vitaminas do complexo B (especialmente ácido fólico, B_{12} e B_6), quando ingeridas em quantidade suficiente, ajudam a manter baixos os níveis de homocisteína.

Fumar prejudica o coração e os pulmões. A nicotina oxida o LDL, danificando o revestimento arterial. Além disso, pode causar espasmos nas artérias, impedindo-as de conduzir o sangue com eficiência. A obesidade é outro inimigo do coração, pois favorece o aumento da pressão sangüínea, principalmente em mulheres de quadris estreitos. Quanto a isso, as mulheres com cintura mais fina e quadris largos têm mais sorte. Em outras palavras: a forma de pêra é mais saudável do que a de maçã. Felizmente, a pressão sangüínea tende a baixar logo que o peso corporal diminui.

CAUSAS EMOCIONAIS E ESPIRITUAIS DAS DOENÇAS DO CORAÇÃO

Nem todas as doenças do coração estão relacionadas à fisiologia do sistema cardiovascular. É impossível falar sobre saúde do coração sem examinar também o estado emocional e espiritual de cada uma. Os exames físicos podem indicar que suas artérias estão bloqueadas, que pela primeira vez na vida você está com a pressão alta, que o seu nível de LDL está alto e o de HDL está baixo. Mesmo que, orientada pelo médico, você resolva corrigir esses problemas por meio de exercícios e de uma boa dieta, é preciso examinar também o que mais está acontecendo em sua vida. É evidente que a pressão sangüínea não sobe sozinha e que as artérias não entopem sem motivo.

Há mais de dez anos, o dr. Dean Ornish e sua equipe de pesquisadores começaram um estudo que demonstraria os efeitos do *stress* emocional, do isolamento, da hostilidade, do cinismo e da baixa auto-estima sobre as doenças do coração. Acreditando que os altos níveis de colesterol, o LDL oxidado, os triglicérides, a nicotina e a homocisteína são apenas uma parte da equação, Ornish criou o programa Opening Your Heart [Abra o Seu Coração] para dar aos pacientes uma oportunidade de reverter a doença através da dieta, da yoga, da visualização, da meditação, dos grupos de apoio e de outras mudanças no estilo de vida. E funcionou maravilhosamente. Embora os resultados fossem uma surpresa para os médicos ocidentais, para as mulheres com quem falei eles eram evidentes. "Afinal," comentou uma delas, "quantas vezes na vida eu não me senti com o coração partido, com o coração endurecido ou com dor no coração? Por outro lado, quando estou feliz, meu coração salta de alegria, eu me sinto de coração aberto ou meu coração dispara de emoção."

Dieta para um Coração Saudável

O programa Opening Your Heart, do dr. Dean Ornish, testou com sucesso a eficácia de uma dieta vegetariana e com pouca gordura para reverter doenças cardíacas. No livro *Dr. Ornish's Program for Reversing Heart Disease: The Only System Scientifically Proven to Reverse Heart Disease*, ele estabelece alguns parâmetros para o consumo diário de alimentos:

- Não mais de 10% de gordura, usando as monoinsaturadas sempre que possível.
- 70 a 75% de carboidratos, especialmente complexos, que são mais difíceis para o corpo converter em gordura do que os simples.
- 15 a 20% de proteína, principalmente de fontes não animais (a dieta permite claras de ovo, leite e yogurte desnatado).
- 5 mg de colesterol.

Nischala Devi, autora de *The Healing Path of Yoga: Time-Honored Wisdom and Scientifically Proven Methods That Alleviate Stress, Open Your Heart, and Enrich Your Life*, ajudou a criar o programa de yoga para o Instituto de Medicina Preventiva de Dean Ornish em Sausalito, Califórnia. Ela diz que a função cardíaca é uma metáfora da necessidade de equilíbrio entre dar e receber. Muitas mulheres ficam tão ocupadas cuidando dos outros que não conseguem cuidar de si mesmas. Quando se põem em primeiro lugar, elas se acham egoístas, mas o coração ensina que pôr a si mesmo em primeiro lugar não é egoísmo. O coração fornece sustento em forma de sangue oxigenado para o resto do corpo, mas nunca se esquece de se alimentar primeiro: se esquecesse, morreria. Assim como um coração sem saúde não é bom para o corpo, sem saúde você não consegue cuidar direito dos outros.

Minha avó tinha razão ao dizer que pretendia manter o coração aberto para abrigar o amor pelos netos e bisnetos. Sua vibração e longevidade estavam profundamente ligadas à sua capacidade para aceitar e continuar crescendo com cada nova geração, e também ao amor e ao respeito que ela recebia da família e dos amigos.

No livro *A Woman's Book of Life: The Biology, Psychology, and Spirituality of the Feminine Life Cycle*, Joan Borysenko diz uma coisa que é ao mesmo tempo simples e profunda: Nós envelhecemos como vivemos. Se vivemos afastando as pessoas, desconfiadas e com raiva do que temos, vamos viver nossos últimos anos com raiva, amargas e sozinhas. Por outro lado, diz ela, "quem prioriza o amor, o aprendizado e o serviço, vai desenvolver progressivamente a sabedoria oracular e a compaixão que são frutos naturais da empatia e do pensamento inter-relacional". A pesquisa do dr. Ornish revela que mulheres (e homens) que mantiveram suas ligações sociais têm, na velhice, uma incidência menor de doenças do coração e de disfunções imunológicas.

Em seus *workshops* sobre coração e yoga, Nischala Devi diz que as mulheres que têm um sofrimento emocional ou psíquico, tendem a se fechar, a fechar o coração. Isso, por sua vez, faz com que o corpo emocional se contraia, aumentando ainda mais o sofrimento. Sua receita? Yoga e visualização positiva. Visualizações, afirmações e recitações silenciosas de mantras durante a prática da yoga permitem que o corpo mobilize suas forças de cura para minimizar o sofrimento. Ela oferece uma sugestão simples em seu livro: fale sempre a verdade "para que o coração não fique bloqueado por contradições que o confundem". Ou seja: fale de coração.

Envolvidas na criação dos filhos e na administração da carreira, muitas mulheres têm uma sensação de vazio quando os filhos crescem e elas se aposentam. Minha amiga Johanna ficou deprimida depois que seus três filhos saíram de casa. Ela tinha sido mãe e esposa durante a vida inteira, sustentando emocionalmente a família. Disse ela: "Eu me senti inútil depois que eles mudaram. Como eu me achava insubstituível na vida deles, quando percebi que tinham novos relacionamentos e vida própria — que eu tanto queria que tivessem — foi como se tivesse sido relegada. Eu me sentia velha demais para me envolver com coisas novas e nem sabia direito o que seriam essas coisas. E se eu prestasse só para lavar banheiro e dobrar a roupa lavada?" Quando o médico de Johanna lhe disse que sua pressão estava muito alta, ela ficou chocada. Afinal, sempre tinha tido boa saúde. Seu médico, um osteopata severo mas gentil, disse que não receitaria medicamentos em troca de uma promessa: dar mais atenção à própria vida. Aprender yoga ou qualquer "exer-

Ervas para o Coração

O herborista e nutricionista Donald Yance Jr. costuma fazer palestras sobre doenças do coração. Em um *workshop* que deu em junho de 1998 no International Herbalists Symposium, em Massachusetts, ele recomendou as seguintes ervas a seus pacientes com problemas cardíacos:

• Pilriteiro (*Crataegus oxyacantha*) para hipertensão arterial, artérias coronárias danificadas, angina pectoris, deficiência valvular e o que o dr. Yance chama de coração geriátrico ou estressado.

• Flor-da-noite (*Cactus graniflorus*) para regurgitação mitral ou aórtica, palpitações e falta de circulação de sangue no cérebro. É preciso tomá-la por vários meses antes que se sinta alguma melhora.

• Agripalma (*Leonurus cardiaca*) para excitabilidade nervosa com ou sem palpitações, hipertireoidismo e hipertensão. Para um efeito ainda melhor, ela pode ser combinada com escutelária, *black cohosh*, cogumelos reishi e magnésio.

• *Black cohosh* (*Cimicifuga racemosa*) como antiespasmódico.

• Coleus (*Coleus forskolii*) para hipertensão. Além disso, esta erva relaxa a musculatura lisa e funciona como vasodilatador.

• Giesta (*Sarothamnus scoparis*) para arritmia cardíaca e para melhorar o retorno venoso.

• Gengibre, alho, gingko biloba, açafrão, pimenta-de-caiena e casca-de-freixo inibem a formação de placas e regulam a circulação do sangue.

cício redutor do *stress*" para controlar a ansiedade e levantar o ânimo. Sair de casa, entrar para um clube, fazer um curso ou algum serviço voluntário, alguma coisa que a ajudasse a ficar menos isolada e deprimida, sentindo-se mais necessária.

E assim ela fez. Começou a prestar serviço voluntário na administração de um asilo. Lá, ela percebeu que podia dar um bom uso à sua capacidade para cuidar e organizar. Ela não tinha mais os próprios filhos para cuidar, mas descobriu uma comunidade inteira que precisava dela. Depois de seis meses, ela estava feliz como há muito tempo não ficava — e com a pressão sangüínea muito mais baixa.

O dr. Herbert Benson, um cardiologista da Harvard Medical School, é conhecido por seus estudos sobre o efeito benéfico da meditação e do relaxamento progressivo sobre a pressão sangüínea e o ritmo cardíaco. Algumas pesquisas mais recentes procuram determinar a influência do serviço prestado aos outros (que os antigos chamam de karma yoga) sobre as doenças do coração. A karma yoga não é tão esotérica quanto parece. O trabalho de Johanna no asilo é um exemplo perfeito. Servir refeições para os sem teto com um grupo da igreja, dar orientação a uma menina carente, ajudar a organizar a distribuição de alimentos em sua comunidade são exemplos de karma yoga — de serviço altruísta.

Patricia Diz

• Faça posturas supinas para relaxar o cérebro e o abdômen e abrir o peito. Lembre-se da imagem de um coração aberto. Se o coração não consegue se abrir para receber amor, felicidade e as possibilidades que o mundo oferece, ele vai ter que se contrair de medo, raiva, amargura e solidão. As posturas que abrem o peito, como as que são sugeridas neste capítulo, ajudam a regular a respiração e a abrir a caixa torácica para melhorar o funcionamento do coração e dos pulmões. O simples ato de elevar o peito e soltar os ombros levanta o humor. Criando mais espaço em torno do coração, você traz uma sensação de leveza à mente.

• Faça posturas em pé para alongar e fortalecer o corpo inteiro e para melhorar a postura, abrindo os ombros, o peito e a caixa torácica. Essas posturas favorecem a recirculação do sangue das extremidades inferiores para o coração. Se você sofre de pressão alta, pratique as posturas em pé sem levantar os braços acima da cabeça.

O DEBATE SOBRE A TERAPIA DE REPOSIÇÃO HORMONAL

As estatísticas indicam que, entre as mulheres, a incidência de doenças do coração aumenta significativamente depois da menopausa. Uma das principais perguntas sem resposta, no entanto, é se a terapia de reposição hormonal pode reverter essa tendência. Durante anos, os médicos — até mesmo os que não prescreviam rotineiramente a terapia de reposição hormonal (TRH) ou a terapia de reposição de estrogênio (TRE) — acreditaram que mulheres com alto risco de doenças cardíacas deviam fazer reposição de estrogênio (se tivessem feito histerectomia) ou de uma combinação de estrogênio e progesterona, se ainda tivessem o útero. Vários estudos parecem corroborar essa idéia, incluindo o Nurses Health Study, que acompanhou 122.000 mulheres a partir dos vinte anos, demonstrando que as que tomaram estrogênio depois da menopausa tiveram a probabilidade de desenvolver doenças do coração reduzida em 50%. Infelizmente, nenhum dos estudos era duplo-cego ou controlado com placebo, e nenhum acompanhou mulheres com mais de 65 anos.

As informações mais recentes do Heart and Estrogen Replacement Study (HERS), uma experiência clínica com 2.763 mulheres com doenças cardíacas, já na fase pós-menopausa, contradizem essas descobertas e postulam que a TRE nada faz para reduzir a incidência dessas doenças. Na verdade, o estudo sugere que o risco de ataque cardíaco aumenta no primeiro ano de TRE e depois diminui no ano seguinte. Embora a TRE pareça diminuir os índices de LDL e elevar os de HDL, são necessários mais estudos para determinar os verdadeiros prós e contras. A Women's Health Initiative, financiada pelo National Institute for Health, tem vários estudos em andamento sobre mulheres com e sem doenças cardíacas, mas os resultados só serão publicados em 2008.

Patricia Diz

- Inclua a Postura do Cadáver (Savasana), a postura completa de relaxamento, em sua prática diária. Essa postura restaura e renova a mente, traz uma sensação de tranqüilidade e repouso ao corpo e às emoções, e lhe dá a oportunidade de refletir e reavaliar.
- Consulte o médico (de preferência um médico que tenha familiaridade com a yoga) antes de começar a seqüência que sugerimos, especialmente se tiver pressão alta.

COMO A YOGA PODE AJUDAR

Se a doença cardíaca é uma sinfonia discordante entre múltiplos participantes — indicadores físicos, emoções negativas e falta de conexão espiritual — haverá melhor maestro do que a yoga para harmonizar todos esses executantes? Todos os elementos da prática de yoga — as posturas físicas, a respiração meditativa, o serviço à comunidade — trabalham em conjunto para proporcionar um ambiente saudável para o coração.

No nível físico, as asanas da yoga e a técnica de respiração chamada pranayama ajudam a equilibrar o sistema nervoso autônomo e têm um efeito benéfico sobre a pressão sangüínea. Os yogues antigos e os professores modernos sabem intuitivamente o que os pesquisadores comprovaram por meio de suas experiências: a yoga ajuda o corpo a anular os efeitos adversos do *stress* sobre o coração e sobre os sistemas imunológico e endócrino. Como Patricia ensina, a paz, a força e a flexibilidade que se desenvolvem no corpo se traduzem em calma, firmeza e flexibilidade na mente. Sair para o mundo com essa consciência e essa atenção faz com que você se sinta com mais controle sobre a vida e perceba os problemas em potencial antes que eles se transformem em doenças.

As posturas da yoga favorecem a circulação. Para que seu corpo tenha uma boa circulação, você precisa de um coração forte, de músculos saudáveis e de bons pulmões. Lembre-se: o coração fornece sangue com oxigênio para o resto do corpo e os músculos e pulmões bombeiam o sangue de volta para o coração. Quando você inspira, o ar entra nos pulmões e o diafragma desce, fazendo com que o sangue e o fluido linfático subam do abdômen para o peito. A yoga, que se traduz por "união", age juntando os opostos. Em suas aulas, Patricia ensina uma variedade de posturas que exploram todas as possibilidades do movimento. São seqüências que levam o corpo a executar flexões e extensões, a contrair certas partes, a acalmar e a energizar outras — são ações opostas, que se combinam para promover a saúde circulatória.

Patricia recomenda as flexões para a frente para as alunas que sofrem de hipertensão, em particular a que é induzida pelo *stress*. Essas posturas fazem com que você se sinta segura e reconfortada, especialmente se usar um apoio para não forçar os músculos. As posturas em pé ou sentadas com flexão para a frente — nas versões completas ou modificadas — ajudam a acalmar o sistema nervoso simpático, a relaxar o corpo e a alongar os músculos cronicamente contraídos. Segundo B. K. S. Iyengar, as posturas que comprimem partes do corpo, como o estômago, o fígado, os intestinos e o pâncreas, massageiam e aumentam a circulação nesses órgãos.

As flexões para a frente têm a vantagem de permitir que você sinta o que está acontecendo dentro de você durante a postura. Rachel, uma amiga minha que começou a fazer yoga, disse que aprende muito sobre si mesma sempre que faz a Postura Sentada com Flexão para a Frente (Paschimottanasana). Ela se esforça para ficar no momento presente, respirando, como manda a professora, mas às vezes sua mente vagueia, prendendo-se a acontecimentos passados ou futuros. Quando isso acontece, ela percebe que os músculos se modificam (ficam tensos quando a lembrança é desagradável, relaxam quando a lembrança a faz sorrir); que a respiração fica mais rápida ou mais calma; e que o coração bate mais depressa ou mais devagar, dependendo dos pensamentos que lhe passam pela cabeça. "Isso me ajuda no dia-a-dia. Sempre que me acontece alguma coisa estressante, procuro prestar atenção nas reações do meu corpo e, com isso, sinto que consigo me acalmar muito mais depressa."

1. Postura do Cadáver (Savasana)
2. Postura com Almofadas Cruzadas
3. Postura em Pé com Flexão para a Frente (Uttanasana)
4. Postura do Cachorro Olhando para Baixo (Adho Mukha Svanasana)
5. Postura da Criança (Adho Mukha Virasana)
6. Postura com a Cabeça no Joelho (Janu Sirsasana)
7. Postura Sentada com Flexão para a Frente (Paschimottanasana)
8. Postura Reclinada em Ângulo Fechado (Supta Baddha Konasana)
9. Postura com as Pernas Levantadas contra a Parede (Viparita Karani)

UMA SEQÜÊNCIA PARA A PRESSÃO ALTA

De um modo geral, a Seqüência da Mulher é benéfica para acalmar os nervos e restabelecer o equilíbrio. Se você escolher fazer essa seqüência, omita a Parada de Cabeça (Sirsasana); não faça as inversões sem usar o apoio se tiver alta pressão sangüínea.

1. POSTURA DO CADÁVER (Savasana) Ponha uma almofada atrás de você, no sentido vertical, com um cobertor dobrado sobre uma das pontas para você apoiar a cabeça. Sente-se, com a outra ponta da almofada em contato com as nádegas. Deite-se sobre a almofada, apoiando a cabeça no cobertor. Relaxe os braços para os lados, com as palmas das mãos para cima, e deixe que os pés relaxem e caiam para os lados. Concentrando-se na respiração, relaxe completamente os ombros, o pescoço e os músculos do rosto. Mantenha o abdômen relaxado. Ao inspirar, deixe o ar encher o peito, mas mantenha a garganta, o pescoço e o diafragma livres de tensão. Se tiver uma máscara de dormir, use-a para evitar distrações externas e promover mais relaxamento. Deixe que os olhos descansem e respire normalmente de 5 a 10 minutos.

Para sair, flexione os joelhos e role para o lado. Respire umas duas vezes antes de se erguer para a posição sentada.

EFEITOS Esta postura ajuda a baixar a pressão sangüínea e acalma o sistema nervoso autônomo.

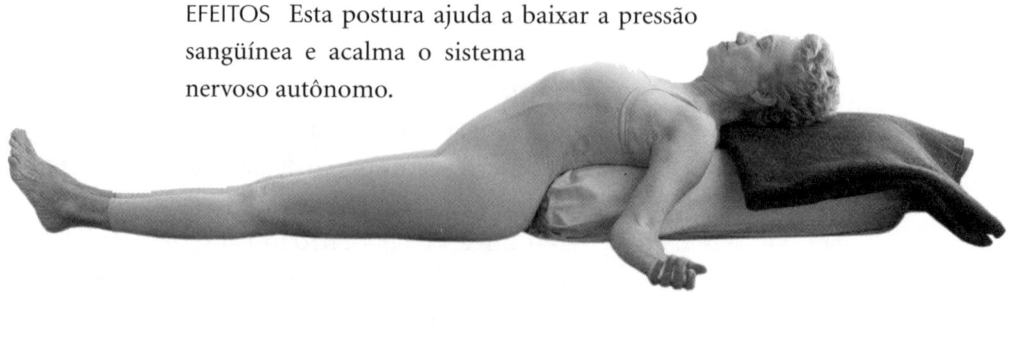

2. POSTURA COM ALMOFADAS CRUZADAS Ponha uma almofada sobre a esteira e uma outra atravessada sobre o centro da primeira para formar uma cruz. Ponha um cobertor dobrado junto a uma das pontas da almofada de cima para você apoiar a cabeça. Sente-se no meio da almofada de cima e, com cuidado, deite-se para trás, com a coluna apoiada na almofada e a parte de trás da cabeça no cobertor. Ponha os braços dos lados da cabeça, com as palmas das mãos voltadas para cima, os cotovelos flexionados e relaxe completamente. (Se achar que está forçando a base das costas, apóie os pés sobre um bloco.) Relaxe nesta postura por vários minutos, respirando profundamente. Para sair, flexione os joelhos e role para o lado. Para sentar, apóie-se nas mãos.

EFEITOS Esta postura alarga a área do peito, melhorando a circulação, e a ajuda a abrir, física e emocionalmente, o coração.

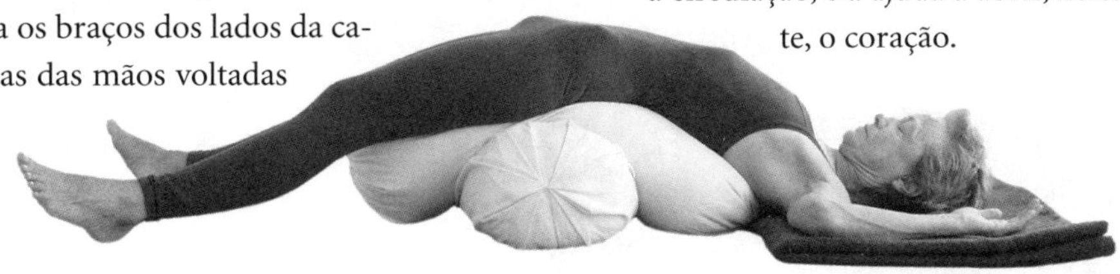

3. POSTURA EM PÉ COM FLEXÃO PARA A FRENTE (Uttanasana) Ponha uma cadeira, com um cobertor dobrado sobre o assento, uns 60 centímetros à sua frente, para você apoiar a cabeça. Fique em pé, de frente para a cadeira. Vire as palmas das mãos para fora e levante os braços acima da cabeça, alongando o corpo inteiro. Ao expirar, flexione-se para a frente, apoiando a cabeça no assento da cadeira. Feche os olhos. Flexione os braços junto à cabeça. Relaxe a base do crânio, o pescoço, os ombros e o abdômen. Fique nesta postura durante 2 minutos, se for possível. Levante-se lentamente, usando a cadeira como apoio.

EFEITOS Como aquieta o corpo inteiro e acalma a mente, esta postura ajuda a regular a pressão sangüínea.

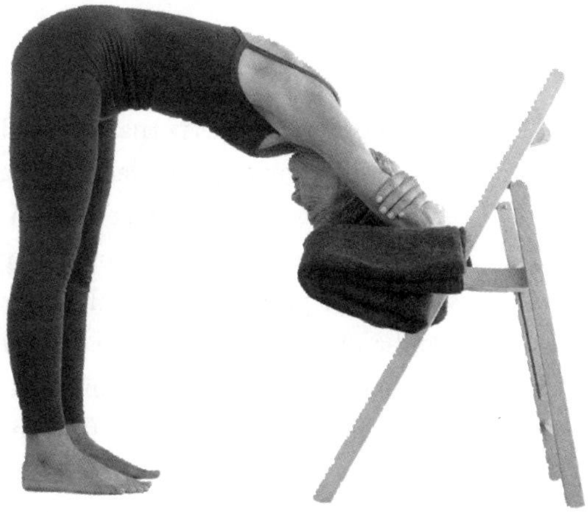

4. POSTURA DO CACHORRO OLHANDO PARA BAIXO (Adho Mukha Svanasana) Deite-se de rosto para baixo e ponha as mãos no chão, dos lados do peito, com os dedos estendidos e apontando para a frente. Erga-se, apoiando-se nas mãos e nos joelhos. É essa a sua posição. Ponha no chão uma almofada ou um ou dois cobertores dobrados, alinhando-os ao seu esterno. O apoio deve ser alto o suficiente para apoiar a cabeça e baixo o bastante para alongar o pescoço. Volte a se apoiar nas mãos e nos joelhos e vire os dedos dos pés para baixo.

Expire, pressione as mãos no chão e alongue-se para cima através da parte interna dos braços. Ao expirar outra vez, levante as nádegas bem alto e leve as coxas para cima e para trás. Continue alongando através das pernas e leve os calcanhares em direção ao chão. Mantenha as pernas firmes e os cotovelos retos, erguendo ainda mais as nádegas e solta a cabeça sobre a almofada (ou cobertores). A ação dos braços e das pernas serve para alongar a coluna e soltar a cabeça. Fique nesta postura de 30 segundos a 1 minuto, respirando profundamente. Para sair, volte a se apoiar nas mãos e nos joelhos, sente-se nos calcanhares e passe à postura seguinte.

EFEITOS Com a cabeça apoiada, esta postura ajuda a estabilizar a pressão sangüínea e acalma, física e emocionalmente, o coração.

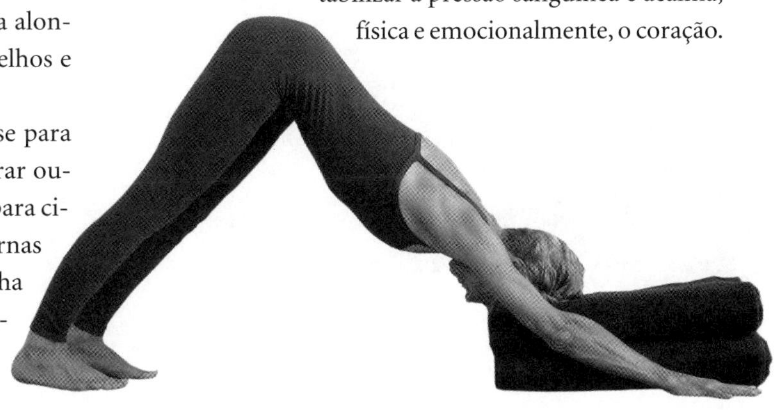

5. POSTURA DA CRIANÇA (Adho Mukha Virasana) Ajoelhada no chão, ponha uma almofada à sua frente, no sentido vertical, com uma das pontas entre os seus joelhos. Separe ainda mais os joelhos e avance sobre a almofada, juntando os dedos dos pés. Flexione-se para a frente e alongue o tronco sobre a almofada, pressionando-a contra o abdômen. Dobre os braços sobre a almofada para que sirvam de apoio para a cabeça e relaxe completamente, de 5 a 10 minutos. Sente-se, usando as mãos como apoio.

EFEITOS Esta postura diminui a falta de ar e reduz a hipertensão.

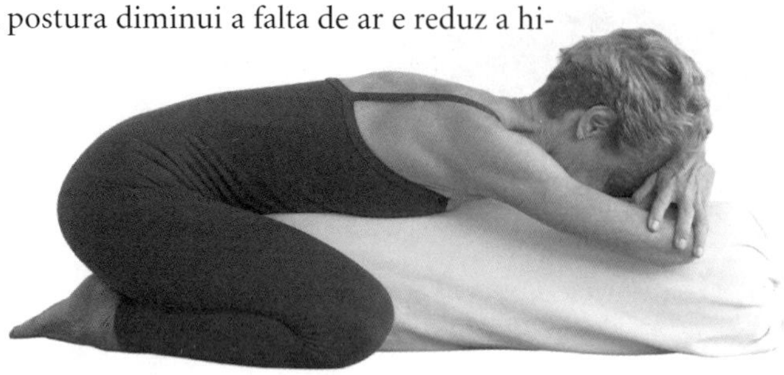

6. POSTURA COM A CABEÇA NO JOELHO (Janu Sirsasana) Sente-se no chão, com as pernas estendidas à sua frente. Flexione o joelho direito para o lado, formando um ângulo de 45 graus com a perna esquerda e aproxime o calcanhar direito do lado direito da virilha. Empurre o joelho direito para trás o máximo possível e mantenha a perna esquerda reta.

Ponha uma almofada ou um cobertor dobrado sobre a perna estendida e vire o abdômen e o peito, alinhando o esterno ao centro da perna esquerda. Inspirando, erga o tronco a partir da base da pélvis; inspirando, estenda os braços e incline o tronco para a frente. Apóie a cabeça nos braços. (Se a posição for desconfortável, acrescente mais altura ao apoio.) A cabeça deve descansar sem forçar o pescoço e você não deve sentir pressão alguma nas costas nem na parte de trás das pernas. Fique nesta postura pelo tempo que quiser, 2 a 3 minutos de preferência, respirando normalmente, com leve ênfase nas expirações. Levante-se durante uma inspiração, endireite a perna direita e mude de lado, flexionando o joelho esquerdo.

EFEITOS Esta postura alivia a dor da angina e normaliza a pressão sangüínea.

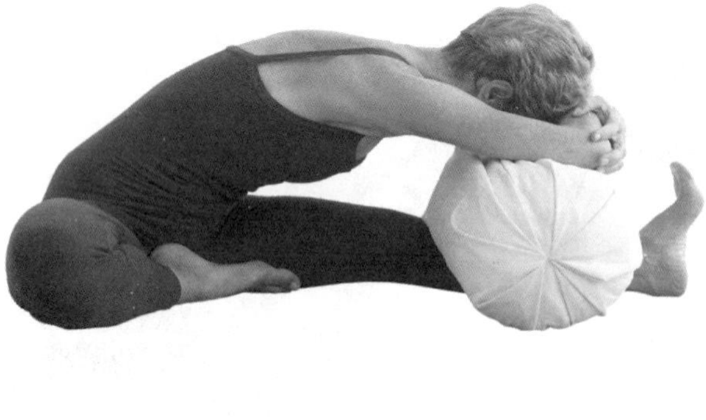

7. POSTURA SENTADA COM FLEXÃO PARA A FRENTE (Paschimottanasana) Sente-se no chão (ou em um ou dois cobertores dobrados) com as pernas estendidas. Ponha um cobertor dobrado ou uma almofada sobre as canelas. Inspire profundamente, alongue-se para cima através da coluna e levante o esterno e a cabeça. Deixe as costas ligeiramente côncavas. Ao expirar, flexione-se para a frente e estenda o torso sobre as pernas, apoiando a cabeça nos braços, que estão sobre o apoio. (Caso sinta tensão nas costas ou nas pernas, acrescente mais altura ao apoio.) Respire suavemente, liberando a tensão com expirações um pouco mais longas do que o normal. Fique nesta postura enquanto estiver confortável, usando a respiração para se soltar para a frente, sem forçar. Mantenha o abdômen relaxado. Erga-se durante uma inspiração.

EFEITOS Esta postura ajuda a normalizar a pressão sangüínea, reduz a dor da angina e traz um relaxamento profundo ao coração.

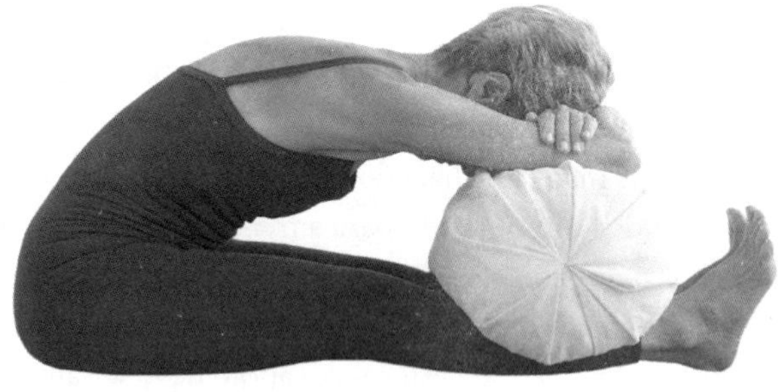

8. POSTURA RECLINADA EM ÂNGULO FECHADO (Supta Baddha Konasana) Ponha uma almofada no chão atrás de você, no sentido vertical, com um cobertor dobrado perto da ponta, para você apoiar o pescoço e a cabeça. Fique com os joelhos flexionados e o sacro tocando a ponta da almofada. Passe um cinto pelas costas, na altura do sacro; puxe-o para baixo, passando-o sobre os quadris, pelas canelas e sob as solas dos pés (ver p. 15). Junte as solas dos pés e deixe que os joelhos e as coxas caiam para os lados. Prenda o cinto com firmeza sob os pés. Deite-se com a cabeça e o torso descansando confortavelmente sobre a almofada e as nádegas e pernas apoiadas no chão. (Caso sinta algum desconforto na base das costas, aumente a altura do apoio com um ou dois cobertores dobrados. Caso sinta tensão muscular nas pernas, enrole dois cobertores na vertical e ponha um sob a parte superior de cada coxa.) Descanse nesta postura de 3 a 5 minutos, respirando profundamente.

Para sair, junte os joelhos, tire o cinto e role devagar para o lado. Use o apoio das mãos para voltar à posição sentada.

EFEITOS Esta posição abre suavemente o peito e o coração, melhora a respiração e a circulação, ajuda a regular a pressão sangüínea e traz equilíbrio e calma ao sistema nervoso.

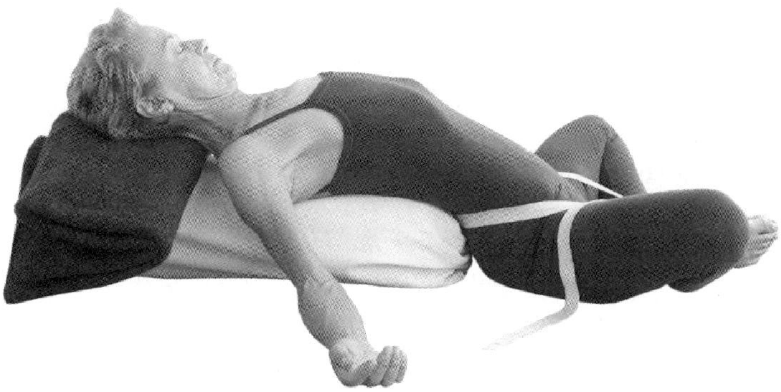

9. POSTURA COM AS PERNAS LEVANTADAS CONTRA A PAREDE (Viparita Karani) Ponha uma almofada a uns 10 centímetros da parede. (Se você for alta, talvez precise de um apoio mais alto, como um cobertor dobrado sobre a almofada.) Sente-se na almofada com o lado do corpo e o quadril direito em contato com a parede. Usando as mãos para se apoiar, incline-se para trás e gire o corpo, levantando e apoiando na parede primeiro a perna direita e depois a esquerda. As nádegas devem ficar bem perto da parede ou apoiadas nela. (Caso sinta rigidez ou desconforto nas pernas afaste ligeiramente as nádegas da parede.) Deite-se com a base das costas e as costelas apoiadas na almofada, o cóccix descendo para o chão e os ombros e a cabeça apoiados no chão. (Se o pescoço ficar desconfortável, ponha uma toalha ou cobertor dobrado sob ele.) Alongue-se através das pernas e abra os braços para os lados, em posição confortável, com os cotovelos flexionados e as palmas das mãos para cima. Fique nesta postura, de olhos fechados, por 5 minutos.

Para sair, afaste-se suavemente da parede até que as nádegas estejam fora da almofada, apoiadas no chão. Role para o lado. Respire com calma algumas vezes e, depois, use os braços para voltar à posição sentada.

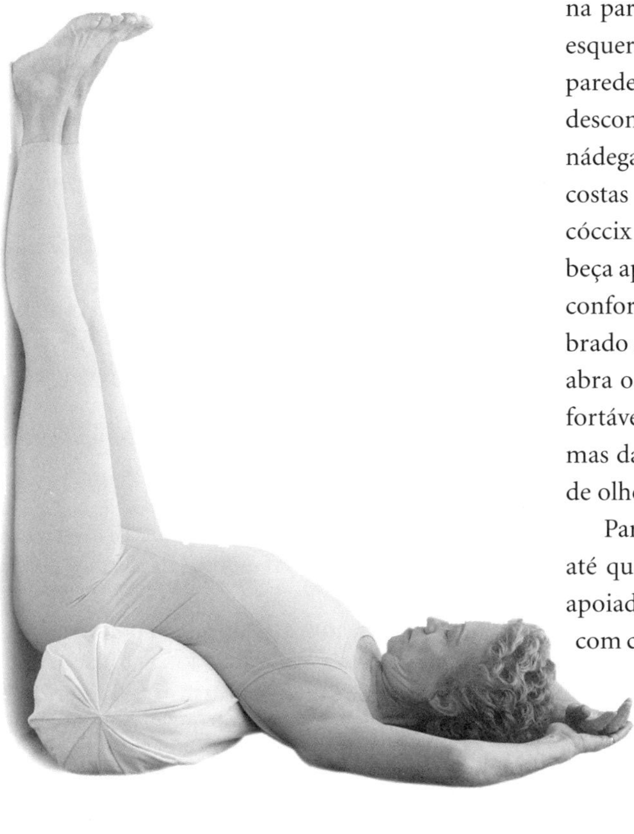

EFEITOS Esta postura alivia as palpitações, a falta de ar e a hipertensão.

Referências

Nesta lista de referências, eu incluí livros e revistas que podem ajudá-la em sua jornada para o bem-estar.

MATERIAL DE LEITURA

Esta seção inclui os artigos e publicações mencionados no livro, além de outras referências, que podem ser úteis.

Livros

Balaskas, Janet. *Preparing for Birth with Yoga: Exercises for Pregnancy and Childbirth.* Austrália, Element Books, 1994.

Borysenko, Joan. *A Woman's Book of Life: The Biology, Psychology, and Spirituality of the Feminine Life Cycle.* Nova York, Riverhead Books, 1996.

Cope, Stephen. *Yoga and the Quest for the True Self.* Nova York, Bantam Books, 1999.

Crawford, Amanda McQuade. *The Herbal Menopause Book.* Freedom, Califórnia, Crossing Press, 1996.

Devi, Nischala Joy. *The Healing Path of Yoga: Time-Honored Wisdom and Scientifically Proven Methods That Alleviate Stress, Open Your Heart, and Enrich Your Life.* Nova York, Three Rivers Press, 2000.

Gladstar, Rosemary. *Herbal Healing for Women: Simple Home Remedies for Women of All Ages.* Nova York, Simon & Schuster, 1993.

Haas, Elson M., com Eleonora Manzolin. *A Diet for All Seasons.* Berkeley, Califórnia, Celestial Arts, 1995.

Iyengar, B. K. S. *Light on Yoga: Yoga Dipika.* Nova York, Schocken Books, 1979. [*A Luz da Ioga*, publicado pela Editora Cultrix, São Paulo, 1986.]

———, trad. *Seventy Glorious Years of Yogacharya.* Puna, Índia, Light on Yoga Trust, 1990.

Iyengar, Geeta. *Yoga: A Gem for Women.* Palo Alto, Califórnia, Timeless Books, 1990.

Kornhaber, Arthur, e Kenneth L. Woodward. *Grandparents, Grandchildren: The Vital Connection.* Garden City, Nova York, Anchor Press/Doubleday, 1981.

Lark, Susan. *Dr. Susan Lark's Menopause Self-Help Book: A Woman's Guide to Feeling Wonderful for the Second Half of Her Life.* Berkeley, Califórnia, Celestial Arts, 1990.

———. *The PMS Self Help Book: A Woman's Guide.* Berkeley, Califórnia, Celestial Arts, 1984.

Lasater, Judith. *Living Your Yoga: Finding the Spiritual in Everyday Life.* Berkeley, Califórnia, Rodmell Press, 2000.

———. *Relax and Renew: Restful Yoga for Stressful Times.* Berkeley, Califórnia, Rodmell Press, 1995.

Lee, John R., com Virginia Hopkins. *What Your Doctor May Not Tell You about Menopause: The Breakthrough Book on Natural Progesterone.* Nova York, Warner Books, 1996.

Lonsdorf, Nancy, Veronica Butler e Melanie Brown. *A Woman's Best Medicine: Health, Happiness, and Long Life through Ayurveda.* Nova York, Putnam, 1993.

Love, Susan. *Dr. Susan Love's Hormone Book: Making Informed Choices about Menopause.* Nova York, Random House, 1997.

Milne, Robert, e Blake More, com Burton Goldberg. *The Definitive Guide to Headaches: An Alternative Medicine.* Tiburon, Califórnia, Future Medicine Publishing, 1997.

Monro, Robin, R. Nagarathna e H. R. Nagendra. *Yoga for Common Ailments.* Nova York, Simon & Schuster, 1990.

Northrup, Christiane. *The Wisdom of Menopause: Creating Physical and Emotional Health and Healing during the Change.* Nova York, Bantam Books, 2001.

———. *Women's Bodies, Women's Wisdom: Creating Physical and Emotional Health and Healing.* Nova York, Bantam Books, 1998.

Ornish, Dean. *Dr. Dean Ornish's Program for Reversing Heart Disease: The Only System Scientifically Proven to Reverse Heart Disease.* Nova York, Random House, 1990.

Pert, Candace B. *Molecules of Emotion: Why You Feel the Way You Feel.* Nova York, Scribner, 1997.

Pipher, Mary. *Reviving Ophelia: Saving the Selves of Adolescent Girls.* Nova York, Putnam, 1994.

Raman, Krishna. *A Matter of Health.* Madras, Índia, East-West Books, 1998. (À venda nos centros de yoga Iyengar).

Robertson, Joel C., com Tom Monte. *Natural Prozac: Learning to Release Your Body's Own Antidepressants.* Nova York, HarperCollins, 1997.

Scaravelli, Vanda. *Awakening the Spine: The Stress-Free New Yoga That Works the Body to Restore Health, Vitality, and Energy.* San Francisco, HarperSanFrancisco, 1991.

Schatz, Mary. *Back Care Basics: A Doctor's Gentle Program for Back and Neck Pain Relief.* Berkeley, Califórnia, Rodmell Press, 1992.

Tiwari, Maya. *Ayurveda: A Life of Balance: The Complete Guide to Ayurvedic Nutrition and Body Types with Recipes.* Rochester, Vt., Healing Arts Press, 1995.

Weed, Susun S. *Menopausal Years: The Wise Woman Way.* Woodstock, Nova York, Ash Tree, 1992.

Woodman, Marion. *Addiction to Perfection: The Still Unravished Bride. A Psychological Study.* Toronto, Inner City Books, 1982.

———. *The Owl Was a Baker's Daughter: Obesity, Anorexia Nervosa and the Repressed Feminine.* Toronto, Inner City Books, 1980. [*A Coruja era Filha do Padeiro: Obesidade, Anorexia Nervosa e o Feminino Reprimido*, publicado pela Editora Cultrix, São Paulo, 1991.]

Woodman, Marion, com Jill Mellick. *Coming Home to Myself: Daily Reflections for a Woman's Body and Soul.* Berkeley, Califórnia, Conari Press, 1998.

Jornais, Informativos e Revistas

Barensen, Kristen. "The Mind-Bowel Connection." *Yoga Journal.* Setembro/outubro de 1997, 37-8.

Canley, Jane, et al. "Effects of Hormone Replacement Therapy on Clinical Fractures and Height Loss: The Heart and Estrogen/Progestin Replacement Study (HERS)." *American Journal of Medicine* 110, nº 6 (2001). 442-50.

Greenberg, R. P., R. F. Bornstein, M. J. Zborowski, S. Fisher e M. D. Greenberg. "A Meta-analysis of Fluoxetine Outcome in the Treatment of Depression." *Journal of Nervous and Mental Diseases* 182, nº 10 (1994), 547-51.

Leutwyler, Kristin. "Dying to Be Thin." *Scientific American.* Verão de 1998, 17-9.

Schoenen, J., J. Jacquy e M. Lenaerts. "Effectiveness of High-Dose Riboflavin in Migraine Prophylaxis: A Randomized Controlled Trial." *Neurology* 50, nº 2 (1998), 466-70.

Schatz, Mary. "You Can Have Healthy Bones." *Yoga Journal.* (Março/abril de 1988, 49-50).

Serber, Ellen. "Yoga Care for Headaches." *Yoga Journal,* Janeiro/fevereiro de 1999, 42-3.

Agradecimentos

Depois de escrever este livro, minha vontade é citar cada conversa que tive, cada livro que li, cada aula que assisti e cada professor com quem pratiquei — em suma, tudo e todos que contribuíram para a minha vida e para a minha saúde até hoje. Como os agradecimentos não podem ficar mais longos do que o livro, terei que me contentar em citar apenas os mais imediatos.

Em primeiro lugar, eu não teria conseguido escrever este livro sem Patricia Walden. Quem já assistiu suas aulas ou *workshops*, sabe que Patricia encarna de corpo e alma os ensinamentos da yoga. Sou grata a ela por compartilhar comigo seu vasto conhecimento sobre princípios da yoga, seqüenciamento de asanas e questões de saúde da mulher; por ter dirigido as modelos nas fotos; e por rever o original. E eu me sinto abençoada por ter encontrado, em meu caminho, uma amiga tão maravilhosa.

O trabalho e a inspiração de Patricia vêm de sua longa associação com B. K. S Iyengar, seu querido professor, e com os filhos dele, Geeta e Prasant. B. K. S. Iyengar, o grande yogue da atualidade, cujas asanas e técnicas de pranayama são ensinadas no mundo inteiro, é um mestre das aplicações terapêuticas da yoga. É, em grande parte, graças ao seu trabalho que a yoga começa a ser levada a sério como abordagem holística ao bem-estar. Geeta Iyengar, professora conhecida no mundo inteiro, defende incansavelmente a ligação entre a yoga e a saúde da mulher. Você vai colher os benefícios desse trabalho pioneiro ao usar as seqüências que Patricia apresenta neste livro.

Eu quero agradecer especialmente a Chris Saudek, uma professora da técnica Iyengar de La Crescent, Minnesota, que ajudou Patricia a escrever as instruções para muitas posturas e trabalhou generosamente com ela nas seqüências para as costas, gravidez e pós-parto, usando o pouco tempo que tem livre para nos ajudar. Quero também agradecer a Judith Hanson Lasater por ter escrito o prefácio. Seu conhecimento do corpo humano e da yoga para mulheres foi extremamente útil para mim. Ela me ensinou até um jeito muito melhor de fazer a parada de cabeça!

Eu acho que nunca encontrei pessoas mais generosas do que na comunidade da yoga. Tantas me ofereceram suas descobertas, seu tempo e seu entusiasmo que nem sei se vou conseguir lembrar de todas elas. Catherine de los Santos, abençoada seja, me deu aulas particulares para que eu conseguisse manter a saúde durante o processo de produção deste livro. Ela serviu de modelo, dirigiu as outras modelos e me animou o tempo inteiro. Catherine, eu a saúdo. E Eleanor Williams, diretora do Harvard Square Yoga Center em Cambridge, Massachusetts, deixou seu estúdio e sua casa para viajar até a Califórnia e servir de modelo. Meus agradecimentos especiais a Tara Starling, Ilana Rosenberg, Carol Stout e Mary Quinn, que trabalharam conosco desde o começo, e para Amy Stone, Winnie Chen, Athena Pappas, Ann Austin, Alice Rocky e Roni Brissette, cuja habilidade honra e embeleza as páginas deste livro, juntamente com Catherine de los Santos e Eleanor Williams. Estou em dívida com Brenda Beebe, da Yoga Mats, por fornecer os acessórios para as fotos — no momento em que precisávamos —, com a Mary Wright Yoga Wear e com a Hugger Mugger por terem generosamente vestido as modelos. Vou ser eternamente grata pela oportunidade de trabalhar com David Martinez e sua equipe, Kristen Flammer e Frank Gaglione. As belas fotos de David deram vida ao livro e seu espírito generoso enriqueceu minha vida. Muito obrigada também aos estilistas Ivan Mendoza e France Dushane por terem produzido as modelos para as fotos.

Sou grata também às mulheres cujo trabalho enriqueceu o meu – cujos ensinamentos, escritos e conversas informais contribuíram, de uma forma ou de outra, para estes capítulos: as dras. Christiane Northrup, Susan Love e Susan Lark, cujos escritos deveriam ser leitura obrigatória para todas as mulheres e seus médicos; Joan Borysenko que, com palestras e livros, ajudou muitas mulheres a descobrir o poder e as dádivas que se apresentam a cada estágio da vida; Nancy Lonsdorf, Veronica Butler, Melanie Brown, que publicaram trabalhos sobre a ayurveda e as mulheres; Candace Pert, especialista em imunologia psiconeurológica; minhas maravilhosas amigas e colegas herboristas, Rosemary Gladstar, Tierona Low Dog, Amanda McQuade, Susun Weed, Diana de Luca e Mindy Green, que tanto me ensinaram; Dean Ornish, Nischala Devi, Janet Balaskas, Genia Pauli Haddon, Gretchen Newmark, Mary Schatz, Barbara Kaplan Herring, Judith Hanson Lasater e outros, cujo trabalho na área da yoga terapêutica beneficia tantas pessoas. Eu tenho medo de ter deixado alguém fora desta lista — se isso aconteceu, saiba que, numa manhã destas, vou acordar com o seu nome na cabeça e gratidão no coração.

Obrigada a Bri Maya Tiwari e às professoras de yoga Jill Edwards Minye, Amy Cooper, Janice Gates, Sarah Powers, Patricia Sullivan, Sharon Gannon e Angela Farmer que deram seu toque feminino a esta arte antiga e contribuíram de modo muito especial para o meu próprio processo de cura. Obrigada também aos professores e funcionários do Kripalu Yoga Center, que me confortaram e sempre fizeram com que eu me sentisse bem-vinda. E um muito obrigada especial a meus amigos Mark Dowie e Wendy Schwartz, da Costa Oeste, e Richard e Michelle Sterner, da Costa Leste, por me oferecerem um lugar para escrever quando as distrações do meu próprio mundo ameaçavam me desviar da tarefa.

Sou muito grata a todos que contribuíram no processo de edição. Kathryn Arnold, editora-chefe, e Jennifer Barrett, editora de saúde, do *Yoga Journal*, leram cada capítulo e fizeram comentários muito importantes. Baxter Bell, Phil Catalfo, Michael Taylor, Fran Gendlin, Thomas Alden, Amy Cooper, Donna Fone, Genia Pauli Haddon, Gretchen Newmark e Chris Boskin contribuíram com idéias de valor inestimável. Meu agente Joseph Spieler e meus "colegas escritores" Stephen Cope, Anne Cushman e o finado Rick Fields também ajudaram. Eu agradeço a Peter Turner, da Shambhala Publications, que acreditou neste projeto desde o começo e me estimulou a continuar; a Jennifer Devine pelas belas ilustrações; à revisora com olhos de águia DeAnna Satre; à extraordinária Karen Steib por ter mantido todos os pedaços na ordem durante a edição do texto; e especialmente a Emily Bower, cujo entusiasmo, firmeza e cuidado com os detalhes me mantiveram na linha e levaram o projeto à sua conclusão.

Eu tenho certeza de que não teria acabado este livro sem o amor e o apoio que recebi de minha família. Meu muito obrigada especial a meus pais, por nunca deixarem de acreditar que eu consigo fazer qualquer coisa a que me dedique de coração; a minhas filhas Sarah e Megan, que me censuravam sempre que podiam e que me distraíram sempre que deviam, para me manter concentrada e sensata, oferecendo-me, ao mesmo tempo, idéias, experiências e honestidade. E, é claro, a meu marido e melhor amigo Jim Keough, cujo olho crítico e incrível capacidade de síntese me ajudaram mais do que ele imagina. Eu sempre achei que era uma boa idéia casar com um escritor e editor — agora eu tenho certeza. Ainda mais um que cozinha e limpa a casa!

Muito obrigada a todas as mulheres que me confiaram suas histórias e que me deixaram contá-las, para que suas experiências favorecessem outras mulheres. E obrigada a Marion Woodman, analista junguiana, que me ensinou em uma noite — com palavras, com tranqüilidade e com o coração — o que significa estar apaixonadamente viva, lindamente mulher e verdadeiramente à vontade com o meu corpo, com a minha mente e com o meu espírito.

Linda Sparrowe